TRATADO DE FONOAUDIOLOGIA EDUCACIONAL

TRATADO DE FONOAUDIOLOGIA EDUCACIONAL

Simone Aparecida Capellini
Giseli Donadon Germano
Jaime Luiz Zorzi
Bianca Arruda Manchester de Queiroga
(Orgs.)

Artesã
SBFa

Tratado de Fonoaudiologia Educacional

DIRETOR
Alcebino Santana

DIREÇÃO DE ARTE
Tiago Rabello

COORDENAÇÃO EDITORIAL
Michelle Guimarães El Aouar

COMITÊ CIENTÍFICO
Célia Maria Giacheti
Dionísia Aparecida Cusin Lamônica
Giseli Donadon Germano

REVISÃO ORTOGRÁFICA E GRAMATICAL
Lígia Serrano Lopes

REVISÃO DAS NORMAS ABNT
Michele de Souza Lopes

CAPA
Michelle Guimarães El Aouar

PROJETO GRÁFICO E DIAGRAMAÇÃO
Conrado Esteves

T776 Tratado de fonoaudiologia educacional / organizadores: Simone Aparecida Capellini... [et al.]. – Belo Horizonte : Artesã, 2022.

456 p. : il. ; 28 cm.

ISBN: 978-85-7074-058-8

1. Psicologia. 2. Fonoaudiologia. 3. Tratados. 4. Educação. 5. Saúde. I. Capellini, Simone, 1970-.

CDU 159.9:612.78

Catalogação: Aline M. Sima CRB-6/2645

IMPRESSO NO BRASIL
Printed in Brazil

(31)2511-2040 (31)99403-2227
www.artesaeditora.com.br
Rua Rio Pomba 455, Carlos Prates - Cep: 30720-290 | Belo Horizonte - MG
/artesaeditora

Sumário

Prefácio

Em 2020, assumi a função e a missão de ser Presidente da Sociedade Brasileira de Fonoaudiologia (SBFa) no triênio 2020-2022. Ao assumirmos, definimos como missão para o triênio: fomentar, desenvolver e divulgar produtos de excelência que façam a mediação da formação técnico-científica e do desenvolvimento de carreira do Fonoaudiólogo, assim como promover o acesso à informação qualificada aos usuários no campo da comunicação humana e funções orofaciais. Enquanto visão, estabelecemos que seríamos uma instituição na qual acontecem **convergência**, **referência** e **excelência** no campo da comunicação humana e das funções orofaciais.

Paulatinamente, iniciamos o processo de conhecimento de todos os Departamentos e Comitês Científicos da SBFa e solicitamos um planejamento estratégico a cada um deles. Após 11 dias da nossa posse, em 2020, a Organização Mundial da Saúde decreta o estado de pandemia pelo SARS-CoV-2 que modificou todo o cenário sobre o qual a nossa gestão se desenvolveria. E é exatamente nesse contexto de pandemia, quando o distanciamento social necessário para contenção da disseminação do vírus impôs severas limitações na educação de crianças, jovens e adultos, que pude me deparar de maneira muito clara com a força, o empenho e a grandeza do Departamento mais jovem da SBFa: o Departamento de Fonoaudiologia Educacional.

De certo, os cenários de crise aguçam os nossos sentidos, principalmente na percepção da relevância de alguns elementos e da sua necessidade estratégica na resolução de problemas e demandas que surgem nesses cenários. Foi exatamente nesse cenário que eu tive a oportunidade de compreender e atestar, enquanto fonoaudiólogo, enquanto pai de três crianças em idade escolar e como gestor da SBFa, a grandiosidade, o impacto e a contribuição única que a especialidade "Fonoaudiologia Educacional" traz para a Fonoaudiologia na sua interface entre Saúde e Educação.

Em poucos dias, após ser decretado o estado pandêmico, o nosso "pequeno gigante" (permitam-me a licença poética, mas, sim, o Departamento de Fonoaudiologia Educacional é formado por apenas duas pessoas no momento em que este Tratado foi escrito) respondeu de maneira ágil e brilhante a uma série de demandas de professores, pais e fonoaudiólogos de todo o país. Rapidamente, materiais educativos, orientações e webinários foram produzidos. Ao leitor desavisado, talvez as últimas palavras causem a falsa impressão de que o nosso Departamento de Fonoaudiologia Educacional não era produtivo ou expressivo antes da pandemia. Pelo contrário, se olharmos atentamente para as organizações que emergem em cenários de crise, entenderemos que a trajetória, a produção e a consolidação da organização é que constituem a base propulsora para emergirem nesses momentos. É exatamente isso que eu gostaria de ressaltar.

A Fonoaudiologia Educacional está na base da constituição da profissão no nosso país, mesmo recebendo o "título" de especialidade na última década. Ao longo dos anos, com a base de pesquisa científica e de exercício profissional na área, houve uma ampliação na convergência das perspectivas teóricas da Saúde e Educação que vão delineando o que é a Fonoaudiologia Educacional no Brasil. Essa convergência de olhares e saberes põe a Fonoaudiologia Educacional em um lugar único e privilegiado na nossa profissão e o melhor: não invade espaços, mas amplia fronteiras e abre horizontes para a Fonoaudiologia.

De maneira muito afetiva, costumamos dizer que a SBFa é a casa do Fonoaudiólogo brasileiro. E quando pensamos em casa, em lar, certamente, trazemos à mente um lugar de acolhimento, ancoragem e desenvolvimento. Neste sentido, especificamente no âmbito da Fonoaudiologia Educacional, a SBFa tem sido esse lugar de abertura e fomento para essa área, no trabalho incansável de todos os gestores que já passaram por esse Departamento. Todos esses gestores criaram uma base tão sólida, por meio de discussões, publicações e eventos, que agregaram cada vez mais pessoas interessadas na área, cujo fato culminou com uma recente conquista no Departamento de Fonoaudiologia Educacional, a criação de três comitês científicos: Comitê de Educação Infantil, Comitê Ensino Fundamental I e II e o Comitê Educação Especial. Além disso, a criação do Grupo de Trabalho em Educação de Jovens e Adultos. Mais uma vez, lanço mão da licença poética para me permitir imaginar o que esperar do Departamento e da área nos próximos anos com a ampliação da equipe de trabalho? Não tenho dúvida, veremos a Fonoaudiologia ocupar mais espaços e potencializar o processo de ensino e aprendizagem, nas questões que lhes dizem respeito, e se consolidar enquanto ciência e profissão nesses espaços.

O presente Tratado de Fonoaudiologia Educacional, organizado pelos competentes Prof.ª Dr.ª Simone Aparecida Capellini, Dr.ª Bianca Queiroga, Dr. Jaime Luiz Zorzi e Dr.ª Giseli Germano, será um marco histórico do reconhecimento, evolução e consolidação da área no Brasil. Ele reflete as bases que foram postas para a área e, certamente, nos projeta ao futuro, onde a transversalidade e a identidade das áreas da Fonoaudiologia Educacional passam a ser cada vez mais claras e ampliadas. Ao ler de modo privilegiado este Tratado, não pude deixar de lembrar das palavras que escolhemos como visão da SBFa para o triênio 2020-2022: convergência, excelência e referência. Sem dúvida, o conteúdo deste Tratado traz a convergência de uma área formada na interseção entre as Ciências Humanas e da Saúde, a excelência na qualidade do conteúdo apresentado e serviram de referência para aqueles que quiserem compreender e aprofundar os seus conhecimentos sobre a área.

Em síntese, o Tratado de Fonoaudiologia Educacional é, ao mesmo tempo, um olhar no retrovisor, que aponta toda a história percorrida pela área para chegarmos até aqui e um olhar para o futuro, apontando caminhos possíveis para consolidação e crescimento dessa atuação no Brasil, enquanto ciência e profissão. Nós temos muitos desafios para vencer, mas os passos dados nos apontam para um futuro promissor. Enquanto gestor da SBFa, convido a todos a ancorarem-se na nossa Sociedade como um lugar privilegiado e produtivo para fomentar o crescimento da área no Brasil. Desejo a todos uma excelente leitura e que essa experiência seja um convite a ampliar entendimentos e fronteiras, assim como o foi para mim.

Avante, rumo à Fonoaudiologia do Futuro!

Prof. Dr. Leonardo Wanderley Lopes

Apresentação

A Educação pode ser concebida com um conjunto de práticas de natureza social que têm por objetivo propiciar o desenvolvimento global do indivíduo, em termos de potencialidades, competências e saberes e que se estende às esferas intelectual, emocional, profissional e social. O processo educacional, assim entendido, está presente nas mais variadas situações de vida dos indivíduos. Dessa forma, ao lado da educação informal, que acontece no dia a dia das relações sociais, temos a educação formal, assumida, fundamentalmente, pelas instituições escolares, da rede pública e privada.

O acesso à educação formal, no Brasil, está definido como um direito constitucional, que se estende a todos e que tem, como compromisso, promover situações de ensino e aprendizagem de qualidade suficiente para poder garantir plenamente suas metas. Importante ressaltar que a educação não está restrita ao ato de instruir ou transmitir conhecimentos. Mediada por educadores, ela vai muito além, devendo buscar o desenvolvimento da autonomia e do senso crítico.

Temos indicativos de melhoras na educação em nosso país, mas que se limitam a aspectos quantitativos, ou seja, a maioria das crianças, atualmente, tem acesso à Educação Básica. Seguramente, já é um grande passo. Porém, do ponto de vista qualitativo, os avanços não são sentidos. De acordo com o IDEB (Índice de Desenvolvimento da Educação Básica) de 2018, as metas estabelecidas para o Ensino Fundamental e o Ensino Médio estão longe de serem alcançadas, fato que se agrava quando analisamos, principalmente, o desempenho dos alunos das escolas da rede pública de ensino.

De acordo com a LDB (Lei de Diretrizes e Bases da Educação), temos a seguinte configuração no Brasil: Educação Infantil; Ensino Fundamental; Ensino Médio; Educação de Jovens e Adultos; Educação no Campo; Ensino Técnico; Ensino Superior; Pós-graduação *Lato Sensu* (especializações) e Pós-Graduação *Strito Sensu* (mestrado, doutorado e pós-doutorado).

O primeiro nível de ensino escolar no Brasil é a Educação Básica, a qual se divide em três etapas distintas: Educação Infantil (de 0 a 5 anos); Ensino Fundamental (de 6 a 14 anos) e Ensino Médio (de 15 a 17 anos). De acordo com a Lei de Diretrizes e Bases da Educação, nesse período, os estudantes devem ser contemplados com a formação adequada para o exercício da cidadania e para que possam progredir para níveis acadêmicos mais avançados.

O crescimento social e econômico de um país, como sabemos, depende, diretamente, da qualidade de sua educação. Em síntese, o desenvolvimento de competências e habilidades, como a educação se propõe a promover, permite formar cidadãos com visão crítica da realidade, assim como pode gerar a produção de conhecimentos e avanços de naturezas variadas, com forte impacto e repercussão em toda a sociedade.

O conceito de educação, traz em si, questões ligadas à aprendizagem e ao ensino. Por sua vez, quando falamos em aprender e ensinar, nos remetemos, automaticamente, ao campo da linguagem oral e escrita como principais vias de promoção da educação e aquisição de conhecimentos.

Diversas são as demandas que o Fonoaudiólogo tem diante de si atuando no contexto educacional. Uma das principais ações diz respeito aos alunos que apresentam limitações na aprendizagem, como é o caso dos alunos da Educação Especial. Este é um tipo de demanda natural para a qual o Fonoaudiólogo deve estar preparado. Por outro lado, considerando uma perspectiva educacional no sentido amplo da palavra, o Fonoaudiólogo deve também estar preparado para poder colaborar com a elaboração de projetos e propostas educacionais de dimensões mais abrangentes, que possam beneficiar toda a população de estudantes. Se levarmos em consideração as limitações de linguagem em boa parte da população escolar, muita ênfase deve ser dada para as ações voltadas para o desenvolvimento de competências cognitivas, linguísticas e sociais/interacionais, básicas e indispensáveis para garantir o desempenho esperado nos mais distintos níveis da escolaridade.

O quanto nós, Fonoaudiólogos, podemos contribuir para a melhoria de nossa educação dependerá do quanto conhecemos e compreendemos nossa realidade educacional, desde o Ensino Infantil até o Ensino Superior: quais suas demandas e prioridades, assim como a visão de como podemos contribuir para que avanços possam ocorrer.

A atuação do Fonoaudiólogo Educacional tem se ampliado progressivamente. Novos espaços e possibilidades de trabalho estão sendo explorados e consolidados na medida em que a "visão clínica" dos problemas escolares vai sendo substituída por uma "visão de educação" propriamente dita.

A elaboração e a publicação deste Tratado, denominado *Tratado de Fonoaudiologia Educacional*, reflete, de modo incontestável, a inserção do Fonoaudiólogo no universo da Educação. Para mim, portanto, é uma grande honra poder apresentar esta obra que, sem dúvida, representa um marco transformador em nossa especialidade e em nossa profissão. Tenho acompanhado a evolução da Fonoaudiologia Educacional e me sinto fazendo parte de sua história, aqui também retratada.

Este Tratado reúne profissionais de destaque, que nos servem de referência em suas áreas de atuação. Ele foi dividido em diversos tópicos, com o intuito de podermos configurar a riqueza e diversidade de nossa atuação. Para começar, nada melhor do que falar do "Início da Fonoaudiologia Educacional no Brasil": sua história, a formação do Fonoaudiólogo para esta área e as pesquisas sendo realizadas.

O segundo tópico está voltado para "O desenvolvimento e a consolidação da Fonoaudiologia Educacional na Educação Básica". Nesta parte da publicação, encontramos temas voltados para a Educação Infantil, envolvendo linguagem oral, motricidade e aspectos sensoriais e perceptivos; audição, linguagem e aprendizagem; propostas de intervenção como o RTI; alfabetização; fluência e práticas leitoras; compreensão escrita; produção textual; ortografia; práticas voltadas para o Ensino Médio e para o Ensino de Jovens e Adultos; atuação no Ensino Superior; Educação Bilingue e aprendizado da Matemática.

"O desenvolvimento e a consolidação da Fonoaudiologia Educacional na Educação especial" é o tema do terceiro tópico do Tratado e está voltado para questões relativas ao uso da comunicação alternativa; inclusão escolar em vários perfis de alunos, estendendo-se à adaptação curricular e elaboração de avaliações.

O quarto tópico, denominado "Caminhos da Fonoaudiologia Educacional no Brasil e no Mundo", traça um panorama da atuação dos Fonoaudiólogos Educacionais no Brasil, no Chile, nos Estados Unidos, Inglaterra e Portugal.

O quinto e último tópico aborda "As interfaces da Fonoaudiologia Educacional brasileira com outras áreas", mais especificamente: audição, linguagem e promoção da aprendizagem; aplicação da neurociência, e da psicolinguística na Fonoaudiologia Educacional e na alfabetização; formação de professores; Fonoaudiologia Educacional, Psicopedagogia e Neuropsicologia Educacional.

O preparo e publicação deste Tratado de Fonoaudiologia Educacional são fruto de muito empenho e dedicação de um grupo de Fonoaudiólogos que têm trabalhado intensamente para a melhoria de nossa Educação, dentre eles a Prof.ª Dr.ª Simone Capellini, a Dr.ª Bianca Queiroga e a Dr.ª Giseli Donadon.

Você, que está no papel de leitor, é nosso convidado para embarcar nesse universo de grandes desafios e de realizações. Meu desejo é o de que, nós Fonoaudiólogos Educacionais, estejamos preparados para desempenhar um papel social importante, que é o de atuarmos para que nossa Educação possa evoluir qualitativamente, beneficiando, principalmente, aqueles que, muitas vezes, ficam para trás porque não desenvolveram adequadamente suas potencialidades linguísticas/comunicativas. Nós podemos ajudar! E que o Tratado nos ajude.

Dr. Jaime Luiz Zorzi

SEÇÃO 1

A Fonoaudiologia Educacional no Brasil: histórico, formação e pesquisa

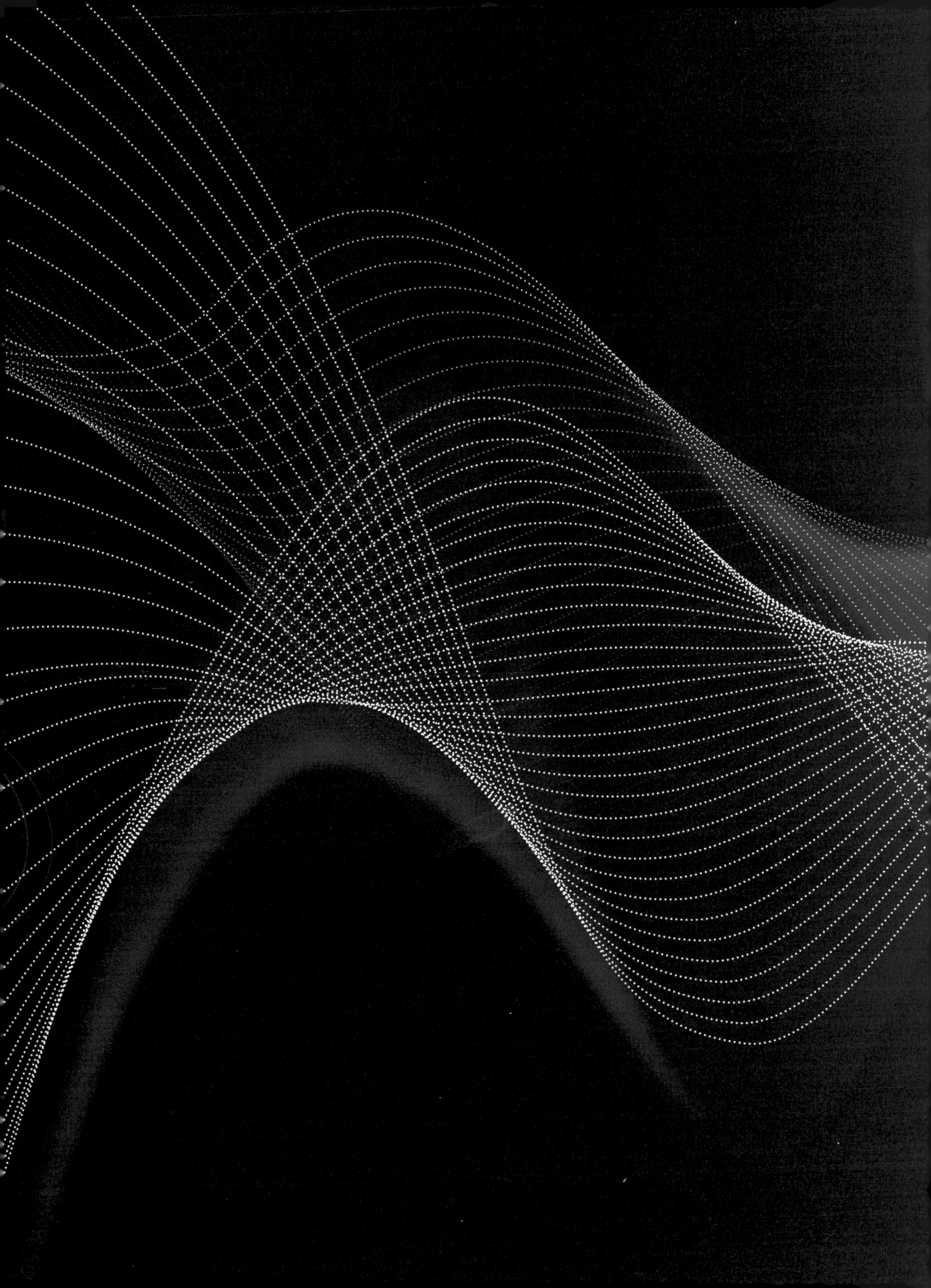

CAPÍTULO 1

A história da Fonoaudiologia Educacional no Brasil

Maria Cecilia Bonini Trenche
Claudia Regina Mosca Giroto

Introdução

Este capítulo tem como proposta compartilhar algumas reflexões acerca da interface da Fonoaudiologia com a Educação e considerar sua contribuição para uma educação inclusiva e transformadora.

Para uma melhor compreensão dessa interface, apresentamos, de maneira sintética, um breve histórico para situar, dentro e fora da profissão do Fonoaudiólogo, as mudanças que contribuíram para a constituição da relação histórica entre essas duas áreas. A narrativa aqui apresentada procura traçar um paralelo contextualizando a relação sócio-histórica entre a Educação e Fonoaudiologia e os paradigmas da Educação e da Saúde que têm norteado tal relação.

Educação e Fonoaudiologia: breve contexto sócio-histórico

As práticas tanto no contexto da Educação quanto da Saúde e, especificamente da Fonoaudiologia, são históricas e se transformam continuamente, no decorrer dos tempos. Conforme Cavalheiro (2001), práticas equivalentes às atuais do fonoaudiólogo foram registradas na literatura no final do século XIX, voltadas à educação de surdos. Também é fato, devidamente conhecido pela área, que bem antes do surgimento dos primeiros cursos de Fonoaudiologia, na década de 1960, e da regulamentação da profissão em 1981, a Educação já demandava práticas de tratamento para o que era compreendido como "distúrbios da língua oficial" do país. Diversos estudos mostram que, naquela época, as práticas hoje utilizadas por fonoaudiólogos eram realizadas por médicos, educadores e filólogos, entre outros (FIGUEIREDO NETO, 1988).

Segundo Berberian (1993, 2007), entre as décadas de 1920 e 1940, a padronização da língua tornou-se imperativo da política de educação no contexto histórico nacionalista, justificada pela preocupação com a preservação da identidade linguística nacional e motivada pelo temor à influência estrangeira, deflagrada pelo crescente aumento de imigrantes e pela migração de brasileiros para as regiões economicamente mais desenvolvidas.

Nesse contexto, em prol da normatização de uma língua padrão, a educação assumiu como sua atribuição a correção dos desvios da língua padrão. Buscava-se a uniformização da variedade linguística de prestígio da época – a pronúncia carioca, uma vez que o Rio de Janeiro, então capital do Brasil, era considerado, pelos grupos de prestígio, o local mais desenvolvido do país. A escola, vista como um dispositivo disciplinador, deveria desenvolver meios para corrigir desvios que pudessem ameaçar a unidade nacional na perspectiva da língua nacional, o que foi viabilizado como uma forma de impor aos imigrantes o lugar que lhes era reservado dentro do país. No interior das escolas, o ofício de identificar e corrigir tais desvios foi, inicialmente, exercido por professores, que gozavam de grande prestígio no campo da educação.

À identificação, ao diagnóstico e ao tratamento dos desvios da língua se impôs a necessidade de um profissional que se ocupasse dessas práticas. Sob o *status* de terapeutas da palavra, educadores se aprofundaram em estudos do campo médico acerca da audição, voz, fala e linguagem, atrelados aos programas de saúde escolar, organizados sob uma perspectiva higienista, e estenderam essa atuação ao âmbito clínico, para além da escola. Sob influência da medicina, esses profissionais ganharam especificidade, conhecimentos e práticas fora do ambiente escolar, constituindo a profissão de fonoaudiólogo, propriamente dita, ainda que nessa época não fosse conhecida sob essa denominação (FIGUEIREDO NETO, 1988).

Em suas origens, a Fonoaudiologia se configurou como campo profissional e científico, que atendeu demandas políticas e sociais específicas da época, indo ao encontro de soluções técnicas e pedagógicas, ao mesmo tempo em que propiciou a sistematização de saberes e práticas precursoras que, mais tarde, viriam a se constituir em competências profissionais e na ciência fonoaudiológica (BERBERIAN, 2007).

Fonoaudiologia e Educação: paradigmas norteadores

Nesse breve histórico, cabe destacar que a demanda da educação brasileira à saúde, que precede e contextualiza a origem das práticas fonoaudiológicas, também é reiterada pelo campo da Educação Especial.

A relação da Fonoaudiologia com esse campo foi fortemente marcada pelos paradigmas de ações/institucionalização, de serviços/normalização e, atualmente, pelo paradigma de suporte/inclusão, sob os quais se constituíram as bases da Educação Especial no país, frente às diferenças atreladas tanto às condições de deficiências, quanto aos modos de compreensão e enfrentamento de suas diferenças (ARANHA, 2001).

No quadro 1, é apresentada uma síntese dos principais paradigmas norteadores dessa relação, bem como a correlação destes com marcos legais, políticos e profissionais implicados em sua transformação ao longo do tempo.

Quadro 1 – Marcos e Mudanças Históricas

	1940	1950	1960	1970	1980	1990	2000	2010	2020
Políticas de Educação e Saúde, alguns marcos para a Fonoaudiologia Educacional			Política de integração da PcD na sociedade e de direito à Educação especial da Pessoa com Deficiência (PcD)				Políticas baseada nos Direitos Humanos de inclusão educacional e social da PcD (direito ao ensino regular)		
				Regulamentação da Formação de Tecnólogo em Fonoaudiologia	Constituição de 1988	Implementação do Sistema Único de Saúde (SUS) Lei 8080 e Carta de Otawa	Diretrizes Curriculares Nacionais (DCN) Decreto Convenção Internacional	Programa Saúde na Escola (2007) e Criação dos Núcleos de Apoio à Saúde da Família (NASF)	Criação dos Centros de Reabilitação (CER) e Rede de Atenção à Saúde (RAS) da Pessoa com Deficiência
Mercado de trabalho			Liberal /autônomo						
			Trabalho vinculado às secretarias estaduais e municipais de Educação				Trabalho de prevenção vinculado às escolas públicas e privadas		Atenção Básica (PSE), Especializada(parcerias com escolas) e Hospitalar (parceria com escola e brinquedoteca)
			Serviços assistenciais privados ou subsidiados						Clínicas particulares e escolas privadas. Escolas públicas (atividades extensionistas e Programa de Saúde na Escola -PSE a partir de 2007)
Entidades de Classe			Criação da Associação Brasileira de Fonoaudiologia	Criação do Conselhos Regionais e Federal de Fonoaudiologia (CRFa e CFFa)	Regulamentação da Profissão Criação da Sociedade Brasileira de Fonoaudiologia (SBFa) Criação do Código de Ética	Criação da Associação Brasileira de Audiologia (ABA)		Criação do título de Especialista- Fonoaudiologia Educacional (CFFa) Criação do Departamento de Fonoaudiologia Educacional da SBFa	
Tendências da Formação profissional	Logopedista/ terapeuta da palavra	Profissional Especialista (Com ampla carga horária (CH) de disciplinas de educação)					Profissional Generalista (Redução da CH de disciplinas de Educação)		
Paradigmas de atuação da Fonoaudiologia Educacional			Atuação clínica, assessoria na escola e educação em saúde						
			Foco na reabilitação (com fonoaudiólogos)		Foco em reabilitação e prevenção	Foco na prevenção, promoção e recuperação da saúde/reabilitação em todos os níveis de atenção à saúde			
	Foco na reabilitação (com professores especializado)		Atuação nas secretarias de educação e serviços de assistência social (filantrópicos)		Atuação nos serviços públicos de saúde	Atuação no SUS (PSE)e instituições privadas de saúde e de educação			
Décadas	1940	1950	1960	1970	1980	1990	2000	2010	2020

Sob o paradigma de ações/institucionalização, adotado ao final do século XIX, valorizado até o início da década de 1950, ocorreu a proliferação de instituições responsáveis pela oferta de cuidados às pessoas com deficiências, então segregadas em tais instituições e sem possibilidade de frequência ao ensino regular, tendo em vista que, nessa época, o sistema educacional ainda não se encontrava organizado para a escolarização desse público.

É a partir da década de 1950, com quase um século de atraso em relação aos países europeus, que as crianças com deficiência são incluídas na política educacional brasileira. Novas técnicas e abordagens são demandadas, no sentido de valorizar e trabalhar o potencial remanescente por meio da reabilitação, conforme defendia a medicina, diante de casos em que a cura não seria possível, ao menos naquele momento histórico. No final dessa década, o governo federal, além de criar e subsidiar instituições e serviços especializados para crianças com deficiência em alguns estados, passou a promover campanhas isoladas para alocação de recursos financeiros específicos, criando e subsidiando instituições e serviços especializados em alguns estados brasileiros, com significativa ampliação do mercado de trabalho para os profissionais que, na época, tinham diversas denominações - terapeutas da palavra, logopedistas, reeducadores.

Nas décadas seguintes, já na condição de fonoaudiólogos, esses profissionais foram contratados por Secretarias Municipais e Estaduais de Educação para trabalhar junto a crianças com dificuldades de aprendizagem e em instituições de Educação Especial, com crianças com deficiências intelectual, sensorial e/ou física, em instituições denominadas, à época, de instituições de ensino de excepcionais, surdos, cegos e paralíticos.

A Constituição de 1967 (BRASIL, 1967) e a política implementada pelo governo militar, na década de 1970, tornaram o ensino primário obrigatório, aumentando a demanda por acesso que, entretanto, não foi seguida de aporte de recursos financeiros necessários, resultando na precarização da escola pública e na queda da qualidade do ensino. Houve abertura do país ao ensino privado com significativa migração de estudantes de classes mais privilegiadas para colégios particulares e, consequentemente, acirramento das desigualdades sociais e educacionais.

Entretanto, no campo da Educação Especial, o paradigma de serviços/normalização assume relevância sob a compreensão da necessidade de oferta de escolarização às pessoas com deficiências, ocasionando significativo avanço, nesse campo. Tal avanço é evidenciado pelo processo gradativo de desinstitucionalização dessas pessoas e pela organização do sistema educacional, ainda que paralelo à educação geral, e pela ressignificação do papel de parte dessas instituições no processo de escolarização de alunos com deficiência (ARANHA, 2001).

Nesse cenário, o modelo inicial de formação profissional do Fonoaudiólogo se embasa no conceito de normalização consoante às práticas médicas com foco na cura/reabilitação e no paradigma de serviços, que se voltam para a integração da pessoa com deficiência à sociedade.

O tema integração social do "deficiente", como eram chamadas pessoas com deficiência na época, foi bastante utilizado na literatura especializa brasileira, tanto na área da Educação Especial, quanto na de reabilitação, tendo figurado em estatutos e regulamentos das instituições e entidades que prestavam serviços a essa população, assim como em documentos normativos, a exemplo da Constituição de1988 (BRASIL, 1988). Entretanto, crianças e jovens com deficiência continuavam, sob este paradigma e modelo assistencial e educacional, excluídos em ambientes, ainda que frequentassem escolas e clínicas de reabilitação, diante da perspectiva de se alcançar a normalidade, tanto quanto possível, para o convívio em sociedade. Tais práticas eram denominadas de reeducação e se constituíram no sentido da restituição à normalidade, por meio da educação e/ou reabilitação. Sob a ótica normalizadora, a condição da deficiência é vista sempre como desvio e a reabilitação o principal meio em âmbito individual desse esforço normalizador, embora também no nível macrossocial, muitas medidas sejam realizadas nesse momento para promover normalidade (ARANHA, 2001).

Contudo, o acesso à educação para esse segmento, sob esse paradigma, é ampliado com expansão de ofertas de classes especiais, salas de recursos, unidades de ensino itinerante, com a criação de Serviços de Educação Especial em todas as Secretarias Estaduais de Educação. As políticas implementadas propiciam a contratação de Fonoaudiólogos por Secretarias Estaduais e Municipais de Educação e entidades filantrópicas para exercício de práticas de reeducação. Nesse período, a formação profissional era bastante voltada ao mercado de trabalho e o currículo mínimo exigido para cursos de Fonoaudiologia preparava o Fonoaudiólogo para atuar no campo clínico e educacional.

Segundo Berberian (2007), a inserção de serviços técnico-especializados voltados à saúde do escolar favoreceu a criação de classes especiais, mas também propiciou a medicalização e a psicologização do campo educacional por reforçarem a abordagem, o cuidado e a educação da pessoa com deficiência por um único viés do fenômeno: a sua deficiência.

O processo de medicalização perdura por várias décadas (CAVALHEIRO, 2001; BERBERIAN, 2007; GIROTO, 2019), estando presente até os dias atuais sobre diversas perspectivas. Nesse processo, a atuação dos especialistas restringe-se a classificar e discriminar alunos que não se enquadram aos parâmetros de normalidade. Baseando-se na visão de que a aprendizagem da leitura e escrita está condicionada, principalmente, a aspectos perceptivo-motores (percepção auditiva, visual, coordenação viso motora) são preconizados treinamentos diante de dificuldades neste processo, embora, na maioria das vezes, não haja razões específicas que expliquem tais dificuldades, podendo estar relacionadas à história de vida, aos aspectos socioeconômicos, emocionais ou às simples diferenças no ritmo de amadurecimento.

As falhas ou possíveis alterações são frequentemente identificadas a partir de testes preditivos, que definem a história escolar da criança antes mesmo da oferta de condições materiais e subjetivas de vida essenciais para a apropriação da escrita, próprias do processo de letramento. Treinamentos preventivos ou remediativos são indicados com vista a reabilitar algo de que criança sequer se apropriou. Vistos exclusivamente pela lógica biomédica, problemas de aprendizagem são considerados problemas individuais, de natureza biológica e, por essa razão, encaminhados aos serviços de saúde (clínicas, consultórios, centros de reabilitação) que atuam, na maior parte das vezes, focados na reabilitação funcional estrita, que não consideram ou incorporam outros processos, como os sociais e relacionais, que condicionam modos de ser e agir no mundo e, portanto, modos de aprender.

Durante a década de 1980, a rede privada de saúde também se expandiu, propiciando a consolidação do exercício profissional liberal e autônomo de profissionais da área da saúde. Essa condição de mercado de trabalho contribuiu para impulsionar a criação e expansão da Fonoaudiologia em âmbito nacional.

No campo educacional, as triagens de escolares tornaram-se práticas cada vez mais comuns, sendo que, nas escolas privadas, resultavam em encaminhamentos a consultórios e, nas públicas, para clínicas criadas pelas próprias Secretarias de Educação ou de Saúde e para instituições filantrópicas.

Com a inserção de Fonoaudiólogos no campo da saúde pública, a visão preventivista ganhou espaço na atuação e na formação do Fonoaudiólogo no campo educacional, mantendo-se, ainda assim, sob forte influência do modelo biomédico e focadas na prevenção de patologias de audição, voz, linguagem, motricidade orofacial. A identificação de supostos sinais ou sintomas de atraso ou alterações relacionadas ao processo de aquisição da linguagem oral, concebida como pré-requisito para a aquisição da escrita nas escolas, já vinha sendo sustentada desde o início da década de 1980. Ao final dessa década, os Fonoaudiólogos passam a se integrar às equipes que atuavam diretamente em programas e projetos de alfabetização, alocados profissionalmente em Secretarias de Educação e escolas comuns e especiais das redes públicas e privadas.

Em consequência à promulgação da Constituição de 1988 (BRASIL, 1988), quando a educação e a saúde tornam-se direito e dever do Estado, sobretudo, um pouco mais tarde com a reformulação da lei de Diretrizes e Bases das Educação (BRASIL, 1996), a educação pública ganha espaço na agenda nacional, com destaque para a formação dos professores, ampliando o escopo de atuação da Fonoaudiologia no campo educacional, não mais voltada apenas para as crianças, mas também para a capacitação de professores.

No entanto, com a LBD, os recursos financeiros da Educação não puderam mais ser utilizados se não para os "[...] objetivos básicos das instituições educacionais de todos os níveis" (BRASIL, 1996, p. 8) e, portanto, foram vetadas despesas com serviços de saúde ou de assistência social. Os serviços de saúde escolar (que durante décadas estiveram alocados em secretarias e departamentos de educação) foram todos transferidos para a área da saúde, abalando fortemente as perspectivas do trabalho de Fonoaudiólogos no campo da educação pública. A participação dos Fonoaudiólogos em equipes educacionais torna-se reduzida, prevalecendo atividades de triagens, principalmente em escolas particulares, práticas que passam a ser bastante questionadas, por se mostrarem pouco produtivas e descontextualizadas (ZORZI, 2001).

Em dezembro de 1994, o Conselho Regional de Fonoaudiologia 2.ª Região emitiu um parecer sobre a atuação nas escolas, pontuou que a natureza desse trabalho deveria ser educacional e não terapêutica e que, antes de reabilitar, o foco da atuação deveria ser a prevenção de possíveis problemas. Época em que a literatura científica da área destacou, significativamente, a importância do trabalho do Fonoaudiólogo junto aos professores, a partir do auxílio na identificação de fatores de risco ao desenvolvimento ou de sinais que justificassem o fracasso dos escolares.

Cabe aqui um parênteses para explicar como essa tendência vai ao encontro das políticas de educação da época. A constituição de 1967 (BRASIL, 1967) tornou a Educação Infantil obrigatória e gratuita, mas não foram implantadas políticas públicas que a regulamentassem. Assim, frente à crescente evasão e repetência escolar de crianças oriundas de famílias de baixa renda no 1.º grau, o governo instituiu a educação compensatória para crianças de 4 a 6 anos, objetivando suprir supostas carências culturais atribuídas a essas famílias. Programas, projetos, metodologias e referências científicas passaram a descrever os comportamentos esperados ao longo do desenvolvimento infantil, fornecendo parâmetros para especialistas e professores. As práticas de Saúde e Educação passaram a ter um enfoque preparatório para a alfabetização em todo o Ensino Fundamental. Entretanto, a Educação Infantil só integrou o sistema educacional brasileiro a partir da Constituição de 1988 (BRASIL, 1988), quando, ao superar a concepção assistencial até então predominante, torna-se um direito da criança.

Paralelamente e sob forte influência dos movimentos sociais, com a redemocratização do país, a Educação Especial, sobretudo a partir de 1990, passa a considerar, mais fortemente, o paradigma de suporte/inclusão, que traz a compreensão da deficiência como diferença e a necessidade de a sociedade se ajustar na busca por respostas e soluções às demandas das pessoas com deficiências ou com necessidades educacionais especiais, o que também perpassava pela garantia de direitos constitucionais e elaboração e operacionalização de políticas públicas educacionais e de saúde, dentre outros direitos básicos assegurados legalmente (ARANHA, 2001).

Sob o paradigma de suporte, desloca-se o foco centrado no indivíduo para a sociedade e sua responsabilização perante as pessoas com deficiências. Se antes as ações e serviços se ocupavam das dificuldades ou limitações individuais, sob a perspectiva do suporte se fortalece a compreensão de que as potencialidades devem ser valorizadas.

Cabe considerar que este cenário nacional também se encontrava sob forte influência de políticas internacionais que visavam, na perspectiva da inclusão, a garantia de educação para todos, em espaços comuns de convivência, tanto que o Brasil foi signatário da *Convenção Internacional da Pessoa com Deficiência* (ONU, 2007), que reconheceu o direito das pessoas com deficiência à educação sem discriminação e com base na igualdade de oportunidades, assegurada por um sistema educacional inclusivo em todos os níveis. Em relação à saúde, foi assegurado o acesso a serviços de saúde, incluindo os de reabilitação.

Com os marcos da Declaração de Jontiem (UNESCO, 1990) e da Declaração de Salamanca (UNESCO, 1994), que recomendavam a adoção de princípios de uma educação de qualidade para todos, independentemente de suas características e necessidades, o paradigma se fortaleceu ainda mais, no cenário nacional, passando o país à proposição de legislação e políticas públicas que refrataram em transformações paradigmáticas e metodológicas.

Neste cenário de transformações e, mais recentemente, com a reorganização do sistema educacional na perspectiva da Educação Inclusiva, determinada pela promulgação da *Política Nacional de Educação Especial na Perspectiva da Educação Inclusiva* - PNEEPEI (BRASIL, 2008), a Educação Especial, sob o paradigma de suporte, deixou de ser paralela ao ensino regular, visto que seu público passou a frequentar a classe comum, para tornar-se processo de escolarização formal. Também operacionalizou o atendimento educacional especializado nas salas de recursos multifuncionais, frente à compreensão de que Educação Inclusiva pressupõe reconhecimento da diversidade humana, a compreensão e aceitação de diferenças, essenciais ao entendimento das necessidades dos estudantes e o planejamento de ambientes educacionais que possam promover a equiparação de oportunidades (BRASIL, 2009, 2011).

Ao mesmo tempo, com a criação do Sistema Único de Saúde, nasce, no campo da saúde, um movimento de crítica à medicalização da saúde e da vida, implementa-se na área da saúde uma abordagem que privilegia a visão integral do sujeito nas dimensões física, psicológica e social e que articula no cuidado à saúde as ações de promoção, prevenção e recuperação da saúde, sob o paradigma de promoção da mesma. Este paradigma representa uma nova maneira de interpretar as necessidades e ações de saúde, não mais restringindo-as apenas aos determinantes biológicos, mas, de forma ampliada e indo além dos aspectos orgânicas e comprometimentos funcionais, entendendo-as dentro de seus processos históricos, relacionais, sociais, condicionantes das desigualdades.

A adoção desse paradigma configura-se, nesse momento histórico, como uma alternativa de atuação do Fonoaudiólogo no campo educacional e é fortemente encampada pelas entidades profissionais (Conselhos Federal e Regionais e a Sociedade Brasileira de Fonoaudiologia) e cursos de graduação em Fonoaudiologia, como uma perspectiva que, por seus pressupostos e institucionalidade, propicia uma outra representação e compromisso social dos profissionais da área.

A promoção da saúde na escola pressupõe o diálogo, a troca de ideias sem uso da coerção, sem assimetrias desnecessárias ou atitudes de discriminação, isto é, sem o enquadramento ou culpabilização de alunos, professores, profissionais ou familiares pelo fracasso escolar. Ela estimula, sim, a identificação de problemas e necessidades para o desenvolvimento de estratégias de superação destes, mas não trabalha sob a idealização/normalização de sujeitos e de suas competências, nem tampouco busca suprir as diferenças para alcançar uma suposta igualdade, papel historicamente delegado, ainda hegemônico, aos profissionais da Saúde e da Educação.

A promoção da saúde, tal qual o paradigma de suporte, se orienta pelo princípio da equidade e para ser alcançada requer esforço de reconhecimento da diversidade humana e de busca constante de eliminação de desigualdades desnecessárias, evitáveis e injustas que restringem as oportunidades para se atingir direitos sociais e qualidade de vida (BRASIL, 2002). Também pressupõe partilha de conhecimento que desenvolve o poder de decisão, de controle sobre os fatores que podem contribuir para melhorar as condições e a qualidade de vida dentro da escola e fora dela. Assim, a política de promoção da saúde representa uma mudança significativa da relação educação e saúde e traz por consequência novas perspectivas de atuação do Fonoaudiólogo no campo educacional, no nosso entender mais éticas e colaborativas.

Os Fonoaudiólogos atuam no SUS desde a década de 1990, mas essa atuação ampliou-se consideravelmente, com a criação dos Núcleos de Apoio à Saúde da Família (NASF) renomeados, mais tarde, como Núcleos Ampliados de Saúde da Família. As equipes NASF, em cooperação com as equipes de Saúde da Família, se responsabilizam por ações de promoção, prevenção, reabilitação, inclusão e educação, com vista à melhoria de qualidade de vida da população em um território de saúde. Suas ações focalizam, em especial, grupos em situação de vulnerabilidade social, destacando-se entre outros, crianças e adolescentes com e sem deficiência com queixas escolares relacionadas à linguagem oral e escrita (MOLINI-AVEJONAS; MENDES, 2014)

A atenção básica tem por finalidade atender necessidades de saúde gerais e especificas da população e funciona como principal porta de entrada no sistema de saúde. Constituiu-se em dispositivo de articulação do cuidado em rede. Conecta outros serviços e níveis de atenção coordenando a comunicação entre as redes de saúde e entre elas e as redes intersetoriais. As redes de saúde são acionadas para o cuidado integral, por meio de ações pactuadas institucional e interinstitucionalmente. Tanto as de saúde como as intersetoriais são redes estruturadas pela cooperatividade, sem hierarquia entre os serviços de saúde e setores envolvidos para a promoção da saúde e a melhoria da qualidade de vida no plano individual e coletivo (TRENCHE *et al.*, 2015).

Ainda pouco praticada, mas demonstrando grande potencial, a intersetorialidade pode ser viabilizada por meio de programas, projetos e ações. Um exemplo de sua prática é o Programa Saúde na Escola (PSE), instituído por meio do Decreto Presidencial n.° 6.286, de 5 de dezembro de 2007 (BRASIL, 2007), que articula Saúde e Educação para garantir a atenção integral à saúde de crianças e adolescentes da Educação Básica. Importante esclarecer que as práticas intersetoriais não estão restritas à atuação em instituições públicas, porque sua base é a cooperação para o enfrentamento da complexidade de situações.

Dessa perspectiva, a Fonoaudiologia pode atuar em diferentes situações que envolvam a formação de professores; o planejamento pedagógico; a eliminação de barreiras comunicacionais; o aperfeiçoamento das condições físicas, atitudinais e educacionais na perspectiva da equiparação de oportunidades e da qualidade do ensino escolar (CFFa, 2015).

Com sua *expertise* e por meio de seus profissionais, atualmente a Fonoaudiologia participa de programas, projetos e ações relacionadas ao desenvolvimento sociocultural em todos os níveis formais de educação (Infantil, Fundamental, Médio, Superior) e informais, colaborando, inclusive, com a escolarização de crianças com graves limitações de interação social, que dependem de estratégias de comunicação alternativa e suplementar. Porém, a formação dos Fonoaudiólogos para atuação no campo educacional tem sido alvo de críticas internas e externas com ênfase: no desconhecimento das políticas de educação; na falta de compreensão do sistema educacional brasileiro e do trabalho realizado pelos professores; na prática de orientações descontextualizadas; na tendência a desenvolver práticas individualizantes; no desconhecimento de metodologias de trabalho em equipe, dentre outros aspectos. Do mesmo modo, a produção científica é ainda escassa e, muitas vezes, não consoante com os avanços, transformações e políticas educacionais e essa escassez é também observada em subáreas correlacionadas como é o caso das práticas voltadas à linguagem escrita.

A trajetória histórica de atuação dos Fonoaudiólogos no campo educacional como vimos é complexa e é espaço de coexistência de múltiplas visões sobre o ideal das práticas profissionais nesse campo e formas de relacionamento dos Fonoaudiólogos com os profissionais da Educação e da Saúde com modos de se produzir sucesso profissional. Para exemplificar, existem práticas fonoaudiológicas no campo educacional orientadas pela reflexão crítica do papel social da escola, assim como existem aquelas que replicam tecnologias valorizadas pela lógica do mercado, utilizadas como panaceia para todo e qualquer problema de aprendizagem escolar. Também existem práticas que analisam problemas de escolares refletindo criticamente sobre os contextos macro e micropolíticos em que estão inseridos, atendo-se não só às dimensões políticas, mas também à ética e estética da vivência escolar. E outras que, amparadas em pesquisas de diferentes áreas do conhecimento, se norteiam por um tipo de desempenho idealizado de comunicação e aprendizagem, tratando-o como resultado alcançável pela incorporação de tecnologias, desconsiderando processos de subjetivação que deslegitimam saberes construídos pelo educando em sua história de vida.

Este é o cenário real e nele as universidades e entidades de classe são os espaços mais legítimos desses modos de produzir saber e transformação de práticas. Daí a importância de que essas instâncias construam agendas de discussões coletivas, inclusivas e convidativas por propiciarem escuta a diferentes posições e experiências da Fonoaudiologia nesse campo. O diálogo e parceria com outras áreas profissionais são sempre muito potentes para ampliar o olhar e produzir inovações no interior das práticas profissionais, inclusive na formação e atuação em outros campos, por exemplo, no caso da Fonoaudiologia, o campo clínico, pois produzem novos problemas e novos conhecimentos e relações.

Considerações Finais

A inserção do Fonoaudiólogo no campo da Educação, atualmente, pode ser motivada por diferentes objetivos e modos contratuais. Com base na breve retrospectiva sobre a história das incursões da Fonoaudiologia na área da Educação como profissão e ciência, observamos o quão estão relacionadas a paradigmas e políticas de Educação e Saúde, bem como o quanto demandam postura crítico-reflexiva e coerência entre princípios éticos (direito à educação, equiparação de oportunidades, cidadania, eliminação de barreiras) e as concepções teóricas (linguagem, educação, aprendizagem) que norteiam as ações praticadas.

O paradigma de suporte coloca um grande desafio para as equipes de Educação e de Saúde para a inclusão e atendimento das necessidades educativas e de saúde de crianças, jovens e adultos.

O desafio de uma escola democrática e inclusiva requer dos profissionais da Educação e da Saúde, além de posicionamento político e ético, conhecimentos, habilidades e atitudes que os auxiliem, no âmbito de cada profissão, a desenvolver de forma qualificada, multiprofissional, interdisciplinar, intersetorial e em rede ações que atendam às diversas e diferentes necessidades de educação e saúde das crianças e jovens brasileiros.

Deste modo, o protagonismo dos Fonoaudiólogos no campo da Educação exige ampliação e adensamento da produção científica da área e revisão dos processos de formação profissional e continuada, bem como protagonismo da área na promoção de eventos que propiciem a reflexão crítica e a proposição de estratégias que socializem e deem visibilidade a inúmeras experiências que vêm sendo realizadas na perspectiva da promoção da saúde e da educação integral e inclusiva nos mais diversos contextos e em diferentes regiões do país.

Referências

ARANHA, M. S. F. Paradigmas da relação da sociedade com as pessoas com deficiência. **Revista do Ministério Público do Trabalho**, Ano XI, n. 21, p. 160-173, 2001.

BERBERIAN, A. P. **A normatização da língua nacional**: práticas fonoaudiológicas 1920–1940. Orientador: Maria Antonieta Antonacci. 1993. Dissertação (Mestrado em Distúrbios da Comunicação) - Pontifícia Universidade Católica, PUC, São Paulo, 1993.

BEREBERIAN, A. P. **Fonoaudiologia e Educação**: um encontro histórico. São Paulo: Plexus, 2007. 136p.

BRASIL. [Constituição (1967)]. **Constituição da República Federal do Brasil de 1967**. Brasília, DF: Presidência da República, 1967. Disponível em: http://www.planalto.gov.br/ccivil_03/constituicao/Constituicao67EMC69.htm. Acesso em: 13 jun. 2020.

BRASIL. [Constituição (1988)]. **Constituição da República Federativa do Brasil de 1988**. Brasília, DF: Presidência da República, 1988. Disponível em: http://www.planalto.gov.br/ccivil_03/constituicao/constituicao.htm. Acesso em: 13 jun. 2020.

BRASIL. Lei n.º 9.394/1996, de 20 de dezembro de 1996. Estabelece as Diretrizes e Bases da Educação Nacional. **Diário Oficial da União:** seção 1, Brasília, DF, p. 8, 23 dez. 1996. Disponível em: http://www.planalto.gov.br/ccivil_03/leis/l9394.htm. Acesso em: 13 jun. 2020.

BRASIL. Ministério da Saúde. Projeto Promoção da Saúde. **As Cartas da Promoção da Saúde**. Brasília: Ministério da Saúde, 2002. Disponível em: http://bvsms.saude.gov.br/bvs/publicacoes/cartas_promocao.pdf. Acesso em: 13 jun. 2020.

BRASIL. Ministério da Educação. Secretaria de Educação Especial. **Política Nacional de Educação Especial na Perspectiva da Educação Inclusiva**. Brasília: Ministério da Educação, 2008. 19 p. Disponível em: http://portal.mec.gov.br/arquivos/pdf/politicaeducespecial.pdf. Acesso em: 13 jun. 2020.

BRASIL. **Resolução n.º 04/2009, de 2 de outubro de 2009**. Institui Diretrizes Operacionais para o Atendimento Educacional Especializado na Educação Básica, modalidade Educação Especial.

Brasília: Ministério da Educação, 2009. Disponível em: http://portal.mec.gov.br/dmdocuments/rceb004_09.pdf. Acesso em: 13 jun. 2020.

BRASIL. Decreto n.º 7.611/2011, de 17 de novembro de 2011. Dispõe sobre a educação especial, o atendimento educacional especializado e dá outras providências. **Diário Oficial da União:** seção 1, Brasília, DF, p. 5, 18 nov. 2011. Disponível em: http://www.planalto.gov.br/ccivil_03/_ato2011-2014/2011/decreto/d7611.htm. Acesso em: 13 jun. 2020.

BRASIL. Lei n.º 13.005/2014, de 25 de junho de 2014. Aprova o Plano Nacional de Educação – PNE e dá outras providências. **Diário Oficial da União:** seção 1, Brasília, DF, p. 1, 26 jun. 2014. Disponível em: http://www.planalto.gov.br/ccivil_03/_ato2011-2014/2014/lei/l13005.htm. Acesso em: 13 jun. 2020.

CAVALHEIRO, M. T. P. Reflexões sobre a relação entre a Fonoaudiologia e a Educação. *In:* GIROTO, C. R. M. (org.). **Perspectivas atuais da Fonoaudiologia**. São Paulo: Plexus, 2001. p. 13-22.

CONSELHO FEDERAL DE FONOAUDIOLOGIA. CFFa. **Resolução CFFa n.º 462/2015, de 26 de fevereiro de 2015**. Dispõe sobre alteração de texto do parágrafo 3.º do artigo 2.º da Resolução CFFa n.º 309/2005. Brasília, DF, 2015. Disponível em: https://www.fonoaudiologia.org.br/cffa/wpcontent/uploads/2015/04/cartilha-fono-educacional-20151.pdf. Acesso em: 13 jun. 2020.

FIGUEIREDO NETO, L. H. **O início da prática fonoaudiológica na cidade de São Paulo**: seus determinantes histórico-sociais. Orientador: Susana Magalhães Maia. 1988. 193 f. Dissertação (Mestrado em Distúrbios da Comunicação) - Pontifícia Universidade Católica, PUC, São Paulo, 1988.

GIROTO, C. R. M.; ARAÚJO, L. A.; VITTA, F. C. F. Discursivização sobre "doenças do não aprender" no contexto educacional inclusivo: o que dizem os professores de Educação Infantil? **Revista Ibero-Americana de Estudos em Educação**, Araraquara, v. 14, n. esp. 1, p. 807-825, 2019.

MOLINI-AVEJONAS, D. R.; MENDES, V. L. F. Atenção Básica-Atuação Fonoaudiologica no Núcleo de Apoio à Saúde da Família (NASF). *In:* MARCHESAN, I. Q.; JUSTINO, I.; TOMÉ, M. C. *et al.* (org.). **Tratado das Especialidades em Fonoaudiologia**. São Paulo: Guanabara Koogan/Sociedade Brasileira de Fonoaudiologia, 2014. P. 465-475.

ONU. **Convenção sobre os Direitos das Pessoas com Deficiência**. Protocolo Facultativo à Convenção sobre os Direitos das pessoas com Deficiência. Brasília, 2007. Disponível em: http://portal.mec.gov.br/index.php?option=com_docman&view=download&alias=424-cartilha-c&category_slug=documentos-pdf&Itemid=30192. Acesso em: 13 jun 2020.

TRENCHE, M. C. B.; BALIEIRO, C. R; PUPO, A. C. Fonoaudiologia e Instituições Educacionais: a Construção das Redes Intersetoriais. *In:* BOÉCHAT, E. M. *et al.* (org.). **Tratado de Audiologia**. 2. ed. Rio de Janeiro: Guanabara Koogan, 2015. p. 495-500.

UNESCO, Declaração mundial sobre educação para todos: satisfação das necessidades básicas de aprendizagem. Jomtien, 1990, 8p.

UNESCO, Conferência Mundial sobre Necessidades Educativas Especiais: Acesso e qualidade. Salamanca, 1994. 49 p.

ZORZI, J. L. Possibilidades de trabalho do fonoaudiólogo no âmbito escolar educacional. **Jornal do Conselho Federal de Fonoaudiologia**, Brasília, ano IV, n. 2, p. 1417, jul. 1999.

CAPÍTULO 2

A formação do Fonoaudiólogo para a atuação na área educacional

Lidiane Tavares Pereira Batista
Stella Maris Cortez Bacha

Introdução

A formação do Fonoaudiólogo para a atuação na área educacional requer conhecimentos específicos de Fonoaudiologia e de Educação e, no âmbito da Fonoaudiologia, é necessária a abordagem em Saúde e Educação.

Recorremos ao tema *Formação* para refletir, desde a base, sobre a construção do conhecimento do Fonoaudiólogo, com enfoque em Fonoaudiologia Educacional, já que esta prática se diferencia das demais especialidades da área por envolver um campo de atuação com pessoas em ambiente de aprendizagem: a Escola.

Desenvolveremos o tema do presente capítulo com base em nossa prática, estudos e documentos da área, bem como levantamentos específicos. Quanto à nossa prática, destacamos que somos Fonoaudiólogas de pontos opostos do Brasil, Porto Velho/RO e Campo Grande/MS, mas com experiências semelhantes em prática e em estudos. Serão nossos tópicos de abordagem: a habilitação e a formação do Fonoaudiólogo Educacional, com as discussões e recomendações associadas.

A habilitação do Fonoaudiólogo Educacional

O Fonoaudiólogo, com graduação plena em Fonoaudiologia, poderá atuar em pesquisa, prevenção, avaliação e terapia na área de comunicação oral e escrita, voz e audição, assim como em aperfeiçoamento dos padrões de fala e da voz (BRASIL, 1981). Ao especificar o trabalho realizado em escolas, a referida Lei esclareceu que é de competência do Fonoaudiólogo "[...] participar da Equipe de Orientação e Planejamento Escolar, inserindo aspectos preventivos ligados a assuntos fonoaudiológicos [...]" (BRASIL, 1981, p. 1).

A partir da Lei de regulamentação (BRASIL, 1981), outros documentos foram publicados acompanhando a evolução da prática fonoaudiológica. Em 01 de agosto de 1999, foi publicada a Resolução CFFa n.° 232 (CFFa, 1999), que dispunha sobre a atuação do Fonoaudiólogo nas escolas, revogada pela Resolução CFFa n.° 309 (CFFa, 2005). Com raras exceções, os documentos que regulamentam e orientam a prática em Fonoaudiologia Educacional são mais recentes, como podemos constatar nos documentos vigentes do Conselho Federal de Fonoaudiologia – CFFa:

1) Resolução CFFa n.° 274, de 20 de abril de 2001, que dispõe sobre a atuação do Fonoaudiólogo frente à triagem auditiva escolar (CFFa, 2001).
2) Resolução CFFa n.° 309, de 01 de abril de 2005, que dispõe sobre a atuação do Fonoaudiólogo na Educação Infantil, Ensino Fundamental, Médio, Especial e Superior, e dá outras providências (CFFa, 2005).
3) Resolução CFFa n.° 382, de 20 de março de 2010, que dispõe sobre o reconhecimento das especialidades em Fonoaudiologia Escolar/Educacional e Disfagia pelo Conselho Federal de Fonoaudiologia e dá outras providências (CFFa, 2010a).
4) Resolução CFFa n.° 387, de 18 de setembro de 2010, que dispõe sobre as atribuições e competências do profissional especialista em Fonoaudiologia Educacional reconhecido pelo Conselho Federal de Fonoaudiologia, altera a redação do artigo 1.° da Resolução CFFa n.° 382/2010, e dá outras providências (CFFa, 2010b).
5) Resolução CFFa n.° 605, de 17 de março de 2021, que dispõe sobre a atuação do Fonoaudiólogo no ambiente escolar; revoga todas as disposições em contrário, em especial a Resolução CFFa n.° 309, de 01 de abril de 2005 (CFFa, 2021a).

Com o avanço da prática, foi criado o Departamento de Fonoaudiologia Educacional da Sociedade Brasileira de Fonoaudiologia – SBFa, em 03 de agosto de 2012 (SBFa, 2012a), como espaço de discussão democrática com embasamento científico, que contribui para a divulgação das experiências positivas da área e estimula o progresso da Especialidade.

Na busca de mais esclarecimentos e orientações para os fonoaudiólogos brasileiros, outros materiais de apoio foram publicados por órgãos representativos da profissão, como:

1) Respostas para perguntas frequentes na área de Fonoaudiologia Educacional (SBFa, 2012b);
2) Atuação do Fonoaudiólogo Educacional – Guia Norteador (SISTEMAS DE CONSELHOS DE FONOAUDIOLOGIA, 2016);
3) Contribuições do Fonoaudiólogo Educacional para seu município e escola (SISTEMAS DE CONSELHOS DE FONOAUDIOLOGIA, 2017);
4) Fonoaudiologia na Educação (SISTEMAS DE CONSELHOS DE FONOAUDIOLOGIA, 2018).

Especialmente elaborados para auxiliar os Fonoaudiólogos em época de pandemia, outros documentos de apoio à Fonoaudiologia Educacional e ao Ensino em Fonoaudiologia, que é área afim, foram publicados pela SBFa:

1) Fonoaudiologia Educacional em tempos de Covid-19: estruturação de rotinas, atividades e orientações aos pais e professores (SBFa, 2020a).
2) Ensino de Fonoaudiologia em tempos de isolamento social: guia comentado com ferramentas interativas para otimizar o processo de ensino durante a luta contra o Covid-19 (SBFa, 2020b).

Vale ressaltar que, desde o ano de 2010, o Fonoaudiólogo Educacional participa, anualmente, de Campanhas Nacionais do Sistema de Conselhos de Fonoaudiologia e da Sociedade Brasileira de Fonoaudiologia, algumas em parceria com o Ministério da Educação – MEC, como: Dia do Professor, Campanha da Fonoaudiologia Educacional e Dia da Alfabetização, com o objetivo de divulgar as possibilidades de contribuição do Fonoaudiólogo para que este se aproprie de seu espaço no ambiente escolar e valorize o seu papel para a melhoria do processo educativo; sensibilizar gestores e educadores em relação à importância do Fonoaudiólogo para a promoção de aprendizagem de qualidade; esclarecer a pais, educadores e gestores que o papel do Fonoaudiólogo no ambiente escolar é muito importante por ele agregar conhecimentos tanto na área de Educação como de Saúde; e, a importância da presença do Fonoaudiólogo nas escolas para atuar em parceria professor/aluno/fonoaudiólogo em benefício da comunidade escolar proporcionando resultados para a sociedade (SISTEMAS DE CONSELHOS DE FONOAUDIOLOGIA, 2020; SBFa, 2020c).

Reflexões de nossas práticas e também objeto de estudo pessoal (BACHA; CASTELO BRANCO, 1999; BACHA, 2000, 2012; BACHA; OSÓRIO, 2004; BATISTA, 2019, 2021), dentre estudos de fonoaudiólogos brasileiros da área (ZORZI, 2014; QUEIROGA, 2015), nos remetem à origem da Fonoaudiologia no Brasil para compreender a trajetória da Fonoaudiologia Educacional.

Ao longo da história da Fonoaudiologia Brasileira, por diversos motivos, seja pela ausência ou não de conhecimento de programas e políticas públicas da Educação, os Fonoaudiólogos "deixaram" a Educação para serem profissionais da Saúde. As primeiras práticas "fonoaudiológicas" surgiram nas décadas de 1920 a 1940, sendo realizadas pelo professor na tentativa de "reabilitar" os alunos com problemas de audição e fala, dificuldades de aprendizagem, alterações na voz, dentre outros. No período entre as décadas de 1960 e 1980, a formação do Fonoaudiólogo tomou forma curativa, clínica e terapêutica.

Em meados de 1990, vivenciamos um jogo de "erros e acertos" quanto à prevenção de saúde no ambiente escolar. O Fonoaudiólogo ofereceu e realizou triagens fonoaudiológicas em Escolas (em crianças de idade pré-escolar e escolar) com o intuito de identificar problemas ligados à fala, motricidade orofacial, leitura e escrita, voz e à audição na busca incessante de doenças em um ambiente tão cheio de possibilidades para promover aprendizagem.

Tais ações não estavam inadequadas, mas o alcance dos resultados era limitado à identificação e tratamento clínico das manifestações encontradas. Essas, provavelmente, no dia escolhido para tal prática, poderiam ser sintomas ou sinais passageiros ou simulados no momento da coleta, resultando em encaminhamentos clínicos para praticar o que lhe fora enfatizado na sua formação na Graduação, com currículo de Fonoaudiologia que pouco contemplava disciplinas relacionadas à Aprendizagem e Educação.

Tal prática no ambiente escolar distanciou o Fonoaudiólogo da escola, talvez por não atender a demanda dos gestores e equipe técnica/professores, ou por ele não conhecer os recursos para suprir as dificuldades de sala de aula. Diante disso, o Fonoaudiólogo Educacional teve um recolhimento para se adequar às necessidades da Escola e às suas demandas, o que contribuiu para a reflexão e construção de conhecimentos na área.

Giroto (2001) relatou que alguns estudiosos, como Guedes, Figueiredo Neto, Ferreira, Bueno, Freire, Berberian, Bittar, Cavalheiro, Zorzi, Rocha e Macedo, entre outros, permitiram trilhar um caminho para compreender diferentes aspectos como a perspectiva histórica do encontro da Fonoaudiologia e a Educação, a formação profissional na área educacional, a descrição das experiências vividas no contexto educacional, a inserção do profissional no Sistema Educacional e a reflexão crítica sobre as diferentes possibilidades de trabalho nesta área de atuação profissional.

Diante desses avanços, é importante destacar os problemas enfrentados quanto às dificuldades profissionais, dentre elas: formação profissional insuficiente, conhecimento limitado do campo de atuação e espaço profissional, baixa remuneração, desvalorização profissional e dificuldade de dissociar o trabalho clínico do escolar, assim como problemas institucionais envolvendo resistência em aceitar o profissional no ambiente escolar, e dificuldades sociais de caráter econômico, carências da clientela e do Sistema de Ensino.

Nos últimos 20 anos, a profissão Fonoaudiólogo avançou tanto em relação ao conhecimento científico quanto ao reconhecimento profissional. Essas mudanças influenciam os comportamentos desses profissionais na busca de conhecimentos específicos e na compreensão para atuarem de modo mais efetivo nas alterações da comunicação. O caráter clínico é o maior responsável pela consolidação da Fonoaudiologia, porém o seu crescimento ultrapassou os limites da clínica, resultando no grande avanço da Fonoaudiologia Educacional (OLIVEIRA; SCHIER, 2013).

O reconhecimento da área como Especialidade por meio da Resolução 387/2010 (CFFa, 2010b), que estabelece as competências e atribuições do profissional especialista, não só contribuiu para o fortalecimento e valorização da Fonoaudiologia Educacional, mas também auxiliou com os argumentos para justificar a necessidade desse profissional no ambiente escolar.

Para atuar em Fonoaudiologia Educacional, o Fonoaudiólogo deve conhecer as Políticas de Educação definidas em âmbito federal, estadual e municipal, além dos Programas, Projetos e Ações relacionadas ao processo de ensino-aprendizagem (CFFa, 2010b). Ademais, necessita ter conhecimentos teóricos sobre o desenvolvimento infantil em idade pré-escolar e escolar, em que contexto socioeconômico e cultural o aluno está inserido, os métodos de ensino e de alfabetização adotados pela escola, os fatores relacionados ao fracasso escolar, a atuação Primária de Saúde, dentre outros (GIROTO, 2001).

Alves e Capellini (2014, p. 463) reiteraram que o Fonoaudiólogo Educacional deve estar engajado tanto nas atividades locais, da escola, quanto nas Políticas Públicas das esferas municipal, estadual e federal. Destacaram que o diferencial deste especialista, ao participar da equipe escolar para, junto aos educadores, fazer proposições das estratégias necessárias e indicadas ao favorecimento da aprendizagem dos alunos "[...] é um amplo conhecimento dos processos neurodesenvolvimentais da comunicação humana, profundo domínio teórico e prático de seus distúrbios [...]".

A formação do Fonoaudiólogo Escolar requer um complexo conjunto de saberes que contemplem não apenas as diversidades de demandas das comunidades escolares, mas também uma constante vivência e atualização desses conhecimentos (SANABE JÚNIOR *et al.*, 2016).

O Fonoaudiólogo Educacional deve atuar em parceria com os educadores visando contribuir para a promoção do desenvolvimento e da aprendizagem do escolar e na melhoria da qualidade de ensino, para o aprimoramento das situações de comunicação oral e escrita, na identificação de situações que possam dificultar o sucesso escolar e na elaboração de programas que favoreçam e otimizem o processo de ensino-aprendizagem. Deve ter, também, conhecimento aprofundado da inter-relação dos diversos aspectos fonoaudiológicos com os processos e métodos de aprendizagem no ensino regular e especial (CFFa, 2010b).

As possibilidades de atuação são inúmeras, apresentadas em outros capítulos deste Tratado, mas há necessidade de se atuar a partir de uma formação sólida para atender às necessidades da Educação.

A formação do Fonoaudiólogo Educacional

A atuação do Fonoaudiólogo, na especialidade da Fonoaudiologia Educacional, requer formação na Graduação em Fonoaudiologia ou em Cursos de Pós-Graduação, e/ou aquisição do título de especialista em Fonoaudiologia Educacional pelo Conselho Federal de Fonoaudiologia - CFFa, com preenchimento dos critérios determinados. Fizemos alguns levantamentos a esse respeito.

Para conhecermos o quantitativo de Fonoaudiólogos no Brasil e de Instituições de Ensino Superior -IES- com cursos de Graduação em Fonoaudiologia, é preciso considerar a recente Resolução CFFa n.º 518 (CFFa, 2017), a qual tratou da criação e instalação do Conselho Regional de Fonoaudiologia – CREFONO da 9.ª Região -CREFONO 9- e dos ajustes dos CREFONOS da 5.ª e 6.ª Regiões a partir do mês de abril de 2018. Com esta consideração, segue abaixo a Tabela 1 com as informações mais recentes sobre a quantidade total de Fonoaudiólogos no Brasil e por CREFONO (CFFa, 2021b), a quantidade de IES com Curso de Graduação em Fonoaudiologia (CFFa, 2021c) e a quantidade de títulos de especialista em Fonoaudiologia Educacional expedidos pelo CFFa (CFFa, 2021d).

Tabela 1 – Quantidade de Fonoaudiólogos, IES com Curso de Graduação em Fonoaudiologia e Fonoaudiólogos com título de Especialista em Fonoaudiologia Educacional pelo CFFa, em cada CREFONO

Região CREFONO Estados	N.º Fonoaudiólogos	N.º de IES com Curso de Fonoaudiologia	N.º de especialistas Fono. Educ.
1.ª RJ	6.024	7	13
2.ª SP	12.990	14	27
3.ª PR/SC	4.297	12	17
4.ª BA/SE/AL/PE/PB	5.039	14	5
5.ª MT/MS/TO/GO/DF	3.837	4	6
6.ª MG/ES	5.349	8	25
7.ª RS	2.578	7	6
8.ª MA/PI/CE/RN	3.505	7	3
9.ª AC/AP/AM/PA/RR/RO	2.468	8	6
Brasil	46.087	81	108

Fonte: Adaptado de CFFa (2021b, 2021c, 2021d).

Abreviaturas: CREFONO = Conselho Regional de Fonoaudiologia, N.° = número, IES = Instituição de Ensino Superior, Fono. Educ.= Fonoaudiologia Educacional.

No total de Fonoaudiólogos Brasileiros, há 7.605 títulos de Especialista, nas 12 áreas, havendo profissional com mais de um título. Há mais títulos na especialidade de Audiologia (2.646), seguida por Motricidade Orofacial (1.984), Voz (1.138), Linguagem (1.059), Disfagia (389), Fonoaudiologia Educacional (108), Fonoaudiologia do Trabalho (94), Saúde Coletiva (82), Fonoaudiologia Neurofuncional (56), Fluência (31), Neuropsicologia (13) e Gerontologia (5). Do total de títulos, o de Fonoaudiologia Educacional representa 1,4% (CFFa, 2021d).

Recentemente, o CFFa aprovou a criação da especialidade Perícia em Fonoaudiologia (CFFa, 2020), mas não havia, na ocasião de nossa consulta, em junho de 2021, o quantitativo de títulos expedidos (CFFa, 2021d).

Com certeza, há mais de 108 Fonoaudiólogos que atuam em Fonoaudiologia Educacional no Brasil. Esses com título de Especialista pelo CFFa comprovaram tal prática por meio dos diversos critérios solicitados (CFFa, 2021e). E, todos os Fonoaudiólogos, especialistas ou não, vieram de uma formação em Graduação. Para conhecer a formação do Fonoaudiólogo, na Graduação, na área da Fonoaudiologia Educacional, realizamos outro levantamento.

A seguir, apresentamos as Tabelas 2 e 3, e Quadro 1 com informações dos Cursos de Graduação em Fonoaudiologia nas IES listadas e endereçadas em nossa referência (CFFa, 2021c). Ao se clicar no nome da IES, da referência, havia o direcionamento para o site institucional correspondente e lá buscamos Curso de Graduação em Fonoaudiologia, local em que coletamos as informações. Quando, em raros casos, não havia o direcionamento exato, buscávamos isoladamente pelo mesmo nome listado. Todas as buscas foram realizadas no mês de junho de 2021. Os cursos listados são, todos, bacharelado; na modalidade presencial, com exceção de duas IES que possuem o curso somente na modalidade de Ensino a Distância – EAD.

A Tabela 2 apresenta dados sobre as IES com Curso de Graduação em Fonoaudiologia, distribuídas nas nove regiões dos CREFONOS, de acordo com a referência (CFFa, 2021c), quanto à modalidade (EAD ou Presencial) e ativação do curso, objetivando levantar o total das IES com Curso de Graduação em Fonoaudiologia, presencial, ativo em 2021, sobre as quais faríamos o levantamento planejado.

Tabela 2 – Informações sobre as IES com Curso de Graduação em Fonoaudiologia, distribuídas nas nove regiões dos CREFONOS, de acordo com a referência

Regiões CREFONO	N.º IES Inicial	N.º IES sem Curso	N.º IES Curso EAD	N.º IES repetidas na listagem	N.º IES não encontradas	Total IES com Curso Presencial ativo em 2021
1.ª	7	1	0	1	0	5
2.ª	15	0	0	1	0	14
3.ª	12	1	2	0	0	9
4.ª	14	1	0	0	1*	12
5.ª	4	0	0	0	0	4
6.ª	8	0	0	0	0	8
7.ª	7	0	0	0	0	7
8.ª	7	0	0	0	0	7
9.ª	9	0	0	1	0	8
9	83	3	2	3	1	74

Fonte: Adaptado de CFFa (2021b, 2021c, 2021d).

Abreviaturas: CREFONO = Conselho Regional de Fonoaudiologia, N.º = número, IES = Instituição de Ensino Superior, EAD= Educação a Distância, *IES encontrada, mas indisponível as informações do curso de Fonoaudiologia, somente.

Das 83 IES com Curso de Fonoaudiologia no Brasil (CFFa, 2021c), uma estava com as informações indisponíveis, três estavam repetidas na listagem e três estavam com o curso inativo na data do levantamento. Das 76 válidas, duas tinham o curso somente na modalidade EAD e, por não ter respaldo do CFFa (CFFa, 2019), foram eliminada de nosso levantamento, restando, portanto, 74 IES brasileiras com Curso de Graduação em Fonoaudiologia, presencial, ativo em 2021.

Em poucos estados brasileiros não há Curso de Graduação em Fonoaudiologia, como em Mato Grosso do Sul, Tocantins e Roraima.

A Tabela 3 apresenta dados sobre as 74 IES com Curso de Graduação em Fonoaudiologia, presencial, ativo em 2021, em cada uma das regiões dos CREFONOS, abrangendo a categoria da IES, se privada ou pública estadual/federal, tempo de integralização do curso, se em 4 ou em 5 anos (consideramos aquelas com 4,6 anos, como 5 anos), turno das aulas (matutino, vespertino, noturno, integral) e carga horária total do Curso, em horas/aula.

Tabela 3 – Organização das IES com Curso de Graduação em Fonoaudiologia presencial e ativo em 2021 nas nove regiões dos CREFONOS, quanto à categoria, se privada ou pública estadual/federal, tempo de integralização do Curso, turno das aulas, se matutino, vespertino, noturno ou integral e carga horária total do Curso, em horas/aula.

Regiões CREFONO/ N.º IES	Categoria da IES			Tempo de Integralização		Turno das aulas					Carga Horária Total Em Hora/Aula			
	P	E	F	4 anos	5 anos	M	V	N	I	NI	< 4 mil	4 mil	> 4 mil	NI
1.ª = 5	3	0	2	3	2	0	0	3*	2	0	3	0	1	1
2ª = 14	8	5	1	13	1	3	0	2	8	1	6	0	5	3
3.ª = 9	8	0	1	8	1	2**	0	6	1	0	7	0	0	2
4.ª = 12	5	1	6	10	2	4**	1	2*	3	2	6	0	2	4
5.ª = 4	3	0	1	4	0	2**	0	1	0	1	3	0	0	1
6.ª = 8	6	0	2	7	1	3**	0	2	2	1	3	1	0	4
7.ª = 7	4	0	3	6	1	2**	0	4*	0	1	5	0	1	1
8.ª = 7	6	0	1	7	0	4**	1	2*	0	0	5	0	0	2
9.ª = 8	8	0	0	7	1	0	0	4*	0	4	1	0	0	7
9 regiões	51	6	17	65	9	20	2	26	16	10	39	1	9	25
74 IES	74			74		74					74			

Fonte: Adaptado de CFFa (2021b, 2021c, 2021d).

Abreviaturas e sinais: CREFONO = Conselho Regional de Fonoaudiologia, N.º = número, IES = Instituição de Ensino Superior, M= matutino, V= vespertino, N= noturno, I= integral, * com outro período diurno M ou V, ** podendo ser M e/ou V ou Diurno.

De acordo com a Tabela 3, das 74 IES válidas para nosso estudo, 51 (69,92%) são privadas e 23 (31,08%) públicas, sendo 17 federais e 06 estaduais. Quanto ao tempo de integralização do Curso de Graduação em Fonoaudiologia é de 04 anos em 65 (87,84%) das IES e em 5 anos (consideramos as de 4,5 anos também neste grupo) em 09 (12,16%) IES. Os dados destes grupos apontam predomínio de IES privadas, com tempo de 04 anos para integralização do Curso.

Encontramos grande quantidade de "Não Informados" para os dados dos dois últimos grupos da Tabela 3, que se referem ao turno das aulas (13,51%) e carga horária total do Curso

(33,78%). Das 64 IES com informações sobre o turno das aulas, 26 (40,62%) apresentam aulas noturnas, 22 (34,37%) diurnas e 16 (25%) no período integral. Das 26 IES com aulas noturnas, 20 informaram ter também atividades em algum dos turnos diurnos.

Das 49 IES que informaram a carga horária total do Curso, 39 (79,59%) eram menores que 4.000 horas/aula e 09 (18,38%) eram maiores. Apenas 01 (2,04%) tinha 4.000 horas/aula exatas. Buscamos por 4.000 horas/aula de carga horária, seguindo as Recomendações do Conselho Nacional de Saúde à proposta de Diretrizes Curriculares Nacionais do Curso de Graduação Bacharelado em Fonoaudiologia (CNS, 2018), que apontou tal carga horária como mínima. A maioria das IES precisa ajustar a carga horária de seus Cursos.

Sobre Fonoaudiologia Educacional, buscamos em cada uma das 74 IES, se havia ou não tal "disciplina". Esclarecemos que, independentemente da metodologia didático-pedagógica do Curso de Graduação em Fonoaudiologia de cada IES e nomenclaturas utilizadas, denominamos a área ou tema abordado, de "disciplina". A busca foi feita nos documentos disponíveis no *site* institucional de cada IES listadas em nossa referência (CFFa, 2021c), no mês de junho de 2021, seja o Planejamento Pedagógico, a Matriz Curricular, o Fluxograma, a Grade Curricular, os Planos de Estudo ou semelhante. O nome da disciplina poderia ser Fonoaudiologia Educacional ou semelhante, como Fonoaudiologia Escolar, de maneira que indicasse a área em questão.

Para visualização da presença da disciplina Fonoaudiologia Educacional nas IES de cada uma das nove regiões do CREFONO no Brasil, organizamos o Quadro 1, com o período do Curso em que a disciplina era oferecida, a carga horária e o nome da disciplina. A apresentação do Quadro 1 tem o objetivo tanto de ilustrar nossas análises, mas também de possibilitar outras por outros profissionais.

Quadro 1 – Apresentação da quantidade de IES que possuíam a disciplina de Fonoaudiologia Educacional, de cada região dos CREFONOS, com carga horária, tipo (teórica ou prática) e período de oferecimento, bem como a denominação de outra semelhante

Regiões CREFONO/ N.º IES	Disciplinas por período, tipo e carga horária em horas/aula (h)
1.ª = 5	03 (60%) possuíam a Disciplina (02 não possuíam): 1.ª) 7.º período: 40h, T., Fono. Educ. 2.ª) 8.º período: 80h, est. obrigatório em Fono. Educ. 3.º) 9.º período: C.H. e tipo N.I., Fono. Educ.
2.ª = 14	08 (57,14%) possuíam a Disciplina (06 não possuíam): 1.ª) 7.º/8.º período: 108h, est. superv. em Fono./Educação. 2.ª) 3.º/4.º períodos: 60h, T., Fono. nos sistemas de Saúde e Educação. 3.ª) 1.º/2.º período: 30h, T., Fono. Escolar. 4.ª) 5.º período: 75h, est. superv. em Fono. Educ: Programa Escola e Programa Creche. 5.ª) 3.º período: 38h, T., Fono. em Educação; 48h, Estudos em práticas fonoaudiológicas: Saúde e Educação. 6.ª) 7.º período: 34 h, est. superv. em Fono. e Educação. 7.ª) 3.º período: C.H. e tipo N.I., Fono. e Educação. 8.ª) 1.º/2.º período: 36h, Fundamentos da Educação; 3.º/4.º períodos: Teorias da Educação/Escola: 64h,T.; 3º período: 54h, T., Educação Especial/ Educação em Saúde.

Regiões CREFONO/ N.º IES	Disciplinas por período, tipo e carga horária em horas/aula (h)
3.ª = 9	06 (66,7%) possuíam a Disciplina (02 não possuíam e 01 não informada) 1.ª) 4.º período: 60h, Fono. Educ., tipo N.I.; 5.º período: 60h (30h T. e 20h P.), Fono. Educ.2.ª) 7.º período: 30h, Fono. e Educação, tipo N.I.; 9.º período: 60h., est. superv. em Fono. Educ. I; 10.º período: 60h., est. superv. em Fono. Educ. II. 3.ª) 6.º período: 36h P., Atuação Fonoaudiológica na Comunidade II (ambiente escolar). 4.ª) 5.º período, C.H. e tipo N.I., Fono. Educ; 3.º período, C.H. e tipo N.I., projeto interdisciplinar: políticas de educação e fonoaudiologia. 5.º) 5.º período: 72h (36 T. e 36 P.), Atuação Fonoaudiológica na Comunidade I (ambiente escolar). 6.º) 5.º período: C.H. e tipo N.I, Fono. Educ.
4.ª = 12	08 (66,67%) possuíam a Disciplina (01 não possuía/03 não informadas) 1.ª) 5.º período: 66h, Linguagem Escrita e Fono. Escolar, tipo N.I. 2.ª) P. N. I.: 80h, est. super. em Educação; Fono. Educ. 60h. 3.ª) 4.º período: 30h, Fono e Educação Especial, tipo N.I. 4.ª) 5.º período: T45h P30h, Fono. Educ.; 45h T, Fono. e Educação Inclusiva. 5.ª) 4.º período: 34 h T e 17 h P, Fono. Educ. 6.ª) 6.º período: 45h, Educação especial na perspectiva da Educação inclusiva, tipo N.I; 6.º período: 60h, Projeto Interdisciplinar II: Prevenção das dificuldades na escola e promoção das habilidades básicas para a Leitura e Escrita, tipo N.I.; 8.º período: 60h, est. superv. em Fono. Escolar. 7.ª) P. e tipo N.I.: 90hs, Práticas de ensino na comunidade escolar . 8.ª) 4.º período: 30h, Fonoaudiologia, Educação e Sociedade, tipo N.I.
5.ª = 4	03 (75%) possuíam a Disciplina (01 não possuía) 1.ª) P. e C.H. N.I.: est. superv. em Fono. Escolar. 2.ª) 7/8.º períodos: 60h, est. superv. em Fono. Educ. 3.ª) 5.º período: 30h, Fono. Educ., tipo N.I.
6.ª = 8	05 (62,5%) possuíam a Disciplina (02 não possuíam/01 não informada) 1.ª) 6.º período: 40h (20 T e 20 P), Fono. Escolar; 7.º período: 100h, est. superv. Fono. Educ.I; 8.º período: 100h, est. superv. Fono. Educ. II. 2.ª) 8.º período: 40h, Fono. Educ., tipo N.I. 3.ª) 6.º período: C.H e tipo N.I., Fono. Educ. 4.ª) 7.º período: 60h, Fono. Educ., tipo N.I. 5.ª) 6.º período: 40h, Fono. Educ., tipo N.I.
7.ª = 7	07 (100%) possuíam a Disciplina 1.ª) 4.º período: 54h, Fono. Educ., tipo N.I.; 6.º período: 36h, est. em Fono. Educ. 2.ª) 3.º período: 40h., Fono. Educ., tipo N.I. 3.ª) 8.º período: 30h, est. em Fono. Educ. 4.ª) 6.º período: 40h, Fono. Educ., tipo N.I. 5.ª) 5.º período: 30h, Linguagem do escolar, tipo N.I. 6.ª) 5.º período: 30h, Fono. Escolar e Institucional, tipo N.I.; Optativa 1: 30h., Intervenção pedagógica e necessidades educativas especiais, tipo N.I.; 30h,pessoa portadora de necessidades educacionais especiais: normalização e integração, tipo N.I. 7.ª) 6.º período: 76h, Fono. Educ., tipo N.I.

Regiões CREFONO/ N.º IES	Disciplinas por período, tipo e carga horária em horas/aula (h)
8.ª = 7	03 (42,86%) possuíam a Disciplina (02 não possuíam/02 não informadas) 1.ª) 6.º período: C.H.N.I, est. superv. em Fono. Educ. 2.º) 3.º período: 40h, Fono. Educ., tipo N.I. 2.ª) Optativa: 30h, Fono. e Educação, tipo N.I.
9.ª = 8	02 (25%) possuíam a Disciplina (02 não possuíam/04 não informadas) 1.ª) 2.º período: 40h, Fundamentos Educacionais à Fonoaudiologia, tipo N.I.; 3.º período: 60h, Fono. Educ., tipo N.I. 2.ª) 3.º período: 60h, Fono. Educ., tipo N.I.
9 regiões 74 IES	

Fonte: Adaptado de CFFa (2021b, 2021c, 2021d).

Abreviaturas: CREFONO = Conselho Regional de Fonoaudiologia, N.º = número, IES = Instituição de Ensino Superior, Fono. Educ. = Fonoaudiologia Educacional, T= teórica, P= Prática, est.= estágio, superv.= supervisionado, h=hora, C.H. = Carga horária, P. = Período, N.I. = Não Informada/o.

No levantamento realizado no *site* das 74 IES, identificamos que 45 (60,81%) apresentavam a disciplina de Fonoaudiologia Educacional ou semelhante, 18 (24,32%) não apresentavam e em 11 (14,86%) IES não encontramos informações relacionadas na data pesquisada.

Nas 45 IES, com a disciplina Fonoaudiologia Educacional, pudemos identificar que o oferecimento era entre os diversos períodos (semestres) do Curso, com aulas predominantemente teóricas, principalmente nas oferecidas em anos iniciais, (consideramos os "tipos não informados" como teórica); 18 (40%) delas explicitaram o oferecimento de prática/estágio supervisionado. Há IES que oferecem a disciplina como optativa/eletiva e há também o caso de essa ser a única possibilidade de alcançar tal conhecimento. A nomenclatura utilizada foi, predominantemente, Fonoaudiologia Educacional. A carga horária variava de 30h (horas/aula) a 100h (em torno de 100 horas/aula), correspondendo as maiores horas nas atividades práticas.

Nos dados observados, nem sempre as IES, com a Disciplina no início do curso, faziam a retomada desta no final, em teoria ou prática e, também nem sempre, a formação incluía a prática supervisionada.

A proposta de Diretrizes Curriculares de Cursos de Graduação em Fonoaudiologia é de formação generalista, humanista, crítica e reflexiva do Fonoaudiólogo que será capacitado a atuar no campo clínico/terapêutico e preventivo das práticas fonoaudiológicas. Além disso, também orienta que o Projeto Pedagógico do Curso seja construído coletivamente na IES para buscar a formação integral e adequada do aluno. Desta maneira, as Diretrizes e o Projeto Pedagógico orientam o Currículo do Curso (CNS, 2018).

Compreendemos que o Curso de Graduação em Fonoaudiologia, de cada IES, planeja o perfil do seu aluno egresso a partir de seu currículo e, por isso, nem sempre a Fonoaudiologia Educacional terá a mesma ênfase em todos eles.

No levantamento que realizamos não foi possível coletar dados em diversos Cursos, o que prejudicou a construção de informações. Acreditamos que a presença de informações completas sobre o Curso, no *site* institucional da IES, beneficiaria tanto a pesquisa quanto a escolha do perfil desejado por cada aluno e, consequentemente, contribuiria para o progresso das Especialidades e da Fonoaudiologia.

Também orientamos a utilização da nomenclatura Fonoaudiologia Educacional, e não outra, para oferecer clareza do conteúdo da disciplina, visto haver documento que define a especialidade (CFFa, 2010b).

Com as limitações no Curso de Graduação em Fonoaudiologia para a formação na especialidade da Fonoaudiologia Educacional, há a possibilidade do aprendizado nos Cursos de Pós-Graduação, destacadamente Especialização e Aperfeiçoamento. Por ser uma especialidade relativamente nova quanto à definição de práticas e atuações, não é fácil encontrar enfoque específico em Fonoaudiologia Educacional, por isso orientamos cautela e análise minuciosa de cada proposta.

Garcia (2015) salientou que os programas de Residência em área profissional são padrão ouro na formação de especialistas, bem como os programas de Mestrado Profissional e Acadêmico, e de Doutorado, pois podem ter uma missão relevante em produzir conhecimento também na área de Fonoaudiologia Educacional.

Mas destacamos a importância da sólida formação de base e o conhecimento do homem integral como prerrogativa da formação de todos os profissionais (QUEIROGA; PALMEIRA; MOURA, 2014).

Para educação continuada na área, além de estudos disponibilizados por diversas Instituições de Ensino, públicas e privadas, há os congressos, cursos, encontros e informações da Sociedade Brasileira de Fonoaudiologia que tem, em sua estrutura, o Departamento de Fonoaudiologia Educacional (SBFa, 2012a) e a Comissão de Ensino (SBFa, 2020d).

Considerações Finais

A especialidade da Fonoaudiologia Educacional parece retomar seu curso de progresso, diante das diversas conquistas legais nos últimos anos. Esperamos que suas possibilidades de ação/atuação sejam mais reconhecidas pela Educação e Instituições de Ensino, mas, para tal, há de haver tomada de consciência e iniciativa de ambas as partes, profissionais da Fonoaudiologia e da Educação.

Cuidemos, a princípio, de nossa parte, com empenho em nossa formação: conhecer a realidade da escola e procurar, com nosso conhecimento e informações, auxiliar o aluno, sem disputa de poder.

Por outro lado, a IES deve organizar as informações nos seus *sites* institucionais quanto ao currículo que delineará o perfil do egresso para melhor orientar o acadêmico e auxiliar as pesquisas científicas.

O conteúdo da formação do Fonoaudiólogo Educacional na Graduação deve ser sistematizado na disciplina específica, em teoria e prática supervisionada e concordamos que, por a Escola ser ambiente de "normalidade", tal formação pode ocorrer em todos os anos do Curso, mas com prática revisada nos períodos finais, para que seja possível a diferenciação das diversas situações envolvendo a aprendizagem. E, durante a permanência em estágios nas Instituições de Ensino, valorizar essa atuação para também auxiliar na abertura de campo de trabalho para o futuro fonoaudiólogo e a valorização da especialidade.

Para a prática especializada, reflexiva, contextualizada, interativa e colaborativa, o Fonoaudiólogo Educacional precisa de formação contínua em teoria e prática, tema que abordamos no presente capítulo.

Referências

ALVES, L. M.; CAPELLINI, S. A. Diferentes panoramas de atuação em Fonoaudiologia Educacional. *In:* MARCHESAN, I. Q.; SILVA H. J.; TOMÉ, M. C. (org.). **Tratado das especialidades em fonoaudiologia**. São Paulo: Roca, 2014. p. 462-468.

BACHA, S. M. C. **Fonoaudiologia Escolar**: possibilidades no ensino regular. Orientador: Alda Maria do Nascimento Osório. 2002. Dissertação (Mestrado em Educação) – Programa de Pós-Graduação em Educação, Universidade Federal do Mato Grosso do Sul, Campo Grande, 2002.

BACHA, S. M. C. **O processo de aprendizagem da ortografia de aluno do Ensino Médio com paralisia cerebral**. 2012. Tese (Doutorado em Educação) – Programa de Pós-Graduação em Educação, Universidade Federal do Mato Grosso do Sul, Campo Grande, 2012.

BACHA, S. M. C.; CASTELLO BRANCO, M. F. Fonoaudiologia Escolar: a visão da escola. *In:* SOCIEDADE BRASILEIRA DE FONOAUDIOLOGIA. **Atualização em voz, linguagem, audição e motricidade orofacial**. São Paulo: Frôntis, 1999. p.179-193.

BACHA, S. M. C.; OSÓRIO, A. M. N. Fonoaudiologia e educação: uma revisão da prática histórica. **Rev. CEFAC.**, São Paulo, v. 6, n. 2, p. 215-221, abr./jun. 2004.

BATISTA, L. T. P. Educational speech language pathology: brasilian action and perspectives. *In:* EDITION OF INTERNATIONAL CONFERENCE ON OTORHINOLARYNGOLOGY, 8., 2019, Paris. **Annals** [...]. Proceedings... Paris/France: Research J EarNose Throat, 2019. v. 03, p. 33.

BATISTA, L. T. P. **Prática docente**: contribuição da Fonoaudiologia Educacional no desenvolvimento da compreensão leitora dos escolares do 3.º ao 5.º ano. Orientador: Wendell Firori de Faria. 2021. 119 f. Dissertação (Mestrado em Educação) – Programa de Pós-Graduação em Educação, Universidade Federal de Rondônia, Porto Velho, 2021.

BRASIL. Lei n.º 6965, de 9 de dezembro de 1981. Dispõe sobre a Regulamentação da profissão de Fonoaudiólogo, e determina outras providências. **Diário Oficial da União:** seção 1, Brasília, DF, p. 23333, 10 dez. 1981. Disponível em: https://www.fonoaudiologia.org.br/cffa/wp-content/uploads/ 2013/07/lei-No-6.965-de-9-de-dez-1981.pdf. Acesso em: 13 jun. 2020.

CONSELHO FEDERAL DE FONOAUDIOLOGIA. **Resolução CFFa n.º 232, de 01 de agosto de 1999**. Dispõe sobre atuação do Fonoaudiólogo em escolas e dá outras providências. Brasília: CFFa, 1999. Disponível em: https://www. fonoaudiologia.org.br/resolucoes/resolucoes_html/CFFa_N_232_99.htm. Acesso em: 21 mar. 2020.

CONSELHO FEDERAL DE FONOAUDIOLOGIA. **Resolução CFFa n.º 274, de 20 de abril de 2001**. Dispõe sobre a atuação do Fonoaudiólogo frente a triagem auditiva escolar. Brasília: CFFa, 2001. Disponível em: https://www.fonoaudiologia.org.br/resolucoes/resolucoes_html/CFFa_N_274_01.htm. Acesso em: 21 mar. 2020.

CONSELHO FEDERAL DE FONOAUDIOLOGIA. **Resolução CFFa n.° 309, de 01 de abril de 2005**. Dispõe sobre a atuação do Fonoaudiólogo na educação infantil, ensino fundamental, médio, especial e superior, e dá outras providências. Disponível em:https://www.fonoaudiologia.org.br/resolucoes/resolucoes_html/CFFa_N_309_05.htm. Acesso em: 21 mar. 2020.

CONSELHO FEDERAL DE FONOAUDIOLOGIA. **Resolução CFFa n.° 382, de 20 de março de 2010**. Dispõe sobre o reconhecimento das especialidades em Fonoaudiologia Escolar/Educacional e Disfagia pelo Conselho Federal de Fonoaudiologia, e dá outras providências. Brasília: CFFa, 2010a. Disponível em: https://www. fonoaudiologia.org.br/resolucoes/resolucoes_html/CFFa_N_382_10 .htm. Acesso em: 21 mar. 2020.

CONSELHO FEDERAL DE FONOAUDIOLOGIA. **Resolução CFFa n.° 387, de 18 de setembro de 2010**. Dispõe sobre as atribuições e competências do profissional especialista em Fonoaudiologia Educacional reconhecido pelo Conselho Federal de Fonoaudiologia, alterar a redação do artigo 1.° da Resolução CFFa n.° 382/2010, e dá outras providências. Brasília: CFFa, 2010b. Disponível em: https://www. fonoaudiologia.org.br/resolucoes/resolucoes_ html/CFFa_N_387_10.htm. Acesso em: 21 mar. 2020.

CONSELHO FEDERAL DE FONOAUDIOLOGIA. **Resolução CFFa n.° 518, de 15 de dezembro de 2017**. Dispõe sobre a criação e instalação do Conselho Regional de Fonoaudiologia da 9.ª Região, determina jurisdição, e dá outras providências. Brasília: CFFa, 2017. Disponível em: https://www.fonoaudiologia.org.br/resolucoes/resolucoes_html/CFFa_N_518_17.htm. Acesso em: 21 mar. 2020.

CONSELHO FEDERAL DE FONOAUDIOLOGIA. **Esclarecimento sobre curso de Fonoaudiologia na modalidade EAD**. Brasília: CFFa, 2019. Disponível em: https://www.fonoaudiologia.org.br/cffa/index. php/2019/12/esclarecimento-sobre-cursos-de-fonoaudiologia-na-modalidade--ead/. Acesso em: 30 abr. 2020.

CONSELHO FEDERAL DE FONOAUDIOLOGIA. **Resolução CFFa n.° 584, de 22 de outubro de 2020**. Dispõe sobre a criação da Especialidade em Perícia Fonoaudiológica, define as atribuições e competências relativas ao profissional fonoaudiólogo Especialista, e dá outras providências. Brasília: CFFa, 2020. Disponível em: https://www. fonoaudiologia.org.br/resolucoes/resolucoes_html/ CFFa_N_584_20.htm. Acesso em: 10 jun. 2021.

CONSELHO FEDERAL DE FONOAUDIOLOGIA. **Resolução CFFa n.° 605, de 17 de março de 2021**. Dispõe sobre a atuação do fonoaudiólogo no ambiente escolar. Brasília: CFFa, 2021a. Disponível em: https://www.fonoaudiologia.org.br/resolucoes /resolucoes_html/CFFa_N_605_21.htm. Acesso em: 12 jun. 2021.

CONSELHO FEDERAL DE FONOAUDIOLOGIA. **Quantitativo de Fonoaudiólogos no Brasil por Conselho Regional**. Brasília: CFFa, 2021b. Disponível em: https://www.fonoaudiologia.org.br/fonoaudiologos/ quantitativo-de-fonoaudiologos-no-brasil-por-conselho-regional//. Acesso em: 10 jun. 2021.

CONSELHO FEDERAL DE FONOAUDIOLOGIA. **Ensino superior**. Brasília: CFFa, 2021c. Disponível em: http://www.fonoaudiologia.org.br/fonoaudiologos/ensino superior/. Acesso em: 10. jun. 2021.

CONSELHO FEDERAL DE FONOAUDIOLOGIA. **Consulta especialistas por especialidade/região**. Brasília: CFFa, 2021d. Disponível em: https://www.fonoaudiologia.org.br/fonoaudiologos/especialista-por-area/. Acesso em: 10 jun. 2021.

CONSELHO FEDERAL DE FONOAUDIOLOGIA. **Como obter ou renovar o Título de Especialista**. Brasília: CFFa, 2021e. Disponível em: https://www.fonoaudiologia.org.br/fonoaudiologos/como-obter-ou-renovar-o-titulo-de-especialista/. Acesso em: 31 maio 2021.

CONSELHO NACIONAL DE SAÚDE. **Resolução n.° 610, de 13 de dezembro de 2018**. Brasília: CNS, 2018. **Diário Oficial da União:** seção 1, Brasília, DF, ed. 73, p. 82, 16 abr. 2019. Disponível em: https://conselho.saude.gov.br/resolucoes/2018/ Reso610_Publicada.pdf. Acesso em 25 abr. 2020.

GARCIA, V. L. Formação do Fonoaudiólogo e sua atuação na área Educacional. *In:* QUEIROGA, B. A. M.; ZORZI, J. L.; GARCIA, V. L. (org.). **Fonoaudiologia Educacional**: reflexões e relatos de experiência. Brasília: Kiron, 2015. p.56-66. Disponível em: http://www.sbfa.org.br/portal/pdf/livrofonoeducacional_ cffa_ sbfa2015.pdf. Acesso em: 27 abr. 2020.

GIROTTO, C. R. M. **Perspectivas atuais da Fonoaudiologia na escola**. São Paulo: Plexus, 2001.

SANABE JÚNIOR, G. *et al.* Visão dos graduandos do curso de Fonoaudiologia acerca da Fonoaudiologia Educacional a partir de suas experiências teórico-práticas. **Rev. CEFAC.**, São Paulo, v. 18, n. 1, p. 198-208, jan./fev. 2016.Disponível em: https://www.scielo.br/pdf/rcefac/v18n1/1982-0216-rcefac-18-01-00198.pdf. Acesso em: 12 abr. 2020.

OLIVEIRA, J. P.; SCHIER, A. C. Suportes para a atuação em Fonoaudiologia Educacional. **Rev. CEFAC.**, São Paulo, v. 13, n. 3, p. 726-730, mai/jun. 2013. Disponível em: https://www.scielo.br/pdf/rcefac/v15n3/26.pdf. Acesso em: 12 abr. 2020.

QUEIROGA, B. A. M. Bons motivos para investirmos na Fonoaudiologia Educacional. *In:* QUEIROGA, B. A. M.; ZORZI, J. L.; GARCIA, V. L. (org.). **Fonoaudiologia Educacional**: reflexões e relatos de experiência. Brasília: Kiron, 2015. p.46-53. Disponível em: http://www.sbfa.org.br/portal/pdf/livrofonoeducacional_ cffa_sbfa2015.pdf. Acesso em: 27 abr. 2020.

QUEIROGA, B. A. M.; PALMEIRA, C. T.; MOURA, M. C. Ser especialista em áreas da Fonoaudiologia. *In:* MARCHESAN, I. Q.; SILVA, H. J.; TOMÉ, M. C. (org.). **Tratado das especialidades em Fonoaudiologia**. São Paulo: Roca, 2014. p. 1111-1115.

SOCIEDADE BRASILEIRA DE FONOAUDIOLOGIA. **História da criação do departamento de Fonoaudiologia Educacional da SBFa**. São Paulo: SBFa, 2012a. Disponível em: https://www.sbfa.org.br/portal2017/themes/2017/ departamentos/ artigos/resolucoes_21.pdf. Acesso em: 20 mar. 2020.

SOCIEDADE BRASILEIRA DE FONOAUDIOLOGIA. **Respostas para perguntas frequentes na área de Fonoaudiologia Educacional**. São Paulo: SBFa, 2012b. Disponível em: https://www.sbfa.org.br/ portal2017/themes/2017/ departamentos/artigos/materiais_23.pdf. Acesso em: 20 mar. 2020.

SOCIEDADE BRASILEIRA DE FONOAUDIOLOGIA. **Fonoaudiologia Educacional em tempos de Covid-19**: estruturação de rotinas, atividades e orientações aos pais e professores. 2. ed. São Paulo: SBFa, 2020a. *E-book* gratuito. Disponível em: https://lp.sbfa.org.br/ebook-fonoaudiologia-educacional/. Acesso em: 20 nov. 2021.

SOCIEDADE BRASILEIRA DE FONOAUDIOLOGIA. **Ensino de Fonoaudiologia em tempos de isolamento social**: guia comentado com ferramentas interativas para otimizar o processo de ensino durante a luta contra o Covid-19. São Paulo: 2020b. *E-book* gratuito. Disponível em: https://materiais. sbfa.org.br/ensino-durante-o-isolamento-social. Acesso em: 20 nov. 2020.

SOCIEDADE BRASILEIRA DE FONOAUDIOLOGIA. **Campanhas premiadas**. São Paulo: SBFa, 2020c. Disponível em: https://www.sbfa.org.br/portal2017/ departamentos/3_fonoaudiologia-educacional. Acesso em: 16 abr. 2020.

SOCIEDADE BRASILEIRA DE FONOAUDIOLOGIA. **Comissão de ensino**. São Paulo: SBFa, 2020c. Disponível em: https://www.sbfa.org.br/portal2017/ departamentos/8_comissao-de-ensino. Acesso em: 20 abr. 2020.

SISTEMA DE CONSELHOS DE FONOAUDIOLOGIA. **Atuação do Fonoaudiólogo Educacional**: guia norteador. Brasília: Sistema de Conselhos de Fonoaudiologia, 2016. Disponível em: https://www.fonoaudiologia.org.br/cffa/wp-content/uploads/ 2013/07/guia-norteador.pdf. Acesso em: 20 mar. 2020.

SISTEMA DE CONSELHOS DE FONOAUDIOLOGIA. **Contribuições do Fonoaudiólogo Educacional para seu município e escola**. Brasília: Sistema de Conselhos de Fonoaudiologia, [2017]. Disponível em: https://www.fonoaudiologia.org.br/cffa/wp-content/uploads/ 2013/07/ guia-norteador.pdf. Acesso em: 20 mar. 2020.

SISTEMA DE CONSELHOS DE FONOAUDIOLOGIA. **Fonoaudiologia na Educação**. Brasília: Sistema de Conselhos de Fonoaudiologia, 2018. Disponível em: https://www.fonoaudiologia.org.br/cffa/wp-content/uploads/2013/07/ documentofonoaudiologianaeducacao.pdf. Acesso em: 20 mar. 2020.

SISTEMA DE CONSELHOS DE FONOAUDIOLOGIA. **Campanhas**. Brasília: Sistemas de Conselhos de Fonoaudiologia, 2020. Disponível em: https://www. fonoaudiologia.org.br/cffa/index.php/campanhas/. Acesso em: 06 abr. 2020.

ZORZI, J. L. Construindo a Fonoaudiologia Educacional. *In:* MARCHESAN, I. Q.; SILVA H. J.; TOMÉ, M. C. (org.). **Tratado das especialidades em Fonoaudiologia**. São Paulo: Roca, 2014. p. 454-461.

CAPÍTULO 3

A pesquisa em Fonoaudiologia Educacional no Brasil

Simone Aparecida Capellini
Rebeka Fabri Bonfim Moura

Introdução

O número crescente de publicações científicas no Brasil, na área da Fonoaudiologia, tem levado as diferentes especialidades a realizarem um balanço das pesquisas realizadas por considerarem importante tal análise no processo de construção da memória e do aperfeiçoamento do conhecimento, conforme estudos conduzidos por Boudoux e Andrade (2015) e Berberian *et al.* (2009). O levantamento do panorama histórico de uma determinada área ou especialidade possibilita o conhecimento das tendências e linhas de investigação e oferecem informações necessárias para o avanço e o crescimento técnico-científico das áreas da Fonoaudiologia.

Especificamente, na área da Fonoaudiologia Educacional, foi realizado um levantamento sobre a produção científica publicada em anais do Congresso da Sociedade Brasileira de Fonoaudiologia (SBFa) revelando que entre os anos de 2012 a 2017 foram publicados 257 resumos de trabalho científico, com aumento progressivo de 47 para 66 trabalhos publicados nesta área.

A pesquisa da área da Fonoaudiologia Educacional apresenta uma diversidade de temas que exploram a atuação na Educação Infantil, Educação Básica, Educação Especial no contexto de instituições públicas e privadas.

Com base no exposto acima, este capítulo tem como objetivo mapear os artigos, as dissertações e as teses, que incluam como tema a Fonoaudiologia Educacional.

Delineamento metodológico

Este capítulo se caracteriza por uma revisão de literatura sistemática, assim como outros tipos de estudo de revisão, trata-se de uma forma de pesquisa que utiliza como fonte de dados a literatura sobre determinado tema (SAMPAIO; MANCINI, 2007).

A pesquisa na base de dados se iniciou com a busca dos seguintes descritores em língua portuguesa, combinando dois termos: Fonoaudiologia Educacional, escolas, aprendizagem, educação. O período para coleta das informações não foi determinando, pois, o objetivo foi realizar um primeiro mapeamento específico de artigos, dissertações e teses da área da Fonoaudiologia Educacional relacionada especificamente ao tema da Educação, na tentativa de isolar temas vinculados a dicotomias normal-patológicos e saúde-doença.

Isto porque alguns estudos realizados, com base nestas dicotomias ao longo dos anos na área da Fonoaudiologia Educacional, demonstraram apenas a influência da própria história da Fonoaudiologia, ou seja, a escola como sendo um espaço institucional de prevenção e correção dos erros de fala e linguagem (BERBERIAN, 2007; CAPELLINI, 2009). A seguir, serão apresentados alguns estudos realizados a partir de levantamento bibliográfico que demonstram bem esta perspectiva.

Estudo realizado por Bello (2009) revelou que, por meio da análise blibliométrica, foram encontrados 74 estudos realizados no período de 1981 a 2005 sobre a interface entre a Educação Especial e a Fonoaudiologia, sendo que o tema com o maior número de publicações foi a deficiência auditiva e os seus impactos no desenvolvimento da linguagem e da aprendizagem.

Estudo realizado por Oliveira e colaboradores (2020) evidenciou tais aspectos uma vez que destacou que as pesquisas fonoaudiológicas nacionais realizadas em instituições de ensino no período de 2011 e 2018 privilegiaram atuações nas áreas de linguagem e voz com escolares e professores do Ensino Fundamental I. Estas atuações tiveram por objetivo identificar alterações e/ou realizar ações a fim de prevenir as alterações de linguagem e voz, o que enfatiza a dicotomia saúde-doença.

Na análise da produção em periódicos científicos realizado por Trenche, Biserra e Ferreira (2011), as autoras destacaram um número maior de trabalhos publicados sobre o tema Fonoaudiologia em interface com a Educação com enfoque na área da linguagem; ênfase em estudos sobre os aspectos do desenvolvimento da população escolar sobre a perspectiva clínica, com foco na doença e na sua prevenção. Os temas pesquisados neste estudo se referiram principalmente à atuação do Fonoaudiólogo pesquisador na escola utilizando a população escolar como grupo controle para a realização de estudos sobre aspectos relacionados ao objeto de estudo e trabalho da Fonoaudiologia Clínica.

Em contraposição a estas dicotomias presentes nos estudos nacionais, surge no cenário de pesquisas da área da Fonoaudiologia Educacional a influência de pesquisadores internacionais que discorrem que os problemas de aprendizagem e comportamentais que dificultam o processo de ensino-aprendizagem são muito mais fáceis de prevenir do que remediar e que, para isto, é necessário o uso de intervenções precoces para prevenir ou reduzir significativamente os problemas de aprendizagem e seus impactos na acadêmicos (VELLUTINO *et al.*, 2008; FLETCHER; VAUGHT, 2009; ANDRADE; ANDRADE; CAPELLINI, 2014; FLETCHER *et al.*, 2018).

Esta perspectiva internacional recebe o nome de Modelo de Resposta à Intervenção (RTI) e está baseada na identificação precoce dos problemas de aprendizagem, especificamente da leitura, tanto do ponto de vista cognitivo como do social. Do ponto de vista cognitivo, quanto mais novo for o escolar (5 a 8 anos de idade), maior a neuroplasticidade e, consequentemente, a susceptibilidade do cérebro do escolar para modificar os seus padrões de conexão neurológicas em decorrência das intervenções realizadas melhorando, assim, a aquisição e o desenvolvimento das habilidades cognitivo-linguísticas necessárias para a aprendizagem da leitura. Do ponto de vista social, a melhora qualitativa e quantitativa destas habilidades proporciona melhora na qualidade das interações sociais e acadêmicas destes escolares (VELLUTINO *et al.*, 2004; CAPELLINI; CERQUEIRA-CÉSAR; SANTOS, 2020).

O Modelo de Resposta à Intervenção (RTI) é uma abordagem alternativa ao diagnóstico tradicional pautado na discrepância de desempenhos. O RTI oferece um sistema de apoio adicional e monitoramento aos escolares que não progridem de acordo com o esperado. De forma sucinta, o Modelo de RTI se baseia em três etapas gerais: a) rastreia os problemas acadêmicos e os problemas comportamentais em todas crianças do grupo-classe; b) monitora o progresso das crianças identificadas como riscos para os transtornos do neurodesenvolvimento e c) fornece intervenções cada vez mais intensas com base na resposta às avaliações de monitoramento do progresso (FLETCHER;VAUGHN, 2009).

Na literatura nacional, há vários estudos publicados por pesquisadores brasileiros relatando a eficácia do uso do Modelo RTI para a identificação precoce das dificuldades e leitura e da dislexia do desenvolvimento. O Quadro 1 apresenta brevemente a descrição destes estudos. Ressaltamos que dos quinze artigos científicos descritos neste quadro, apenas cinco foram conduzidos por profissionais da área da Pedagogia e Ppsicologia, demonstrando desta forma, que o Modelo RTI é o modelo eletivo para uso do Fonoaudiólogo Educacional em pesquisas científicas.

Quadro 1 – Estudos de pesquisadores brasileiros desenvolvidos com o uso do Modelo de Resposta à Intervenção (RTI)

Ano	Autor(es)	Título	Periódico
2009	Capellini, S. A.; Sampaio, M. N.; Fukuda, M. T. M.; Oliveira, A. M.; Fadini, C. C.; Martins, M. A.	Protocolo de identificação precoce dos problemas de leitura: estudo preliminar com escolares de 1.º ano	Revista Psicopedagogia
2011	Fukuda, M. T. M.; Capellini, S. A.	Treinamento de habilidades fonológicas e correspondência grafema-fonema em crianças de risco para dislexia	Revista CEFAC
2011	Fadini, C. C.; Capellini, S. A.	Treinamento de habilidades fonológicas em escolares de risco para dislexia	Revista Psicopedagogia
2011	Martins, M. A.; Capellini, S. A.	Intervenção precoce em escolares de risco para a dislexia: revisão da literatura	Revista CEFAC
2011	Andrade, O. V. C. A; Prado, P. S. T.; Capellini, S. A.	Desenvolvimento de ferramentas pedagógicas para identificação de escolares de risco para a dislexia	Revista Psicopedagogia
2012	Machado, A. C.; Almeida, M. A	Desempenho em tarefas de leitura por meio do modelo RTI: resposta à intervenção em escolares do ensino público	Revista Psicopedagogia
2012	Silva, B.; Luz, T.; Mousinho, R.	A eficácia das oficinas de estimulação em um Modelo de Resposta à Intervenção	Revista Psicopedagogia
2012	Fukuda, M. T. M.; Capellini, S.A.	Programa de intervenção fonológica associado à correspondência grafema-fonema em escolares de risco para a dislexia	Revista Psicologia: Reflexão e Crítica

Ano	Autor(es)	Título	Periódico
2013	Andrade, O. V. C. A; Andrade, P. E.; Capellini, S. A.	Identificação precoce do risco para transtornos da atenção e da leitura em sala de aula	Revista Psicologia: Teoria e Pesquisa
2014	Machado, A. C.; Almeida, M. A	O modelo RTI-Resposta à intervenção como proposta inclusiva para escolares com dificuldades em leitura e escrita	Revista Psicopedagogia
2014	Machado, A. C.; Capellini, S. A.	Tutoria em leitura e escrita baseado no modelo de RTI – resposta à intervenção em crianças com dislexia do desenvolvimento	Revista CEFAC
2015	Silva, C.; Capellini, S. A.	Eficácia de um programa de intervenção fonológica em escolares de risco para a dislexia	Revista CEFAC
2015	Antunes, L. G., Freire, T., Crenitte, P. A. P.	Programa de remediação fonológica em escolares com sinais de risco para dificuldades de aprendizagem	Distúrbios da Comunicação
2016	Germano, G. D., Capellini, S. A.	*Identification of students at risk for Attention Deficit Disorder with Hyperactivity using the Reponse to Intervention Model (RTI)*	Psychology
2016	Almeida, R.P.; Piza, C. J. M. T., Cardoso, T. S. G.; Miranda, M. C	Prevenção e remediação das dificuldades de aprendizagem: adaptação do Modelo de Resposta à Intervenção em uma amostra brasileira	Revista Brasileira de Educação
2017	Germano, G. D.; César, A. B. P. C; Capellini, S. A.	*Screening protocol for early identification of Brazilian children at risk for dyslexia*	Frontiers in Psychology
2018	Mayeda, G. B. G.; Navatta, A. C. R.; Miotto, E. C.	Intervenção fonológica em escolares de risco para dislexia: revisão de literatura	Revista Psicopedagogia
2018	Brito, G. R.; Seabra, A. G.; Maceddo, E. C.	Implementação do Modelo de Resposta à Intervenção em uma classe do 5.º ano do Ensino Fundamental da rede pública de ensino: relato de experiência	Revista Psicopedagogia

Fonte: Elaborado pelo autor.

No período de 2010 a 2020, foram defendidas dissertações e teses sobre o uso do Modelo de resposta à Intervenção (RTI). O Quadro 2 apresenta as dissertações e as teses desenvolvidas com o uso do Modelo de RTI por fonoaudiólogos, terapeutas ocupacionais, pedagogos e psicólogos.

Quadro 2 – Dissertações e Teses sobre o Modelo de Resposta à Intervenção (RTI)

Ano	Autor	Título	Nível	Instituição
2010	Andrade, O. V. C. A.	Instrumentalização para avaliação de crianças com risco de dislexia.	Mestrado	FFC/UNESP
2014	Machado, A. C.	Avaliação de um programa de resposta à intervenção multinível para estudantes com dificuldades de aprendizagem	Doutorado	UFScar

Ano	Autor	Título	Nível	Instituição
2015	Okuda, P. M. M.	Intervenção e identificação precoce do Transtorno do Desenvolvimento da Coordenação em escolares no início da alfabetização	Mestrado	FFC/UNESP
2016	Fukuda, M. T. M.	Modelo de Resposta à Intervenção (RTI) para desenvolvimento das habilidades fonológicas com tutoria instrucional em contexto escolar: elaboração e controle de eficácia	Mestrado	FFC/UNESP
2017	Dasmaceno, E. S. S.	Programa de resposta à intervenção: modelo de estimulação no ambiente educacional para aprimoramento de habilidades subjacentes à leitura	Mestrado	EPM/ UNIFESP
2018	Rosal, A. G. C.	Modelo de resposta à intervenção para a identificação precoce dos transtornos de aprendizagem em escolares no ciclo de alfabetização	Doutorado	UFPE
2019	Alcantara, G. K.	Programa de resposta à intervenção (RTI) em segunda camada para desenvolvimento das funções executivas no 1.º ano do Ensino Fundamental I	Mestrado	FFC/UNESP
2019	Faria, D. S. G.	Modelo de tomada de decisão para a identificação de alunos com sinais de dificuldades de aprendizagem: um estudo piloto na Educação Básica	Mestrado	Mackenzie
2020	Medda, M.G.	Resposta à Intervenção como estratégia diagnóstica para a dislexia	Mestrado	UNIFESP

Fonte: Elaborado pelo autor.

Realizando uma análise das pesquisas realizadas com o Modelo RTI, é possível concluir que os resultados revelam que especificamente para o Fonoaudiólogo Educacional é possível:

a) atuar no âmbito educacional, compondo a equipe escolar a fim de realizar rastreio universal para identificação dos problemas de aprendizagem e realizar programas de estimulação/intervenção com enfoque educacional com as dificuldades na aprendizagem acadêmica junto com o professor e o grupo-classe;
b) realizar monitoramento das dificuldades de aprendizagem dos escolares da Educação Infantil e Ensino Fundamental I, uma vez que o rastreio realizado de forma consecutiva possibilita verificar o aumento ou a diminuição das dificuldades nos preditores para a alfabetização e, desta forma, melhor orientar os professores para o desenvolvimento de estratégias educacionais;
c) realizar tutorias com o professor para contribuir com a formação do mesmo quanto a necessidade de estimulação e intervenção educacionais com os preditores para a alfabetização;

d) monitorar o desempenho das habilidades e competências de aprendizagem por meio da realização de programas de estimulação/intervenção realizados com o grupo-classe e em pequenos grupos em atividades conjuntas com o professor de sala de aula ou professor do atendimento especializado;
e) desenvolver, acompanhar e executar programas e ações educacionais interventivas que contribuam para o desenvolvimento de habilidades e competências de professores e alunos visando à otimização do processo ensino-aprendizagem.

Entretanto, ressaltamos que o primeiro livro no Brasil sobre o Modelo RTI foi publicado em 2014, sendo que um dos autores é um Fonoaudiólogo Educacional (ANDRADE; ANDRADE; CAPELLINI, 2014), por isto, é necessário considerar que há vários capítulos de livros que descrevem o uso do Modelo de RTI como uma alternativa educacional de identificação e monitoramento das dificuldades de leitura, intervenção precoce para escolares de risco para a dislexia, tutoria para professores para a identificação e a intervenção precoce da dislexia, bem como formações e capacitações para professores, entretanto, os mesmos aqui não serão descritos pelo fato do objetivo deste estudo não estar vinculado à análise de livros ou capítulos de livro.

Considerações Finais

De acordo com Lehfeld e Barros (2003), a pesquisa científica é caracterizada como uma exploração, é uma inquirição e é um procedimento sistemático e intensivo que têm por objetivo descobrir, explicar e compreender os fatos que estão inseridos ou que compõem uma determinada realidade, no caso deste capítulo o contexto da pesquisa brasileira na área da Fonoaudiologia Educacional.

Os resultados do mapeamento dos estudos realizados para este capítulo demonstraram que ao longo dos anos ocorreu uma mudança de perspectivas e paradigmas nas pesquisas da área da Fonoaudiologia Educacional e, a partir de 2009, os estudos passaram a se centralizar em uma abordagem mais preventiva e de intervenção educacional para a detecção de alterações em habilidades preditoras para a alfabetização.

Segundo Ferigotti e Nagib (2009), as especialidades se sujeitam aos processos dinâmicos da Fonoaudiologia, não podendo, por isso, serem permanentes, nem imutáveis e o mesmo pode e acontece com as especialidades enquanto objeto de pesquisa.

Este capítulo não se propôs a esgotar o tema, tampouco apresentar todos os estudos realizados ao longo dos anos sobre as pesquisas em Fonoaudiologia Educacional, porém, os estudos aqui apresentados demonstraram que ao longo dos anos correu mudança significativa no objeto de estudo desta especialidade, logo, o pesquisador desta área está se aproximando mais de sua essência enquanto mediador dos processos ensino-aprendizagem junto a escola, os escolares e os professores.

Referências

ALCANTARA, G. K. **Programa de Resposta à Intervenção (RTI) em segunda camada para desenvolvimento das funções executivas no 1.º ano do Ensino Fundamental I.** Orientador: Simone Aparecida Capellini. 2019. 127 f. Dissertação (Mestrado em Fonoaudiologia) – Programa de Pós-Graduação em Fonoaudiologia, Universidade Estadual Paulista Júlio de Mesquita Filho, Marília, 2019.

ALMEIDA, R. P. de *et al.* Prevenção e remediação das dificuldades de aprendizagem: adaptação do modelo de resposta à intervenção em uma amostra brasileira. **Revista Brasileira de Educação**, v. 21, n. 66, p. 611-630, 2016.

ANDRADE, O. V. C. A. **Instrumentalização pedagógica para avaliação de crianças com risco de dislexia**. Orientador: Simone Aparecida Capellini. 2010. 235 f. Dissertação (Mestrado em Educação) – Faculdade de Filosofia e Ciências, Universidade Estadual Paulista, Marília, 2010.

ANDRADE, O. V. C. dos A.; ANDRADE, P. E.; CAPELLINI, S. A. **Modelo de Resposta à Intervenção RTI**: como identificar e intervir com crianças de risco para os transtornos de aprendizagem. São José dos Campos: Pulso Editorial, 2014.

ANDRADE, O. V. C. dos A.; PRADO, P. S. T. do; CAPELLINI, S. A. Desenvolvimento de ferramentas pedagógicas para identificação de escolares de risco para a dislexia. **Revista Psicopedagogia**, v. 28, n. 85, p. 14-28, 2011.

ANTUNES, L. G.; FREIRE, T.; CRENITTE, P. A. P. Programa de remediação fonológica em escolares com sinais de risco para dificuldades de aprendizagem. **Distúrbios da Comunicação**, v. 27, n. 2, p. 225-236, 2015.

BELLO, S. F. **Interfaces Educação Especial e Fonoaudiologia**: um estudo bibliométrico baseado na produção científica de dissertações e teses. Orientador: Maria Cristina P. Innocentini Hayashi. 2009. 187 f. Dissertação (Mestrado em Ciências Humanas) – Programa de Pós-Graduação em Educação Especial, Universidade Federal de São Carlos, São Carlos, 2009.

BERBERIAN, A. P. **Fonoaudiologia e Educação**: Um encontro histórico. 2. ed. São Paulo: Plexus, 2007.

BERBERIAN, A. P. *et al.* A produção do conhecimento em Fonoaudiologia em comunicação suplementar e/ou alternativa: análise de periódicos. **Revista CEFAC**, São Paulo, v. 11, n. 2, p. 258-266, 2009.

BOUDOUX, M. C. de A.; ANDRADE, W. T. L. de. Reabilitação vestibular: uma análise de artigos científicos publicados a partir de 2003. **Rev. bras. ciênc. saúde**, v. 19, n. 4, p. 327-334, 2015.

BRITO, G. R.; SEABRA, A. G.; MACEDO, E. C. de. Implementação do Modelo de Resposta à Intervenção em uma classe de 5.º ano do Ensino Fundamental da rede pública de ensino: relato de experiência. **Revista Psicopedagogia**, v. 35, n. 106, p. 82-93, 2018.

CAPELLINI, S. A.; CERQUEIRA-CÉSAR, A. B. P.; SANTOS, B. dos. **Dislexia**: da identificação precoce à intervenção. Marília: Laboratório de Investigação dos Desvios da Aprendizagem, 2020. *E-book* (32 p.). ISBN: 978-65-87733-00-5.

CAPELLINI, S. A. *et al.* Protocolo de identificação precoce dos problemas de leitura: estudo preliminar com escolares de 1.º ano escolar. **Revista Psicopedagogia**, v. 26, n. 81, p. 367-375, 2009.

DAMASCENO, E. S. S. **Programa De Resposta À Intervenção**: Modelo De Estimulação No Ambiente Educacional Para Aprimoramento De Habilidades Subjacentes à Leitura. Orientador: Clara Regina Brandão de Avila. 2017. 122 f. Dissertação (Mestrado em Fonoaudiologia), Universidade Federal de São Paulo, São Paulom, 2017.

FADINI, C. C.; CAPELLINI, S. A. Treinamento de habilidades fonológicas em escolares de risco para dislexia. **Revista Psicopedagogia**, v. 28, n. 85, p. 3-13, 2011.

FARIA, D. S. G. *et al.* **Modelo de tomada de decisão para a identificação de alunos com sinais de dificuldades de aprendizagem: um estudo piloto na Educação Básica**. Orientador: Maria Cristina Triguero Veloz Teixeira. 2019. 93 f. Dissertação (Mestrado em Distúrbios do

Desenvolvimento) – Programa de Pós-Graduação em Distúrbios do Desenvolvimento, Universidade Presbiterana Mackenzie, 2019.

FERIGOTTI, A. C. M.; NAGIB, L. Fonoaudiologia: reabertas as discussões sobre especialidades. **Revista da Sociedade Brasileira de Fonoaudiologia**, v. 14, n. 3, p. 8-10, 2009.

FLETCHER, J. M. *et al.* **Learning disabilities**: From identification to intervention. Guilford Publications, 2018.

FLETCHER, J. M.; VAUGHN, S. Response to intervention: Preventing and remediating academic difficulties. **Child development perspectives**, v. 3, n. 1, p. 30-37, 2009.

FUCHS, D.; FUCHS, L. S. Introduction to response to intervention: What, why, and how valid is it?. **Reading research quarterly**, v. 41, n. 1, p. 93-99, 2006.

FUCHS, L. S.; FUCHS, D. A model for implementing responsiveness to intervention. **Teaching exceptional children**, v. 39, n. 5, p. 14-20, 2007.

FUCHS, D.; FUCHS, L. S.; COMPTON, D. L. Smart RTI: A next-generation approach to multilevel prevention. **Exceptional children**, v. 78, n. 3, p. 263-279, 2012.

FUKUDA, M. T. M.; CAPELLINI, S. A. Treinamento de habilidades fonológicas e correspondência grafema-fonema em crianças de risco para dislexia. **Revista Cefac**, v. 13, p. 227-235, 2011.

FUKUDA, M. T. M.; CAPELLINI, S. A. Programa de intervenção fonológica associado à correspondência grafema-fonema em escolares de risco para a dislexia. **Psicologia: reflexão e crítica**, v. 25, p. 783-790, 2012.

FUKUDA, M. T. M. **Modelo de Resposta à Intervenção (RTI) para desenvolvimento das habilidades fonológicas com tutoria instrucional em contexto escolar**: elaboração e controle de eficácia. Orientador: Simone Aparecida Capellini. 2016. 197 f. Dissertação (Mestrado em Educação) – Faculdade de Filosofia e Ciências, Universidade Estadual Paulista Júlio de Mesquita Filho, Marília, 2016.

GERMANO, G. D.; CÉSAR, A. B. P de C.; CAPELLINI, S. A. Screening protocol for early identification of Brazilian children at risk for dyslexia. **Frontiers in psychology**, v. 8, p. 1763, 2017.

GERMANO, G. D. *et al.* Identification of Students at Risk for Attention Deficit Disorder with Hyperactivity Using the Response to Intervention Model (RTI). **Psychology**, v. 7, n. 14, p. 1824, 2016.

LEHFELD, N. A. de S.; BARROS, A. de J. P. **Projeto de pesquisa**: propostas metodológicas. Petrópolis: Vozes, 1991.

MACHADO, A. C. **Avaliação de um programa de resposta à intervenção multinível para estudantes com dificuldades de aprendizagem**. 2014. 234 f. Tese (Doutorado em Educação Especial) – Programa de Pós-Graduação em Educação Especial do Centro de Educação e Ciências Humanas. Universidade Federal São Carlos, São Carlos, 2014.

MACHADO, A. *et al.* O modelo RTI-Resposta à intervenção como proposta inclusiva para escolares com dificuldades em leitura e escrita. **Revista Psicopedagogia**, v. 31, n. 95, p.130-143, 2014.

MACHADO, A. C.; ALMEIDA, M. A. Desempenho em tarefas de leitura por meio do modelo RTI: resposta à intervenção em escolares do ensino público. **Revista Psicopedagogia**, v. 29, n. 89, p. 208-214, 2012.

MACHADO, A. C.; CAPELLINI, S. A. Tutoria em leitura e escrita baseado no modelo de RTI–resposta à intervenção em crianças com dislexia do desenvolvimento. **Revista CEFAC**, v. 16, p. 1161-1167, 2014.

MARTINS, M. A.; CAPELLINI, S. A. Intervenção precoce em escolares de risco para a dislexia: revisão da literatura. **Revista CEFAC**, v. 13, p. 749-755, 2011.

MAYEDA, G. B. G.; NAVATTA, A. C. R.; MIOTTO, E. C. Intervenção fonológica em escolares de risco para dislexia: revisão de literatura. **Revista Psicopedagogia**, v. 35, n. 107, p. 231-241, 2018.

MEDDA, M. G. **Resposta à Intervenção como Estratégia Diagnóstica para Dislexia**. Orientador: Cláudia Berlim de Mello. 2020. 110 f. Dissertação (Mestrado em Ciências) – Programa de Pós-Graduação em Psicobiologia. Universidade Federal de São Paulo, São Paulo, 2020.

OLIVEIRA, L. F. de *et al.* Instituições de ensino como campo de pesquisa fonoaudiológica: análise das publicações de periódicos nacionais. **Revista CEFAC**, v. 22, v. 3, e16719, p. 1-8, 2020.

OKUDA, P. M. M. **Intervenção e identificação precoce do Transtorno do Desenvolvimento da coordenação em escolares no inicio da alfabetização**. Dissertação. Orientador: Simone Aparecida Capellini. 2015. 132 f. Dissertação (Mestrado em Fonoaudiologia) – Faculdade de Filosofia e Ciências, Universidade Estadual Paulista Júlio de Mesquita Filho, Marília, 2015.

ROSAL, A. G. C. **Modelo de resposta à intervenção para a identificação precoce dos transtornos de aprendizagem em escolares no ciclo de alfabetização**. Orientador: Bianca Arruda Manchester de Queiroga. 2018. 168 f. Tese (Doutorado em Saúde da Criança e do Adolescente) – Centro de Ciências da Saúde, Universidade Federal de Pernambuco, Recife, 2018.

SAMPAIO, R. F.; MANCINI, M. C. Systematic review studies: a guide for careful synthesis of the scientific evidence. **Brazilian Journal of Physical Therapy**, v. 11, n. 1, p. 83-89, 2007.

SCANLON, D. M. *et al.* Reducing the incidence of early reading difficulties: Professional development for classroom teachers versus direct interventions for children. **Learning and individual differences**, v. 18, n. 3, p. 346-359, 2008.

SILVA, B. *et al.* A eficácia das oficinas de estimulação em um modelo de resposta à intervenção. **Revista de Psicopedagogia**, v. 29, n.88, p.15-24, 2012.

SILVA, C. da; CAPELLINI, S. A. Eficácia de um programa de intervenção fonológica em escolares de risco para a dislexia. **Revista CEFAC**, v. 17, n. 6, p. 1827-1837, 2015.

TRENCHE, M. C. B; BISERRA, M. P.; FERREIRA, L. P. Interface entre Fonoaudiologia e Educação: análise da produção em periódicos científicos. **Distúrbios da comunicação**, v. 23, n. 3, p. 357-363, 2011.

VELLUTINO, F. R. *et al.* Specific reading disability (dyslexia): What have we learned in the past four decades? **Journal of child psychology and psychiatry**, v. 45, n. 1, p. 2-40, 2004.

VELLUTINO, F. R. *et al.* Using response to kindergarten and first grade intervention to identify children at-risk for long-term reading difficulties. **Reading and Writing**, v. 21, n. 4, p. 437-480, 2008.

SEÇÃO 2

O desenvolvimento e a consolidação da Fonoaudiologia Educacional na Educação Básica

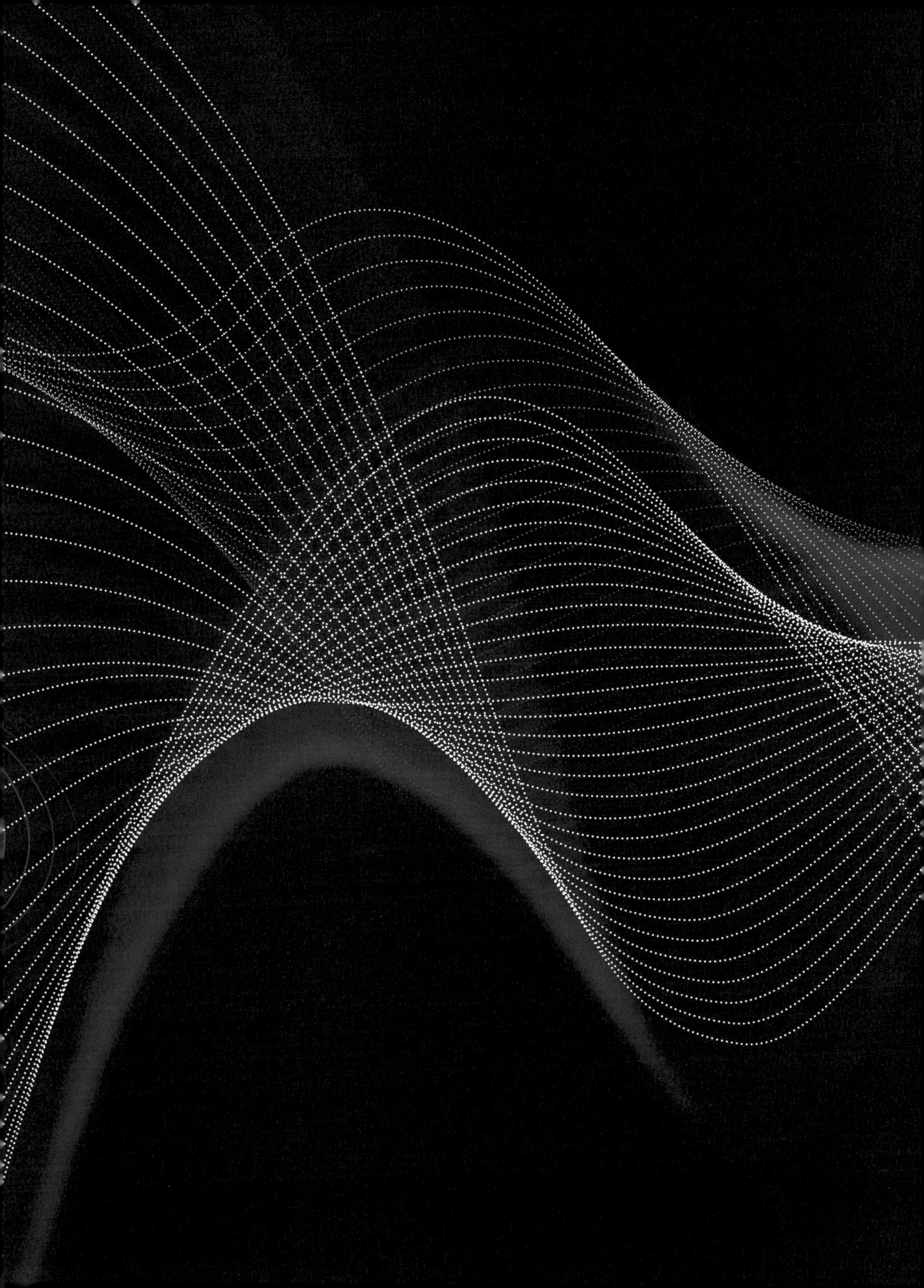

CAPÍTULO 4

Promoção do desenvolvimento da linguagem na Educação Infantil

Renata Mousinho

Gladis dos Santos

Vânia Pavão da Silveira

Introdução

Nas últimas décadas, o Fonoaudiólogo tem voltado sua atuação para além das paredes de consultórios e ambulatórios. O olhar puramente clínico foi ampliado para ações mais coletivas, visando à promoção da saúde (CAVALCANTI; LUCENA, 2016). A Fonoaudiologia foi, portanto, reconceitualizada, não desconsiderando as demandas individuais, mas destacando as necessidades da população como um todo. Embora o contexto sociopolítico seja diferente entre os países, é relevante que os Fonoaudiólogos tenham a responsabilidade de ofertar ações e dar acesso a populações inteiras (OHL *et al.*, 2013).

Neste contexto, a escola surge como um local privilegiado, favorecedor de ricas interações dialógicas, que possibilita o acesso às crianças, suas famílias, além da equipe educacional ao patrimônio cultural compartilhado formalmente, visando ao desenvolvimento saudável. Por conseguinte, a escola constitui-se, potencialmente, como promotora do desenvolvimento integrado das crianças.

A reflexão sobre saúde na escola, à luz da promoção de saúde, deve colocar o Fonoaudiólogo como mediador da relação entre as pessoas e o seu ambiente. A escuta atenta aos relatos do modo de viver dessa comunidade faz refletir e buscar, coletivamente, estratégias de promoção de saúde adequadas à demanda, de modo integrado e intersetorial (BUSS, 2005).

Sendo assim, o objetivo deste capítulo é destacar a importância e as possibilidades de ação do Fonoaudiólogo, no espaço escolar, frente às propostas de promoção do desenvolvimento da linguagem na Educação Infantil.

A relevância da Educação Infantil

Muitas pessoas leigas tendem a minimizar a importância da Educação Infantil, alegando que a criança vai "somente" para brincar, sem conseguir diferenciar sua proposta de uma recreação livre. No entanto, inúmeros são os trabalhos que mostram a relevância da Educação Infantil para as etapas escolares seguintes, tal qual será desenvolvido mais à frente, com destaque para os aspectos linguísticos.

Exatamente por esta razão, foi criada a Lei n.º 12.796/14 a qual estabeleceu que a Educação Infantil fosse obrigatória para crianças de 4 e 5 anos, o que possibilitaria uma abrangência universal de crianças nesta fase (BRASIL, 2013). De acordo com o documento, a Educação Infantil, primeira etapa da Educação Básica, objetiva o desenvolvimento integral da criança de até cinco anos, em seus aspectos físico, psicológico, intelectual e social, em complemento à ação da família e da comunidade. Pelo Estatuto da Criança e do Adolescente - ECA (atualizado pela Lei 13.306/16, para se adequar à Lei de Diretrizes e Bases da Educação - LDB, Lei 9.394/96), a Educação Infantil abrange a creche e a pré-escola, englobando, portanto, crianças de 0 a 5 anos (ORTEGA, 2016).

A experiência na Educação Infantil pode promover o desenvolvimento da criança em vários domínios necessários para o convívio sociocultural e também para o melhor desempenho acadêmico futuro, tornando-a mais bem preparada para os desafios. Isso inclui bem-estar físico, desenvolvimento motor, social e emocional, de fala e linguagem, conhecimento geral e cognição, entre outros subdomínios relacionados (KOKKALIA *et al.*, 2019).

Cabe destacar a participação ativa da criança na construção e apropriação do seu conhecimento, mas não apenas de forma natural e espontânea, sendo importante que as propostas sejam intencionais e proporcionem, por meio de tais estratégias, seu desenvolvimento pleno. Assim, a criança legitimada em seus apelos, expressões, opiniões, sentimentos e desejos é conduzida ao desenvolvimento de competências tais como concebidas na Base Nacional Comum Curricular (BRASIL, 2019).

Diante da pergunta se a Educação Infantil contribuiria para o desenvolvimento dos precursores da alfabetização, pesquisadores brasileiros realizaram uma pesquisa comparando crianças que fizeram apenas um ano de pré-escola com um grupo que teve mais anos na Educação Infantil. Como resultado, o grupo que teve mais de um ano de experiência na Educação Infantil obteve melhor desempenho em quase todas as tarefas apresentadas. Os autores concluíram, portanto, que as práticas pedagógicas nesta fase escolar podem complementar as experiências da criança com atividades de linguagem oral e escrita necessárias para alfabetização (PALINHA; MOTA, 2019).

Farquharson *et al.* (2018) realizaram um estudo longitudinal que avaliou crianças aos 9 meses e depois aos 2 anos e meio, buscando compreender a relação entre a produção precoce de fala, avaliada no primeiro momento, e a identificação das letras, considerada preditora para a alfabetização, avaliada no segundo momento. Os resultados mostraram que a produção de fala precoce e robusta está associada ao conhecimento mais preciso das letras, o que favorece a aprendizagem da língua escrita.

Um estudo longitudinal acompanhou 493 crianças americanas, avaliadas na pré-escola nas áreas da linguagem, alfabetização precoce e medidas cognitivas não verbais, e depois nas 2.ª, 4.ª, 8.ª e 10.ª séries (correspondentes ao 3.º, 5.º, 9.º anos do Ensino Fundamental e no 2.ª série do Ensino Médio no Brasil) nas medidas de leitura de palavras e desempenho em compreensão de leitura. As estimativas revelaram que, desse grupo, 13,4% das crianças poderiam ser classificadas como leitores pouco habilidosos. Dessas, 52% apresentaram problemas de compreensão, 36% na leitura de palavras e 12% em ambos. Os resultados indicaram que os leitores pouco habilidosos muitas vezes tinham um histórico de linguagem e/ou déficits cognitivos não verbais na Educação Infantil (CATTS *et al.*, 2012).

Outra pesquisa longitudinal nos EUA, incluindo 433 crianças, relacionou o desenvolvimento da linguagem na Educação Infantil ao de leitura em dois momentos do Ensino Fundamental. A bateria de testes inicial avaliou várias habilidades de linguagem, além de consciência fonológica, conhecimento do alfabeto, velocidade de nomeação e capacidade cognitiva não verbal, enquanto a compreensão da leitura foi avaliada na segunda e oitava séries (o que corresponde ao 3.° e 9.° anos pela nomenclatura brasileira). Enquanto algumas variáveis previram efetivamente dificuldades de leitura em ambas as séries, outras mudaram em função do ano escolar (KHAMI; CATTS, 2005).

A aquisição da linguagem é também fundamental para o desenvolvimento das Funções Executivas (FE) como controle inibitório, memória operacional e flexibilidade cognitiva. Considerando que a função autorregulatória da linguagem e o uso da fala interna irão surgir entre os 3 e 5 anos de vida, a linguagem torna-se um mecanismo para o controle, planejamento e avaliação de ações (FONSECA; PRANDO; ZIMMERMANN, 2016).

Gagné e Bernier (2011) avaliaram 58 díades mãe-filho no Canadá, em 3 momentos diferentes, aos 15 meses, aos 2 e aos 3 anos. Aos 15 meses, eles avaliaram atitudes maternas que encorajavam a autonomia das crianças. Aos 2 e 3 anos, realizaram medidas de linguagem e de FE. Os resultados confirmaram que as crianças que tiveram bom suporte materno à sua autonomia, tiveram melhores escores de linguagem aos 2 anos, o que determinou melhores resultados em FE aos 3 anos. Não houve correlação direta entre os resultados aos 15 meses e aos 3 anos, o que mostra que foi o papel mediador da linguagem aos 2 anos que proporcionou um bom desempenho em FE aos 3 anos e que foi a qualidade da interação parental que determinou o desempenho de linguagem aos 2 anos.

Kuhn *et al.* (2014) realizaram um estudo longitudinal, nos EUA, avaliando 1117 crianças aos 15 meses, aos 2/3 anos e aos 4 anos. Aos 15 meses, avaliaram a quantidade de gestos significativos (dar, mostrar, apontar); aos 2/3 anos realizaram medidas de avaliação de linguagem e, aos 4 anos, avaliaram habilidades de FE. Os resultados mostraram que as crianças que faziam maior uso de gestos comunicativos aos 15 meses apresentaram melhor desempenho em linguagem aos 2/3 anos e o desempenho em linguagem nesta faixa etária se correlacionou positivamente com os escores nas FE aos 4 anos. Desta forma, tanto o gesto quanto a linguagem estão correlacionados com FE, mas foi a linguagem aos 2/3 anos que desempenhou um papel mediador para um bom funcionamento das FE. Os autores afirmam que o uso de gestos requer a construção de representações simbólicas, base da linguagem e posterior aquisição de vocabulários e outras habilidades linguísticas que são posteriormente requeridas na representação mental de situações e problemas.

As habilidades linguísticas devem ser estimuladas, de acordo com a competência de cada criança, nas diversas modalidades comunicativas: conversa, argumentação, debate, entrevista, narrativa de relato e história, e outras. A narrativa oral é uma habilidade importante para o processo de alfabetização. Ademais, programa implementado em escola, por Fonoaudiólogo, visando ao desenvolvimento da produção narrativa e vocabulário, auxiliou crianças do 2.° ano com dificuldades de linguagem (GILLAM *et al.*, 2014).

Estudo indicou que crianças de 5 anos de idade de classes menos favorecidas, estudantes de escola pública, apresentaram escores de linguagem narrativa oral inferior aos seus pares provenientes de escola particular, porém, aos 6 anos, tais resultados foram equiparados (SANTOS, 2019). Se a própria escola oportuniza essa evolução, o que aconteceria mediante ações fonoaudiológicas voltadas exclusivamente para o desenvolvimento infantil, realizadas no ambiente escolar, com a participação dos professores e demais atores?

Nesse contexto, o Fonoaudiólogo ocupa um lugar de destaque por ser o profissional que cuida da comunicação humana. Em relação à linguagem, especialmente a oral, a proposta centra-se no favorecimento do desenvolvimento linguístico saudável de todos os alunos (MOUSINHO; ALVES, 2017).

Fonoaudiologia, Linguagem e Educação Infantil

A maior parte da aquisição de linguagem acontece de 0 a 5 anos, justamente o período compreendido na Educação Infantil, o que reforça que esse é o momento mais propício para se trabalhar na promoção do desenvolvimento da linguagem.

A Educação Infantil é dividida em maternal (0 a 3 anos) e pré-escola (4 a 5 anos). O primeiro engloba o Berçário, de 0 a 1,5 ano, e os Maternais 1, 2 e 3, de 1 a 3 anos. Os grupos são divididos por períodos conforme a idade. Há de se considerar que, pelas atuais orientações do MEC, para estar inscrito em dada etapa da escolaridade, a criança deve ter a idade respectiva até dia 31 de março do ano corrente.

À medida que o processo de aquisição avança, a complexidade linguística vai aumentando. Portanto, é preciso conhecer os níveis linguísticos de forma didática de modo que nenhum dos aspectos da linguagem seja negligenciado, além da narrativa, importante referência para o Fonoaudiólogo nesta fase também.

Fonética é a produção motora dos sons, enquanto **Fonologia** é o inventário mental dos sons (CRISTÓFARO-SILVA, 1999). O processamento fonológico está altamente relacionado à aprendizagem e ao desenvolvimento dos processos de leitura e escrita (SAVAGE; LAVERS; PILLAY, 2007; WARMINGTON; HULME, 2012; ROAZZI; DOWKER, 2012). Por esta razão, a Educação Infantil é o momento ideal para sua estimulação, considerando que a aquisição fonológica se dá neste período.

Morfossintaxe é o termo usado para compreender a associação entre o nível morfológico (ligado ao menor elemento significativo da língua, o morfema) e sintático (relacionado à estrutura frasal) (LOPES, 1999; MOUSINHO *et al.*, 2018). Ao longo da Educação Infantil, a criança começa da não produção de frases até o uso correto de concordância e tempo, sendo, portanto, um período crucial para promover seu desenvolvimento.

A **Semântica** estuda o significado nos mais diversos níveis desde o morfema, dêitico, palavra, frase até o discurso (MACEDO, 2012). A **Semântica Lexical** trata mais especificamente do nível da palavra, como o vocabulário é estruturado e como se reconhecem e acessam os itens lexicais. Pode ser dividida em amplitude (quantitativo de palavras no léxico), profundidade (qualitativo, o quanto os conceitos são aprofundados), e acesso lexical (a velocidade de buscar as palavras já existentes no léxico) (OAKHILL; CAIN; McCarthy, 2015; MOUSINHO *et al.*, 2018). Considerando a importância do vocabulário para a interpretação e produção textual, e sabendo que este processo está em pleno desenvolvimento na Educação Infantil, é fundamental propor atividades neste sentido.

Já a **Pragmática** é o uso social da língua, estudando a linguagem nas interações sociais (LOPES, 1999) como a relação dialógica, as pistas verbais e não verbais, as noções de tópico e tomada de turno, enquadre ou "frame", dentre outros marcadores de discurso (MOUSINHO; ALVES, 2017). Enfim, é a habilidade comunicativa ou comunicação social, e a escola é o ambiente mais natural para que isso seja desenvolvido. É um momento em que os pares se encontram, possibilitando um oceano de experiências comunicativas e de interação social que favorecem o desenvolvimento integrado de todos esses níveis.

A narrativa, além das conversações, também é uma produção oral que permite a observação do funcionamento de todos os níveis linguísticos em concerto. O conceito clássico de narrativa é, segundo Labov e Waletzky (1967, p.20), "um método de recapitular experiências passadas fazendo corresponder uma sequência verbal de cláusulas à sequência de eventos que efetivamente ocorreram".

Desenvolvimento de linguagem de 0 a 1 ano

Como o Berçário é um capítulo à parte, pois é neste período pré-verbal da aquisição da linguagem que vão se formar os fundamentos de todos os níveis linguísticos, descreveremos aqui as principais ações do Fonoaudiólogo nesta etapa para, mais adiante, apresentarmos a aquisição de linguagem de 1 a 5 anos, seguidas de sugestões para ações fonoaudiológicas.

O Fonoaudiólogo Educacional deve ficar atento aos marcos do desenvolvimento no primeiro ano de vida do bebê, realizar palestras e rodas de conversa com os pais, e dar suporte permanente aos cuidadores, mostrando a importância de condutas que para eles, a princípio, podem não parecer relevantes.

Ao frequentar o Berçário, o bebê precisa de cuidados básicos tais como alimentação e higiene. No cotidiano, essas rotinas podem se tornar automáticas ao ponto da linguagem ficar ausente. O cuidador deve ser orientado sobre a importância de, ao atender suas demandas, traduzir suas ações e sensações por meio da palavra, o que implica o bebê como sujeito e lhe dá condições de ir significando o mundo. Cabe destacar a relevância da construção de vínculo favorecedor ao seu bem-estar nesse novo espaço por meio de um acolhimento afetuoso.

Outro ponto a ser destacado é a audição, que é um canal sensorial privilegiado para a aquisição da linguagem. Para tanto, é fundamental que a criança escute outras pessoas falando com e para ela desde o seu nascimento e em todos os momentos. Os profissionais do Berçário devem estar atentos à importância das protoconversas, interações sociais entre bebê e adulto, nas quais há o compartilhamento de emoções e alternância de turno, favorecendo a descoberta do outro como coespecífico. Pode-se perceber ainda o olhar e a atenção do bebê direcionados à boca de seu interlocutor, assim como a tentativa de imitação dos gestos articulatórios. É neste jogo de linguagem que vão aparecer o balbucio e a produção das primeiras sílabas, além do apontar (TOMASELLO, 2003).

Assim é que o Fonoaudiólogo pode sugerir determinadas condutas e atitudes aos cuidadores, munindo-os de conhecimento para que através da linguagem signifiquem as experiências sensório-motoras; conversem com a criança durante todas as atividades rotineiras; imitem os sons produzidos pelo bebê e emitam outros para que ele observe; promovam o enriquecimento sensorial por meio da oferta de objetos de diferentes cores, formas, tamanhos, consistências; estimulem o uso de gestos significativos, como dar tchau, bater palmas, jogar beijos e principalmente o apontar, como forma de compartilhar observação e interesse.

Desenvolvimento de linguagem de 1 a 5 anos

Nesta fase, a linguagem apresenta um crescimento exponencial a cada ano escolar. E é através de modelo contextualizado, brincadeiras individuais ou em grupo e atividades sistematizadas que habilidades linguísticas podem ser alavancadas.

O Fonoaudiólogo pode, neste contexto, dar orientações de como facilitar esquemas simbólicos; eliciar narrativa dos relatos com perguntas curtas e objetivas; repetir, em seguida, a frase completa como parâmetro da estrutura frasal adequada; escutar músicas, trazer palavras da música para outras brincadeiras; realizar jogos de consciência fonológica; oferecer histórias mediante estímulos audiovisuais, contadas com frases curtas e indicação do elemento mencionado; ler histórias clássicas, e outras, de modo abreviado, com linguagem simples para compreensão das partes e do todo e para atribuição do sentido global; conversar pedindo opiniões e promovendo debate, tudo considerando-se as etapas do desenvolvimento linguístico.

A fim de organizar melhor a aquisição da linguagem para o Fonoaudiólogo Educacional, em cada fase da Educação Infantil será apresentada, no Quadro 1, a aquisição dos diversos níveis linguísticos.

Quadro 1 – Aquisição linguística na Educação Infantil – 1 a 5 anos

MATERNAL 1	níveis	FF	Começa a produzir /p/,/b/,/m/,/n/ em posição inicial e medial (neste último acrescenta-se o /ɲ/), depois /k/, /g/, /f/ e o /n/ em posição final de sílaba.
		SL	Ao longo do ano, as crianças conseguem produzir média de 20 palavras.
		MS	Começam a aparecer as palavras-frases (ou seja, uma palavra com valor de frase)
		PR	A relação dialógica está na especularidade (o adulto especula o que quer dizer, e sua fala ainda é extremamente importante para auxiliar o bebê no que quer dizer).
	NAR		A emissão de palavras isoladas ainda não é entendida como produção narrativa.
MATERNAL 2	níveis	FF	Passa a produzir /s/, /z/, /tʃ/, /dʒ/, /ʒ/ em posição inicial e medial, /n/ em posição medial e depois o /l/ em inicial, /ʃ/ em medial e o /s/ em posição final de sílaba.
		SL	Ao longo desta faixa etária produzem cerca de 200 a 300 palavras.
		MS	Começam falando frases telegráficas e finalizam com frases de quatro elementos; começam usando 2.ª e 3.ª pessoas e terminam com uso adequado da 1.ª pessoa; já usam alguns advérbios de lugar.
		PR	Inicialmente, a relação dialógica está na complementaridade (adulto complementa o que fala), até conseguirem começar a desenvolver um diálogo simples (reciprocidade).
	NAR		Fase das protonarrativas: surgem as tentativas de relatos mediante objetos e pessoas presentes no momento da interação como, por exemplo, a criança diz: "olha, neném!"

MATERNAL 3	níveis	FF	Já pode falar o /l/ em posição medial, o /s/ e o /l/ em posição final, e depois o /R/ em posição inicial e medial, o /ʃ/ inicial e o /ʒ/ medial. No fim dessa etapa, começa a ser produzido o /r/ em VC final.
		SL	Ao longo deste ano, emitem entre 900 e 1000 palavras.
		MS	Conjugam várias orações e incluem elementos de coesão como aí, e, mais, porque. Compreendem bem perguntas QU. Passam a usar interrogativas, relativas, negativas, preposições e tempos verbais.
		PR	A reciprocidade no diálogo já é evidente.
	NAR		Técnica narrativa primitiva, com relatos mais extensos e menor participação do adulto; há construção de histórias curtas, mas coerentes e coesas. Operadores narrativos presentes.
GRUPO 4	níveis	FF	Nesta etapa, já conseguiram dominar praticamente todos os fonemas da língua. Ao longo deste ano, os fonemas /r/ e /ʎ/ em posição medial já passam a fazer parte do repertório
		SL	Produzem cerca de 1500 palavras.
		MS	A fala já é fluente, compreendem e produzem passivas, condicionais, advérbios.
		PR	A conversa também já é fluida, obedecendo turnos e trocando ideias.
	NAR		Narração propriamente dita. Pistas de contextualização em enredo único ou enunciados amontoados
GRUPO 5	níveis	FF	Aos 5 anos de idade, a criança possui todos os sons-alvo da língua materna em seu inventário fonológico e já começam a usar estruturas CVC com /r/ e /l/.
		SL	Já produzem entre 2100 e 2200 palavras.
		MS	Orações mais complexas, com maior variedade de conjunções, advérbios, pronomes e preposições; a estrutura gramatical permite o aumento expressivo de estruturas coordenadas e subordinadas. Fala com concordância, adequando os tempos verbais, além da voz passiva reflexiva.
		PR	Pode iniciar e manter a conversa, mantendo vários turnos.
	NAR		Narração propriamente dita. Autônoma na construção de relatos e histórias criadas ou recontadas

Fontes: Adaptado de FF: Ribas (2008); Oliveira *et al.* (2004); SL: Owens e Robert (1996); MS: Bishop e Mogford (2002); PR: Lemos (1986); Hage (2004) e parâmetros da análise da conversação resumidos em Mousinho *et al.* (2018); NAR: Perroni (1992).

Legendas: FF= Fonético-Fonológico; SL= Semântico-Lexical; MS= Morfossintático; PR= Pragmático; NAR= Narrativa.

O Quadro apresentado indica marcos do desenvolvimento infantil para que as atividades propostas não sejam desinteressantes e os desafios sejam bons o suficiente, nem aquém, nem além da competência da criança, propiciando potencialização de suas habilidades em zona de desenvolvimento proximal (VYGOTSKY, 1991).

As ações do Fonoaudiólogo Educacional na Educação Infantil

O Fonoaudiólogo Educacional inicia seu trabalho na escola pela apresentação de suas possibilidades de atuação. Conhecer o projeto político-pedagógico e o ambiente físico e social da escola permitirá ao fonoaudiólogo conjugar suas propostas na perspectiva da equipe, de modo integrado. Sendo assim, toda orientação deve ser discutida com toda a equipe educacional, objetivando atender às demandas de modo eficaz e eficiente.

O Fonoaudiólogo Educacional também poderá trabalhar junto à orientação educacional, pensando em estratégias para aqueles que apresentarem alguma dificuldade linguística, auxiliando na construção de propostas de inclusão e acessibilidade comunicativa, participando da elaboração dos processos avaliativos, disponibilizando conhecimentos sobre linguagem e promovendo rodas de conversa a respeito de cada criança e sua família, a fim de verificar a necessidade de orientação para resolução de um problema ou dificuldade.

Em relação às famílias, pode-se sugerir palestras e debates voltados a temas de interesse, tais como contação de história; marcos do desenvolvimento linguístico-cognitivo e psicomotor; cumprimento das orientações educacionais sugeridas; oportunidades de estimulação de linguagem dentro das rotinas da família, assim como o estímulo para o engajamento em propostas pedagógicas e campanhas educativas para toda a comunidade escolar.

Muitas vezes, é durante esses debates que são declaradas as dificuldades de pais brincarem com seus filhos por falta de tempo, parâmetro ou desejo. Portanto, não adianta lhes entregar informações que não serão transformadas em ações promotoras do desenvolvimento infantil. É preciso sensibilizar, afetar e orientar de fato.

O Fonoaudiólogo pode atuar junto à coordenação pedagógica na preparação do planejamento de atividades que visem o desenvolvimento da comunicação e linguagem oral e escrita, bem como em ações junto aos professores que englobam suporte permanente, capacitação e elaboração de oficinas para os alunos em conjunto.

Neste sentido, sugerimos que o Fonoaudiólogo Educacional se baseie na primeira camada da proposta de Resposta à Intervenção (Response to Intervention – RTI), na concepção de Fletcher e Vaughn (2009). O objetivo principal dos modelos de RTI é melhorar os resultados acadêmicos e comportamentais de todos os alunos. Paralelamente, funciona como uma triagem universal de todas as crianças para possíveis dificuldades acadêmicas.

A Figura 1 ilustra bem essas diferentes camadas e mostra a universalidade da camada 1, em que o Fonoaudiólogo apresenta importante papel na promoção do desenvolvimento da linguagem. As intervenções na camada 2 são fornecidas para pequenos grupos de estudantes vindos da primeira camada, que apresentarem alguma dificuldade mesmo depois da estimulação global com seus colegas em sala de aula. Nesta segunda camada, eles terão instrução suplementar e sistematicamente diferenciada. Já na camada 3, são fornecidas intervenções intensivas na área da saúde para os estudantes que não progrediram nas etapas anteriores e requerem assistência mais especializada (GERSTEN *et al.*, 2008).

Figura 1 – Modelo RTI em camadas para intervenções acadêmicas e comportamentais proposto pela *National Association of State Directors of Special Education*

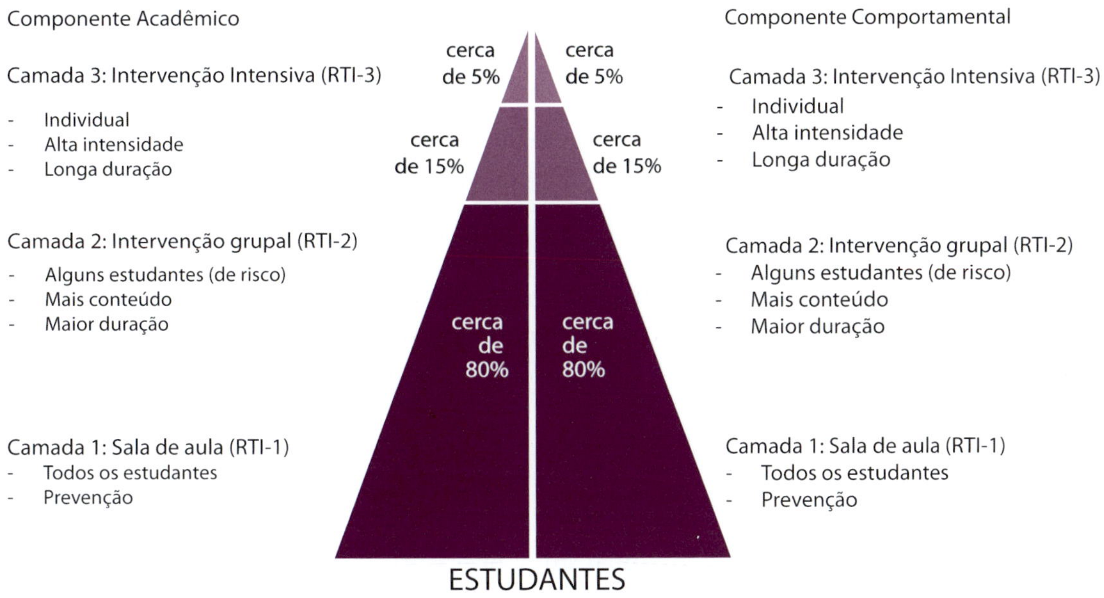

Fonte: Traduzido de Nasdse (2006).

Nota: Mantivemos o termo "prevenção" da tradução direta do original. Entretanto, preferimos o termo "promoção" conforme conceituado no início do capítulo.

Considerações Finais

A participação do Fonoaudiólogo na Educação Infantil é rica e diversa, podendo contribuir para o desenvolvimento harmonioso das crianças, da creche ao final da pré-escola. Neste capítulo, o enfoque foi nas ações de promoção de linguagem e, porque a aprendizagem depende em grande parte desta habilidade, o Fonoaudiólogo pode colaborar no planejamento de estratégias mais eficazes para o desenvolvimento de habilidades linguísticas e cognitivas.

Deste modo, o Fonoaudiólogo Educacional, a partir do desenvolvimento típico da linguagem, poderá propor atividades e brincadeiras sistematizadas que abranjam os objetivos linguísticos para cada ano escolar (na pré-escola as habilidades metalinguísticas também devem ser incluídas), sempre baseado em evidências científicas.

Referências

BISHOP, D.; MOGFORD, K. **Desenvolvimento da linguagem em circunstâncias excepcionais.** Rio de Janeiro: Revinter, 2002.

BRASIL. Ministério da Educação. **Base Nacional Comum Curricular**. Brasília: MEC/CONSED/UNDIME, 2019. Disponível em: http://basenacionalcomum.mec.gov.br/images/BNCC_EI_EF_110518_versaofinal_site.pdf. Acesso em: 06 abr. 2020.

BRASIL. Lei n.º 12.796, de 04/04/2013. Altera a Lei no 9.394, de 20 de dezembro de 1996, que estabelece as diretrizes e bases da educação nacional, para dispor sobre a formação dos profissionais da educação e dar outras providências. **Diário Oficial da União**, Brasília, DF, 05 abr. 2013.

BUSS, P. M. Uma introdução ao conceito de promoção da saúde. *In*: CZERESNIA, D.; FREITAS, C. M. (org.). **Promoção da saúde**: conceitos, reflexões, tendências. Rio de Janeiro: Ed. Fiocruz, 2005. p. 15-38.

CATTS, H. W. *et al.* Prevalence and nature of late-emerging poor readers. **Journal of Educational Psychology**, v. 104, n. 1, p. 166–181, 2012.

CAVALCANTI, P. B.; LUCENA, C. M. F. O uso da promoção da saúde e a intersetorialidade: tentativas históricas de integrar as políticas de saúde e educação. **Polêmica**, v. 16, n. 1, p. 24-41, 2016. Disponível em: https://www.e-publicacoes.uerj.br/index.php/polemica/article/view/21332. Acesso em: 06 abr. 2020.

CRISTÓFARO-SILVA, T. **Fonética e fonologia do português**. São Paulo: Contexto, 1999.

LEMOS, C. T. G. de. Interacionismo e aquisição de linguagem. **Delta:** ***Documentação e Estudos em Linguística Teórica e Aplicada***, v. 2, n. 2, p. 231-48, 1986. Disponível em: https://revistas.pucsp.br/index.php/delta/article/view/31271. Acesso em: 06 abr. 2020.

FARQUHARSON, K. *et al.* A longitudinal study of infants' early speech production and later letter identification. **PLoS ONE**, v. 13, n. 10, p. 1-14, 2018. Disponível em: https://journals.plos.org/plosone/article?id=10.1371/journal.pone.0204006. Acesso em: 10 abr. 2020.

FLETCHER, J. M.; VAUGHN, S. Response to intervention: Preventing and remediating academic difficulties. **Child development perspectives**, v. 3, n. 1, p. 30-37, 2009.

FONSECA, R. P.; PRANDO, M. L.; ZIMMERMANN, N. **Avaliação de linguagem e funções executivas em crianças**. São Paulo: Memnon, 2016.

GAGNÉ, C. M.; BERNIER, A. Prospective relations between maternal autonomy support and child executive functioning: Investigating the mediating role of child language ability. **Journal of Experimental Child Psychology,** v. 110, n. 4, p. 611-625, 2011.

GERSTEN, R. *et al.* Assisting Students Struggling with Reading: Response to Intervention (RTI) and Multi-Tier Intervention in the Primary Grades (NCEE 2009-4045*)*. **National Center for Education Evaluation and Regional Assistance**, U.S. Department of Education, Washington, DC, 2008.

GILLAM, S. *et al.* Classroom-based narrative and vocabulary instruction: results of an early-stage, nonrandomized comparison study. **Language, Speech, and Hearing Services in Schools**, v. 45, n. 3, p. 204-219, 2014.

HAGE, S. **Avaliando a linguagem na ausência de oralidade**. São Paulo: Editora da Universidade do Sagrado Coração, 2004.

KHAMI, A. G.; CATTS, H. W. **Language and reading disabilities**. 3. ed. Boston: Pearson, 2005.

KOKKALIA, G. *et al.* School Readiness From Kindergarten to Primary School. **International Journal of Emerging Technologies in Learning (iJET)**, v. 14, n. 11, p. 4-18, 2019.

KUHN, L. J. *et al.* Early Communicative Gestures Prospectively Predict Language Development and Executive Function in Early Childhood. **Child Development**, v. 85, n. 5, p. 1898–1914, 2014.

LABOV, W.; WALETZKY, J. Narrative analysis: oral versions of personal experience. *In*: Helm, J. (ed.). **Essays on the verbal and visual arts**. Seattle: University of Washington Press, 1967, p. 12-44.

LOPES, E. **Fundamentos da Linguística Contemporânea**. São Paulo: Editora Cultrix, 1999.

MACEDO, W. **O livro da Semântica**: estudo dos signos linguísticos. Rio de Janeiro: Lexikon Editora, 2012.

MOUSINHO, R.; ALVES, R. Promoção e Prevenção da Linguagem na Infância. *In*: LAMÔNICA, B.; BRITTO, D. (org.). **Tratado de Linguagem:** perspectivas contemporâneas. 1. ed. Ribeirão Preto (SP): Booktoy, 2017. p. 73-89.

MOUSINHO, R. *et al*. **Brincando com a Linguagem**: da língua oral à língua escrita. Desenvolvimento dos 3 aos 6 anos para pais e professores. 1. ed. São Paulo: Instituto ABCD. 2018. 98p. 1 v.

NASDSE. National Association Of State Directors Of Special Education. **Response to intervention**: Policy considerations and implementation. Alexandria, VA, 2006.

OAKHILL, J.; CAIN, K.; MCCARTHY, D. Inference processing in children: The contributions of depth and breadth of vocabulary knowledge. **Inferences during reading**, p. 140-159, 2015.

OHL, A. M. *et al*. Effectiveness of a 10-week Tier-1 Response to Intervention program in improving fine motor and visual–motor skills in general education kindergarten students. **American Journal of Occupational Therapy**, v. 67. n. 5, p. 507-514, 2013.

OLIVEIRA, C. *et al*. Cronologia da aquisição dos segmentos e das estruturas silábicas. *In:* LAMPRECHT, R. **Aquisição fonológica do português.** Porto Alegre: Artmed Editora, 2004. p. 167-176.

ORTEGA, F. *Lei 13.306/2016*. **Altera o ECA e prevê que a Educação Infantil vai de 0 a 5 anos.** JUSBRASIL, 2016.

OWENS, J. R.; ROBERT E. **Language development: An introduction**. 4. ed. Boston, MA: Allyn and Bacon, 1996.

PALINHA, K. de M.; MOTA, M. M. P. E. da. O Papel da Home Literacy e da Educação Infantil no Desenvolvimento dos Precursores da Alfabetização. **Estudos e Pesquisas em Psicologia**, v. 19. n. 3, p. 704-717, 2019. Disponível em: https://www.e-publicacoes.uerj.br/index.php/revispsi/article/view/46911/31362. Acesso em: 10 abr. 2020.

PERRONI, M. C. **Desenvolvimento do Discurso Narrativo**. São Paulo: Martins Fontes, 1992.

RIBAS, L. P. Aquisição das líquidas por crianças com desvio fonológico: Aquisição silábica ou segmental. **Letras**, v. 36, p. 129-150, 2008.

ROAZZI, A.; DOWKER, A. Consciência fonológica, rima e aprendizagem a leitura. **Psicologia: teoria e pesquisa**, v. 5, n. 1, p. 31-55, 2012.

SANTOS, G. **Adaptação transcultural e evidências de validade do Test of Narrative Language para o Português Brasileiro**. Tese (Doutorado em Psicologia) - Instituto de Psicologia, Universidade Federal do Rio de Janeiro, Rio de Janeiro, 2019.

SAVAGE, R.; LAVERS, N.; PILLAY, V. Working memory and reading difficulties: What we know and what we don't know about the relationship. **Educational Psychology Review**, v. 19, n. 2, p. 185-221, 2007.

TOMASELLO, M. **Origens Culturais da Aquisição do Conhecimento Humano**. São Paulo: Martins Fontes, 2003.

VYGOTSKY, L. S. **A Formação Social da Mente**. São Paulo: Martins Fontes, 1991.

WARMINGTON, M.; HULME, C. Phoneme Awareness, Visual-Verbal Paired- Associate Learning, and Rapid Automatized Naming as Predictors of Individual Differences in Reading Ability. **Scientific Studies of Reading**, v. 16, n. 1, p. 45-62, 2012.

CAPÍTULO 5

Habilidades preditoras para a alfabetização: como avaliar e estimular na Educação Infantil

Bianca Arruda Manchester de Queiroga
Angélica Galindo Carneiro Rosal
Ana Augusta de Andrade Cordeiro

Introdução

Para abordar o tema proposto no presente capítulo, faz-se importante revisar, inicialmente, um pouco do histórico da Educação Infantil no país. De início concebida como um espaço assistencialista destinado ao cuidado da criança, posteriormente como um local para estímulo ao lúdico e à socialização e, mais recentemente, concebida como uma etapa da Educação Básica, com funções pedagógicas bem definidas e importantes para o desenvolvimento integral da criança. Atualmente, a Educação Infantil se subdivide em creche, voltada às crianças de 0 a 3 anos, e pré-escola, destinada às crianças de quatro e cinco anos de idade.

Reconhecendo o importante papel da Educação Infantil para as etapas posteriores do ensino, o capítulo abordará a importância trabalho voltado ao desenvolvimento da linguagem oral e das habilidades cognitivo-linguísticas nesta etapa. Ao longo do texto, com base em argumentos neurobiológicos que versam sobre o desenvolvimento infantil e sobre a importância da educação baseada em evidências científicas, são apresentados elementos e evidências de pesquisas que buscam descrever como essas habilidades podem ser promovidas na Educação Infantil, destacando-se também o importante papel do Fonoaudiólogo Educacional neste cenário.

História da Educação Infantil no Brasil

A discussão referente à consolidação do direito das crianças pequenas à educação tem alguns marcos históricos que são importantes para a compreensão da atual conjuntura educacional brasileira. Por muitos anos, a responsabilidade sobre as crianças era unicamente da família, não havendo grupo social ou outra instituição que fizesse parte da atenção à criança em seu cotidiano (OLIVEIRA, 2019).

As primeiras instituições de Educação Infantil surgiram no Brasil no final do século XIX, a partir de mudanças econômicas, políticas e sociais que ocorreram na sociedade. Tais mudanças incluíram uma grande preocupação com a saúde e proteção da criança, tendo em vista os altos índices de mortalidade infantil existentes à época, em grande parte devido a fatores como desnutrição e acidentes domésticos que impulsionaram alguns setores da sociedade, dentre eles os religiosos e os empresariais, a refletirem sobre a necessidade de estabelecer um espaço voltado ao cuidado à criança fora do âmbito familiar (PASCHOAL; MACHADO, 2009).

Destaca-se também, no mesmo período, final do século XIX e início do século XX, a ampliação da participação das mulheres na força de trabalho assalariado, as quais assumiram novo papel social a partir da Revolução Industrial no Brasil. Para que as mulheres pudessem trabalhar, o direito à creche precisou ser reconhecido como um dos direitos trabalhistas mais importantes (TELLES, 2015).

Neste cenário, logo após o surgimento das primeiras creches, a educação era marcada por um caráter assistencialista, ou seja, voltada aos cuidados relacionados à higiene, alimentação e segurança física das crianças. Por outro lado, a preocupação com o estímulo ao desenvolvimento cognitivo, social e afetivo não era dominante à época (OLIVEIRA, 2019).

Além disso, em uma sociedade que não estimulava o trabalho materno, as crianças que frequentavam as creches em geral eram negras e de classe social mais baixa como um reflexo de uma grande desigualdade social, visto que as mulheres que não "precisavam" trabalhar ficavam em casa cuidando dos seus filhos. Foi assim que, concebida como uma espécie de assistência social, a Educação Infantil foi tomada como um favor para as classes operárias, sempre com repasses insuficientes de verbas públicas e, desse modo, a péssima qualidade educacional passou a ser aceita pela sociedade, naturalizando um processo que persiste até os dias atuais (MOREIRA; LARA, 2015).

A formação profissional para a atuação nas creches também foi dificultada em virtude destas questões históricas vinculadas à ideia de assistência. Logo, se construiu o pensamento de que não havia necessidade de formação para ser "cuidadora de criança" prevalecendo, assim, a desvalorização do trabalho docente exercido, na grande maioria, por mulheres da comunidade que contavam com a falta de infraestrutura básica e de materiais pedagógicos (BERTONCELI, 2016; MARQUES; PEGORARO; DA SILVA, 2019).

Na década de 70, foram poucos os avanços em relação a esse nível de ensino, sendo comum o uso da expressão "pré-escolar" associada à ideia de que a Educação Infantil era uma etapa anterior, independente da escolarização "de fato", que só seria iniciada no ensino fundamental (BRASIL, 2017).

Já a década de 80 trouxe alguns avanços. Kramer (1985), em uma revisão sobre o papel social da pré-escola, destacou que a mesma deveria valorizar os conhecimentos que a criança traz consigo e promover a aquisição de novos. Realçou, ainda, a importância de considerar a realidade sociocultural na qual ela encontra-se inserida e a necessidade de investimentos públicos para democratizar este nível de ensino.

Em consonância com esses aspectos, outros setores da sociedade, como organizações não-governamentais, a academia e a população em geral, uniram forças para reivindicarem o direito da criança à uma educação de qualidade. O processo de reconhecimento do direito à educação teve sua grande conquista na Constituição Federal de 1988, a primeira da história nacional a definir a Educação Infantil como direito das famílias e das crianças (BRASIL, 1988).

Neste cenário, finalmente a Educação Infantil deixava de ser vista como uma assistência social e consolidava-se a ideia de sua importância para o desenvolvimento infantil, visão que veio a ser consolidada com o Estatuto da Criança e do Adolescente - ECA, publicado em 1990, e com a Lei de Diretrizes e Bases da Educação Nacional - LDB, de 1996 (BRASIL,1996, 2012).

A principal mudança proposta pela LDB foi a definição da Educação Infantil como primeira etapa da Educação Básica, ou seja, o reconhecimento de que a educação inicia nos primeiros anos de vida. De acordo com a LDB (BRASIL, 1996), a Educação Infantil deve ser oferecida em creches, ou entidades equivalentes, para crianças de até três anos de idade, e pré-escolas, para crianças de quatro a seis anos de idade e seria de responsabilidade dos municípios. Contudo, como não era obrigatória, pouca coisa mudou na prática, havendo, historicamente, uma oferta de matrículas na Educação Infantil da rede pública muito menor que a demanda.

Somente recentemente, com a promulgação da Lei n.º 12.796/13, que alterou a LDB (BRASIL, 2013), a matrícula das crianças de 4 e 5 anos na pré-escola passou a ser obrigatória e gerou um avanço significativo na oferta de vagas e no acesso à pré-escola no país. Contudo, a matrícula em creches ainda não é obrigatória e, consequentemente, muitas crianças não têm acesso às creches públicas no Brasil.

Pode-se observar, portanto, que a Educação Infantil carrega as tensões históricas que lhes são próprias e ainda presentes: a) direito de todas as crianças e direito dos pais trabalhadores urbanos e rurais, estrategicamente importantes para a inclusão produtiva das mulheres; b) oferta inferior à demanda; c) campo educacional que ainda absorve profissionais não habilitados; d) etapa da escolarização básica pressionada pelas demandas de sucesso escolar das crianças no Ensino Fundamental e pelas dificuldades de equacionamento do financiamento da Educação Básica (BRASIL, 2009).

Em síntese, a Educação Infantil sofre, ainda, os impactos de sua origem, conforme podem ser observados os resultados dos indicadores internacionais e nacionais em relação ao acesso das crianças às creches e pré-escolas.

De acordo com o Fundo das Nações Unidas para a Infância (UNICEF), dados educacionais globais apontam que apenas metade das crianças frequentam a Educação Infantil, o significa dizer que mais de 175 milhões de crianças, de até 5 anos de idade, ainda estão fora das escolas. Outro dado revela que 40% dos países investem menos de 2% de seus orçamentos nesta etapa de escolarização (UNICEF, 2019).

De modo semelhante, de acordo com dados do Observatório do Plano Nacional de Educação (OPNE), o Brasil não conseguiu atingir a meta 1 do plano, que previa a universalização da pré-escola para crianças de 4 e 5 anos até 2016, obtendo o quantitativo de 94,1% das crianças matriculadas na pré-escola em 2019. Além disso, os dados sinalizam que o Estado brasileiro terá dificuldades em cumprir outra meta do documento, de ter no mínimo 50% das crianças de até três anos matriculados em creches até 2024 (OPNE, 2020).

Como foi possível observar, os principais avanços percebidos na Educação Infantil no Brasil são referentes apenas ao acesso das crianças nesta etapa da educação. Não há dados sobre a qualidade da educação oferecida, sendo importante investimentos em pesquisas científicas para colaborar com a construção de políticas públicas voltadas à esta etapa da educação.

Em busca na qualidade do ensino, as Diretrizes Curriculares Nacionais Educacionais para a Educação Infantil (DCNEIs) foram elaboradas pelo Ministério de Educação e Desporto (MEC) em 1999 (e revisadas em 2009), devendo ser referência na organização de atividades cotidianas das instituições de Educação Infantil. Tais diretrizes destacam a necessidade de estruturar e organizar ações educativas com qualidade, articuladas com a valorização do papel dos professores que atuam junto às crianças de 0 a 5 anos (OLIVEIRA, 2010).

Recentemente, em 2017, foi publicada a Base Nacional Comum Curricular (BNCC) fundamentada nas Diretrizes Curriculares Nacionais da Educação Básica (2010). A BNCC define o conjunto orgânico e progressivo de aprendizagens essenciais que todos os alunos devem desenvolver ao longo das etapas e modalidades da Educação Básica, de modo a que tenham assegurados seus direitos de aprendizagem e desenvolvimento em conformidade com o que preceitua o Plano Nacional de Educação (BRASIL, 2010, 2017).

O documento da BNCC, para a Educação Infantil, apresenta as indicações e definições observando as crianças de 0 a 5 anos e não divide suas orientações entre creche e pré-escola, nem hierarquiza as áreas de conhecimento, ressaltando que os conhecimentos da linguagem, da matemática, das ciências humanas e da natureza se anunciam em todos os campos de experiências da Educação Infantil (BRASIL, 2017).

A BNCC destaca seis direitos de aprendizagem que devem ser garantidos a todas as crianças brasileiras, quais sejam: 1. Conviver; 2. Brincar; 3. Participar; 4. Explorar; 5. Comunicar e 6. Conhecer-se. E dispõe de cinco campos de aprendizagem para nortear a prática pedagógica, são eles: 1. O eu, o outro e o nós; 2. Corpo, gestos e movimentos; 3. Traços, sons, cores e formas; 4. Escuta, fala, pensamento e imaginação; 5. Espaço, tempo, quantidade, relações e transformações (BRASIL, 2017).

Dias (2019) buscou discutir a BNCC da Educação Infantil (BNCCEI) abordando os desafios e possibilidades de implantação na escola. Foram realizadas entrevistas com educadoras, contendo três questões norteadoras a respeito da BNCC. Além disso, foram registradas as atividades desenvolvidas pelas professoras em sala de aula. Foi possível perceber a falta de conhecimento e a adoção do modelo no qual o professor é o centro do processo de desenvolvimento das crianças, havendo a necessidade de constante orientação e formação continuada aos professores para buscar melhores informações.

Deste modo, nota-se que os direitos à aprendizagem são descritos na BNCC, no entanto, não há um direcionamento para que sejam trabalhadas habilidades fundamentais para o desenvolvimento acadêmico das crianças. Tais habilidades envolvem, por exemplo, o processo de utilização das informações sonoras da língua, indispensáveis para a linguagem oral e escrita. Estão envolvidas neste processo a consciência fonológica, o acesso rápido ao léxico mental e a memória de trabalho fonológica que compõem as habilidades cognitivo-linguísticas essenciais para a aprendizagem escolar.

Em um artigo de revisão que teve o objetivo de refletir sobre o desenvolvimento infantil e aprendizagem da escrita, a fim de oportunizar a educadores uma base referencial para uma atuação baseada em evidências científicas, Sargiani e Maluf (2018) destacam que a Educação Infantil deve possibilitar que as crianças adquiram habilidades básicas que facilitarão seu percurso de aprendizagem nas Séries Iniciais do Ensino Fundamental, de modo que a ruptura entre esses dois níveis de ensino seja minimizada, o que pode ser feito sem nenhum prejuízo das atividades lúdicas, ou seja, tudo isso pode ser realizado de maneira aprazível para as crianças, sem privá-las de outras vivências e aprendizagens comuns à essa etapa de ensino.

Para tanto, os autores destacam que a decisão sobre as melhores estratégias de ensino e os conteúdos a serem ensinados deve ser fundamentada em evidências científicas e não em opiniões ou ideologias (SARGIANI; MALUF, 2018).

Pesquisas realizadas com habilidades cognitivo-linguísticas na Educação Infantil mostram que tais competências - como a consciência fonológica que é preditora do sucesso na alfabetização - podem ser estimuladas desde essa etapa de ensino (SILVA; BUBLITZ; DIESEL, 2018; VENTURA; FIGUEIREDO; CAPELAS, 2019).

Com o foco na educação baseada em evidências, a Política Nacional de Alfabetização (PNA), publicada por meio do Decreto n.º 9.765, de 11 de abril de 2019, foi instituída para fomentar programas e ações voltados à alfabetização com base nas mais recentes evidências científicas, no intuito de melhorar a qualidade da alfabetização e combater o analfabetismo absoluto e funcional no território brasileiro (BRASIL, 2019).

De acordo com a PNA, os programas e as ações voltados à alfabetização devem ter ênfase no ensino de seis componentes essenciais: consciência fonêmica; instrução fônica sistemática; fluência em leitura oral; desenvolvimento de vocabulário; compreensão de textos e produção de escrita. Para sua implementação, deve-se incluir: orientações curriculares; desenvolvimento de material pedagógico; promoção de práticas de literacia familiar; capacitação dos docentes; produção e disseminação de sínteses de evidências científicas; incentivo à elaboração e à validação de instrumentos de avaliação e diagnóstico, dentre outros (BRASIL, 2019).

Apesar de ser uma política relativa à alfabetização, o PNA destaca que as crianças na primeira infância, bem como os professores da Educação Infantil, necessitam ser incluídos nas ações que visem preparar os educandos para a alfabetização, reconhecendo que o desenvolvimento da linguagem oral e da literacia emergente na Educação Infantil serão fundamentais para o sucesso da alfabetização propriamente dita (BRASIL, 2019).

A seguir, serão destacados aspectos importantes relacionados ao desenvolvimento da linguagem oral e à preparação para a aprendizagem formal da leitura e da escrita que podem ser promovidas da Educação Infantil.

O Desenvolvimento da linguagem oral na Educação Infantil e as práticas de promoção da leitura junto aos pré-leitores

Como mencionado anteriormente, a Educação Infantil é a primeira etapa da Educação Básica que tem como finalidade o desenvolvimento integral da criança até os 5 anos de idade. Esta deve ser oferecida em creches, ou entidades equivalentes, para crianças de até 3 anos de idade, e nas pré-escolas para crianças de 4 a 5 anos de idade. Portanto, esses devem ser espaços que promovam também, o desenvolvimento da linguagem, visto que esta é uma das áreas de conhecimento prevista na BNCC (BRASIL, 2017).

A aquisição da linguagem depende de um aparato neurobiológico e social, ou seja, de um bom desenvolvimento de todas as estruturas cerebrais e de um meio ambiente estimulante. Assim sendo, o desempenho linguístico da criança depende também das circunstâncias nas quais a linguagem é estimulada (MENEZES *et al.*, 2015).

A interação parece ser um fator fundamental para que a aquisição da linguagem ocorra, sendo necessário compreender a criança tanto como organismo quanto como seres sociais. A concepção mais adotada atualmente por muitos pesquisadores é a de que a interação, o compartilhamento de conhecimentos e atenção são a base da atividade linguística (SILVA, 2012).

Os três primeiros anos de vida são considerados os mais importantes para o desenvolvimento das habilidades auditivas e de linguagem, pois esse é o período crítico de maturação do sistema nervoso (DOURADO; CARVALHO; LEMOS, 2015). Por esta razão, as instituições em que as crianças permanecem por longos períodos têm um papel importante na promoção de ações que favoreçam o desenvolvimento da linguagem em suas diferentes dimensões: fonológica, semântica, sintática e pragmática.

Do ponto de vista cognitivo, a memória, atenção e percepção podem ter ganhos qualitativos com o desenvolvimento da linguagem. Esta também ajuda na regulação do comportamento (MORATO, 2002). É importante ressaltar que o período da vida em que ocorrem estas aquisições cognitivas coincide com a faixa etária na qual as crianças frequentam a creche (DOURADO; CARVALHO; LEMOS, 2015).

O ingresso da criança de 0 a 36 meses no espaço educacional pode trazer benefícios, uma vez que propicia diferentes experiências sociais e de aprendizagem. A possibilidade de vivenciar situações diversificadas e sistemáticas de comunicação tende a acelerar seu desenvolvimento linguístico, cognitivo e social (ARAÚJO; MARTELETO; SCHOEN-FERREIRA, 2010).

O Fonoaudiólogo é o profissional que poderá auxiliar o educador a conhecer os marcos do desenvolvimento linguístico da criança. Sabe-se que, embora exista a influência de fatores individuais, existe uma sequência cronológica do desenvolvimento da linguagem semelhante para as crianças, na qual é possível identificar fases evolutivas e observar um domínio crescente das habilidades cognitivas e comunicativas em função do avanço na faixa etária (ZORZI; HAGE, 2004).

A partir desse conhecimento, o educador poderá identificar crianças com possíveis alterações no curso do desenvolvimento, favorecer a intervenção precoce e evitar o surgimento de dificuldades no seu processo educacional. O Fonoaudiólogo poderá, por meio de ações formativas, capacitá-lo a utilizar instrumentos de rastreio que tenham como objetivo a identificação de crianças em risco para o desenvolvimento da linguagem, a exemplo do IRC-36 (Instrumento de Rastreio da Comunicação de crianças de 0 a 36 meses) (QUEIROGA, 2019). Este é de rápida e fácil aplicação, envolve aspectos do desenvolvimento referentes a competências sociais, cognição, audição, linguagem receptiva e linguagem expressiva.

Cabe também ao Fonoaudiólogo sensibilizar o educador quanto à importância de criar situações de uso mais efetivo da linguagem com as crianças, visto que é ele que lida constantemente com os aspectos relacionados à comunicação deste grupo (RONCATO; LACERDA, 2005). Poderá apontar estratégias importantes que favoreçam seu desenvolvimento de forma ampla.

Neste contexto, a contação de história é uma das ferramentas que deve ser utilizada na Educação Infantil e nos anos iniciais do Ensino Fundamental e cabe a ele esclarecer o professor sobre a importância da prática da leitura para as crianças.

As narrativas estimulam a criatividade, a imaginação, facilitam o aprendizado, desenvolvem as linguagens oral, escrita e visual, incentiva o prazer pela leitura, além de outros aspectos como a imaginação, a afetividade, os valores e conceitos (SOUZA; BERNARDINO, 2011).

Desta forma, a criança deve ser estimulada desde pequena a gostar de ler. As práticas de promoção da leitura para crianças de 0 a 6 anos são importantes, pois desempenham um papel relevante na aproximação da criança à leitura.

De acordo com Ramos e Silva (2014), ouvir contos de forma recorrente, além de promover o desenvolvimento da linguagem, propicia experiências relevantes para a criança sobre a estrutura da língua e do próprio texto narrativo e possibilita que ela estabeleça relações pertinentes ente o oral e o escrito. Do ponto de vista cognitivo, a estrutura narrativa favorece, por exemplo, a aquisição das noções de temporalidade e de causa e efeito.

As autoras destacam que o aprendizado da leitura é um processo lento e gradual que se inicia muito antes do processo de alfabetização, sendo o sucesso dessa aprendizagem decorrente da aquisição de uma série de pré-requisitos os quais são denominados de comportamentos emergentes de leitura. Assim, não só a família, mas também as instituições educacionais exercem um papel fundamental nesse processo.

Na visão delas, as práticas de promoção da leitura junto aos pré-leitores ainda não estão consolidadas nas instituições educacionais de nosso país. E mesmo que nos últimos anos, em resposta à implementação das recomendações do Plano Nacional de Leitura, a realidade se apresente um pouco mais uniforme, as atividades de leitura variam de forma significativa, tanto em termos de periodicidade e regularidade, como em termos dos objetivos que fundamentam sua prática.

Nas creches, ainda são escassas as situações de contato com os livros, com a literatura e com a leitura, dependendo a existência dessas situações, via de regra, das ações individuais de educadores e do acolhimento das instituições educacionais (RAMOS; SILVA, 2014).

O educador deve ter ciência dos diversos aspectos envolvidos nas práticas de leitura e o Fonoaudiólogo exercerá um papel importante neste sentido. De acordo com o Conselho Federal de Fonoaudiologia (CFFa, 2010), uma de suas competências é desenvolver ações educativas, formativas e informativas, inclusive para o professor, com vistas à disseminação do conhecimento sobre a interface entre comunicação e aprendizagem.

Cabe ao educador, portanto, conhecer os diferentes momentos envolvidos na leitura em voz alta a fim de promover sua aquisição. Ramos e Silva (2014) destacam três fases, a saber: Pré-leitura: caracteriza-se pela apresentação do livro e criação de expectativas, a fim de apreender a atenção e o interesse da criança e prepará-la para a compreensão; 2. Leitura: deve ser acompanhada por orientações, questões e diálogos que despertem a atenção da criança em elementos centrais que favoreçam a compreensão; 3. Pós-leitura: pode incluir uma releitura, com o objetivo de solicitar comentários ou intervenções da criança a fim de sistematizar as informações e reforçar a compreensão.

Ainda de acordo com as autoras, o educador deverá também ter a clareza de que as atividades em torno do livro e da leitura devem levar em conta a fase evolutiva em que a criança se encontra. A singularidade do bebê/criança determina uma seleção criteriosa de livros a serem oferecidos. Os primeiros contatos com a leitura deverão ter como base a promoção da leitura dialogada, integrando a leitura visual (por parte dos pré-leitores) e a verbal (por parte do mediador), buscando-se estimular a verbalização por parte da criança; a promoção da leitura de contos, com o objetivo de fomentar a compreensão das narrativas orais, com ou sem o apoio de livros; e a promoção de estratégias e/ou materiais diversos, como fantoches, objetos em miniatura, etc.

Estas práticas de promoção da leitura irão favorecer não apenas o desenvolvimento linguístico, mas o processo de aprendizagem da leitura uma vez que estudos apontam para a influência da prática da leitura de histórias infantis sobre a aquisição da leitura e escrita, bem como sobre o vocabulário infantil.

O vocabulário expressivo tem sido considerado um bom preditor para aquisição tanto da leitura quanto da escrita. O vocabulário receptivo, por sua vez, tem sido fortemente correlacionado à compreensão leitora. Ou seja, bons entendedores tendem a ser leitores hábeis. Eles usam o conhecimento geral do mundo para compreender o texto, assim como para fazer inferências (FERRACINI *et al.*, 2006).

Logo, o vocabulário é uma variável determinante e preditora para o desenvolvimento da compreensão leitora. O conhecimento das palavras e de seus significados é fundamental para a consolidação de uma compreensão leitora de textos proficiente (NALOM; SOARES; CÁRNIO, 2015).

Como já descrito, a BNCC dispõe de seis campos de aprendizagem para nortear a prática pedagógica. No entanto, serão destacados três: Traços, sons, cores e formas; escuta, fala, pensamento e imaginação; espaço, tempo, quantidade, relações e transformações. Todos esses campos podem ser trabalhados a partir de práticas sistemáticas e regulares de leitura de histórias pelo professor nos espaços educacionais. Destaca-se ainda, como já mencionado, que a Política Nacional de Alfabetização visa o incentivo a práticas de ensino para o desenvolvimento da linguagem oral e da literacia emergente na Educação Infantil. Portanto, o Fonoaudiólogo tem o papel fundamental de provocar os órgãos competentes para instituir uma política de promoção precoce das práticas leitura.

Habilidades cognitivo-linguísticas preditoras para o sucesso na aprendizagem inicial da leitura e escrita

Entende-se por habilidades cognitivo-linguísticas um conjunto de habilidades que são adquiridas a partir de práticas que envolvem a linguagem oral, muitas vezes por meio de jogos e brincadeiras, mas de uma maneira mais reflexiva e consciente (GOMBERT, 2003).

Além das habilidades já mencionadas, envolvidas na linguagem oral e no processo de contação e compreensão de histórias, importantes na Educação Infantil, é possível destacar outras habilidades cognitivo-linguísticas que, como um consenso na literatura nacional e internacional, têm sido apontadas como preditoras do sucesso na aprendizagem inicial da leitura e escrita e, portanto, importantes para preparar a criança para o processo de alfabetização.

Dentre tais habilidades, destacam-se as que estão envolvidas no processamento fonológico, tais como as habilidades metafonológicas, também denominada consciência fonológica, a memória operacional fonológica e a nomeação automática rápida (HULME; SNOWLING, 2014; CAPELLINI; CERQUEIRA-CÉSAR; GERMANO, 2018).

As investigações na área das habilidades cognitivo-linguísticas em pré-escolares não são recentes, contudo, o foco das investigações têm sido, de fato, as séries iniciais do Ensino Fundamental. Possivelmente, a carência de estudos voltados à Educação Infantil se justifica pela dificuldade em avaliar tais habilidades nessa população e intervir junto a esse público alvo. Um outro aspecto importante é a carência histórica de políticas públicas que direcionem o fazer pedagógico na Educação Infantil. Como apontado anteriormente, a importância do trabalho voltado ao desenvolvimento das habilidades cognitivo-linguísticas na Educação Infantil tem ocupado destaque apenas em políticas e diretrizes norteadoras mais recentes como as DCNEI, a BNCC e a PNA (BRASIL, 2009, 2017, 2019).

Roazzi *et al.* (2010), em um estudo que revisa o conhecimento metalinguístico antes da escolarização formal, destacam que existem inúmeras evidências de pesquisas que reconhecem que a criança pré-escolar procura, ativamente, compreender a natureza da linguagem que se fala em sua volta e que, na tentativa de compreendê-la, formula hipóteses, procura regularidades, submete suas previsões à verificação e constrói uma gramática própria que não é uma simples cópia do modelo adulto, mas uma criação bem original. Assim, de acordo com os autores, quando a criança inicia o processo de alfabetização, já possui um notável conhecimento da própria língua e um "saber linguístico decorrente do uso que faz dessa língua em todas as suas ações comunicativas do dia a dia" (ROAZZI *et al.*, 2010, p.44).

Com base no exposto, os autores recomendam oferecer aos pré-escolares atividades que os façam refletir sobre esse conhecimento linguístico que decorre do uso, defendendo que este pode ser um bom caminho para promover habilidades precursoras do processo de aprendizagem da leitura e escrita que facilita e assegura uma maior possibilidade de êxito nesse processo.

Como mencionado anteriormente, se os estudos que avaliam as habilidades cognitivo-linguísticas na Educação Infantil são escassos, mais escassos ainda são os que se propõem a intervir com este público alvo.

Silva, Bublitz e Diesel (2018) buscaram descrever e analisar a evolução da consciência fonológica de crianças da Educação Infantil mediante intervenções que envolveram a identificação de rimas, de sílabas, de fonemas iniciais e do tamanho de palavras, entre outras atividades. Os dados foram coletados por meio da realização de tarefas de pré e pós-teste. Os resultados do estudo permitiram observar que, no pós-teste, a maioria das crianças apresentou um avanço significativo com relação aos níveis de consciência fonológica. Os autores concluem que é possível desenvolver esta habilidade na Educação Infantil e que se deve refletir sobre a importância da mediação pedagógica no desenvolvimento da consciência fonológica nesse nível de ensino.

De modo semelhante, Queiroga e Capellini (2020) conduziram um estudo com a finalidade de avaliar a eficácia de um programa de intervenção em habilidades cognitivo-linguísticas para pré-escolares de cinco anos de idade, matriculados em escolas públicas brasileiras.

As autoras adaptaram o *Protocolo de Identificação Precoce de Problemas de Leitura* – IPPL (CAPELLINI; CERQUEIRA CÉSAR; GERMANO, 2018), sendo propostas as seguintes provas: conhecimento do alfabeto (vogais e consoantes), habilidades metafonológicas (produção de rima, identificação de rima, segmentação silábica, produção de palavras a partir de sílabas iniciais, síntese silábica, identificação de sílaba inicial), memória operacional fonológica, nomeação automática rápida, leitura silenciosa de palavras (escolher entre três palavras a que representa uma figura) e compreensão auditiva de sentenças a partir de figuras.

No que ser refere à avaliação das habilidades, os resultados do estudo mostraram que, de modo geral, com exceção das provas de identificação e produção de rima, todas as demais foram realizadas sem muitas dificuldades pela maioria das crianças pré-escolares. Além disso, foi possível identificar as crianças com mais dificuldades nas turmas, o que levou as autoras a concluírem que é possível avaliar essas habilidades nesta faixa etária a fim de identificar precocemente crianças em risco para os problemas de aprendizagem. No entanto, destacam que o instrumento deve passar por estudos de validação psicométrica antes de ter o seu uso recomendado no contexto educacional ou clínico.

No que se refere à intervenção, ainda no mesmo estudo, as crianças foram expostas a oito sessões de intervenção aplicadas para todo o grupo-classe, sendo que em quatro sessões foram trabalhadas habilidades metafonológicas (com foco na identificação e produção de rima) e nas demais sessões foram trabalhadas outras habilidades cognitivo-linguísticas, tais como a memória operacional fonológica e a nomeação seriada rápida. Todas as atividades realizadas nas intervenções foram extraídas de obras já publicadas no Brasil (CERQUEIRA CÉSAR, SANTOS, CAPELLINI, 2019; ZORZI, GALINDO, QUEIROGA, 2017). Após as intervenções, todas as crianças foram reavaliadas com o mesmo instrumento utilizado na etapa inicial do estudo.

Os resultados pós-intervenção revelaram que as crianças pertencentes às turmas que receberam a intervenção apresentaram avanços significativos na maioria das habilidades trabalhadas. No que se refere às habilidades de identificação e produção de rima, houve avanço significativo apenas na identificação. A este respeito, as autoras argumentam que a identificação surge antes da produção de rimas, visto que se trata de uma "sensibilização" para o reconhecimento de sons (identificação) que, possivelmente, irá se consolidar a partir de uma exposição mais sistemática a esse tipo de reflexão metafonológica, chegando até a produção que denotaria a reflexão deliberada e consciente. Gombert (2003) destaca que esse tipo de sensibilização e reflexão, que denomina de epiliguística por ainda não ser deliberada e consciente, tenderá a se consolidar como uma reflexão metalinguística nas etapas posteriores.

Tomados em conjunto, os resultados reforçam a importância do trabalho sistemático com essas habilidades na pré-escola, inclusive como medida para a identificação precoce dos problemas de aprendizagem como as que são preconizadas no Modelo de Resposta à Intervenção – RTI (*Response to intervention*) (FLECHER;VAUGHN, 2009; FUNCHS;VAUGHN, 2012). Neste contexto, o Fonoaudiólogo Educacional exerce um papel importante, não só na identificação de possíveis dificuldades e fragilidades do processo de ensino e aprendizagem, mas também na proposição de estratégias de intervenção junto aos escolares e educadores, personagens centrais deste processo.

Um aspecto interessante a destacar é que no modelo de intervenção proposto por Queiroga e Capellini (2020) foi realizada uma formação em serviço para professores que funcionou da seguinte forma: quatro turmas do Infantil V participaram do estudo, sendo que duas turmas (A e B) do grupo caso receberam a intervenção e duas turmas (C e D), do grupo controle, não receberam a intervenção diretamente das pesquisadoras. As professoras das turmas do grupo caso participaram diretamente das intervenções, pois estavam em sala de aula junto com as pesquisadoras no momento da aplicação das atividades como ocorre em uma formação em serviço. Contudo, a professora da turma A (caso) também lecionava na turma D (controle) em outro turno e revelou que aplicou as atividades também nessa turma, sem a presença das pesquisadoras. Os resultados mostraram que a turma D evoluiu tanto quanto as turmas A e B que receberam a intervenção diretamente das pesquisadoras. Este dado revela que o investimento na formação permanente dos professores, por meio de ações práticas, desenvolvidas por equipes multiprofissionais, pode ser uma estratégia valiosa para promover avanços na qualidade do ensino ofertado às crianças na pré-escola. Destaca-se, assim, o importante papel do Fonoaudiólogo Educacional nessas ações formativas voltadas ao professor da Educação Infantil.

Considerações Finais

Observa-se que as pesquisas científicas apontam caminhos para o desenvolvimento de instrumentos de avaliação e estratégias de intervenções voltadas ao desenvolvimento de competências orais e cognitivo-linguísticas que podem ser estimuladas na Educação Infantil, ajudando a equipe pedagógica na missão de promover o desenvolvimento integral da criança e de prepará-la para os desafios das séries iniciais do Ensino Fundamental, especialmente para o aprendizado da leitura e da escrita.

Inegavelmente, esse não é um desafio apenas para o professor, daí a importância das equipes multiprofissionais de apoio ao docente e do Fonoaudiólogo Educacional inserido neste contexto.

Assim, o que o presente capítulo traz como reflexão é a preocupação em transpor as barreiras da teoria para a prática e implementar ações de avaliação e intervenções educativas na pré-escola, alinhando-se às políticas públicas vigentes (BRASIL, 2017, 2019) ao propor uma prática baseada em evidências desde a Educação Infantil.

Referências

ARAÚJO, M. V. M.; MARTELETO, M. R. F.; SCHOEN-FERREIRA, T. H. Avaliação do vocabulário receptivo de crianças pré-escolares. **Estudos de Psicologia**, v. 27, n. 2, p.169-176, 2010. Disponível em: https://www.scielo.br/scielo.php?pid=S0103-166X2010000200004&script=sci_abstract&tlng=pt. Acesso em: 12 mar. 2020.

BERTONCELI, M. **Trabalho Docente na Educação Infantil**: entre a precarização e a valorização profissional. Orientador: Suely Aparecida Martins. 2016. 175 f. Dissertação (Mestrado em Educação) – Universidade Estadual do Oeste do Paraná, Francisco Beltrão, 2016.

BRASIL. [Constituição (1988)]. **Constituição da República Federativa do Brasil de 1988**. Brasília, DF: Presidência da República, 1988. Disponível em: http://www.planalto.gov.br/ccivil_03/constituicao/constituicao.htm. Acesso em: 13 jun. 2020.

BRASIL. Lei n.º 9.394/1996. Estabelece as Diretrizes e Bases da Educação Nacional. **Diário Oficial da União:** seção 1, Brasília, DF, 23 dez. 1996. Disponível em: http://www.planalto.gov.br/ccivil_03/leis/l9394.htm. Acesso em 13 jun. 2020.

BRASIL. Ministério da Educação. Secretaria da Educação Básica. **Indicadores da Qualidade na Educação Infantil**. Brasília: MEC/SEB, 2009. Disponível em: http://portal.mec.gov.br/dmdocuments/indic_qualit_educ_infantil.pdf. Acesso em: 08 mar. 2020.

BRASIL. **Estatuto da Criança e do Adolescente**: Lei n.º 8.069, de 13 de julho de 1990, e legislação correlata [recurso eletrônico]. 9. ed. Brasília: Câmara dos Deputados, Edições Câmara, 2012. Disponível em: http://www.crianca.mppr.mp.br/arquivos/File/publi/camara/estatuto_crianca_adolescente_9ed.pdf. Acesso em: 12 mar. 2020.

BRASIL. Lei n.º 12.796, de 4 de abril de 2013. Altera a Lei n.º 9.394, de 20 de dezembro de 1996, que estabelece as Diretrizes e Bases da Educação Nacional, para dispor sobre a formação dos profissionais da educação e dar outras providências. **Diário Oficial da União:** seção 1, Brasília, DF, p. 1, 05 abr. 2013. Disponível em: http://www.planalto.gov.br/ccivil_03/_ato2011-2014/2013/lei/l12796.htm. Acesso em: 15 mar. 2020.

BRASIL. Ministério da Educação. Secretaria de Educação Básica. **Base Nacional Comum Curricular**. Versão revista. Brasília, DF: MEC/SEB, 2017. Disponível em: http://basenacionalcomum.mec.gov.br/images/BNCC_20dez_site.pdf. Acesso em: 10 mar. 2020.

BRASIL. Decreto n.º 9.765, de 11 de abril de 2019. Institui a Política Nacional de Alfabetização. **Diário Oficial da União:** seção 1, Brasília, DF, p. 15, 11 abr. 2019Brasília, 2019. Disponível em: http://www.in.gov.br/materia/-/asset_publisher/Kujrw0TZC2Mb/content/id/71137476/do1e-2019-04-11-decreto-n-9-765-de-11-de-abril-de-2019-71137431. Acesso em: 10 mar. 2020.

CAPELLINI, S. A; CERQUEIRA CÉSAR, A. B. P; GERMANO, G. D. **Protocolo de Identificação Precoce dos Problemas de Leitura - IPPL**. Ribeirão Preto: Booktoy, 2018.

CERQUEIRA CÉSAR, A. B. P; SANTOS, B.; CAPELLINI, S. A. **Histórias para o Desenvolvimento de Rima e Aliteração** (coleção). Ribeirão Preto: Booktoy, 2019.

CFFa. Conselho Federal De Fonoaudiologia. **Resolução CFFa n.º 387, de 18 de setembro de 2010.** Dispõe sobre as atribuições e competências do profissional especialista em Fonoaudiologia Educacional. Brasília, DF, 2010. Disponível em: http://www2.cfa.org.br/legislacao/. Acesso em 10 mar. 2020.

DIAS, J. V. BNCC: EDUCAÇÃO INFANTIL. **Revista Educacional Interdisciplinar**, v. 8, n. 1, p. 1-10, 2019.

DOURADO, J. S.; CARVALHO, S. A. S.; LEMOS, S. M. A. Desenvolvimento da comunicação de crianças de um a três anos e sua relação com o ambiente familiar e escolar. **Rev. CEFAC**, v. 17, n. 1, p. 88-99, 2015.

FERRACINI, F.; CAPOVILLA, A. G. S.; DIAS, N. M.; CAPOVILLA, F. C. Avaliação do vocabulário expressivo e receptivo na educação infantil. **Revista de Psicopedagogia**, v. 23, n. 71, p. 124-136, 2006.

FLECHER, J. M.; VAUGHN, S. Response to intervention: Preventing and remediating academic difficulties. **Child Development Perspectives**, v. 3, n. 1, p. 30-37, 209. Disponível em: http://doi.org/10.1111/j.1750-8606.2008.00072.x. Acesso em: 15 dez. 2019.

FUNCHS, L. S.; VAUGHN, S. Responsiveness-to-intervention: a decade later. **Journal of Learning Disabilities**, v. 45, n. 3, p. 195-203, 2012. Disponível em: http://doi.org/10.1177/0022219412442150. Acesso em: 15 dez. 2019.

GOMBERT, J. Atividades metalinguística e aquisição da leitura. *In:* MALUF, M. R. (org). **Metalinguagem e Aquisição da escrita**: contribuições da pesquisa para a prática da alfabetização. São Paulo: Casa do Psicólogo, 2003. p.19-63.

HULME, C.; SNOWLING, M. J. The interface between spoken and written language: developmental disorders. **Philosophical Transactions of the Royal Society of London: Biological Sciences**, v. 369, n.1634, p. 1-8, 2014. Disponível em: DOI:10.1098/rstb.2012.0395. Acesso em: 10 dez. 2019.

KRAMER, S. O papel social da pré-escola. **Cadernos de Pesquisa**, São Paulo, n. 78, p. 77-81, 1985.

MARQUES, C. M.; PEGORARO, L.; DA SILVA, E. T. Do assistencialismo à Base Nacional Comum Curricular (BNCC): movimentos legais e políticos na Educação Infantil. **Revista Linhas**, v. 20, n. 42, p. 255-280, 2019. Disponível em: DOI: 10.5965/1984723820422019255. Acesso em: 17 mar. 2020.

MENEZES, D. C. *et al.* O Desenvolvimento da Comunicação na Primeira Infância: Aspectos Biopsicossociais. *In:* QUEIROGA, B. A. M.; GOMES, A. O. C.; SILVA, H. J. **Desenvolvimento da Comunicação Humana nos Diferentes Ciclos de Vida**. 1. ed. São Paulo: Pro-fono; 2015. p. 57-78.

MORATO, E. M. **Linguagem e cognição**: as reflexões de LS Vygotsky sobre a ação reguladora da linguagem. 2 ed. São Paulo: Plexus Editora, 2002.

MOREIRA, J. A. S.; LARA, A. M. B. Educação Infantil no Brasil: História e políticas educacionais. **Revista Ibero-Americana de Estudos em Educação**, Araraquara, v. 10, n. 4, p. 1278-1296, 2015.

NALOM, A. F. O.; SOARES, A. J. C.; CÁRNIO, M. S. A relevância do vocabulário receptivo na compreensão leitora. **CoDAS**, v. 27, n. 4, p. 333-338, 2015. Disponível em: DOI: 10.1590/2317-1782/20152015016. Acesso em: 15 jan. 2020.

OLIVEIRA, P. F. **Políticas Curriculares para Educação Infantil**: O Caso da BNCC (2015-2017). Orientador: Jani Alves da Silva Moreira. 2019. 205 f. Dissertação (Mestrado em Educação), Universidade Estadual de Maringá, Maringá, 2019.

OLIVEIRA, Z. M. R. O currículo na Educação Infantil: o que propõem as novas Diretrizes Nacionais?. *In:* BRASIL. Ministério da Educação e da Cultura. **Consulta Pública sobre Orientações Curriculares Nacionais da Educação Infantil**. Conselho Nacional de Educação, Câmara de Educação Básica, Brasília, 2010. Disponível em: http://portal.mec.gov.br/index.php?option=com_content&view=article&id=15860&Itemid=1096. Acesso em: 06 fev. 2020.

OPNE. **Observatório do Plano Nacional de Educação**. 2020. Disponível em: https://observatoriodopne.org.br/meta/educacao-infantil. Acesso em 20 mar. 2020.

PASCHOAL, J. D.; MACHADO, M. C. G. A história da educação infantil no Brasil: avanços, retrocessos e desafios dessa modalidade educacional. **Revista Histedbr *on-line*,** n. 33, p. 78-95, 2009. Disponível em:http://www.histedbr.fae.unicamp.br/revista/edicoes/33/art05_33.pdf. Acesso em: 15 mar. 2020.

QUEIROGA, B. A. M.; CAPELLINI, S. A. A eficácia de um programa de intervenção voltado ao desenvolvimento de habilidades cognitivo-linguísticas em pré-escolares. **Relatório Técnico de Pesquisa – Pós-doutorado Sênior Bianca Arruda Manchester de Queiroga**. Brasília: CNPq, 2020.

QUEIROGA, C. M. A. **Avaliação da comunicação nos três primeiros anos de vida**: elaboração de um instrumento de rastreio. 2019. 109 f. Dissertação (Mestrado em Saúde da Comunicação Humana), Universidade Federal de Pernambuco. Recife, 2019.

RAMOS, A. M.; SILVA, S. R. Leitura do berço ao recreio: estratégias de promoção da leitura com bebés. *In:* VIANA, F. L.; RIBEIRO, I.; BAPTISTA, A. (org). **Ler para ser**: caminhos antes, durante e depois de aprender a ler. Coimbra: Almedina, 2014. p. 149-174.

ROAZZI, A; ASFORA, R.; QUEIROGA, B.; DIAS, M.G. Competência metalinguística antes da escolarização formal. **Educar em Revista**, n. 38, p. 43-56, 2010.

RONCATO, C. C.; LACERDA, C. B. F. Possibilidades de desenvolvimento de linguagem no espaço da Educação Infantil. **Distúrbios da Comunicação**, v. 17, n. 2, p. 215-223, 2005.

SARGIANI, R. A.; MALUF, M. R. Linguagem, Cognição e Educação Infantil: contribuições da psicologia cognitiva e das neurociências. **Psicologia Escolar e Educacional**, v. 22, n. 3, p. 477-484, 2018. Disponível em: https://doi.org/10.1590/2175-35392018033777. Acesso em: 02 mar. 2020.

SILVA, C. T. S. Interação, cultura e a aquisição da linguagem. **Tabuleiro de Letras**, Universidade do Estado da Bahia – UNEB, n. 4, jun. 2012.

SILVA, R.; BUBLITZ, G K.; DIESEL, A. Uma proposta de intervenção para a estimulação da consciência fonológica em crianças da Educação Infantil. **Imagens da Educação**, v. 8, n. 3, p. 1-17, 2018. Disponível em: https://doi.org/10.4025/imagenseduc.v8i3.41996. Acesso em: 18 mar. 2020.

SOUZA, L. O.; BERNARDINO, A. D. A contação de histórias como estratégia pedagógica na Educação Infantil e Ensino Fundamental. **Educare et educare Revista de Educação**, v. 6, n.12, p. 235-249, 2011.

TELLES, M. A. A participação feminista na luta por creches! *In:* FINCO, D.; GOBBI, M. A.; FARIA, A. L. G. (org.). **Creche e feminismos**: desafios atuais para uma educação descolonizadora.

Campinas, SP: Edições Leituras Críticas; Associação de Leitura do Brasil – ALB; Fundação Carlos Chagas, 2015. p. 21-33.

UNICEF. UNITED NATIONS CHILDREN'S FUND. A World Ready to Learn: Prioritizing quality early childhood education. **UNICEF**, New York, abr. 2019. Disponível em: https://www.unicef.org/reports/a-world-ready-to-learn-2019. Acesso em: 13 mar. 2020.

VENTURA, R.; FIGUEIREDO, S.; CAPELAS, S. Eficácia de um programa de consciência fonológica no pré-escolar. **PSIQUE**, v. 15, n. 1, p. 98-109, 2019. Disponível em: http://doi.org/10.26619/2183-4806.XV.1.6. Acesso em: 19 mar. 2020.

ZORZI, J. L.; HAGE, S. R. V. **PROC - Protocolo de Observação Comportamental**: avaliação de linguagem e aspectos cognitivos infantis. São José dos Campos: Pulso, 2004.

ZORZI, J.; GALINDO, A.; QUEIROGA, B. **Pensando em Imagens, Sons, Palavras e Letras**: atividades para desenvolver competências para o aprendizado da linguagem escrita. São Paulo: Phonics, 2017.

CAPÍTULO 6

Estratégias fonoaudiológicas para o desenvolvimento dos aspectos sensoriais, perceptivos e motores na Educação Infantil

Monique Herrera Cardoso

Quando se fala em desenvolvimento no aspecto social, linguagem e alfabetização de uma criança, pode-se afirmar que temos como agentes socializadores o círculo familiar e o ambiente o escolar (VIEIRA; CONDESSA, 2017). O primeiro contato da criança com o mundo escolar se dá na Educação Infantil, período este que, de acordo com as Diretrizes e Bases da Educação Nacional (BRASIL,1996), corresponde a educação das crianças de 0 a 5 anos de idade. Nesta faixa etária, a criança se encontra em um momento de mudanças significativas, aprimorando a oralidade e desenvolvendo a habilidade escrita (BALESTRIN; CIELO, 2003). Sabe-se que alterações relacionadas a esses aspectos durante esse período poderão implicar em dificuldades de aprendizagem posteriormente, por isso, se faz necessário que o educador faça um planejamento de atividades que favoreçam todo o desenvolvimento infantil o mais precocemente possível (OLIVEIRA *et al.*, 2010).

Sendo o Fonoaudiólogo um profissional da comunicação humana, sua atuação na área educacional vai além da identificação de prejuízos nas habilidades da linguagem oral e/ou escrita, uma vez que tem o papel de promover a otimização do desenvolvimento, criar possibilidades e explorar toda a capacidade do aluno (CARLINO; DENARI; COSTA, 2011).

Sobre o desenvolvimento da linguagem oral, já é sabido que entre 5 e 6 anos de idade as crianças brasileiras devem ter adquirido todos os sons da fala (WERTZNER, 1995; CARDOSO, 2014), período esse que se inicia o processo de alfabetização, no qual os escolares são cobrados para que reconheçam as letras visualmente e realizem a codificação/transcrição de letras de acordo com a sua correspondente fonológica (WHITEHURST; LONIGAN, 1998; CARDOSO, 2014). Ou seja, a partir do momento que a criança desenvolve a linguagem oral e a habilidade fonológica adequadamente, ela será capaz de se expressar pela escrita adequadamente (CARDOSO, 2014; CARDOSO, 2019a; SKRSYPCSAK; FANEZ, 2018).

No entanto, a aprendizagem da escrita é um processo complexo, exigente, longo (CHANG; YU, 2013) e para se produzir o resultado desejado, se faz necessário o envolvimento e interação entre todo o sistema cerebral e suas habilidades (VINCI-BOOHER; JAMES; JAMES, 2016) tais como discriminação auditiva; decodificação dos sons; discriminação visual; organização e orientação dos elementos no espaço; sequência dos movimentos finos e temporal; controle do próprio corpo; noção de lateralidade, integração da cognição, percepto-viso-motora e maturidade (STEVENSON; JUST, 2014).

Foi pensando nessas habilidades, que este capítulo se propõe a abordar de que forma estas podem estar diretamente associadas ao desenvolvimento da escrita e também apontar sugestões de orientações que o Fonoaudiólogo Educacional poderá fornecer a toda equipe pedagógica.

O desenvolvimento motor e sua relação com a escrita

Em uma sala de Educação Infantil, se gasta por volta de 30% a 60% do tempo com atividades motoras finas, sendo a escrita a mais predominante (MARR *et al.*, 2003; McHALE; CERMAK, 1992), entretanto, por vezes, o educador, seja por falta de conhecimento ou preparação, ignora o movimento corporal em suas metodologias de aprendizagem e preza somente o intelectual (FREIRE; GERMANO, 2018). De acordo com Diamond (2000), o desenvolvimento motor pode estar relacionado ao desenvolvimento cognitivo, o que corroborou outros estudos, os quais demonstraram que a coordenação motora era preditora de desempenho acadêmico (FERNANDES *et al.*, 2016; HIGASHIONNA *et al.*, 2017).

O estudo de Souza e Schmidt (2017) aponta que a falta de estruturação do desenvolvimento psicomotor, promovida ainda quando a criança é pequena, acarretará problemas futuros em seu desenvolvimento cognitivo e as áreas mais preocupantes estão voltadas para a leitura, escrita e a matemática, sendo demonstradas por dificuldades como, por exemplo, na distinção de letras, tais como b/d, p/d, na direção gráfica, na ordenação de sílabas, no pensamento abstrato (matemática), na análise gramatical, dentre outras.

É a partir da Educação Infantil que as atividades motoras devem ser bem trabalhadas, uma vez que crianças entre 2 anos e meio e 3 anos de idade estão em um momento crescente de integração das habilidades motoras grossas e finas (KRAUSE *et al.*, 2019), permitindo que executem ações mais complexas como, por exemplo, arremessar uma bola (MEISELS *et al.*, 2003) ou construir uma torre de blocos de construção (BULLOCK; LÜTKENHAUS, 1988). Grissmer *et al.* (2010) revelaram que as crianças nos Estados Unidos, que apresentaram habilidades motoras finas bem desenvolvidas aos 5 anos de idade, tiveram melhor desempenho em matemática e leitura do que seus pares com habilidades motoras pouco desenvolvidas. A utilização de atividades lúdicas infantis como jogos e brincadeiras, quando bem orientadas, podem ajudar no desenvolvimento social, psicológico, comunicativo, interacional, cognitivo e, consequentemente, no processo de aprendizagem escolar (CUNHA, 2016).

Segundo estudos (FEDER; MAJNEMER, 2007; NEGREIROS; SOUSA; MOURA, 2018), atividades dentro de sala de aula e fora dela devem envolver elementos como coordenação dos movimentos finos, lateralidade, esquema corporal, ritmo, discriminação auditiva, orientação espacial, os quais são considerados requisitos para escrita proficiente. Cabe aqui salientar que a escrita manual não é um ato motor isolado, pelo contrário, é uma habilidade complexa, sendo necessária a integração contínua e o desenvolvimento entre os processos cognitivos e percepto-motores (CARDOSO, 2019a).

A importância das habilidades percepto-viso-motoras

A capacidade de integrar e organizar informações perceptivas e sensoriais e ainda executar uma resposta motora coordenada e controlada é a definição para as habilidades percepto-viso-motoras (BEERY, 1997). Em outras palavras é o "grau em que a percepção visual e os movimentos das mãos estão bem coordenados" (BEERY; BEERY, 2006, p. 12), uma vez que o simples fato de perceber/visualizar um estímulo não garante ao sujeito a capacidade de copiá-lo (SILVA; NUNES, 2007).

A visão é um sistema sensorial sofisticado, pois permite o reconhecimento do mundo externo de maneira minuciosa, ou seja, para que o cérebro construa uma representação interna, é feita uma varredura no campo visual e as informações, tais como posição, forma, cor, tamanho e distância, são analisadas simultaneamente (FIGUEIRA, 1996).

É imprescindível que uma pessoa tenha uma boa visão para poder discriminar informações, porém outra pessoa pode discriminar, por exemplo, cor diferentemente (QUOOS, 2008). Isso ocorre devido à percepção visual, a qual é caracterizada como um sistema complexo preocupado com a identidade do objeto e também quanto à localização no espaço, estando intimamente ligado com os sistemas de ação (JEANNEROD, 2006).

Segundo Figueira (1996), a percepção visual ocorre em três fases: na fase primária, os receptores fotossensíveis (localizados na retina) captam a imagem e a projetam no lobo occipital, responsável pela recepção do estímulo visual; na secundária, há o reconhecimento (significado) da imagem projetada; e na terciária, todos os outros sentidos (olfato, tato, audição e etc.) se integram a essa imagem "reconhecida". Portanto, as outras atividades sensoriais estão estreitamente correlacionadas à visão.

O desenvolvimento da percepção visual é determinado, em condições normais, por um conjunto de habilidades diferentes (FROSTIG; MULLER, 1986), as quais começam a se desenvolver por meio da exploração visual e do processamento da informação a partir do nascimento, e atingem seu nível de totalidade por volta do 11/12 anos de idade (TSAI; WILSON; WU, 2008).

Escolares com dificuldades da percepção visual não apresentam problemas de acuidade visual, mas sim, um hipofuncionamento nas áreas contidas no lado direito do córtex cerebral, resultando em um déficit em como as informações visuais são processadas no cérebro (FUSCO; CARDOSO; CAPELLINI, 2011). E é no período escolar que as dificuldades começam a aparecer, pois essas crianças apresentarão dificuldade para reconhecer, organizar, interpretar e/ou recordar imagens visuais tais como letras, palavras, números, diagramas, mapas, gráficos e tabelas (QUOOS, 2008; CARDOSO, 2014a).

Ao unir as habilidades perceptivas visuais à capacidade de usar a informação visual para orientar o comportamento motor, podemos chamá-la de "integração percepto-viso-motora" (GELDOF *et al.*, 2012). De acordo com a literatura (BO *et al.*, 2014; SUEHIRO; SANTOS, 2005), defasagem nas habilidades percepto-viso-motoras podem prejudicar o desenvolvimento da escrita manual, resultar em dificuldades para diferenciar as formas gráficas e de realizar as devidas correções nas tarefas de escrita (FUSCO; CARDOSO, 2014) e, portanto, seu déficit pode interferir tanto na qualidade da caligrafia/ legibilidade (MALDARELLI *et al.*, 2015) quanto na velocidade de escrita (BROWN; LINK, 2016).

Pensando nisso, tornam-se necessárias práticas pedagógicas que envolvam o favorecimento das habilidades motoras e percepto-viso-motoras desde a mais tenra idade (LE

BOULCH, 1987). Haja visto que o desenvolvimento dessas habilidades vem atrelado às experiências vivenciadas ao longo da vida, principalmente na primeira infância (BORA; CARDOSO; TONI, 2019).

A psicomotricidade como pré-requisito para aprendizagem

Em todo o mundo, diante ao avanço tecnológico, os estilos de vida mudaram, alterando as atividades físicas das crianças e de lazer (BARDID *et al.*, 2015), entretanto, a atividade física contribui para a desenvolvimento percepto-viso-motor infantil e estilo de vida saudável (ELENA *et al.*, 2014). O Instituto de Medicina de Washington recomenda que as crianças em idade escolar realizem 15 minutos de atividade física por hora nas escolas, o que totaliza aproximadamente 3 horas por dia (PALMER; CHINN; ROBINSON, 2019), porém, infelizmente, essa não é a realidade dos estudantes que frequentam a Educação Infantil no Brasil. É importante destacar que o brincar está totalmente ligado ao desenvolvimento infantil e ao processo de aprendizagem. É por meio do brincar que as crianças desenvolvem suas emoções, sentimentos, trabalham seu corpo, ideia de lugar, tempo, espaço, interagem com os outros e se socializam (NEGREIROS; SOUSA; MOURA, 2018, CARDOSO, 2019a).

Faz-se necessário que a criança aprenda a dominar o seu próprio corpo gradativamente, alcançando movimentos e brincadeiras cada vez mais complexos, sendo o ambiente escolar um meio propício para isso (VIEIRA; CONDESSA, 2017). Entretanto, a omissão do poder público em desenvolver programas sociais e a carência de aulas de Educação Física nas escolas e de propostas pedagógicas são fatores que estão sendo apontados como contribuintes para o atraso no desenvolvimento das habilidades percepto-viso-motoras (NOBRE; BANDEIRA; VALENTINI, 2016; SOUZA; PEREIRA; TABAQUIM, 2018), o que repercute de maneira negativa no desempenho acadêmico dos escolares.

A elaboração do planejamento escolar é uma tarefa essencialmente pedagógica, no entanto, o Fonoaudiólogo, quando faz parte da equipe, participa de forma colaborativa, não focando nas alterações no desenvolvimento da criança, mas sim trocando conhecimento sobre a comunicação humana, aperfeiçoando o processo de desenvolvimento infantil e, consequentemente, favorece um desempenho escolar satisfatório (OLIVEIRA *et al.*, 2010).

A psicomotricidade, quando bem elaborada e estruturada dentro do planejamento escolar, pode potencializar, prevenir e intervir no desenvolvimento e na aprendizagem (TAVARES, 2019). O mesmo já dizia Fonseca (1988) ao relatar que a psicomotricidade é um meio inesgotável de aprimorar a habilidade perceptivo-motora, além de minimizar as dificuldades de aprendizagem em escolares.

Se a criança tiver conseguido tomar consciência do seu corpo, situar-se no espaço, lateralizar-se e dominar o tempo (elementos básicos da psicomotricidade), mais facilidade ela terá no processo de aprendizagem da leitura e da escrita (FREIRE; GERMANO, 2018). Pensando nisso, a seguir serão descritas as definições, a importância dessas habilidades para o desenvolvimento da escrita e atividades que o Fonoaudiólogo pode sugerir ao educador. Vale ressaltar que dentre elas podem haver estratégias que já são realizadas dentro do ambiente educacional, porém muitas vezes sem o conhecimento do porquê elas são fundamentais para o aprendizado. O Fonoaudiólogo, junto à equipe escolar, poderá oferecer subsídios teóricos que justifiquem seu uso.

A consciência corporal

A criança começa a ter consciência corporal aos 2 anos de idade, sucessivamente ela toma conhecimento de suas partes do corpo em relação aos elementos externos e, após os 4 anos, a orientação espaço-corpo é formada (ELENA *et al.*, 2014). É por meio dessa consciência que a criança organiza seu espaço e tempo e pode relacionar seus elementos aos objetos espaciais. Sendo os jogos a principal atividade de uma criança, é por meio deles que esta habilidade pode ser desenvolvida (ALBU *et al.*, 2006), dando ênfase às atividades, exercícios e brincadeiras durante as aulas de Educação Física, pois irão promover não somente a habilidade motora, mas também as habilidades cognitivas e auditivas (RODRIGUES, 2005). O estudo de Grosu e Sârb (2006) corroborou essa afirmação, visto que evidenciou que atividades acompanhadas de música repercutiram efeitos positivos na educação do ritmo e na coordenação dos movimentos corporais de crianças em idade.

Noção espacial e lateralidade

Ao ter conhecimento sobre seu corpo, noções espaciais e de lateralidade devem ser promovidas, isto é, a criança precisa ter consciência do seu próprio corpo em um ambiente, do lugar e da orientação que seu corpo tem em relação a pessoas e objetos, precisa ter a capacidade de dominar os dois lados do corpo juntos e separadamente e, também diferenciar os conceitos entre direita e esquerda e entre em cima e embaixo (ELENA *et al.*, 2014). Quoos (2008) defende a ideia de que os conceitos "em cima" e "embaixo" são facilmente adquiridos pela criança, pois, ao usar seu corpo como referência, ela percebe que sua cabeça fica em cima do tronco e seus pés, embaixo. Trabalhar tais conceitos permitirá que a criança discrimine, por exemplo, a vogal "u" da consoante "n", visto que a abertura está em cima e embaixo, respectivamente.

Quanto aos conceitos de esquerda e direita, a autora relata ser mais difícil a aquisição, visto que, tomando o corpo novamente como ponto de referência, os dois lados são simétricos e, dependendo da posição que o corpo ocupa, o conceito é relativo. Mas, assim que a aquisição desses conceitos for realizada, discriminar a letra "E" do número "3", por exemplo, ficará mais fácil. Trabalhar a discriminação da letra "b" e "d" a partir da aquisição de tais conceitos também é possível, haja vista que são constituídas por um traço e um semicírculo que se combinam ora para a direita, ora para a esquerda. Fora da sala de aula, brincadeiras como "duro ou mole"/, "vivo ou morto" e passar objetos (como, por exemplo, bolas ou bexigas) para o colega por debaixo das pernas ou por cima da cabeça favorecem esses conceitos (CARDOSO; CAPELLINI, 2017).

Noção temporal e ritmo

Já a noção temporal é a capacidade da criança em compreender a sucessão e periodicidade ao longo de um tempo (FREIRE; GERMANO, 2018), seja ele curto ou longo, tais como dias das semanas, meses ou estações, passado/futuro, noções de envelhecimento (pessoas, plantas e animais), manhã/tarde/noite; antes/depois, lento/moderado/rápido e entre outros (GALLAHUE, 1993). O desenvolvimento dessa habilidade se dá ao longo da vida por meio das próprias experiências, por este motivo que crianças pequenas ficam confusas com questões do tempo (ontem, amanhã, daqui a dois dias, no próximo final de semana). A capacidade de discriminação auditiva e rítmica também são dados temporais, aspectos esses que são fundamentais para a aprendizagem da leitura e da escrita (PARANÁ, 1999).

Nota-se que a criança, nos anos iniciais da Educação Infantil, já usa o ritmo para esboçar a escrita quando faz linhas e rabiscos com valores simbólicos, na tentativa de reproduzir graficamente palavras e frases da sua oralidade, diferenciando linhas maiores e menores de acordo com a extensão das palavras (LURIA, 1988), mais posteriormente, os sinais de pontuação sob o enfoque gramatical darão o ritmo a escrita (CHACON,1997). Quanto ao traçado da escrita para este, por sua vez, também são necessários noção espacial e ritmo, visto que a escrita se inicia da esquerda para direita e é grafada com uma determinada velocidade. No momento em que o escolar precisa alterar sua velocidade de escrita, o ritmo acelerado prejudica a precisão do movimento, o que poderá acarretar na perda da qualidade/legibilidade do seu texto escrito (CARDOSO; CAPELLINI, 2017).

Estratégias de percepção cinestésicas são indicadas para o favorecimento temporo-espacial (CARDOSO; CAPELLINI, 2017; CARDOSO, 2019b), tais como realizar riscos horizontais com movimentos amplos, da esquerda para a direita e vice-versa, em uma cartolina com o gizão de cera colorido, realizar riscos horizontais curtos, da esquerda para a direita e vice-versa com giz de cera colorido, lápis preto 6B ou lápis preto 2B, realizar círculos em sentido horário e em sentido anti-horário; realizar riscos curtos com movimentos de baixo para cima (na vertical).

Função motora fina e habilidade percepto-viso-motora

As atividades de recorte, colagem, modelagem com massinhas, uso de alinhavos e dobraduras são alguns exemplos de estratégias que promovem o desenvolvimento motor fino, isto é, atividades que envolvem o uso das mão e dedos que contribuem para o aprendizado da escrita manual (CARDOSO, 2019b). Já para as habilidades percepto-viso-motoras, podem ser ofertadas atividade de ligar os pontos para formar desenhos, de labirinto, cópia de figuras com apoio visual e unindo os tracejados.

Vale destacar que os movimentos refinados de preensão e manipulação de objetos se desenvolvem após o terceiro ano de vida; a pega do lápis com os dedos polegar, indicador e médio para copiar círculos e esboçar desenhos de casa ocorre por volta dos quatros anos, sendo possível pintar com maturidade por volta dos 5 anos (GESELL; AMATRUDA, 1946; HOLT, 1977), idade esta que finaliza a Educação Infantil.

Acredita-se, portanto, que ao se desenvolver as habilidades sensoriais, perceptivas e motoras durante a Educação Infantil, quando a criança adentrar o Ensino Fundamental, aos 6 anos de idade, terá condições de adquirir a escrita manual sem grandes prejuízos. Entretanto, aquele escolar que após ser submetido a todo esse processo, e por volta dos oito/noves anos de idade (faixa etária que a escrita já deveria estar automatizada) (FEDER; MAJNEMER, 2007), ainda assim, apresentar a incapacidade em produzir uma escrita compreensiva, deve-se realizar uma avaliação clínica detalhada, pois ele pode apresentar o quadro de "distúrbio de aprendizagem específico com deficiência na expressão escrita" (codificado como 315,2 no DSM-5 (F81.81)), ou em outras palavras, de disgrafia (AMERICAN PSYCHIATRIC ASSOCIATION [APA], 2014).

A disgrafia está presente mais em meninos do que em meninas (2:1, CARDOSO; LIPORACI; CAPELLINI, 2018) e ocorrem concomitantemente os quadros de dificuldades de aprendizagem e transtornos do neurodesenvolvimento (por exemplo, dislexia, Transtorno do Déficit de Atenção e Hiperatividade e com Transtorno do Espectro Autista, CARDOSO; SANTOS; CAPELLINI, 2018; CARDOSO; CAPELLINI, 2016; SUMNER; CONNELLY; BARNETT, 2012). Dessa forma, se torna imprescindível que o Fonoaudiólogo esteja dentro do ambiente escolar não só para identificar o escolar com essas dificuldades, mas, sobretudo, favorecer o estabelecimento de metas e estratégias que potencializem as chances de sucesso na aprendizagem e minimizem os prejuízos acadêmicos.

Considerações Finais

Com base no exposto neste capítulo, nota-se que durante o período da Educação Infantil, promover as habilidades sensórias, perceptivas e motoras irão contribuir para o sucesso acadêmico, além de minimizar os impactos negativos que podem vir a surgir no momento da alfabetização quanto à escrita manual. Devido à falta de um ensino sistemático para esses aspectos, o Fonoaudiólogo dentro do ambiente educacional deve desenvolver ações em parceria com educadores que contribuam para a promoção, aprimoramento e prevenção, com o intuito de aperfeiçoar todo o processo de desenvolvimento infantil.

As atividades apresentadas aqui seguem o propósito de trocas de conhecimento entre os profissionais que atuam no ambiente escolar com a escuta dos professores e o auxílio na construção de práticas articuladas com a proposta pedagógica escolar.

Referências

ALBU, C. *et al.* Perceptual-motor. **Iasi: The European Institute**, v. 26, p. 213- 239, 2006.

AMERICAN PSYCHIATRIC ASSOCIATION. **Diagnostic and Statistical Manual of Mental Health Disorders**. 5th Edition. Arlington, VA: American Psychiatric Publishing, 2014.

BALESTRIN, C. A.; CIELO, C. A. O professor pré-escolar e sua prática em consciência fonológica. **Revista da Sociedade Brasileira de Fonoaudiologia**, v. 8, n. 1, p. 27-33, 2003.

BARDID, F. *et al.* Cross-cultural comparison of motor competence in children from Australia and Belgium. **Frontiers in Psychology**, v. 6, p. 964, 2015.

BEERY, K. E. **The Beery-Buktenica developmental test of visual-motor integration**: VMI with supplemental developmental tests of visual perception and motor coordination: Administration, scoring, and teaching manual (revised, 4th ed.). Parsippany, NJ: Modern Curriculum Press, 1997.

BEERY, K. E.; BEERY, N. A. **The developmental test of visual motor integration**. Minneapolis: NCS Pearson Inc., 2006.

BO, J. *et al.* Examining the relationship between motor assessments and handwriting consistency in children with and without probable developmental coordination disorder. **Research in Developmental Disabilities**, v. 35, n. 9, p. 2035–2043, 2014. Disponível em: https://doi.org/10.1016/j.ridd.2014.04.027. Acesso em: 10 jan. 2021.

BORA, L. B.; CARDOSO, V. T.; TONI, P. M. Assimetria Direita- Esquerda e Desenvolvimento Neuropsicomotor Humano. **Revista CES Psicologia**, v. 12, n. 1, p. 54-68, 2019.

BRASIL. Lei n.º 9.394/1996, de 20 de dezembro de 1996. Estabelece as Diretrizes e Bases da Educação Nacional. **Diário Oficial da União:** seção 1, Brasília, DF, p. 8, 23 dez. 1996. Disponível em: http://www.planalto.gov.br/ccivil_03/leis/l9394.htm. Acesso em: 10 jan. 2021.

BROWN, T.; LINK, J. The association between measures of visual perception, visual-motor integration, and in-hand manipulation skills of school-age children and their manuscript handwriting speed. **British Journal of Occupational Therapy**, v. 79, n. 3, p. 163–171, 2016. Disponível em: http://dx.doi.org/10.1177/0308022615600179. Acesso em: 10 jan. 2021.

BULLOCK, M.; LÜTKENHAUS, P. The development of volitional behavior in the toddler years. **Child Development**, v. 59, n. 3, p. 664–674, 1988.

CARDOSO, M. H. **Adaptação Cultural do Detailed Assessmentof Speed of Handwriting (DASH) para Escolares de Ensino Público**. Orientador: Simone Aparecida Capellini. 2014. 118 f. Dissertação (Mestrado em Fonoaudiologia) – Faculdade de Filosofia e Ciências, Universidade Estadual Paulista, Marília, 2014.

CARDOSO, M. H. **Análise da escrita manual de escolares do Ensino Fundamental**: elaboração de um protocolo de avaliação educacional. Orientador: Simone Aparecida Capellini. 2019a. 114 f. Tese (Doutorado em Educação) – Faculdade de Filosofia e Ciências, Universidade Estadual Paulista, Marília, 2019a.

CARDOSO, M. H. Estratégias Percepto-visomotoras para Dificuldades com a Escrita Manual. *In:* CHIARAMONTE, T. C.; LIPORACI, G. F. S.; CAPELLINI, S. A. (org.). **Manual de Estratégias para dificuldades de aprendizagem e Transtornos de atenção, Leitura, Escrita Ortográfica e Caligráfica**. Ribeirão Preto: Booktoy. 2019b. pp. 175-188.

CARDOSO, M. H.; CAPELLINI, S. A. **Compreendendo os Transtornos Específicos de Aprendizagem - Compreendendo a disgrafia**. Ribeirão Preto: Booktoy, 2017.

CARDOSO, M. H.; CAPELLINI, S. A. Identificação e caracterização da disgrafia em escolares com dificuldades e transtornos de aprendizagem. **Distúrbios da Comunicação**, v. 28, n. 1, p. 27-37, 2016.

CARDOSO, M. H.; LIPORACI, G. F. S.; CAPELLINI, S. A. The Quality of Handwriting of Elementary School Students II: A Comparison between Boys and Girls. *In:* CARDOSO, M. H.; CAPELLINI, S. A. (org.). **Handwriting and Dysgrafia**: Relation and Assessment. 1. ed. New York: Nova Science Publisher, v. 1, 2018. p. 75-89.

CARDOSO, M. H.; SANTOS, N. L.; CAPELLINI, S. A. The Speed and Legibility of Handwriting in Dyslexic Students. *In:* CARDOSO, M. H.; CAPELLINI, S. A. (org.). **Handwriting and Dysgrafia**: Relation and Assessment. 1. ed. New York: Nova Science Publisher, v. 1, 2018. p. 111-129.

CARLINO, F. C., DENARI, F. E., COSTA, M. P. R. Programa de orientação fonoaudiológica para professores da Educação Infantil. **Revista Distúrbios da Comunicação**, v. 23, n. 1, p. 15-23, 2011.

CHACON, L. Algumas palavras sobre o ritmo da escrita. **Sínteses** – Revista dos Curso de Pós-Graduação. v. 2, p. 85-94, 1997.

CHANG, S-H.; YU, N-Y. Handwriting movement analyses comparing first and second graders with normal or dysgraphic characteristics. **Research in Developmental Disabilities**, v. 34, p. 2433–2441, 2013.

CUNHA, E. C. **A Psicomotricidade Na Educação Infantil**: Ressignificação de Práticas Pedagógicas. Orientador: João Guilherme Rodrigues Mendonça. 2016. 122 f. Dissertação (Mestrado Profissional em Educação Escolar), Universidade Federal De Rondônia, Porto Velho, 2016.

DIAMOND, A. Close interrelation of motor development and cognitive development and of the cerebellum and prefrontal cortex. **Child Development**, v. 71, n. 1, p. 44-56, 2000.

ELENA S. *et al.* Perceptual-motor development of children in elementary school. **Procedia** - Social and Behavioral Sciences, v. 114, p. 632 – 636, 2014.

FEDER, K. P.; MAJNEMER, A. Handwriting development, competency, and intervention. **Developmental Medicine and Child Neurology**, v. 49, n. 4, p. 312-317, 2007.

FERNANDES, V. R. *et al.* Motor coordination correlates with academic achievement and cognitive function in children. **Frontiers in Psychology**, v. 7, mar. 2016. Disponível em: https://doi.org/10.3389/fpsyg.2016.00318. Acesso em: 10 jan. 2021.

FIGUEIRA, A. M. M. Assistência fisioterapia à criança portadora de cegueira congênita. **Benjamin Constant**, v. 6, n. 17, p. 10-23, 2000.

FONSECA, V. **Uma introdução ás dificuldades de aprendizagem**. Lisboa: Editorial Notícias, 1988.

FREIRE, M. A. R.; GERMANO, M. S. F. A Psicomotricidade Como Alicerce No Desenvolvimento Da Leitura E Da Escrita. **Interdisciplinary Scientific Journal**, v. 5, n. 6, p. 331-348, 2018. Disponível em: http://revista.srvroot.com/linkscienceplace/index.php/linkscienceplace/article/view/629. Acesso em: 10 jan. 2021.

FROSTIG, M.; MULLER, H. **Discapacidade especifica de aprendizaje em niños**: detección y tratamiento. Buenos Aires: Panamericana, 1986.

FUSCO, N.; CARDOSO, M. H. Avaliação e Intervenção nas habilidades percepto-viso-motoras: do ponto de vista fonoaudiológico. *In:* MARTINS, M. A.; CARDOSO, M. H.;

CAPELLINI, S. A. (org.). **Tópicos em Transtornos de aprendizagem**. v. 3. Marília: Fundepe: Cultura Acadêmica, 2014. p. 172-187.

FUSCO, N.; CARDOSO, M. H.; CAPELLINI, S. A. Intervenção com a percepção visomotora em escolares com problemas de aprendizagem. *In:* RIBEIRO, A. A (org.). **Temas em cognição, linguagem e aprendizagem**. Ubá: Suprema Gráfica e Impressão LTDA, 2011. p. 179-188.

GALLAHUE, D. **Developmental Physical Education for Today's Children**. Dubuque, Wm. C. Brown Communications, Inc.,1993.

GESELL, A.; AMATRUDA, C. **Diagnóstico del desarrollo normal y anormal del niño**: métodos clínicos y aplicaciones prácticas. Buenos Aires: Paidós, 1946.

GRISSMER, D., *et al.* Fine motor skills and early comprehension of the world: Two new school readiness indicators. **Developmental Psychology**, v. 46, n. 5, p. 1008-1017, 2010.

GROSU, E.F., SÂRB, S. Study Regarding the Development of Perceptual-Motor Component by Special Means of Gymnastics. *In:* **University of Oradea Annalis Physical Education and Sport Section**. Sport, University of Oradea, 2006. p. 265-279.

HIGASHIONNA, T. *et al.* Relationship between motor coordination, cognitive abilities, and academic achievement in Japanese children with neurodevelopmental disorders. **Hong Kong Journal of Occupational Therapy**, v. 30, p. 49-55, 2017.

HOLT, K. S. **Developmental Pediatrics**: perspectives and practice. London: Butterworths, 1977.

JEANNEROD, M. **Motor cognition**. Oxford: Oxford University Press, 2006.

KRAUSE, F. *et al.* Interaction between perceptual and motor magnitudes in early Childhood. **Cognitive Development**, v. 49, p. 11–19, 2019.

LE BOULCH, J. **Educação psicomotora**: psicocinética na idade escolar. (tradução de Jeni Wolff). Porto Alegre: Artemed,1987.

LURIA, A. R. O desenvolvimento da escrita na criança. *In:* VIGOTSKII, L. S.; LURIA, A. R.; LEONTIEV, A. N. (org.). **Linguagem, desenvolvimento e aprendizagem**. São Paulo: Ícone/ Editora Universidade de São Paulo, 1988. p. 143- 190.

MALDARELLI, J. E. *et al.* Development of early handwriting: Visual-motor control during letter copying. **Developmental Psychology**, v. 51, n. 7, p. 879–888, 2015.

MARR, D. *et al.* Fine motor activities in Head Start and kindergarten classrooms. **American Journal of Occupational Therapy**, v. 57, n. 5, p. 550-557, 2003.

MCHALE, K.; CERMAK, S. A. Fine motor activities in elementary school: Preliminary findings and provisional implications for children with fine motor problems. **American Journal of Occupational Therapy**, v. 46, p. 898–903, 1992.

MEISELS, S. J. *et al.* **The ounce scale**: Standards for the developmental profiles (Birth–42 months). New York: Pearson Early Learning, 2003.

NEGREIROS F., SOUSA, C. M.; MOURA, F. K. L. G. Psicomotricidade e práticas pedagógicas no contexto da Educação Infantil: uma etnografia escolar. **Revista Educação e Emancipação**, São Luís, v. 11, n. 1, p. 130-151, 2018.

NOBRE, G. C.; BANDEIRA, P. F. R.; VALENTINI, N. C. Relação entre a competência motora percebida geral, o gênero, a competência motora percebida específica à tarefa e a competência motora real de crianças. **Journal of Physical Education**, v. 27, n. 1, p. e2744, 2016.

OLIVEIRA, R. T. O. *et al.* Assessoria Fonoaudiológica Na Educação Infantil. Revista Conexão UEPG, v. 6, n. 1, p. 78-83, 2010.

PALMER, K. K.; CHINN, K.M.; ROBINSON, L. E. The effect of the CHAMP intervention on fundamental motor skills and outdoor physical activity in preschoolers. **Journal of Sport and Health Science**, v. 8, p. 98-105, 2019.

PARANÁ. Secretaria de Estado da Educação. **Recursos pedagógicos na aprendizagem**: subsídios e orientações. Superintendência de Educação. Departamento de Educação especial. Curitiba, 1999.

QUOOS, S. R. C. **A importância da percepção visual na aprendizagem como uma visão neuropsicopedagógica**. Orientador: Maria Letizia Marchese. 2008. 87 f. Monografia (Pós-graduação em Psicopedagogia), Universidade Tuiuti, Paraná, 2008.

RODRIGUES, C.G. **Educação Física Infantil**: motricidade de 1 a 6 anos. São Paulo: Phorte, 2005.

SILVA, R. B. F.; NUNES, M. L. T. Teste Gestáltico Visomotor Bender: Revendo sua História. **Avaliação Psicológica**, v. 6, n. 1, p. 77-88, 2007.

SKRSYPCSAK, D.; FANEZ, M. N. Psicomotricidade e sua Relação com a Dificuldade de aprendizagem na Aquisição da Escrita. **Revista Di@logus**, v. 7, n. 3, p. 15-31, 2018.

SOUZA, C. T.; PEREIRA, M. F.; TABAQUIM, M. L. M. Caracterização da Maturidade Perceptivo-Motora nas Crianças com Fissura de Lábio e Palato. **Id on Line Revista Multidisciplinar e de Psicologia**, v. 12, n. 41, p. 570-582, 2018.

SOUZA, J. P.; SCHMIDT, M. A importância da psicomotricidade para a aprendizagem. **Revista da Mostra de Trabalhos de Conclusão de Curso**, v. 1, n. 1, 2017.

STEVENSON, N.; JUST, C. In early education, why teach handwriting before keyboarding? **Early Childhood Education Journal**, v. 42, p. 49-56, 2014.

SUEHIRO, A. C. B.; SANTOS, A. A. A. O Bender e as Dificuldades de Aprendizagem: estudo de validade. **Avaliação Psicológica**, v. 4, n. 1, p. 23-31, 2005.

SUMNER, E.; CONNELLY, V.; BARNETT, A. Children with dyslexia are slow writers because they pause more often and not because they are slow at handwriting execution. **Reading & Writing**, v. 26, n. 6, p. 991-1008, 2012.

TAVARES, S. F. **O Corpo e os Fatores Psicomotores Como Agentes Intervenientes nas Dificuldades de Aprendizagem de Leitura e Escrita de Escolares**: As Contribuições da Psicomotricidade. 2019. 145 f. Dissertação (mestrado em Educação Física). Universidade Federal do Rio Grande do Norte, Natal, 2019.

TSAI C. L.; WILSON P. H.; WU S. K. Role of visual–perceptual skills (non-motor) in children with developmental coordination disorder. **Human Moviment Science**, Netherlands, n. 24, v. 4, p. 649-64, 2008.

VIEIRA V. S.; CONDESSA, I.C. O desenvolvimento da motricidade fina da criança na escola infantil. Estudo comparativo de fatores de prática e parâmetros de avaliação. **International Journal of Developmental and Educational Psychology INFAD**: Revista de Psicología, v.1, n. 2, p. 257-266, 2017.

VINCI-BOOHER, S.; JAMES, T.W.; JAMES, K.H. Visual-motor functional connectivity in preschool children emerges after handwriting experience. **Trends in Neuroscience and Education**, v. 5, n. 3, p. 107-120, 2016.

WERTZNER, H. F. Estudos da aquisição do sistema fonológico: o uso de processos fonológicos em crianças de três a sete anos. **Pró-fono**: Revista de Atualização Cientifica, v. 7, n.1, p. 21-26, 1995.

WHITEHURST, G.J.; LONIGAN C.J. Child development and emergent literacy. **Child Development**, v. 69, n.3, p. 848–872, 1998.

CAPÍTULO 7

O uso do Modelo de Resposta à Intervenção como atuação da Fonoaudiologia Educacional

Alexandra Beatriz Portes de Cerqueira-César
Bianca dos Santos

Modelo de Resposta à Intervenção

O Modelo de Resposta à Intervenção (RTI) foi proposto por Caplan (1964) como um modelo teórico de prevenção na saúde pública; mais tarde, tal proposta foi implementada nas escolas seguindo o modelo de Klingman (1986) e Klingman e Ben Eli (1981). Este modelo de prevenção à saúde serviria para "avaliar o *status* de risco da população como um todo para então se iniciar ações preventivas generalizadas contra uma doença ou condição" (MELLARD; MCKNIGHT; JORDAN, 2010, p. 217). O modelo de prevenção da saúde pública propunha três níveis - primário, secundário e terciário - para determinar o risco de uma pessoa para a sociedade e sua resposta aos tratamentos da doença ou condição.

Fuchs e Fuchs (2006) adaptaram, então, o modelo proposto pela saúde para um modelo educacional, estruturado para minimizar o insucesso acadêmico e remediar os atrasos dos alunos da escola primária, identificando o risco de dificuldades de aprendizagem antes da necessidade de serviços de educação especial e antes do recebimento de um rótulo da educação especial. Além disso, o RTI auxilia professores, administradores e prestadores de serviços relacionados na identificação de práticas baseadas em evidências, como o Fonoaudiólogo Educacional, a beneficiarem os alunos com dificuldades. As camadas ou níveis do RTI fornecem suporte para combinar a intensidade de uma intervenção às necessidades dos alunos. O RTI fornece orientação sobre a quantidade e qualidade dos rastreios e intervenções para permitir que os educadores tomem decisões eficazes com base em dados comprovados cientificamente.

Amplamente descrito na literatura internacional, este modelo tem por objetivo avaliar, identificar, planejar e fornecer intervenções complementares a fim de reduzir o número de escolares identificados como sendo de risco para problemas de aprendizagem (FUCHS; FUCHS, 2006; FLETCHER; VAUGHN, 2009).

O RTI surge como forma de evitar a incidência de falsos positivos, isto é, casos em que as avaliações identificam erroneamente um escolar com dificuldades de aprendizagem e os falsos negativos, ou seja, casos em que a avaliação identifica erroneamente um escolar como não apresentando dificuldades de aprendizagem quando há a presença de um transtorno de aprendizagem, além de servir como prevenção do aparecimento das dificuldades de aprendizagem, por ser um modelo de intervenção em multiníveis ou multicamadas (FUCHS; FUCHS, 1998; FUCHS; FUCHS, 2006; GERSTEN; DIMINO, 2006).

O Sistema de Multicamadas se dá como um sistema de integrado de três níveis, no qual cada camada se distingue pelo conteúdo da instrução e das habilidades em que o escolar é exposto (Figura 1).

Figura 1 – Sistema Multicamadas do Modelo de Resposta à Intervenção (RTI)

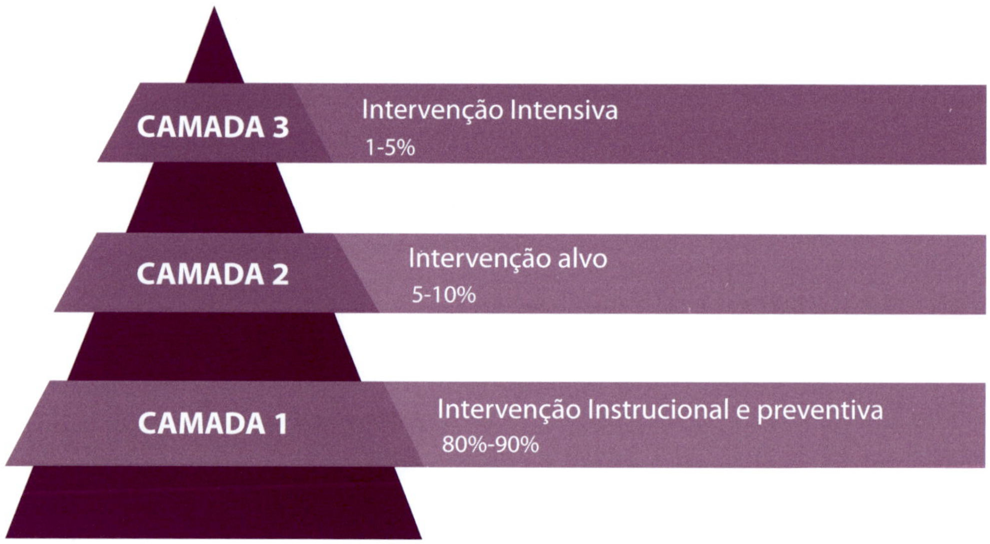

Fonte: Adaptado de Fletcher e Vaughn (2009).

A base do triângulo representa a maior categoria de alunos ou a primeira camada (primária), é a de intervenção instrucional e rastreio universal, em que todos os alunos devem ser submetidos a um rastreio, a fim de identificar possíveis escolares de risco para o fracasso acadêmico (FUCHS; FUCHS; COMPTON, 2012). O intuito é reduzir a incidência de dificuldades iniciais de leitura e realizar uma intervenção precoce e preventiva de forma coletiva dentro da sala de aula regular (SCANLON, *et al.*, 2008).

A Camada 2 (secundária), de intervenção alvo, suplementar e remediativa, é realizada por profissionais da área de apoio (fonoaudiólogos e psicólogos educacionais) no contraturno escolar. Nesta camada, os escolares são divididos em grupos pequenos, nos quais recebem instruções suplementares em componentes curriculares e comportamentais acadêmico (FUCHS; FUCHS; COMPTON, 2012).

A Camada 3 (terciária), de intervenção individual e intensiva, deverá ser ofertada aos alunos que não responderem à intervenção junto a uma equipe multidisciplinar que determinará a elegibilidade para a Educação Especial ou para serviços especializados por meio do uso de múltiplas fontes de dados e pode incluir, além de medidas padronizadas, observações feitas pelos pais e professores. Em todas as camadas, a partir dos dados do rastreio, os alunos recebem intervenções para apoios acadêmicos ou comportamentais (AL OTAIBA *et al.*, 2011).

A partir da literatura nacional e internacional (SHAYWITZ; SHAYWITZ, 2005; CAPELLINI, *et al.*, 2009), há quatro elementos essenciais necessários para implementar a RTI em um ambiente escolar: formação de equipes de intervenção, realização de um rastreio universal, monitoramento dos alunos quanto ao progresso e uso de intervenções baseadas em evidências científicas.

Desta forma, considerando o grande número de falha acadêmica encontrada no ensino primário (FERNANDES, 2005) e a fim de diminuir tanto as falhas acadêmicas, número excessivo de encaminhamentos que sobrecarregam o sistema de saúde e também prevenir que as dificuldades de aprendizagem persistam, autores nacionais iniciaram pesquisas com o Modelo de Resposta à Intervenção para auxiliarem na diminuição de fracasso escolar e identificarem precocemente os problemas de aprendizagem e atenção.

Com base no exposto, este capítulo trará um mapeamento de artigos nacionais publicados sobre intervenção com escolares de risco para a problemas de aprendizagem e comportamento, com o objetivo de analisar descritivamente os aspectos específicos dos textos: caracterização geral do texto, aspectos específicos de caracterização do estudo, caracterização da pesquisa e especificação dos dados.

Método

Este estudo caracteriza-se por uma revisão de literatura integrativa, forma de pesquisa que utiliza como fonte de dados a literatura sobre determinado tema (SAMPAIO; MANCINI, 2007). A base de dados escolhida para a pesquisa de artigos, com informações a respeito de métodos de intervenção que utilizassem o modelo de RTI, constitui-se em bancos de dados nacionais e internacionais ERIC, Pubmed, Scielo, Portal Domínio Público, Periódicos CAPES e Google Acadêmico, disponíveis em serviços *on-line*.

A pesquisa foi realizada apenas a partir de estudos realizados em território nacional, trazendo assim o levantamento de estudos relacionados à avaliação e intervenção precoce no Modelo de Resposta à Intervenção e a importância de tal modelo para a Fonoaudiologia Educacional Brasileira.

A pesquisa na base de dados iniciou-se com a busca dos seguintes descritores e palavras-chaves, combinando dois ou três termos: resposta à intervenção, RTI, identificação precoce, escolares de risco, estudos de intervenção, intervenção coletiva, alfabetização, programas de intervenção precoce, leitores de risco e intervenção precoce. O período para coleta das informações foi do ano de 2011 ao de 2019.

Como critérios de inclusão foram incluídos artigos que apresentavam instrumentos de avaliação ou intervenção apenas com crianças de risco e que fizessem parte de um ou mais camadas do modelo de RTI e estudos nacionais. Como critérios de exclusão foram eliminados capítulos de livros, dissertações, teses e artigos teóricos.

Nesta fase de coleta de dados, foram selecionados 21 resumos, os quais foram numerados sequencialmente e uma nova etapa de busca dos artigos completos permitiu chegar à definição final dos textos que efetivamente foram analisados neste estudo, em um total de 13 artigos.

Os dados coletados foram analisados por meio de registro em ficha, que continha os seguintes itens: a) caracterização geral do texto: autores, ano, financiamento para a realização da pesquisa e local de pesquisa; b) aspectos específicos de caracterização do estudo: instrumentos utilizados para intervenção de escolares de risco, número e gênero dos participantes, caracterização da amostra (idade e proveniência), caracterização dos sujeitos como grupo único ou experimental/controle; c) caracterização da pesquisa: tipo de pesquisa, tipo de intervenção utilizada e profissional responsável e; d) especificação dos dados: finalidade do uso do instrumento de intervenção, validação e sujeitos como meio de intervenção. As informações coletadas nas fichas de registro foram codificadas numericamente e distribuídas em planilhas de Excel.

Revisão da literatura

Para a análise dos resultados, considerou-se 13 artigos, encontrados na base de dados ERIC, Pubmed, *Scielo*, portal Domínio Público, Periódicos CAPES e *Google* Acadêmico, no período de 2011 a 2019, com tema referente a avaliações e/ou intervenções precoces em escolares de risco que fizessem parte do modelo de resposta à intervenção.

Gráfico 1 – Distribuição da frequência dos artigos científicos publicados entre 2011 e 2019

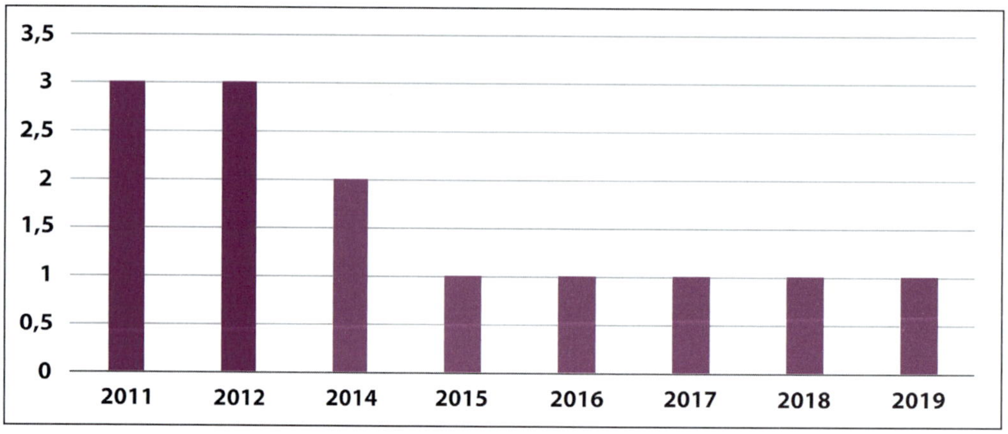

Fonte: Elaborado pelas autoras.

A distribuição dos artigos foi realizada de acordo com o ano de publicação, sendo possível observar um maior número de publicações nos anos de 2011 e 2012 (Gráfico 1). Os estudos publicados com tal temática no Brasil se iniciaram por volta de 2010, obtendo resultados publicados em artigos a partir de 2011, corroborando com os achados do estudo de Mayeda, Navatta e Miotto (2018), que revelou 3 artigos científicos publicados sobre programas de intervenção com escolares de risco para a dislexia.

A partir de tais dados, pode-se constatar o número baixo de pesquisas desenvolvidas com escolares de risco para problemas de aprendizagem no Modelo de Resposta à Intervenção, com a finalidade de identificação e diagnóstico precoce dos problemas de aprendizagem.

Tal modelo é considerado critério diagnóstico para transtornos de aprendizagem e atenção em outros países, sendo já implementado em todas as escolas nas séries iniciais de alfabetização. Apesar de quase 10 anos de estudos nessa temática no Brasil, ainda há desconhecimento tanto do Modelo de Resposta à Intervenção nas escolas brasileiras como do perfil do escolar com transtornos de aprendizagem, gerando maior número de falhas na alfabetização e diagnósticos incorretos (CAPELLINI, *et al.*, 2009).

Dos 13 estudos selecionados, 6 (46,15%) utilizaram instrumentos de rastreio e acompanhamento de progressos já comprovados pela literatura (ANDRADE; ANDRADE; CAPELLINI, 2011; FADINI; CAPELLINI, 2011; FUKUDA; CAPELLINI, 2011; FUKUDA; CAPELLINI, 2012; SILVA; CAPELLINI, 2015; SILVA; CAPELLINI, 2019a) como sendo instrumentos voltados para uso no Modelo de Resposta à Intervenção (RTI), ou seja, específicos para a identificação dos sinais de risco para os problemas de leitura em escolares em fase inicial de alfabetização. Os demais estudos utilizaram instrumentos de avaliação da linguagem, fonologia e leitura que abrangem a faixa etária estudada.

A literatura nacional (GERMANO; CÉSAR; CAPELLINI, 2017; SILVA; CAPELLINI, 2019a) destaca os principais fatores de risco para os problemas de leitura como sendo: falha na correspondência grafema-fonema, falha em habilidades metafonológicas; imaturidade fonológica; redução de léxico; lentidão na velocidade de processamento; dificuldade em leitura de palavras e pseudopalavras; e dificuldade em processar os sons das palavras.

Desta forma, 100% dos estudos analisados utilizaram testes que continham tarefas de processamento fonológico para a identificação precoce de escolares com sinais para problemas de aprendizagem, bem como para a base da elaboração de estratégias dos programas de intervenção.

Os testes citados nos artigos científicos e utilizados para mensurar o fator risco foram o *Protocolo de Identificação Precoce dos Problemas de Leitura* – IPPL (CAPELLINI; CÉSAR; GERMANO, 2017) e *Protocolo de Avaliação das Habilidades Cognitivo-linguísticas para Séries Iniciais de Alfabetização* (SILVA; CAPELLINI, 2019b).

No Modelo de Resposta à Intervenção, a faixa considerada para identificação de risco é de 5 a 8 anos de idade (SHEPLEY; GRISHAM-BROWN, 2019). Apesar dos artigos científicos apresentarem variabilidade no número de escolares que compuseram as amostras dos estudos, foi possível verificar que todos foram realizados com escolares em fase inicial de alfabetização, entre 1.º e 3.º ano do Ensino Fundamental I.

Gráfico 2 – Distribuição dos níveis de intervenção a partir do Modelo de Resposta à Intervenção dos artigos científicos de 2011 a 2019

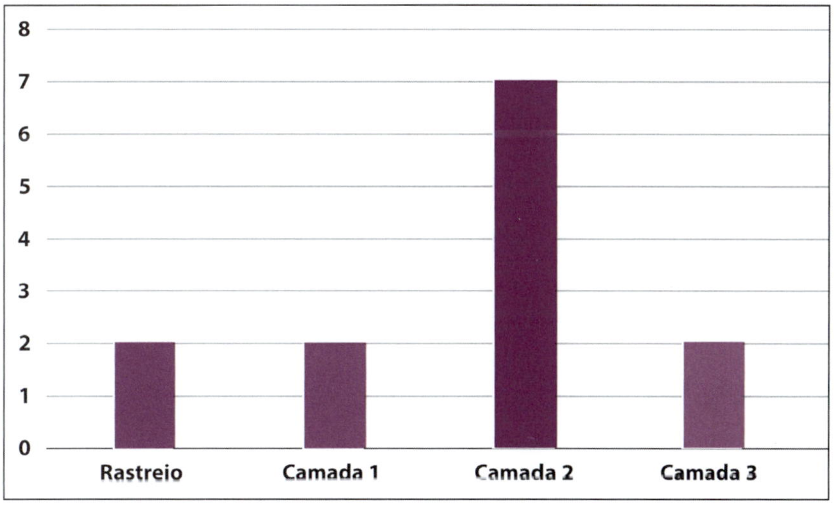

Fonte: Elaborado pelas autoras.

A partir dos artigos selecionados, como destacado no Gráfico 2, nota-se que o maior número de artigos foram com pesquisas em nível secundário do modelo de RTI (53,8%)

(ANDRADE; ANDRADE; CAPELLINI, 2011; FADINI; CAPELLINI, 2011; MACHADO; ALMEIDA, 2012; SILVA; LUZ; MOUSINHO, 2012; ALMEIDA *et al.*, 2016; BRITO; SEABRA; MACEDO, 2018). No nível secundário, os escolares que previamente identificados como de risco para dislexia, na camada anterior, passam por uma segunda intervenção precoce em pequenos grupos em contraturno ao horário escolar. Porém, o motivo para tal aumento de estudos neste nível se dá pelo fato de que há uma maior flexibilidade na intervenção escolhida, uma vez que por se tratar de grupos de no máximo 5 crianças, as intervenções oferecidas podem focar na área de prejuízo de cada grupo. Por se tratar de uma intervenção mais intensiva que a anterior e específica para cada grupo, o profissional responsável pode escolher mesclar mais de um protocolo ou material de intervenção e aumentar, assim, suas opções de instrução.

Das pesquisas envolvendo tal nível, apesar de terem utilizado instrumentos de avaliação com comprovação científica, apenas três das sete pesquisas utilizaram de instrumentos de intervenção também já comprovados pela literatura (ALMEIDA, *et al.*, 2016; ANDRADE; ANDRADE; CAPELLINI, 2011; FADINI; CAPELLINI, 2011); as quatro demais utilizaram estratégias traduzidas ou elaboradas pelas fonoaudiólogas ou psicopedagogas responsáveis pelos estudos (BRITO; SEABRA; MACEDO, 2018; MACHADO; ALMEIDA, 2012; MACHADO; CAPELLINI, 2012; SILVA; LUZ; MOUSINHO, 2012).

Já as intervenções primárias e terciárias selecionadas apresentam dois protocolos de intervenção, elaborados para a faixa etária de 6 a 7 anos para serem utilizados na primeira e na terceira camada, que envolvem as habilidades metafonológicas e metalinguísticas (FUKUDA; CAPELLINI, 2011; FUKUDA; CAPELLINI, 2012; SILVA; CAPELLINI, 2015). Além dos dois protocolos elaborados para tal finalidade, Machado e Capellini (2014) apresentaram como forma de intervenção terciária a tradução de estratégias baseadas no *Programa Reading Recovery de Clay* (1993).

Os dois artigos voltados para o rastreio universal (GERMANO; CÉSAR; CAPELLINI, 2017; SILVA; CAPELLINI, 2019a), para acompanhamento de progresso no Modelo de Resposta à Intervenção, dizem respeito aos dois protocolos elaborados e utilizados especificamente para esta finalidade, ou seja, identificar escolares de risco para problemas de leitura precocemente. Os dois protocolos possuem comprovação científica e também foram utilizados como forma de rastreio em cinco (38,46%) dos estudos analisados nesse capítulo.

O *Protocolo de Identificação Precoce para os Problemas de Leitura* – IPPL (CAPELLINI; CÉSAR; GERMANO, 2017) avalia as habilidades do processamento fonológico, ou seja, habilidades metafonológicas, memória operacional e nomeação automática rápida, habilidades já descritas como sendo as principais preditoras para o desenvolvimento da leitura (CARROLL, *et al.*, 2014; THOMPSON, *et al.*, 2015). O protocolo de avaliação das habilidades cognitivo-linguísticas para séries iniciais de alfabetização (SILVA; CAPELLINI, 2019b) avalia os aspectos cognitivo-linguísticos necessários para a aprendizagem da leitura e da escrita como processamento fonológico, processamento visual e auditivo e a inter-relação de aspectos relacionados à função executiva (SHAYWITZ; SHAYWITZ, 2005).

Considerações Finais

Indiscutivelmente, o maior benefício do Modelos de Resposta à Intervenção é a facilidade de identificação e intervenção para escolares com dificuldades que ainda não atendem aos critérios para receber serviços de Educação Especial. Desta forma, em vez de esperar que os alunos falhem no processo de alfabetização e apresentem dificuldades de aprendizagem, os modelos de suporte em camadas fornecem um meio de remediar atrasos antes que os serviços de Educação Especial sejam necessários, configurando-se este o benefício citado em todos os artigos selecionados e apresentados neste estudo.

Porém, no Brasil, estudos que utilizam este modelo de prevenção são relativamente novos, sendo iniciado apenas em 2009 por Capellini e colaboradores. Nestes 10 anos de pesquisa na área, ainda é necessário apontar algumas limitações do modelo em território nacional. Primeiramente, ainda não é obrigatório que o Fonoaudiólogo Educacional faça parte da equipe pedagógica das escolas brasileiras, tampouco temos professores especialistas em leitura, especialidade regulamentada no EUA e responsável pelo acompanhamento dos escolares nas camadas do sistema multiníveis.

Além da baixa inserção dos Fonoaudiólogos Educacionais nas escolas (KUESTER; CASTELEINS, 2001; CELESTE, *et al.*, 2016), os professores e psicopedagogos responsáveis pelas séries iniciais de alfabetização diferem em termos de treinamento, experiência e os fatores contextuais dessas configurações diferem em termos de proporção de pessoal e recursos disponíveis. Como resultado, as habilidades da equipe em implementar modelos de suporte em camadas com fidelidade podem variar bastante entre programas. Além disso, não existe um currículo comum nessas configurações.

A ampla variação entre os programas de intervenção apresenta um desafio significativo na adaptação de modelos de sistemas de apoio em camadas para as quais os investimentos, padrões de certificação dos professores e currículos costumam diferir de escola para escola e estado. Na seleção de estudos de RTI, de 13 artigos selecionados, apenas 4 (30%) utilizaram protocolos intervenções estruturados e validados.

Apenas 4 (30%) (FUKUDA; CAPELLINI, 2012; SILVA; CAPELLINI, 2015; GERMANO; CÉSAR; CAPELLINI, 2017; SILVA; CAPELLINI, 2019a) artigos deste estudo informaram que as intervenções foram realizadas por Fonoaudiólogos Educacionais, sendo que em 9 (70%) as intervenções foram realizadas pelo professor regente da sala de aula ou psicopedagogos (ANDRADE; ANDRADE; CAPELLINI, 2011; FADINI; CAPELLINI, 2011; FUKUDA; CAPELLINI, 2011; MACHADO; ALMEIDA, 2012; MACHADO; CAPELLINI, 2012; SILVA; LUZ; MOUSINHO, 2012; MACHADO; ALMEIDA, 2014; ALMEIDA *et al.*, 2016; BRITO; SEABRA; MACEDO, 2018).

Este dado evidencia a importância da participação do professor para a detecção e para a intervenção precoce dos escolares de séries iniciais de alfabetização, além da necessidade de maior inserção dos Fonoaudiólogos Educacionais nas escolas.

Os estudos analisados demonstraram que escolas primárias obtiveram sucesso com o uso do RTI, mas ainda não se realizou sua implementação no Ensino Fundamental II e Médio. Além disso, carecemos de estudos sobre o desenho e a implementação de RTI em nível primário e terciário, quando comparado às publicações em nível secundário, além de falta de protocolo estruturado e com comprovação científica em nível secundário.

Finalizando, o número de publicações brasileiras sobre o uso do Modelo RTI ainda é reduzido, o que torna necessário o conhecimento maior por parte dos Fonoaudiólogos Educacionais sobre o Modelo e investimento no desenvolvimento de programas de detecção e intervenção precoces em problemas de leitura e escrita multiníveis que atendam às exigências do Modelo de RTI para que a atuação deste profissional se torne baseada em evidência científica na área educacional.

Referências

AL OTAIBA, S. *et al.* Predicting first grade reading performance from kindergarten response to tier 1 instruction. **Exceptional Children**, v. 77, p. 453–470, 2011.

ALMEIDA, R. P. *et al.* Prevenção e remediação das dificuldades de aprendizagem: adaptação do modelo de resposta à intervenção em uma amostra brasileira. **Revista Brasileira de Educação**, v. 21, n. 66, p. 611-630, 2016.

ANDRADE, O. V. C. A.; PRADO, P. S. T.; CAPELLINI, S. A. Desenvolvimento de ferramentas pedagógicas para identificação de escolares de risco para a dislexia. **Revista Psicopedagogia**, v. 28, n. 85, p. 14-28, 2011.

BRITO, G. R.; SEABRA, A. G.; MACEDO, E. C. Implementação do modelo de resposta à intervenção em uma classe de 5.º ano do Ensino Fundamental da rede pública de ensino: relato de experiência. **Revista Psicopedagogia**, v. 35, n. 106, p. 82-93, 2018.

CAPELLINI, S. A. *et al.* Protocolo de identificação precoce dos problemas de leitura: estudo preliminar com escolares de 1.º ano escolar. **Revista de Psicopedagogia**, v. 26, p. 367–375, 2009.

CAPELLINI, S. A.; CÉSAR, A. B. P. C.; GERMANO, G. D. **Protocolo de identificação precoce dos problemas de leitura – IPPL**. Editora Booktoy, 2017.

CAPLAN, G. **Principles of preventive psychiatry**. New York, NY: Basic Books, 1964.

CARROLL, J. M.; MUNDY, I. R.; CUNNINGHAM, A. J. The roles of family history of dyslexia, language, speech production and phonological processing in predicting literacy progress. **Dev Sci.**, v. 17, p. 727–742, 2014.

CELESTE, L. C. *et al.* Mapeamento da Fonoaudiologia Educacional no Brasil: formação, trabalho e experiência profissional. **CoDAS**, São Paulo, v. 29, n. 1, e20160029, 2017.

DICKMAN, G. E. **RTI and reading**: Response to intervention in a nutshell. Perspectives on Language and Literacy. Special Conference Edition, 2006. Disponível em: https://www.readingrockets.org/article/rti-and-reading-response-intervention-nutshell. Acesso em: 10 set. 2020.

FADINI, C. C.; CAPELLINI, S. A. Treinamento de habilidades fonológicas em escolares de risco para dislexia. **Revista Psicopedagogia**, v. 28, n. 85, p. 3-13, 2011.

FERNANDES, C. O. Fracasso escolar e escola em ciclos: tecendo relações históricas, políticas e sociais. *In:* REUNIÃO ANUAL DA ANPED, 28., 2005. Caxambu. **Anais** [...]. Caxambu, 2005.

FLETCHER, J.; VAUGHN, S. Response to intervention: preventing and remediating academic difficulties. **Child Development Perspectives**, v. 3, p. 30-37, 2009.

FUCHS, D.; FUCHS, L. S. Introduction to response to intervention: What, why, and how valid is it? **Reading Research Quarterly**, v. 41, p. 93-99, 2006.

FUCHS, D.; FUCHS, L. S.; COMPTON, D. L. Smart RTI: A next-generation approach to multilevel prevention. **Exceptional children**, v. 78, n. 3, p. 263-279, 2012.

FUCHS, L. S.; FUCHS, D. Treatment validity: A unifying concept for reconceptualizing the identification of learning disabilities. **Learning Disabilities Research and Practice**, v. 13, n. 4, p. 204–219, 1998.

FUKUDA, M. T. M.; CAPELLINI, S. A. Programa de intervenção fonológica associado à correspondência grafema-fonema em escolares de risco para a dislexia. **Psicologia: reflexao e crítica**, v. 25, n. 4, p. 783-790, 2012.

FUKUDA, M. T. M.; CAPELLINI, S. A. Treinamento de habilidades fonológicas e correspondência grafema-fonema em crianças de risco para dislexia. **Revista Cefac**, v. 13, n. 2, p. 227-235, 2011.

GERMANO, G. D.; CÉSAR, A. B. P. C.; CAPELLINI, S. A. Screening protocol for early identification of Brazilian children at risk for dyslexia. **Frontiers in psychology**, v. 8, p. 1763, 2017.

GERSTEN, R.; DIMINO, J. A. RTI (response to intervention): rethinking special education for students with reading difficulties (yet again). **Reading Research Quarterly**, v. 41, p. 99-108, 2006.

KLINGMAN, A. Tertiary prevention: Conceptual framework for school counselor education and practice. **International Journal for the Advancement of Counseling**, v. 9, n. 1, p. 5–10, 1986.

KLINGMAN, A., BEN ELI, A. A school community in disaster: Primary and secondary prevention in situational crisis. **Professional Psychology**, v. 12, n. 4, 523– 532, 1981.

KÜESTER, A. M. B; CASTELEINS, V. L. A fonoaudiologia educacional e a escola: muito a fazer, muito a pensar, muito a estudar. **Revista Diálogo Educacional**, v. 2, n. 4, p. 129-138, 2001.

MACHADO, A. C.; ALMEIDA, M. A. Desempenho em tarefas de leitura por meio do modelo RTI: resposta à intervenção em escolares do ensino público. **Revista Psicopedagogia**, v. 29, n. 89, p. 208-214, 2012.

MACHADO, A. C.; CAPELLINI, S. A. Tutoria em leitura e escrita baseado no modelo de RTI–resposta à intervenção em crianças com dislexia do desenvolvimento. **Revista CEFAC**, v. 16, n. 4, p. 1161-1167, 2014.

MELLARD, D.; MCKNIGHT, M.; JORDAN, J. RTI tier structures and Instructional intensity. **Learning Disabilities Research & Practice**, v. 25, n. 4, p. 217-225, 2010.

SAMPAIO, R. F.; MANCINI, M. C. Systematic review studies: a guide for careful synthesis of the scientific evidence. **Rev. Bras. Fisioter**, v. 11, n. 1, p. 83-9, 2007.

SCANLON, D. M., *et al.* Reducing the incidence of early reading difficulties: professional development for classroom teachers versus direct interventions for children. **Learning and Individual Differences**, v. 18, p. 346-359, 2008.

SHAYWITZ, S. E.; SHAYWITZ, B. A. Dyslexia (specific reading disability). **Biol. Psychiatry**, v. 57, p. 1301–1309, 2005.

SHEPLEY, C.; GRISHAM-BROWN, J. Multi-tiered systems of support for preschool-aged children: A review and meta-analysis. **Early Childhood Research Quarterly**, v. 47, p. 296-308, 2019.

SILVA, B.; LUZ, T.; MOUSINHO, R. A eficácia das oficinas de estimulação em um modelo de resposta à intervenção. **Revista Psicopedagogia**, v. 29, n. 88, p. 15-24, 2012.

SILVA, C.; CAPELLINI, S. A. Eficácia de um programa de intervenção fonológica em escolares de risco para a dislexia. **Revista CEFAC**, v. 17, n. 6, p. 1827-1837, 2015.

SILVA, C.; CAPELLINI, S. A. Indicadores cognitivo-linguístico em escolares com transtorno fonológico de risco para a dislexia. **Distúrbios da Comunicação**, v. 31, n. 3, p. 428-436, 2019a.

SILVA, C.; CAPELLINI, S. A. **Protocolo de avaliaçao das habilidades cognitivo-linguisticas em séries iniciais de alfabetização**. Ribeirão Preto: Editora BookToy, 2019b.

THOMPSON, P. A.; HULME, C.; NASH, H. M.; GOOCH, D.; HAYIOU-THOMAS, E.; SNOWLING, M. J. Developmental dyslexia: predicting individual risk. **Journal of Child Psychology and Psychiatry**, v. 56, p. 976–987, 2015.

CAPÍTULO 8

Contribuições do Fonoaudiólogo Educacional para as práticas de leitura e fluência de leitura

Cláudia da Silva
Maíra Anelli Martins

Em alguns países como os Estados Unidos, a atuação do Fonoaudiólogo na Educação já está bem definida e consolidada (KAMHI, 2003). Alguns documentos oficiais descrevem o papel do Fonoaudiólogo na educação e artigos científicos também discutem a sua atuação (SISTEMAS DE CONSELHOS DE FONOAUDIOLOGIA, 2016, 2018). A Associação Americana dos Fonoaudiólogos (ASHA, 2001a), por exemplo, discute que os Fonoaudiólogos podem e devem desempenhar um papel crítico e direto no desenvolvimento da alfabetização de crianças e jovens com distúrbios da comunicação.

No Brasil, após a criação da Especialidade da Fonoaudiologia Educacional em 2010, pelo Conselho Federal de Fonoaudiologia (CFFa) Brasileiro (RESOLUÇÃO CFFa n.º 382) e das demandas da população brasileira, foram se reafirmando e descrevendo as funções e responsabilidades que o Fonoaudiólogo poderia assumir no processo de aprendizagem da leitura e da escrita no nosso país.

Assim, está sob o domínio do Fonoaudiólogo Educacional a atuação nos aspectos que envolvem a comunicação e sua relação com a aprendizagem, considerando a aquisição, o desenvolvimento e as possíveis dificuldades nesses processos.

A Resolução do Conselho Federal de Fonoaudiologia (2005) n.º 309, de 01 de abril de 2005, dispõe sobre a atuação do Fonoaudiólogo na Educação Infantil, Ensino Fundamental, Médio, Especial e Superior e dá outras providências que se voltam especialmente para a promoção, aprimoramento, prevenção e orientação da comunidade escolar em relação às alterações de audição, linguagem (oral e escrita), motricidade oral e voz a fim de otimizar o processo de ensino e aprendizagem. Ressalta-se que, no Art. 2.º, o atendimento clínico está vedado ao Fonoaudiólogo dentro das instituições de Educação Infantil, Ensino Fundamental e Médio, mesmo sendo inclusivas.

De acordo com o Guia *Fonoaudiologia na Educação*, publicado pelos Sistemas de Conselhos de Fonoaudiologia (2018, p. 8), podemos descrever e dividir as ações do Fonoaudiólogo Educacional, conforme na Figura 1, em:

Figura 1 – Ações do Fonoaudiólogo Educacional

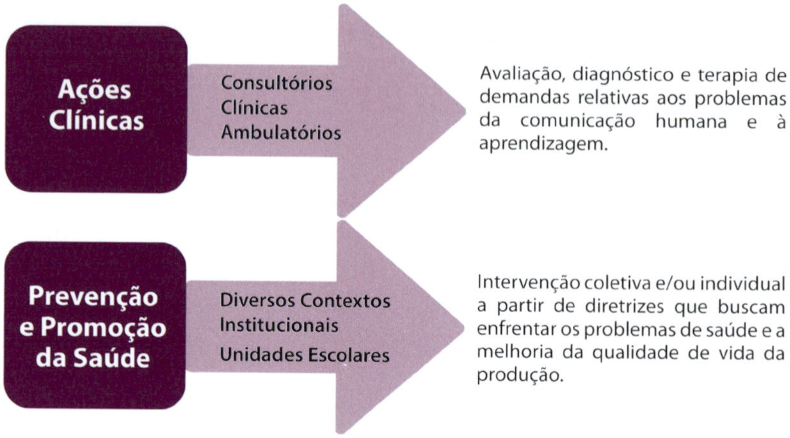

Fonte: Elaborada pelos autores.

Apesar de bem definido em quais ambientes o Fonoaudiólogo Educacional pode atuar, ainda parece que é incipiente descrições de estratégias pontuais voltadas ao desenvolvimento da linguagem oral e escrita dos escolares em termos de prevenção, identificação, avaliação e intervenção.

A *American Speech-Language-Hearing Association* (ASHA, 2001b) descreve o que é de responsabilidade do Fonoaudiólogo no que diz respeito ao desenvolvimento da leitura e escrita em crianças e adolescentes, incluindo, mas não se limitando a: (a) evitar problemas de linguagem escrita, promovendo a aquisição de linguagem e a alfabetização emergente; (b) identificar crianças em risco para problemas de leitura e escrita; (c) avaliar leitura e escrita; (d) fornecer intervenção e documentação de resultados para leitura e escrita; e (e) assumir outras funções como prestar assistência a professores de educação geral, pais e alunos; advogar práticas eficazes de alfabetização; avançar a base de conhecimento com implicações na pesquisa e na educação profissional.

Para os Sistemas de Conselhos de Fonoaudiologia (2016), as ações desenvolvidas pelo Fonoaudiólogo Educacional são divididas em cinco eixos: acolhimento da demanda, análise da situação institucional, proposição de estratégias, implantação das propostas e monitoramento das ações no sentido de colaborar com o processo educativo. Dentro das proposições de estratégias, iremos descrever aquelas que são realizadas para a aquisição e o desenvolvimento da leitura no primeiro ciclo da escolarização, como orientações possíveis aos professores e estratégias que também podem ser utilizadas com os escolares com transtornos de aprendizagem e dificuldades de leitura dentro dos consultórios.

Neste capítulo, iniciaremos uma breve discussão sobre a importância do desenvolvimento da linguagem para o aprendizado da leitura, posteriormente discutiremos estratégias de leitura que o Fonoaudiólogo pode reproduzir nos consultórios clínicos e utilizar para orientar os professores com o objetivo de oferecer suporte às atividades em sala de aula regular, no Atendimento Educacional Especializado (AEE) — de acordo com as diretrizes específicas vigentes do Ministério da Educação — baseando-se nos resultados que as pesquisas trazem sobre instruções eficazes de leitura que têm como objetivo final a otimização do processo de letramento, destacando a importância da leitura, e orientando diretamente sobre a fluência de leitura para o desenvolvimento integral e acadêmico do escolar.

Aquisição da linguagem e desenvolvimento da leitura

O desenvolvimento e a aquisição da linguagem se iniciam nos primórdios da vida, ou seja, assim que nascemos, e ganha especificações ao longo do desenvolvimento infantil, resultando em novos aprendizados como exemplo a leitura e a escrita. No entanto, anterior ao aprendizado formal da leitura e da escrita, a criança desenvolve aspectos de linguagem que vão refletir nos novos aprendizados informais e formais presentes na infância (ABRAMIDES, 2008).

A linguagem é definida como a principal forma de expressão de emoções, ideias, sentimentos e informações, responsável pela inserção e integração social do indivíduo ao meio, sendo capaz de modificar o ambiente ao qual está inserido assim como gerar mudanças em seu próprio desenvolvimento. Dentre as expressões da linguagem, define-se como de interesse para este capítulo os aspectos da linguagem oral e escrita. Sendo, de forma sucinta, a linguagem oral responsável pela comunicação verbal via aquisição e utilização de vocabulário e a linguagem escrita responsável pela comunicação social por meio da codificação e decodificação (SCOPEL; SOUZA; LEMOS, 2012).

A estruturação da linguagem se associa a diversos fatores, dentre eles, o vocabulário expressivo, utilizado na emissão, e/ou receptivo, correspondendo a compreensão da informação recebida. Além do vocabulário, a linguagem produtiva se associa a outros domínios, entre eles, a fonética (referente à forma como os sons são produzidos pelo falante), a fonologia (refere-se à organização dos sons para a fala e posteriormente leitura e escrita), a semântica (refere-se ao significado, associado ao morfema, palavras, sentenças e discurso) e a pragmática (refere-se ao uso funcional/social da linguagem) (MOUSINHO; CORREA, 2017).

De acordo com a literatura, o desenvolvimento dos aspectos que compõem a linguagem oral são a base para o aprendizado da leitura, uma vez que a organização das ideias apresentadas no formato de sentenças para a estrutura do discurso será transpostas para a aquisição da leitura e da escrita. A partir do momento que a criança apresenta tais estruturas consolidadas, as chances de obter sucesso na leitura e escrita são maiores (SANDERS; BERNINGER; ABBOTT, 2018).

A ruptura no desenvolvimento de aspectos da linguagem oral influencia negativamente o processo de alfabetização, tornando este um fator preditor ao insucesso na aprendizagem e possível indicativo de fracasso escolar. Alterações no emprego do vocabulário, inadequações na seleção dos fonemas para a estruturação das palavras interferem na interpretação do sentido dos enunciados, refletindo em um discurso pouco coeso (FRANÇA; WOLF; MOOJEN; ROTTA, 2004).

A consciência fonêmica faz menção direta ao uso reflexivo da fonologia para a formação de palavras. O ato de refletir sobre a língua permite acessar a memória fonológica e recuperar o fonema correto a ser utilizado na composição das palavras. Tal processo, quando realizado com êxito reflete em leitores fluentes, no entanto, a consciência fonológica nem sempre se desenvolve de maneira natural, sendo necessário em alguns casos o ensino explícito da relação grafema/fonema para a manipulação dos sons e composição das palavras (SILVA; GUALBERTO; NEVES, 2018).

Dessa forma, a percepção auditiva torna-se atuante para a discriminação dos sons da fala, auxiliando na formação de memória para o rápido acesso quando realizada a decodificação, ou seja, quando ocorrer o processo de leitura (SARTORI *et al.*, 2019). Habilidades de processamento auditivo, processamento visual e velocidade de processamento, associadas à formação e ao acesso da memória operacional desempenham papel fundamental na fluência e compreensão de leitura, sendo que déficits nessas habilidades desencadeiam falhas no processo de decodificação.

A leitura eficiente caracteriza-se pela capacidade de decodificar estímulos (letras) de forma rápida e sucessiva, pois o uso operacional de pistas grafofonêmicas, via acesso assertivo a memória fonológica, leva à formação da memória lexical, possibilitando uma leitura contextual mais fluida, via rota lexical. Enquanto que a presença de estruturas menos conhecidas, em palavras irregulares e pouco frequentes, necessita do emprego da rota fonológica, acarretando uma decodificação mais lenta (LEATHER; HENRY, 1994).

O processo de leitura quando fluente demanda menos esforços do leitor, tanto para o acesso das rotas de informação quanto para o significado extraído das palavras, frases e sentenças. A extração de significado por meio do processo de leitura fluente caracteriza, enquanto resultado final do processo de decodificação, a compreensão do conteúdo lido. Neste contexto, a compreensão do material lido é entendida como um resultado de sucesso para a aprendizagem da leitura e indicativo positivo na formação promissora do leitor eficiente (CARRETTI; MOTTA; RE, 2016).

Assim, com base no exposto e de acordo com diversas pesquisas, sabe-se que a consolidação de um vocabulário amplo durante o desenvolvimento da linguagem infantil, associado à estruturação correta dos aspectos associados à linguagem (fonética, fonologia, semântica e pragmática) tendem a tornar-se facilitadores no processo de aprendizagem da leitura e da escrita. As habilidades linguísticas prévias ao processo de alfabetização se desenvolvem e se consolidam de forma espontânea e interferem positivamente no desempenho em compreensão e leitura fluente (TIGHE; SCHATSCHNEIDER, 2016; SANDERS; BERNINGER; ABBOTT, 2018; SILVA; GUALBERTO; NEVES, 2018).

Leitura e práticas de atuação do Fonoaudiólogo Educacional

Torna-se consenso na literatura nacional e internacional que o aprendizado da leitura refere-se a um processo gradual, árduo e que é resultado da associação de diversas habilidades. Estudos têm apontado para propostas de estimulação das habilidades impulsionadoras para o desenvolvimento da leitura, assim como, para o trabalho interventivo. Tais estratégias podem ser trabalhadas da seguinte forma:

Habilidades metalinguísticas

As habilidades metalinguísticas são identificadas como aquelas que estimulam os aspectos para o desenvolvimento da linguagem. Como fundamentais para a aquisição da leitura, dentre as habilidades metalinguísticas, temos a manipulação silábica, percepção e discriminação auditiva, relação letra/som e a manipulação fonêmica (SILVA; CAPELLINI, 2019).

A manipulação silábica tende a ser uma atividade intensamente trabalhada nas escolas, porém a segmentação silábica deve ser explorada de forma mais ampla e com variação de funções, com o intuito de significar para a criança o elemento sílaba para a formação da palavra. Assim, atividades como a organização de sílabas para formar palavras, o redirecionamento silábico, a adição ou subtração em diferentes posições (inicial, medial e final), e a discriminação silábica são exemplos de atividades que auxiliam o desenvolvimento da função silábica para a alfabetização.

As habilidades fonêmicas permitem desenvolver na criança a reflexão sobre os sons que compõem a língua e que se refletem na leitura. Como sugestão de atividades que envolvem a manipulação fonêmica, citamos as variações em adição (oco + /t/ = toco), subtração (caspa - /s/ = capa), substituição (/p/ de pato por /m/ = mato) e transposição de fonemas em palavras (assim = missa). As atividades são iniciadas com palavras frequentes e regulares até atingir as irregulares, com variação de posição (inicial, medial e final), não devendo ser feito uso da palavra grafada para o desenvolvimento da percepção fonológica, porém imagens são utilizadas para maximizar a atividade.

Lembrando que a discriminação auditiva está presente tanto no desenvolvimento com atividades silábicas quanto com as fonêmicas, pois a criança deve direcionar sua atenção auditiva aos comandos para a realização das manipulações com o(s) seguimento(s). Para um trabalho mais direcionado, mas ainda associado à percepção fonológica, atividades são realizadas envolvendo rima (identificação, discriminação e criação), e/ou atividades com aliteração (discriminação de pares de palavras, na audição de frases e pequenos textos ou poemas, por exemplo).

Leitura de palavras e sentenças

Antecedendo as atividades de leitura de palavras e sentenças, torna-se relevante que a criança desenvolva a percepção do que é uma palavra, ampliando sua consciência em relação à extensão/tamanho, estrutura e emprego para a formação de frases (TIGHE; SCHATSCHNEIDER, 2016). Atividades que envolvem identificação de quantidades de palavras em frases curtas e longas, marcadores associados à extensão da palavra e imagens para a reflexão do tamanho da palavra ouvida, auxiliam nesta tarefa. Lembrando que nas atividades que envolvem figuras deve ser solicitado à criança a nomeação da figura selecionada, permitindo o reconhecimento e ampliação do vocabulário.

A estruturação de pranchas para nomeação rápida é outra estratégia que auxilia na percepção da palavra, além da formação e acesso ao léxico de forma mais ágil e precisa. As pranchas são compostas por palavras que foram trabalhadas previamente, ou que serão apresentadas à criança, em sentenças e textos, iniciando com palavras curtas, regulares e de alta frequência (ex. bola), aumentando gradativamente para palavras longas, de baixa frequência (ex. cabide) e irregulares (ex. pedregulhos). A leitura das palavras e frases deve envolver sempre entonação do aplicador, com marcação das sílabas tônicas e a percepção para as características que compõem a palavra (tamanho, sílabas, derivação, significado e pronúncia).

Leitura de textos/histórias

A leitura de textos é o terceiro passo após a sistematização da base metalinguística e da decodificação de palavras e sentenças. Nesse momento, a criança está preparada para receber as informações em maior quantidade e aprender a correlacionar o que foi lido, extraindo significado via compreensão. No entanto, para que a leitura fluente e a compreensão de macro e microestruturas textuais sejam atingidas, algumas atividades são realizadas com o intuito de sistematizar a decodificação, ampliar a formação e o acesso ao léxico, gerar acréscimos de informações e uso de inferências (RASINSKI, 2017).

Atividades como leitura silenciosa e em voz alta, favorecem o reconhecimento da palavra e a conexão entre elas, iniciando por pequenos textos e aumentando a extensão gradativamente. Durante a atividade de leitura, a criança é solicitada a realizar a leitura prévia (silenciosa e/ou em voz alta), direcionar sua atenção a entonação (para a percepção de sílabas tônicas, por exemplo), contextualizar as sentenças do texto integrando as informações e interpretando os fatos.

O uso de diferentes estilos textuais também pode colaborar para contextualização de palavras trabalhadas em estratégias de percepção de rimas (como os poemas), para a entonação via exploração dos diálogos (por meio de textos narrativos), a exploração de palavras complexas e uso de inferências (textos informativos). Além de atividades como contagem e recontagem de história, mesmo que a criança ainda não saiba ler de forma independente, ouvir a história permite a formação da memória, ampliação do vocabulário, desperta atenção para a estrutura do texto e desenvolve a criatividade. O modelo de leitura, oferecido por um adulto com leitura proficiente, enriquece a percepção da criança, por isso as práticas devem ser realizadas com frequência alta (diárias ou quatro a cinco vezes por semana) em diferentes contextos (escola e casa).

A leitura fluente

De acordo com pesquisadores de diversas universidades, a fluência de leitura é um construto chave que vem sendo estudado por muitos anos no contexto das pesquisas sobre desenvolvimento da leitura (RASINSKI *et al.*, 2011). Uma das definições, com base nas perspectivas atuais de pesquisas, coloca a fluência na leitura oral como sendo o conjunto de três características, ou indicadores, que seriam a acurácia, a automaticidade (velocidade) e a prosódia (HUDSON; LANE; PULLEN, 2005; NATIONAL READING PANEL, 2000). A taxa ou velocidade de leitura é um reflexo da automaticidade e, para medi-la, utiliza-se, por exemplo, o número de palavras lidas por minuto ou o número de palavras lidas corretamente por minuto. A precisão com que um escolar lê está relacionada com a acurácia em decodificar e pode ser observada pela porcentagem de palavras que um leitor pode decodificar corretamente (HUDSON; LANE; PULLEN, 2005; PULIEZI; MALUF, 2014).

Já a prosódia, comumente referida na leitura como a expressividade, está relacionada com as pausas e a duração das pausas feitas durante a leitura, com entonação e ritmo adequados. O leitor poderá se guiar pelos sinais de pontuação e outros recursos da escrita para realizar a adequada prosódia durante a leitura (KUHN; SCHWANENFLUGEL; MEISINGER, 2010).

Uma vez que os escolares são capazes de ler as palavras nos textos com precisão, automaticamente e com expressão que reflete o significado, são mais capazes de concentrar seus recursos cognitivos (atenção e memória) na representação mental dos significados — a compreensão — ao invés de se concentrar nas competências mais básicas e fundamentais da leitura — o reconhecimento de palavras (LABERGE; SAMUELS, 1974).

Após 20 anos de uma das publicações americanas norteadoras de políticas públicas educacionais nos Estados Unidos — o Relatório nomeado *National Reading Panel* - em português: *Painel Nacional da Leitura* (NATIONAL READING PANEL, 2000), o mesmo continua sendo citado com frequência pelos estudos científicos até os dias atuais. Neste relatório, após análises de diversas pesquisas, chegou-se à conclusão de que era necessário mudanças nas práticas de leitura, incentivando-se a focar em "práticas já comprovadas cientificamente" em cinco áreas ditas como essenciais para que o escolar alcançasse o sucesso em aprender a ler: consciência fonêmica, instrução fônica, fluência, vocabulário e compreensão. As cinco áreas ficaram conhecidas como "os cinco pilares da instrução da leitura", ou seja, cinco pilares norteadores que devem ser trabalhados durante o primeiro ciclo de aprendizagem.

Mesmo a fluência sendo reconhecida nas pesquisas como um componente crítico da leitura, até recentemente ainda parece ser negligenciada nas práticas de leitura em sala de aula. Assim, é papel não só do Fonoaudiólogo Educacional, mas de toda sociedade científica divulgar as melhores estratégias para o desenvolvimento da fluência de leitura, uma forma de direcionar os escolares para que se tornem leitores proficientes e motivados à leitura, e possam ter condições de compreender adequadamente qualquer material a ser lido. Diante o exposto, como forma de consultoria aos professores sobre a melhor maneira de desenvolver a fluência da leitura em sala de aula, pode-se orientar que os mesmos devam trabalhar de diversas formas as práticas de leitura, sendo algumas destas estratégias para o desenvolvimento da fluência descritas a seguir.

Modelação e leitura assistida

Muitos escolares não têm modelos de leitura fluentes, tendo assim dificuldades para reconhecer o que significa ser um leitor fluente. Os escolares precisam ouvir professores ou leitores fluentes realizarem leituras, o que fará com que eles tenham oportunidade de compreender textos escritos mais facilmente por meio de leituras expressivas. Assim, ao ler para os escolares, os professores estarão modelando a leitura dos mesmos para uma leitura fluente (estratégia nomeada de modelação) (LOCK; WELSCH, 2006).

É possível também que os escolares façam leitura assistidas com auxílio de ferramentas digitais, ou seja, ouvindo audiolivros (livros digitais), eles terão a oportunidade de ler um texto enquanto ouvem simultaneamente uma leitura fluente do texto. Este método ajuda os leitores a decodificarem as palavras com sucesso, o que mais tarde auxilia no reconhecimento de palavras e na automaticidade. Além disso, a leitura assistida apresenta ao leitor como ler com expressão (prosódia) (ALDHANHANI; ABU-AYYASH, 2020). Este tipo de leitura, com auxílio de ferramentas digitais, pode ser realizada na escola nas aulas de laboratório de informática, por exemplo.

Leitura em coro

A leitura em coro é uma estratégia de sala de aula na qual todos os alunos leem em voz alta o mesmo texto em conjunto com o professor que modela a pronúncia precisa, a taxa de leitura apropriada e a prosódia (expressão). No final da leitura, o professor deve fornecer *feedback* corretivo à classe por meio de explicações e modelagem, revisando palavras e frases difíceis, chamando a atenção para os marcadores prosódicos e incentivar a classe a ler em "uma só voz" (PAIGE, 2011). A leitura em coro é realizada em conjunto com a leitura repetida (SAMUELS, 1979, 1997) — na qual o mesmo texto é lido várias vezes, ou realizada com a leitura expansiva — na qual são lidos diferentes textos de complexidade semelhante. Por exemplo, o professor inicia a estratégia com a leitura em voz alta dele, enquanto os escolares acompanham com suas leituras silenciosas. Em uma segunda leitura do mesmo texto, todos devem ler em coro, com o professor lendo o texto com expressão e com uma voz alta o suficiente para todos os escolares ouvirem. Histórias curtas, assim como poemas, poesias, letras de músicas são utilizadas, contanto que sejam longas o suficiente para fornecer uma leitura de dois minutos a uma taxa de leitura natural (nem muito rápida, nem muito devagar) com textos que têm normalmente entre 200 e 250 palavras (HASBROUCK;TINDAL, 2006). Para que a prática ocorra, é necessário que cada aluno tenha sua cópia do texto ou que a leitura seja projetada com a segurança de que todos possam enxergar adequadamente, sem dificuldades. A leitura em coro é também um tipo de leitura assistida que ocorre quando leitores leem um texto ao mesmo tempo em que ouvem um leitor (simultaneamente) mais fluente realizar oralmente a leitura do texto (ROWEN *et al.*, 2015).

Leitura compartilhada (ou emparelhada)

Neste tipo de estratégia, o professor faz duas crianças trabalharem com o mesmo texto. Uma criança é o leitor e a outra é o guia, depois os papéis se invertem. O guia determina se a qualidade da leitura é adequada; se houver problemas com precisão, velocidade ou expressão, o guia pede que o leitor releia. Esta configuração de prática de leitura permite ao professor monitorar a leitura dos escolares e a possibilidade de motivá-los para a leitura. A dupla de escolares fará a leitura em revezamento com um dos parceiros iniciando com frases, ou parágrafos ou trechos e o segundo leitor continua com o próximo trecho. Normalmente, seleciona-se as duplas com um leitor que é menos fluente ou menos confiante em ler em voz alta sozinho e um parceiro que o possa ajudar com um modelo de fluência, ou que ao menos seja um pouco mais fluente (NES, 2003). Quando um dos escolares tem dificuldades com a leitura, é possível orientar a estratégia da leitura repetida: o leitor mais fluente lê um parágrafo ou algumas frases e o leitor com dificuldade, ao invés de continuar a leitura, repete o trecho lido pelo colega (YILMAZ; KADAN, 2019). Além de melhorar a fluência e precisão, a estratégia da leitura emparelhada ajuda a aumentar a confiança e a autoestima dos leitores (ALDHANHANI; ABU-AYYASH, 2020)

As estratégias de modelação e leitura em coro podem não só ser trabalhadas em sala de aula, como também pelo Fonoaudiólogo Clínico e até mesmo pela família do escolar, enquanto a estratégia de leitura compartilhada acaba por ser uma estratégia mais designada para os professores realizarem em sala de aula ou para orientar duplas em casa com um adulto. Outra estratégia com prática baseada em evidências é a leitura repetida, a qual será descrita a seguir.

Leitura repetida

A estratégia da leitura repetida consiste na prática de leituras e releituras estruturadas de um mesmo texto para dar oportunidade a um escolar de desenvolver sua fluência de leitura. Esta estratégia está embasada cientificamente em estudos desde a década de 70 conforme análises de revisões realizadas sobre o tema (LEE; YOON, 2017; STEVENS; WALKER; VAUGHN, 2017). Os estudos propõem a repetição de textos que estejam ao nível de habilidade de leitura do escolar e de gêneros que possibilitem performances expressivas como poesia, canções, discursos e oratórias, diálogos, monólogos e roteiros para teatros de leitores. Ao se utilizar estes tipos de textos, os escolares têm um motivo autêntico para realizar as leituras repetidas, ou o que pode ser chamado de ensaios da leitura, com o objetivo de melhorar sua própria performance, ou seja, realizar uma boa apresentação oral do texto, de preferência para um ouvinte ou para um público, que ao ter acesso a esta leitura procurará significado e satisfação na escuta.

A estratégia é realizada com metas de leitura, por exemplo, leituras repetidas com o objetivo de se melhorar o número de palavras corretas por minuto. Para isto, cada leitura deve ser cronometrada por um minuto, com monitoramento e *feedback* sobre os erros, velocidade e expressão (ROWEN; BIGGS;WATKINS; RASINSKI, 2015). Assim critérios de metas de leitura são estabelecidos, além de determinado um número específico de repetições (por exemplo, de 3 a 5 vezes).

A leitura repetida é essencial para aqueles que têm dificuldades de fluência mas, permitir também que eles pratiquem a leitura de diferentes textos é importante não apenas para a fluência dos que apresentam dificuldades, e sim para todos que poderiam aprimorar sua fluência e, por consequência, melhorar sua compreensão (RASINSKI *et al.*, 2011; DISALLE; RASINSKI, 2017).

Considerações Finais

O aprendizado da leitura trata-se de um processo amplo e complexo que envolve diversas habilidades que não se desenvolvem e ampliam naturalmente, ou seja, necessitam do aprendizado explícito e instrucional para que a criança adquira com sucesso a leitura e tenha como resultado a fluência e, consequentemente, a extração de significado, finalizado no processo de compreensão. Dessa forma, concluímos este capítulo com o propósito de visualizar as atividades propostas dentro da prática clínica como nas ações de prevenção, promoção da leitura e fluência de leitura (Figura 2).

Desejamos a todos uma boa prática!

Figura 2 – Estratégias para leitura e fluência de leitura

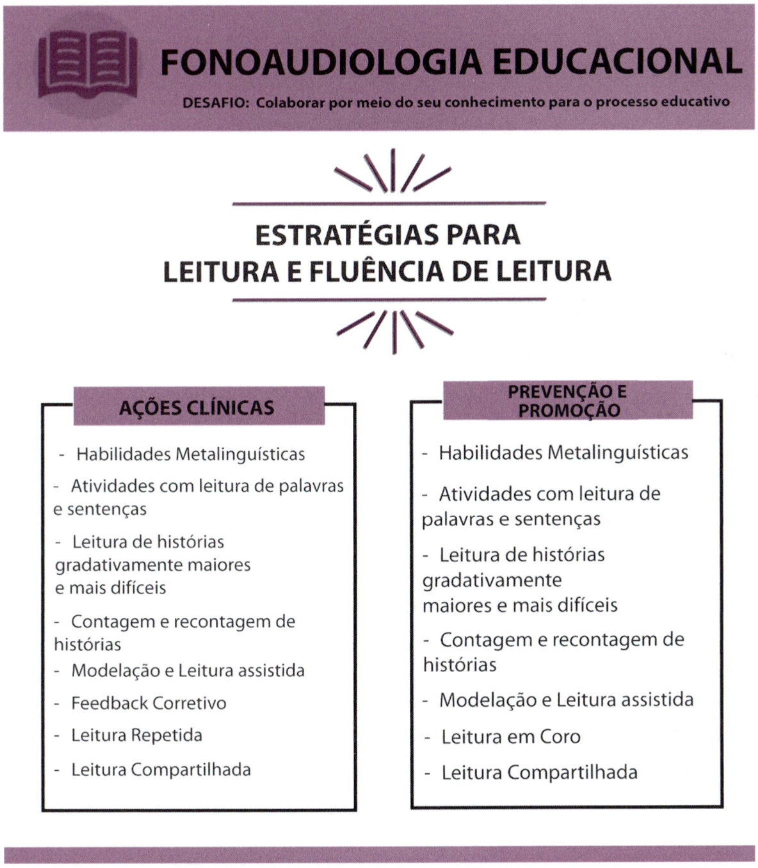

Fonte: Elaborado pelos autores.

Referências

ABRAMIDES, D. V. M. Aspectos psicossociais da aquisição e desenvolvimento da linguagem. *In:* LAMONICA, D. A. C. (org.). **Estimulação da linguagem (Aspectos teóricos e práticos)**. São José dos Campos: Pulso, 2008, p. 29-41.

ALDHANHANI, Z. R.; ABU-AYYASH, E. A. S. Theories and research on oral reading fluency: what is needed? **Theory and Practice in Language Studies**, v. 10, n. 4, p. 379-388, April 2020.

ASHA. American Speech-Language-Hearing Association. **Roles and responsibilities of speech--language pathologists with respect to reading and writing in children and adolescents** [Technical Report], 2001a. Disponível em: https://www.asha.org/policy/PS2001-00104/#FN1. Acesso em: 29 jun. 2020.

ASHA. American Speech-Language-Hearing Association. **Roles and responsibilities of speech--language pathologists with respect to reading and writing in children and adolescents** [Position Statement], 2001b. Disponível em: www.asha.org/policy. Acesso em: 26 jun. 2020.

CARRETTI, B.; MOTTA, E.; RE, A. M. Oral and written expression in children with reading comprehension difficulties. **Journal of Learning Disabilities**, v. 49, n. 1, p. 65-76, 2016. DOI: 10.1177/0022219414528539.

COMISSÃO DE EDUCAÇÃO DO CONSELHO REGIONAL DE FONOAUDIOLOGIA. **Parecer 2ª Região/SP, n.º 001/08**. Dispõe sobre a atuação do Fonoaudiólogo na Educação. São Paulo, 2008. Disponível em: http://www.fonosp.org.br/images/Legislacao/Pareceres2Regiao/Parecer_dispe_sobre_atuao_do_fgo_na-educaon001-08.pdf. Acesso em: 12 mar. 2020.

CONSELHO FEDERAL DE FONOAUDIOLOGIA. CFFa. **Resolução CFFa nº 309, de 01 de abril de 2005**. Dispõe sobre a atuação do Fonoaudiólogo na Educação Infantil, Ensino Fundamental, Médio, Especial e Superior, e dá outras providências. Brasília, 2005. Disponível em: https://www.fonoaudiologia.org.br/resolucoes/resolucoes_html/CFFa_N_309_05.htm. Acesso em: 10 mar. 2020.

DISALLE, K.; RASINSKI, T. Impact of short-term intense fluency instruction on students' reading achievement: A classroom-based, teacher-initiated research study. **Journal of Teacher Action Research**, v. 3, n. 2, p. 1-13, 2017.

FRANÇA, M. P.; WOLFF, C. L.; MOOJEN, S.; ROTTA, N. T. Aquisição da linguagem oral: Relação e risco para a linguagem escrita. **Arquivos de neuropsiquiatria,** v. 62, n. 2B, p. 469-472, 2004.

HUDSON, R. F.; LANE, H. B.; PULLEN, P. C. Reading fluency assessment and instruction: What, why, and how? **The Reading Teacher**, Newark, v. 58, n. 8, 702-714, May 2005.

KAMHI, A. G. The role of the SLP in improving reading fluency. **The ASHA Leader**, v. 8, n. 7, p. 6-8, abr. 2003. DOI https://doi.org/10.1044/leader.FTR1.08072003.6

KUHN, M. R.; SCHWANENFLUGEL, P. J.; MEISINGER E. B. Aligning theory and assessment of reading fluency: automaticity, prosody, and definitions of fluency. **Reading Research Quarterly**, Newark, v. 45, n. 2, p. 230-251, Apr./June 2010. Disponível em: http://www.jstor.org/stable/20697184. Acesso em: 15 jun. 2013.

LABERGE, D.; SAMUELS, S. J. Toward a theory of automatic information processing in reading. **Cognitive Psychology**, San Diego, v. 6, n. 2, p. 293-323, Apr. 1974. DOI: 10.1016/0010-0285(74)90015-2.

LEATHER, C. V.; HENRY, L. A. Working Memory Span and Phonological Awareness Tasks as Predictors of Early Reading Ability. **Journal of Experimental Child Psychology**, v. 58, n. 1, p. 88-111, 1994.

LEE, J.; YOON, S. Y. The effects of repeated reading on reading fluency for students with reading disabilities: a meta-analysis. **Journal of Learning Disabilities**, Chicago, v. 50, n. 2, p. 213-224, Mar. 2017. DOI: 10.1177/0022219415605194.

LOCK, R. H.; WELSCH, R. G. Increase Oral Reading Fluency. **Intervention in School and Clinic**, Austin, v. 41, n. 3, p. 180-183, jan. 2006. DOI: https://doi.org/10.1177/10534512060410030901.

MOUSINHO, R.; CORREA, J. Avaliação da linguagem oral e escrita na dislexia do desenvolvimento. *In:* SALLES, J. F.; NAVAS, A. L. (org.). **Dislexias do desenvolvimento e adquiridas**. São Paulo: Pearson, 2017, p. 65-85.

NATIONAL READING PANEL. **Teaching children to read: An evidence-based assessment of the scientific research literature on reading and its implications for reading instruction**. Washington, DC: National Institute of Child Health and Human Development, 2000.

NES, S. L. Using paired reading to enhance the fluency skills of less-skilled readers. **Reading Improvement**, v. 40, n. 4, p. 179–192, 2003.

PAIGE, D. D. "That sounded good!": using whole-class choral reading to improve fluency. **The Reading Teacher**, v. 6, n. 64, p. 435–438, 2011. DOI:10.1598/RT.64.6.5.

PULIEZI, S.; MALUF, M. R. A fluência e sua importância para a compreensão da leitura. **Psico--USF**, Bragança Paulista, v. 19, n. 3, p. 467-475, set./dez. 2014.

RANSINSKI, T. V. *et al.* Reading Fluency. *In:* KAMIL, M. L. *et al.* (ed). **Handbook of reading research**, v. 4. New York (NY): Taylor & Francis, 2011. p. 286-319.

RASINSKI, T. V. Readers who struggle: Why many struggles and a modest proposal for improving their reading. **The Reading Teacher**, v. 70, n.5, p. 519-524, 2017. DOI:10.1002/trtr.1533.

ROWEN, D.; BIGGS, D.; WATKINS, N.; RASINSKI, T. Choral reading theater: Bridging accuracy, automaticity, and prosody in reading fluency across an academic unit of study. **Journal of Teacher Action Research**, v. 1, p. 53-69, 2015.

SAMUELS, S. J. The method of repeated readings. **The Reading Teacher**, n. 50, v. 5, p. 376–381, 1997. (Original work published 1979).

SANDERS, E. A.; BERNINGER, V. W.; ABBOTT, R. D. Sequential prediction of literacy achievement for specific learning disabilities contrasting in impaired levels of language in grades 4 to 9. **Journal of Learning Disabilities**, v. 51, n. 2, p. 137-157, 2018. DOI: 10.1177/0022219417691048.

SARTORI, A. A. T. K.; DELECRODE, C. R..; CARDOSO, A. C. V. (Central) auditory processing in schoolers in initial literacy grades. **Codas**, v. 31, n. 1, p. e20170237, 2019. DOI: 10.1590/2317-1782/20182018237.

SCOPEL, R. R.; SOUZA, V. C.; LEMOS, S. M. A. A influência do ambiente familiar e escolar na aquisição e no desenvolvimento da linguagem: Revisão de literatura. **Revista Cefac**, v. 14, n. 4, p. 732-741, 2012.

SILVA, C.; CAPELLINI, S. A. **Programa de intervenção fonológica para escolares em fase inicial de alfabetização**. Ribeirão Preto: Booktoy, 2019.

SILVA, C.; GUALBERTO, B. D.; NEVES, I. M. P. The performance of elementary public and private school students pre and post phonological intervention. **Revista Cefac**, v. 21, n. 2, p. e15718, 2019.

SISTEMAS DE CONSELHOS DE FONOAUDIOLOGIA (org.). **Fonoaudiologia na Educação.** Conselho Federal de Fonoaudiologia, 2018. Disponível em: https://www.fonoaudiologia.org.br/cffa/wpcontent/uploads/2013/07/documentofonoaudiologianaeducacao.pdf. Acesso em: 16 mar. 2020.

SISTEMAS DE CONSELHOS DE FONOAUDIOLOGIA (org.). **Atuação do Fonoaudiólogo Educacional**: guia norteador. Conselho Federal de Fonoaudiologia, 2016. Disponível em: https://www.fonoaudiologia.org.br/cffa/wp-content/uploads/2013/07/guia-norteador.pdf. Acesso em: 10 mar. 2020.

STEVENS, E. A.; WALKER, M. A.; VAUGHN, S. The effects of reading fluency interventions on the reading fluency and reading comprehension performance of elementary students with learning disabilities: a synthesis of the research from 2001 to 2014. **Journal of Learning Disabilities**, Chicago, v. 50, n. 5, p. 576-590, Sept./Oct. 2017. DOI: 10.1177/0022219416638028.

TIGHE, L. E.; SCHATSCHNEIDER, C. A quantile regression approach to understanding the relations among morphological awareness, vocabulary, and reading comprehension in adult. **Journal of Learning Disabilities**, v. 49, n. 4, p. 424-436, 2016. DOI: https://doi.org/10.1177/0022219414556771.

YILMAZ, M.; KADAN, Ö. An Action research aiming to reveal the effects of paired reading on eliminating reading difficulties. **Bartın University Journal of Faculty of Education**, v. 8, n. 1, p. 231-244, 2019. DOI: doi10.14686/buefad.432501.

CAPÍTULO 9

A contribuição do Fonoaudiólogo Educacional para as práticas em compreensão da leitura

Vera Lúcia Orlandi Cunha

Introdução

O Fonoaudiólogo Educacional é o profissional da área da Fonoaudiologia que está em contato direto com o professor, pode estar inserido na escola ou não, cuja função é preparar e orientar os professores na otimização das aprendizagens de leitura e escrita, capacitando e orientando-os tanto nos aspectos teóricos como nas atividades práticas, indicando qual ou quais atividades são as mais recomendadas para um determinado grupo de escolares ou para um escolar especificamente.

Este capítulo tem como objetivo descrever como o Fonoaudiólogo Educacional pode auxiliar os professores na habilidade de compreensão de leitura, considerada não só importante, mas essencial na aquisição e solidificação dos novos conhecimentos, pois estes são fundamentais para a evolução acadêmica.

A seguir, serão descritos alguns tópicos para nortear o trabalho do Fonoaudiólogo Educacional nas orientações das atividades de compreensão leitora para o professor, pois este deve ter um bom embasamento teórico no qual possa se sustentar para a aplicação das atividades práticas.

1. Habilidades linguísticas e cognitivas que dão suporte para a compreensão de leitura

Objetivo: Orientar o professor sobre os processos envolvidos na compreensão da leitura, incluindo os habilidades linguísticas e cognitivas.

As **habilidades linguísticas** referem-se à capacidade de decodificação, o conhecimento do vocabulário e o conhecimento sintático.

A capacidade de decodificação está diretamente relacionada à consciência sobre a linguagem, sendo fundamental na significação das palavras, das frases e os discursos. Assim, a consciência linguística é essencial para a decodificação e, por conseguinte, para a compreensão de leitura.

O ato da leitura envolve, portanto, uma variedade de processos que se iniciam na identificação visual das letras até a compreensão do conteúdo e contexto da palavra escrita, sendo essa totalmente dependente do conhecimento geral da linguagem oral (CUNHA; CAPELLINI, 2014a, 2014b).

A decodificação e a compreensão de leitura são habilidades consideradas interdependentes, sendo assim, se houver alterações na primeira haverá comprometimento na segunda.

Considerando estes aspectos, é fundamental que quando a criança inicie seu processo de alfabetização, esteja com sua linguagem oral bem desenvolvida do ponto de vista fonológico e fonético, assim como também as capacidades da consciência morfológica, consciência sintática e consciência léxico-semântica, habilidades importantes para a expressão e compreensão da linguagem oral.

Todo esse domínio adquirido na linguagem oral será empregado na leitura de um texto, uma vez que esse ato demanda a integração das informações sobre consciência fonológica, consciência morfológica, consciência sintática e consciência léxico-semântica, habilidades que vão contribuir no processo da compreensão do texto (PEREIRA, 2013; CUNHA, 2016; CUNHA; CAPELLINI, 2019).

Entretanto, para que ocorra a obtenção do sentido é necessário, ainda, que a **consciência linguística** (voltada para o conhecimento da própria linguagem em todos os modos de constituição e organização) se associe aos **fatores cognitivos** que estão relacionados à memória de trabalho, ao monitoramento e à capacidade de estabelecer inferências (PEREIRA, 2103), esta última diretamente relacionada aos conhecimentos prévios do leitor (ESCUDERO; LÉON, 2007; OLIVEIRA; MARTINS; CUNHA, 2015; CUNHA, 2016), possibilitando a construção da representação mental do texto. Assim, a compreensão da linguagem está na dependência de fatores linguísticos e cognitivos.

Estes fatores, portanto, devem ser despertados desde a **Educação Infantil,** estimulação voltada especialmente na expressão e compreensão oral.

Que atividades são possíveis de serem realizadas na Educação Infantil objetivando a compreensão de leitura futura?

Atividades práticas:

- Leitura de história: A leitura de pequenas histórias com entonação e prosódia acentuadas, assim como o uso de ilustrações grandes chamam a atenção da criança e incentivam o gosto pela leitura;
- Dramatizações: podem ser feitas após a leitura e as atividades posteriores à leitura;
- Desenhos animados e filmes;
- Histórias com figuras em sequência.

Como explorar e estimular as habilidades necessárias para a compreensão da leitura?

Considerando que os textos narrativos e as narrativas fazem referência a uma série de fatos iniciais, episódios, conflitos, estados emocionais, ações, consequências, resoluções que se apresentam em forma de uma cadeia causal, é importante que no final das atividades de leitura, desenhos animados, filmes e histórias com figuras em sequência sejam feitas perguntas que permeiem os elementos básicos da narrativa, além de explorar a significação de palavras novas e desconhecidas que o texto pode conter. Essas perguntas podem ser: Qual é o nome da história? Quem participou da história (personagens)? Onde a história se passou? O que aconteceu com o personagem? Que problema ele teve que resolver? Como resolver esse problema? Ele conseguiu resolver seu problema? Como termina a história?

Ao fazer essas perguntas, o professor estará estimulando a criança a lembrar dos fatos e relacionar as diversas situações da história. Se estiver trabalhando com textos ilustrados ou figuras em sequência, pode pedir ao escolar que mostre quais figuras apresentam os fatos questionados como também solicitar, após as respostas das perguntas, que reconte a história olhando as ilustrações. Depois de fazer isso, algumas vezes, poderá, com as crianças maiores, pedir que elas façam as perguntas uma para as outras após a leitura das histórias pelo professor.

Com as crianças de seis anos, é possível dividir a história em partes com começo, meio e final. Para isso, o professor desenha um retângulo no chão e o divide em 3 partes (usando uma divisão que pode ser movida, por, exemplo, dois cabos de vassoura). O professor deve então entregar as perguntas escritas para as crianças e fazê-las na sequência dos acontecimentos da história. Após as crianças responderem, o professor indicará onde cada uma deve ficar, no começo, no meio, ou no final da história e cada criança tomará seu lugar dentro do retângulo. Depois cada criança deve se colocar de acordo com a sequência da história referente à sua pergunta e, finalmente, cada uma irá recontar a história de acordo com seu lugar na sequência.

Perguntas da parte inicial da história: Qual é o nome da história? Onde se passa a história? Quem participou da história? (personagens)

Perguntas da parte medial história: O que aconteceu com o personagem? Que problema ele teve que resolver? O que ele fez para resolver o problema? Ele conseguiu resolver o problema?

Perguntas da parte final história: Como termina a história?

Depois de realizadas essas atividades com algumas histórias, pode-se entregar aleatoriamente uma pergunta escrita para cada uma. Em seguida, o professor lerá cada pergunta, a criança deve responder ou pedir para os colegas ajudarem a responder. Feito isso, o professor pergunta em que parte da história isso aconteceu e a criança deve se colocar no lugar do retângulo relacionada à sua pergunta. Após as atividades, o professor pode solicitar que cada criança reconte a história de acordo com seu lugar na sequência.

2. A relação das habilidades fundamentais da alfabetização com a compreensão da leitura

Objetivo: Relacionar habilidades linguísticas com a compreensão leitora.

Ocorre, de forma comum, o pensamento de que leitores iniciantes só precisam aprender a decodificar a palavra escrita para que, de forma automática, também tenham competências para a compreensão de leitura. Contudo, essa compreensão automática da mensagem escrita muitas vezes não ocorre, embora o escolar não apresente problemas de decodificação. Embora os alunos ao entrarem na escola possam a apresentar um alto grau de competência comunicativa, muitos ainda podem não ter todas as competências da língua para a compreensão de leitura.

Isso advém do fato de que os textos escritos são, em muitos importantes aspectos, diferentes dos textos falados, pois os textos escritos requerem também a capacidade de memória e outras competências cognitivas que não são tão fundamentais para a interação comunicativa habitual. Pois, durante o ato da leitura, é necessário empregar processos cognitivos importantes como uma análise e uma comparação entre as informações obtidas do texto (referente tanto à decodificação e reconhecimento da palavra como à compreensão do texto) com as informações previamente armazenadas em sua memória gerando as inferências necessárias para a conexão das ideias dentro ou entre sentenças e parágrafos, e também para conectar ideias para completar informações que não estão explícitas, incorporando conhecimentos e experiências anteriores, processo necessário para que um modelo de representação mental do texto seja construído e seja obtida a compreensão profunda (ESCUDERO; LEÓN, 2007; SANCHEZ, 2002, 2012; CUNHA; CAPELLINI, 2016, 2019).

As competências da linguagem oral devem ser utilizadas para "aprender a ler", assim competências como consciência fonológica são importantes na fase da aprendizagem da decodificação e reconhecimento das palavras. Entretanto outras habilidades da linguagem oral, como a consciência morfológica, consciência sintáticas, consciência léxico-semântica e também os importantes fatores cognitivos envolvidos na obtenção da compreensão de um texto, são necessários para "ler para aprender" (SANCHEZ, 2002, 2012).

Assim sendo, é imprescindível que o professor consiga detectar as dificuldades de leitura desde seu processo inicial, de decodificação e reconhecimento da palavras escrita até os processos cognitivos fundamentais para a compreensão de leitura.

3. Características dos alunos que encontram dificuldades na compreensão da linguagem e na leitura

Objetivo: Reconhecer as características dos alunos que apresentam dificuldades especificas de compreensão de linguagem e de leitura.

O professor deve estar atento à necessidade do escolar empregar habilidades linguísticas e cognitivas para chegar a leitura com significação. Estes processos envolvem a capacidade de reconhecimento das palavras, conhecimento de vocabulário, competências sintáticas, memória operacional, realização de inferências, conhecimento da estrutura de texto, objetivos da leitura, entre outros. Somente empregando esses processos, a leitura será realizada com significação, alcançando, assim, seu objetivo primordial que é a obtenção de novos conhecimentos, para que haja aprendizagem (CUNHA E CAPELLINI, 2016; 2019).

Deste modo, é importante que professor, ao detectar um problema na compreensão da leitura, verifique qual ou quais processos estão deficitários para que haja a correta intervenção.

Os conhecimentos teóricos e avaliações específicas ajudarão o professor a detectar as diferenças entre as dificuldades de compreensão de língua e dificuldades específicas de leitura e compreensão de leitura. A detecção de dificuldades é importante para a intervenção e prevenção de maiores problemas no desempenho que poderão prejudicar o desenvolvimento acadêmico do aluno (SANCHEZ, PEREZ e PARDO, 2012).

Deste modo, devem ser observadas as dificuldades na leitura de palavras a fim de verificar a decodificação precisa, como também a escuta com compreensão, na fase inicial da alfabetização, para detectar-se a compreensão adequada nas primeiras fases de leitura. Ademais, averiguar problemas que vão além da capacidade de responder ou fazer perguntas factuais sobre uma leitura recente a fim de verificar a compreensão do texto, observando as capacidades de: responder perguntas que requerem fazer integração de informações de partes diferentes do texto, integrar informações do texto com seu conhecimento de mundo e fazer previsões sobre a leitura.

4. Porque a estrutura do texto afeta a compreensão

Objetivo: Conhecer a estrutura e o tipo organizacional de cada texto.

Os textos são classificados dentro de muitos tipos ou categorias, de acordo com sua estrutura, podendo ser descritivos, expositivos, narrativos, descritivos, argumentativos e instrutivo-indutivo. Entretanto, dois tipos de textos são tidos como os mais frequentes nos livros didáticos: os narrativos e os expositivos (CUNHA e CAPELLINI, 2014a, 2014b). Sendo assim, o professor deverá focar primeiramente esses tipos de texto, pois além de haver uma maior exposição a esses textos durante o processo educativo, a narrativa está presente desde a infância, enquanto os textos expositivos são utilizados para a apreensão de novos conhecimentos em todas as disciplinas acadêmicas (SÁNCHEZ, 2002; SANCHEZ; PEREZ; PARDO, 2012 ESCUDERO; LEÓN, 2007; CUNHA; CAPELLINI, 2014a, 2014b).

É importante oferecer ao professor orientações sobre a necessidade de explicar aos escolares que este conhecimento é importante, pois cada gênero textual tem características próprias e, por esta razão, também apresentam formas diferentes de serem compreendidos. Sendo assim, a obtenção de tal conhecimento facilitará a busca pelas ideias principais, tornando mais acessíveis a percepção das relações entre elas.

Nesse sentido, o entendimento da estrutura do texto envolve saber os traços que o definem como um determinado gênero, havendo a contribuição da situação comunicativa (autor, leitor, tempo, espaço, suporte) e o modo de organização - moldura, componentes constitutivos (unidades linguísticas), o modo como as informações são apresentadas ao leitor, com seus traços linguístico-estruturais próprios de cada gênero textual (ESCUDERO; LEÓN, 2007).

Os textos narrativos, de acordo com Escudero e León (2007), possuem uma natureza caracteristicamente episódica e incluem um conjunto de elementos que são semelhantes entre si. Assim, este tipo de texto apresenta personagens, sequências de fatos ou ações que se configuram em uma cadeia causal, a qual provoca perguntas como "o que ocorreu?", "em que lugar?", "qual é a ideia principal?". Neste tipo de gênero textual estão fatos históricos, autobiografias, histórias de ficção, contos, fábulas ou lendas. Fazem parte dessa cadeia causal os fatos iniciais, episódios, conflitos, estados emocionais, consequências, resoluções e avaliações dos personagens. Desse modo, essa cadeia causal estabelece a sequência de eventos obedecendo uma ordem temporal, o que possibilita ao leitor alcançar uma interpretação coerente da história (CUNHA e CAPELLINI, 2019).

Os textos expositivos, por sua vez, são caracterizados como fontes de aquisição de novas informações em diversos domínios de conhecimentos como as ciências sociais, as ciências físicas, a matemática ou a história. Este tipo de texto agrupa elementos informativos, explicativos ou argumentativos, de acordo com o contexto ou a função a que é conduzido. Esses textos (livros de textos, páginas da *web*, enciclopédias, etc.) são empregados geralmente em circunstâncias nas quais o escolar não possui um conhecimento anterior satisfatório, mas é esperado que essa condição de conhecimento seja incrementada em decorrência de sua leitura (ESCUDERO; LEÓN, 2007).

São oferecidas ao professor estratégias para trabalhar com os cinco tipos básicos de organização das informações apresentadas nos textos expositivos (SANCHEZ, 2002; SANCHEZ; PEREZ; PARDO, 2012, CUNHA; CAPELLINI, 2019): *Descrição, Comparação, Sequência, Problema/solução e Causalidade.*

Nesse sentido, o professor deverá mediar ações como, por exemplo, instruir o aluno a identificar o tópico de um texto expositivo, seguir a estrutura do argumento, extrair as ideias principais, e por fim fazer uma representação do essencial dos tópicos de um texto, integrando as informações. Além disso, nos textos narrativos, identificar os personagens centrais, seus motivos e ações e sequenciar eventos em uma história.

5. A importância da coerência do texto para a construção de sua representação mental

Objetivo: Compreender que a coerência de um texto se refere predominantemente ao conteúdo e suas relações internas e com o entorno.

Na construção de um texto, há elementos de extrema relevância como **a sintaxe**. É necessário propor atividades com a finalidade de explorar os elementos da estrutura frasal, o conhecimento sobre o significado das palavras e como se relacionam, além de fazer conexões entre as frases a fim de obter a coerência do texto. A obtenção da coerência do texto depende, portanto, da coesão das ideias contidas na mensagem.

A coesão consiste nas conexões linguísticas que cooperam na vinculação entre os conceitos apresentados, permitindo a construção de seus significados. A coesão ocorre como coesão lexical (relações entre vocábulos lexicais como os substantivos, adjetivos e verbos) e coesão gramatical (relações entre vocábulos gramaticais como as preposição, conjunção, advérbio, pronome, artigo, numeral) (PEREIRA, 2013).

Para que o aluno consiga formar um modelo mental do texto, a ordem das palavras nas frases faz muita diferença. Sendo assim, é importante que o escolar entenda que a estrutura de frases em textos escritos é mais complexa que dos enunciados falados, pois os textos escritos trazem frases mais longas e estruturas mais complexas, como o uso de pronomes para fazer referências anafóricas, por exemplo (PEREIRA, 2013).

É importante que o professor explique ao escolar que é necessário estabelecer a conexão da coerência textual com a coerência mental como, por exemplo, mostrar que em um texto deve haver ausência de contradição interna (não pode haver contradições temáticas ou linguísticas, como o emprego dos tempos e das pessoas verbais) e a relação com o mundo (as afirmações têm que ter vínculo de verdade, no caso do texto não ficcional e de verossimilhança no caso do texto ficcional) (PEREIRA, 2013; CUNHA; CAPELLINI, 2016).

6. Estratégias de compreensão apoiadas por pesquisas

Objetivo: Aplicar estratégias especificas para a compreensão leitora baseadas em evidências científicas para serem utilizadas antes, durante e após a leitura de um texto.

Diversos estudos internacionais (SÁNCHEZ, 2002; SANCHEZ; PEREZ; PARDO, 2012; SOLAN *et al.*, 2007; KINNIBURGH; SHAW, 2009; BALEGHIZADE; BABAPOUR, 2011; LEVESQUE; KIEFFER; DEACON, 2017), como também nacionais (SANTA-CLARA; FERRO; FERREIRA, 2004; JOLY, 2007; JOLY; PIOVEZAN, 2012; MASSIGNANI *et al.*, 2012; CUNHA; CAPELLINI, 2012, 2015, 2016, 2019; ALBRECHT; CAPELLINI, 2019) comprovaram que o ensino explícito da compreensão leitora, por meio da mediação do professor, auxilia os escolares nesta habilidade fundamental para a aprendizagem. Nesse sentido, o Fonoaudiólogo Educacional deve orientar o professor sobre como instruir os escolares na realização dessas atividades.

Com os anos iniciais, como os alunos não têm ainda o domínio da capacidade de decodificação, normalmente partem das atividades mais globais e mediadas (conhecimentos prévios, identificar o gênero pelas características, analisar elementos e estruturas de diferentes tipos de textos). Depois, quando adquirem este domínio, passam para atividades de manejo da macroestrutura (identificar ideias principais) e da microestrutura (responder a questões explícitas e identificação de detalhes).

Assim, para os escolares do 1.º e 2.º ano podem ser propostas atividades com os textos escritos, como: identificar o gênero de acordo com suas características; analisar informações e estruturas de tipos distintos de textos; identificar e sumarizar a ideia principal; identificar detalhes para responder questões; responder e perguntar questões explícitas; e sequenciar fatos em uma história.

Abaixo, estão descritas as principais atividades a serem utilizadas antes, durante e após a leitura para ativar os processos da compreensão leitora para os escolares a partir do 3.º ano (ESCUDERO; LEÓN, 2007; SANCHÉZ, 2002; SANCHEZ; PEREZ; PARDO, 2012; CUNHA; CAPELLINI, 2012, 2015, 2016, 2019; TARCHI, 2015).

Como ativar os processos cognitivos envolvidos na compreensão leitora

Atividades antes da leitura

- **Ativação dos conhecimentos prévios**: Perguntas que estimulem o leitor a buscar seu conhecimento prévio, amplo e superficial ou específico e mais profundo; discussão livre sobre o tema; leitura do título e subtítulos; discussão sobre o título e subtítulos que ativa conhecimentos específicos;
- **Consciência do objetivo da leitura:** é importante que o escolar saiba de antemão o porquê irá ler um determinado texto e o que é esperado dele após a leitura, contribuindo para o aumento de sua motivação e expectativa;
- **Motivação:** o escolar deve estar motivado para a leitura e as atividades prévias proporcionam maior estímulo para a atividade.

Atividades durante a leitura

- Explicar pelo contexto ou encontrar o significados de palavras desconhecidas;
- Fazer um resumo, sintetizando o parágrafo que acabou de ser lido;
- Predizer, tentando "adivinhar" sobre o que o texto pode trazer nos parágrafos seguintes;
- Aprender a importância de formar inferências que permitem ao leitor passar da compreensão individual de sentenças para a integração global das sentenças (significado global) utilizando de seu conhecimento prévio e do conteúdo do texto para preencher lacunas que não foram claramente apresentadas;
- Fazer inferências de coesão textual ou anafóricas estabelecendo coesão entre diferentes frases do texto por meio da integração das informações implícitas;
- Fazer inferência de preenchimento de informação (*gap-filling*) ou elaborativas;
- Fazer também inferências semânticas que requerem um amplo conhecimento prévio de palavras e inferências lexical que abrangem o conhecimento do significado da palavras dentro da frase;
- Fazer questionamentos sobre questões relevantes do texto.

Durante a leitura, devem ser detectados os **elementos característicos de cada gênero**, pois isso facilitará a representação mental do texto:

- **Textos narrativos:** é necessário que o leitor identifique os personagens centrais e seus motivos e ações e questione eventos da história. Para isso, fará perguntas em termos de **"O que ocorreu?" "Em que lugar?" "Qual é a ideia principal?"**
- **Textos Expositivos:** o leitor deve verificar como as informações estão organizadas, procurando os elementos característicos de cada tipo: Descrição, Comparação, Sequência, Problema/Solução e Causalidade, seguir a estrutura do argumento, além de extrair as ideias principais do texto e fazer uma representação do essencial do tópico do texto.

Atividades de Monitoramento durante a leitura

Durante a leitura, o professor deve levar o escolar a verificar: palavras-chaves que não conhece; coerência entre as partes do texto; se algo não fez sentido; se é preciso reler partes do texto para constatar se ocorre relações entre as partes.

Atividades após a leitura

- **Monitoramento:** após a leitura do texto, os escolares deverão: dizer com suas próprias palavras o que leu no texto; fazer um resumo; fazer um esquema com as ideias principais do texto.
- **Verificar**: se há algo do texto que não conseguiu entender, o que conseguiu aprender com o texto e, se é preciso reler o texto para conferir se entendeu tudo.
- **Sempre depois de ler:** pensar sobre o que aprendeu com o texto, decidir se o que leu foi importante e se gostou de ler o texto, como também supervisionar a real compreensão do material lido.

Construção de esquemas

O escolar recebe orientações de como construir um esquema que incluem as ideias principais para cada tipo de texto de acordo com sua organização.

Dessa forma, para o texto narrativo, deve construir um esquema que contemple todos os elementos do início da história (personagens, lugar e tempo), do meio (problema, reação interna, ação, consequência) e do final da história (resultados, fechamento). Já para os textos expositivos, fazer um esquema próprio para cada tipo de organização das informações (seja o tipo Descrição, Comparação, Sequência, Problema/Solução ou de Causalidade), seguindo a estrutura de cada tipo com as informações principais de cada um.

A construção do esquema auxilia o escolar a reter as informações principais e a evocá-las mais facilmente quando for necessário responder ou elaborar as perguntas referentes ao texto.

Responder e elaborar perguntas que aprofundam a compreensão do texto

Os escolares, após a construção do esquema, responderão a perguntas literais e a perguntas inferenciais relacionadas ao texto. As informações colocadas no esquema irão auxiliar o escolar tanto a responder a essas perguntas, como também a elaborar perguntas. Essa é uma forma de verificar se realmente compreenderam o texto e o que não compreenderam.

Para responder as questões literais (informações que estão explicitas no texto), o escolar deve se lembrar das informações que são encontradas no texto em um lugar específico como em uma frase ou parágrafo, ou então em vários lugares do texto. Enquanto que para responder as questões inferenciais (informações que estão implícitas no texto), o escolar irá usar seu conhecimento prévio e suas experiências em adição às informações do texto ou basear-se unicamente na sua experiência e no seu conhecimento prévio para completar as informações não explícitas no texto (KINNIBURGH; SHAW, 2009; CUNHA; CAPELLINI, 2019).

A atividade de elaboração das perguntas vai exigir mais do escolar, pois ao criar uma pergunta ele deve saber de antemão como encontrar sua resposta, ou seja, irá pensar se para responder terá que buscar a informação no texto (pergunta literal) ou associar essas informações textuais com elementos já conhecidos (perguntas inferenciais) (KINNIBURGH; SHAW, 2009).

Essas atividades levam o escolar pensar sobre o que leu e fazer uma revisão de sua compreensão, se foi parcial ou total, o que não entendeu, o que precisa ser relido. São atividades que reforçam a busca por informação aprendida ou para ser reaprendida.

Considerações Finais

Este capítulo teve o objetivo de abordar a importância do trabalho com a compreensão leitora, visto ser uma capacidade que possibilita a apreensão de novas informações e novas aprendizagens, o que permite ao escolar, além de progredir academicamente, ter a possibilidade também de ter uma evolução pessoal, econômica e social.

Para esta evolução, é necessário que o leitor consiga apreender e aprender com as novas informações e isto só se torna possível quando o escolar obtém o significado de um texto lido, o retém em sua memória de longo prazo e vai associando as informações novas com outras já obtidas anteriormente permitindo a formação de novas sinapses neuronais e consequentemente aprendizagem.

Neste sentido, o Fonoaudiólogo Educacional contribui com seus conhecimentos auxiliando o professor nesta importante missão de proporcionar o desenvolvimento cognitivo e social dos escolares.

Referências

ALBRECHT, R. G. M.; CAPELLINI, S. A. **In-Cloze**: intervenção com a técnica de Cloze. Ribeirão Preto, SP: BookToy Editorial, 2019.

BALEGHIZADE, S.; BABAPOUR, M. The effect of summary writing on reading comprehension and recall of EFL students. **Feature Articles**, v. 47, n. 1, p. 44-49, 2011.

CAPELLINI, S. A.; CUNHA, V. L. O. Plano Terapêutico Fonoaudiológico (PTF) para a compreensão de leitura de textos narrativos. *In:* Pró-Fono (org.). **Planos Terapêuticos Fonoaudiológicos (PTFs)**. Barueri: Pró-Fono Editorial, 2012. v. 1. p. 115.

CUNHA, V. L. O.; CAPELLINI, S. A. PROCOMLE- Protocolo de avaliação da compreensão de leitura para escolares do 3.º ao 5.º ano. Ribeirão Preto, SP: BookToy Editorial, 2014a.

CUNHA, V. L. O.; CAPELLINI, S. A. Construction and validation of an instrument to assess the reading comprehension of students from the third to the fifth grades of elementary school. **Codas**, v. 26, p. 28-37, 2014b.

CAPELLINI, S. A.; CUNHA, V. L. O. Plano Terapêutico Fonoaudiológico (PTF) para a compreensão de leitura de textos expositivos. *In:* Pró-Fono (org.). **Planos Terapêuticos Fonoaudiológicos (PTFs)**. Barueri: Pró-Fono Editorial, 2015. v. 2. p. 203.

CUNHA, V. L. O.; CAPELLINI, S. A. Orientações para o trabalho com a compreensão leitora para professores. *In:* SANTOS, B.; BATISTA A. O.; CAPELLINI, S. A. (org.). **Tópicos em Transtornos de Aprendizagem**. Parte V. Cap. 9. Fundepe. Marília, SP. 2016. p. 136-152.

CUNHA, V. L. O.; CAPELLINI, S. A. PRINTCOMLE- Programas de Intervenção para a Compreensão de Leitura de Textos Narrativos e Expositivos. 1. ed. Ribeirão Preto, SP: Book Toy Editorial, 2019. v. 1 e 2.

ESCUDERO, I.; LEÓN, J. A. Procesos inferenciales en la comprensión del discurso escrito. Influencia de la estructura del texto en los procesos de comprensión. **Revista Signos**, v. 40, n. 64, p. 311-336, 2007.

FERREIRA, S. P. A. F.; DIAS, M. G. B. B. A leitura, a produção de sentidos e o processo inferencial. **Psicologia em Estudo**, Maringá, v. 9, n. 3, p. 439-448, 2004.

JOLY, M. C. R. A. The validity of Cloze Oriented System (COS): a correlation study with an electronic comprehension test and a reading attitude survey. **Revista Semestral da Associação Brasileira de Psicologia Escolar e Educacional (ABRAPEE)**, v. 11, número especial, p. 49-57. 2007.

JOLY, M. C. R. A.; PIOVEZAN, N. M. Avaliação do Programa Informatizado de Leitura Estratégica para estudantes do ensino fundamental. **Paideia**, Ribeirão Preto, v. 22, n. 51, p. 83-90, 2012.

KINNIBURGH, L. H.; SHAW, E. L. Using question-answer relationship to build-reading comprehension in science. **Science Activities**, v. 45, n. 4, p. 19-28, 2009.

LEVESQUE, K. C.; KIEFFER, M. J.; DEACON, S. H. Morphological awareness and Reading comprehension: Examining mediating factors. **Journal of Experimental Child Psychology**, v. 160, p. 1-20, 2017.

MASSIGNANI, L. R. M. *et al.* Dramatização de histórias infantis e a compreensão de leitura por crianças institucionalizadas. **Psicologia Teoria e Pesquisa**, v. 28, n. 2, p. 161-169, abr./jun. 2012.

OLIVEIRA, A. M.; MARTINS, M. A.; CUNHA, V. L. O. Relação entre decodificação, fluência, velocidade e compreensão de leitura. *In:* ANDRADE, O. V. C. A.; OKUDA, P. M. M.; CAPELLINI, S. A. **Tópicos em Transtornos de Aprendizagem Parte IV**. Marília, SP: Fundepe: Cultura Acadêmica. 2015. p. 41-53

PEREIRA, V. W. Compreensão da leitura e consciência textual nos anos iniciais. **Signo**, v. 38, número Especial, p. 29-43, 2013.

SÁNCHEZ, E. M. **Compreensão e redação de textos: dificuldades e ajudas**. Porto Alegre: Artmed, 2002.

SANTA-CLARA, A. M. O.; FERRO, T. C.; FERREIRA, S. P. A. O papel da linguagem do pesquisador na construção da compreensão de um texto. **Estudos de Psicologia**, v. 9, n. 2, p. 335-341, 2004.

SOLAN, H. A. *et al.* Role of visual attention in cognitive control of oculomotor readiness in students with reading disabilities. **Journal of Learning Disabilities**, v. 34, n. 2, p. 137-48, 2007.

TARCHI, C. Fostering reading comprehension of expository texts through the activation of readers' prior knowledge and inference-making skills. International **Journal of Education Research**, v. 72, p. 80-88, 2015.

CAPÍTULO 10

Ortografia no contexto da Fonoaudiologia Educacional

Jaime Luiz Zorzi

Introdução

Para muitos, escrever pode parecer algo simples e mecânico, como se bastasse colocar ideias no papel, transformando-as em letras. Porém, sabemos que isso não corresponde à verdade. Os atos de escrita, mesmo os mais corriqueiros, em geral, implicam desafios e conhecimentos de naturezas diversas, cuja complexidade será variável e crescente, dependendo do perfil do texto que está sendo produzido. Por exemplo, para escrever algo para alguém, temos que ter clareza daquilo que queremos expressar, temos que levar em consideração quem é o nosso leitor e que nível de entendimento ou conhecimento ele tem a respeito do que estamos escrevendo. Além do mais, precisaremos transformar ideias, ou pensamentos, em palavras, o que significa uma busca, no léxico mental, dos vocábulos apropriados. As palavras, por sua vez, precisarão ser ordenadas e relacionadas conforme a sintaxe da língua em questão. Será preciso pontuar o texto, torná-lo coeso e coerente, acentuar as palavras e conhecer como elas devem ser escritas de acordo com as convenções ortográficas. Vemos, portanto, que algo que parecia ser automático demanda, na realidade, habilidades linguístico-cognitivas diversas, dentre elas planejamento e controle conscientes da atividade de escrita.

Dentre todos os conhecimentos demandados pela escrita, um deles será o tema central deste capítulo, mais especificamente, a ortografia, no que se refere à grafia correta das palavras, conforme definição de Houaiss e Villar (2001): "[...] conjunto de regras estabelecidas pela gramática normativa que ensina a grafia correta das palavras, o uso de sinais gráficos que destacam vogais tônicas, abertas ou fechadas, processos fonológicos com a crase, os sinais de pontuação esclarecedores de funções sintáticas da língua e motivado por tais funções [...]". Importante destacar o caráter convencional e temporal da ortografia, a qual está sujeita a mudanças geradas por reformas cujo objetivo é a introdução de novas regras, como tem sido o caso da nossa escrita, que já passou por algumas modificações ao longo de sua história.

O papel da ortografia

Em maior ou menor grau, todas as línguas possuem regras ou normas que determinam como as palavras devem ser escritas. Algumas razões são aventadas, dentre elas, a existência de variações no interior de uma mesma língua. Qualquer que seja a língua falada por uma comunidade, e independentemente da dimensão do país ou do número de habitantes, a probabilidade de encontrar variações linguísticas está sempre presente: podemos nos deparar com diferenças de vocabulário no campo morfossintático e na maneira como as mesmas palavras são pronunciadas. Essas variações refletem diferenças regionais, culturais, socioeconômicas, educacionais, de idade e até mesmo profissionais. De acordo com perspectivas sociolinguísticas, que levam em consideração a diversidade entre os falantes, não existe uma única maneira de falar que seria considerada a correta. Variações são a realidade de todas as línguas e todas essas variações podem ser consideradas adequadas na medida em que cumprem seu papel nas práticas comunicativas em que são empregadas.

Por outro lado, se a diversidade que encontramos na fala, ou seja, na forma de produzir as palavras fosse aplicada à escrita, poderíamos ter muitas maneiras distintas de escrever uma mesma palavra, o que poderia dificultar a comunicação entre as pessoas, por meio da linguagem escrita. Por exemplo, vamos imaginar a palavra "caldinho" que pode ter pronúncias diferenciadas, dependendo de quem é falante, da região em que vive e assim por diante: "cardinhu"; "cardinho"; "cardjinhu"; "caudinho"; "caudjinhu"; "caldinho"; "caldjinho", etc. Para superar os efeitos da variação linguística, foi criada a ortografia que tem como objetivo definir e estabilizar a forma pela qual cada palavra da língua deve ser escrita, ou seja, uma única forma de escrever para possíveis variações no modo de falar. Diferentemente do que ocorre com a oralidade, nessa situação de escrita, entra o critério de certo e errado, isto é, caso uma palavra não seja grafada de acordo com a convenção estabelecida, ela será considerada errada.

A estabilidade na forma de escrever as palavras, determinada pela ortografia, pode se tornar, gradativamente, distante do modo de falar. Como aponta Kato (2005), enquanto a língua escrita é conservadora, a língua oral é dinâmica, tendo em vista que sofre mudanças muito mais rapidamente. Consequentemente, com o passar do tempo, a forma falada e a forma escrita das palavras podem se afastar.

Outra função importante da ortografia, que vai além der dar conta das variações linguísticas, diz respeito à definição da grafia das palavras dependendo da etimologia, ou seja, de acordo com as línguas das quais elas são originárias. Essa normatização, muitas vezes, resulta na atribuição de mais do que um som à uma mesma letra, ou inversamente, um mesmo fonema pode ser representado por letras variadas. O fonema /ʒ/, por exemplo, pode ser escrito com as letras "j" e "g". Palavras originadas do árabe, como "berinjela", são escritas com "j" enquanto as palavras que vêm do latim podem ser grafadas com "g", como "angélico" (do original *angelicum*), com "j" em "majestade" (de *majestatem*), ou ainda com "j" caso tenham origem em palavras escritas com "di", como "hoje" (do latim *hodie*). Fato semelhante ocorre com o fonema /ʃ/, que tem à sua disposição a letra "x" e o dígrafo "ch". Nesse caso, palavras de origem africana ou indígena e palavras inglesas que foram aportuguesadas, serão escritas com "x": "xavante; xique-xique; xará; xampu e xerife" (CÂMARA JUNIOR, 1986; CIPRO NETO, 1999).

Embora, em suas origens, pudesse ter havido a intenção de criar um alfabeto de base fonética determinando a escrita de acordo com a pronúncia da palavras, o fato de haver mudanças na língua, variações dialetais e distintas origens das palavras que vão sendo incorporadas à língua, pode ter impedido o desenvolvimento de escritas estritamente fonéticas (KATO, 2005). Com o advento da ortografia para superar tais conflitos, o sistema de escrita alfabético estabeleceu um inter-relacionamento entre recursos ideográficos (imagem da palavra) e fonográficos (sons das letras). Mais especificamente, a escrita deixa de ser dependente unicamente da imagem acústica das palavras e passa a ter como base também a imagem visual da escrita (CAGLIARI, 2001a).

Como podemos observar nas crianças em fase mais inicial de alfabetização, que ainda não desenvolveram proficiência suficiente em leitura e escrita, a estratégia fonética é fundamental uma vez que permite, a partir do jogo de associações entre letras e fonemas, transformar o escrito em palavras faladas e a fala em palavras escritas. Esse procedimento ou estratégia caracteriza a chamada rota fonológica de processamento da leitura. Ela permite acesso ao significado por uma via indireta, a qual depende da correspondência fonema-grafema para se chegar à decodificação da palavra que está sendo lida e ao seu respectivo sentido. Porém, à medida em que o aprendiz expande, pela prática contínua, suas competências em leitura e escrita, ele conseguirá, a partir da imagem visual total das palavras ou de partes maiores do que segmentos como letras ou sílabas, chegar ao seu sentido. Nesse caso, o acesso direto ao significado se dá graças ao que é denominado de rota lexical, ou seja, de reconhecimento mais global das palavras, sem a dependência estrita da correspondência fonema-grafema (DEHAENE, 2012).

Ortografia, leitura e escrita

A questão ortográfica ganha ainda mais relevância quando se analisam as relações entre os processos linguístico-cognitivos envolvidos nos atos de ler e escrever, uma vez que, apesar das diferenças que possam existir entre esses domínios, ocorre uma integração entre eles. Berninger *et al.* (2002) propõem um modelo de leitura e escrita que envolve o conceito de bidirecionalidade, ou seja, de influência recíproca entre processos envolvidos no sistema de leitura e aqueles que compõem o sistema de escrita.

De acordo com o modelo proposto por Berninger *et al.* (2002), o ato de escrever tem início com a geração de ideias, as quais ativam representações linguísticas mentais ao nível da palavra, da frase e do discurso. As palavras que comporão o texto, por sua vez, precisarão passar por um processo de transcrição que envolve conhecimentos ortográficos, fonológicos e morfológicos. A transcrição das palavras, o ato motor de escrita, mais o processamento sintático-gramatical permitirão a geração ou concretização do texto em todos os seus elementos: palavras, frases e discurso. Conforme a criança ganha prática e domínio na escrita, os processos envolvidos na transcrição tendem a ser automatizados. A automatização, por sua vez, libera processos cognitivos como atenção e memória, os quais podem ser então empregados na geração de ideias e na produção de textos.

Como pode ser visto, para proceder a transcrição a fim de gerar o texto, a criança precisa ativar conhecimentos prévios a respeito da morfologia, fonologia e ortografia. Porém, esse sistema, que permite grafar as palavras, também corresponde, por outro lado, aos mecanismos de leitura, o que revela estruturas comuns e uma importante integração entre a leitura e a escrita. Para Berninger *et al.* (2002), a ortografia atua como uma conexão entre os sistemas de leitura e escrita nas fases iniciais do processo de alfabetização. É ela que possibilita a transcrição das palavras na escrita e que permite o reconhecimento do vocabulário encontrado nos textos lidos.

O sistema de leitura, segundo o mesmo modelo, também se compõe de vários níveis, sendo o ponto de partida o reconhecimento das palavras que, como já foi citado, é o mesmo processo envolvido na transcrição escrita e que demanda habilidades ortográficas, fonológicas e morfológicas. Durante a leitura, o reconhecimento das palavras atua em conjunto com o processamento sintático/gramatical para ativar a última etapa desse processamento, que diz respeito à compreensão do discurso, ou seja, à possibilidade de atribuir sentido ao texto.

Berninger *et al.* (2002) procuram demonstrar que existe uma relação direta e bidirecional entre o reconhecimento das palavras (leitura) e a ortografia (escrita). Consequentemente, quanto mais avançado for o conhecimento ortográfico de quem escreve, mais eficiente poderá ser o reconhecimento das palavras na leitura e, graças à reciprocidade das relações, quanto melhor for o reconhecimento das palavras, melhor será o desempenho em ortografia.

Nessa perspectiva, o conhecimento ortográfico integra o sistema lexical, cuja função é a de armazenar a forma das palavras escritas. Esse sistema é a base da rota lexical a qual possibilita a leitura pelo reconhecimento direto de palavras familiares, cuja representação ortográfica já está estabelecida. Porém, na medida em que surgem palavras novas, ainda não incorporadas ao léxico visual, a identificação dessas palavras dependerá da ativação da rota fonológica, responsável pela conversão dos grafemas (escrita) em fonemas.

A prática leitora, diversificada e contínua, terá como efeito a ampliação do sistema lexical, resultando na automatização progressiva da leitura, a qual se tornará cada vez mais fluente. Dessa forma, os recursos cognitivos até então empregados na decodificação, ou seja, na identificação das palavras, podem ser aplicados na compreensão, facilitando o acesso ao sentido do texto. Como afirma Fischer (2006, p. 13): "Leitores frequentes sempre se tornam leitores fluentes, os quais passam a minimizar o som e a maximizar o significado". Mais especificamente, essa ideia expressa o fato de que, em suas etapas iniciais, principalmente, a leitura corresponde a um processo linear fonológico, enquanto a leitura fluente está ligada a um processo semântico-visual.

Princípio acrofônico da escrita alfabética

Devemos recorrer à história da evolução da escrita para podermos compreender o aparecimento do princípio acrofônico que constituiu a escrita alfabética. A criação do primeiro alfabeto, propriamente dito, tem sido atribuída aos fenícios. Foram eles que desenvolveram um conjunto de símbolos gráficos, que conhecemos como letras, para representar os fonemas na escrita, porém limitando-se à representação das consoantes, com exclusão das vogais. Para nomear as letras do alfabeto, tomaram como referência usar determinadas palavras que contivessem, em seu início, os fonemas que estavam sendo representados. Desta forma, *alef* (iniciada com uma consoante oclusiva glotal), cuja tradução é "boi", foi o nome atribuído à letra "A", uma vez que *alef* continha o fonema em questão. A letra "A" foi inspirada em um hieróglifo egípcio semelhante à cabeça de um boi, denotando uma influência ideográfica na constituição do alfabeto. A letra "B" foi denominada *beth*, cujo significado é "casa", e assim por diante, as letras receberam nomes correspondentes a palavras que começassem com o som representado pelas letras (MASSINI-CAGLIARI; CAGLIARI, 2004).

O alfabeto fenício foi adotado pelos gregos, que introduziram mudanças e passaram a representar também as vogais. Tal e qual os fenícios, eles mantiveram o princípio acrofônico, porém modificaram as palavras de acordo com o vocabulário grego. Desta forma, por exemplo, *alef* passou a ser *alfa* e *beth* transformou-se em *beta*.

Os romanos, para constituir seu próprio alfabeto, se inspiraram no alfabeto grego ao qual impuseram novas transformações, dentre elas o abandono de imagens que pudessem ser associadas aos sons para denominar as letras. Desta forma, *alfa* transformou-se em "A", *beta* em "B" e assim sucessivamente. Este procedimento abandona o princípio acrofônico e adota, como referência, o fonema que cada letra representa, independentemente de associá-lo a nomes ou imagens. Em outras palavras, a letra "A", por exemplo, representa o fonema /a/, qualquer que seja a palavra na qual esse fonema se encontre, e em qualquer posição que ocupe.

Embora tenhamos como base o alfabeto romano, que deixou de lado o princípio acrofônico, ele ainda está presente, entre nós, em muitas práticas pedagógicas e métodos de alfabetização (CAGLIARI, 2001b). A influência acrofônica aparece quando nomeamos as letras do alfabeto, associando-as a uma imagem ou objeto que contém o som em questão, como por exemplo: "A de amor"; "B de bola"; "D de dado". Porém, se esse recurso parece funcionar para algumas letras, ele gera confusão em outras situações como, por exemplo, quando se diz "C de casa", "F de faca" ou "S de sapo". Nesses casos, a letra "C" carrega em seu nome o fonema /s/, mas está sendo usada para representar o fonema /k/ (em "casa"). A letra "F", cujo nome é "efe", começa com a vogal aberta /é/ e não com o fonema /f/, que é o início de "faca". A letra "S" pode representar tanto o som /s/, em palavras como "sapo", quanto o som /z/, em palavras como "casa". Consequentemente, se por um lado o recurso acrofônico parece ajudar aqueles que estão no início do processo de alfabetização, por outro lado pode dificultar a compreensão do que é o nome da letra versus o som que ela representa, de que uma mesma letra pode ter diversos sons, assim como um mesmo som pode ser escrito por diversas letras, conhecimentos esses essenciais para o domínio da ortografia do português, desde os primeiros passos na sua aprendizagem.

Relações entre letras e fonemas na ortografia do português

A escrita alfabética, na sua essência, envolve uma dinâmica de relacionamentos entre fonemas e grafemas (letras e dígrafos). Lemle (2004) descreve três tipos de relações presentes nas palavras do português: regulares independentes do contexto; regulares de acordo com o contexto e relações arbitrárias.

O primeiro tipo de relação descrita, ou seja, regular independentemente do contexto, também denominada biunívoca, diz respeito aos fonemas representados sempre por uma mesma letra e, inversamente, às letras que representam somente um mesmo fonema, qualquer que seja o contexto de ocorrência. Embora esse tipo de relação possa ser considerado ideal, pela sua estabilidade e transparência, ela é encontrada somente em alguns casos. Por exemplo, a letra "P" sempre representa o fonema /p/; a letra "B" representa unicamente o fonema /b/; o fonema /t/ é regularmente escrito com a letra "T" e o fonema /f/ com a letra "F". Graças a essa regularidade, palavras na quais predominam relações estáveis entre fonemas e grafemas são de mais fácil aprendizagem e de menor risco de erro, como é o caso de "bola", "tapete" e "batata".

As relações regulares de acordo com o contexto de ocorrência formam o segundo grupo apontado por Lemle (2004), o qual apresenta duas possibilidades: uma mesma letra representa diferentes fonemas, dependendo da posição que ocupa na palavra ou um mesmo fonema se faz representar por distintas letras, também de acordo com a posição ou contexto em que se encontra. Vejamos alguns exemplos:

- A letra "S" pode representar, regularmente, e de forma previsível, mais do que um som: por se encontrar entre duas vogais, ela será pronunciada como /z/ em "casa" enquanto que, se ocupar a posição inicial de uma palavra, será sempre correspondente ao som /s/, como em "sapato".
- A letra "M", no início de sílaba, representa o fonema /m/, como em "mola", mas se estiver no final da sílaba e antes de "P" ou "B" terá como função representar a nasalização da vogal que a antecede, como em "pomba".
- O fonema /k/ será representado pela letra "C" sempre que estiver acompanhado das vogais "a", "o" e "u" (como em cabelo, coisa e curioso), ou pelo dígrafo "QU" quando se fizer acompanhar por "e" e "i" (como em queijo e quilo). Embora o fonema /k/ também possa ser representado pela letra "K", principalmente em nomes próprios, não há uma regra estável para tanto. Por exemplo, podemos encontrar "Karina", com "K" e "Carina" com "C".
- O fonema /g/ será sempre escrito com a letra "G" quando estiver associado às vogais "a", "o" e "u" (como em gato, frango e guloso) ou com o dígrafo "GU" no caso de estar junto às vogais "e" e "i" (como em guerra e guitarra).

Embora esse segundo tipo de relação traga uma complicação para quem vai escrever, na medida em que pode existir mais do que uma opção de grafia, o conhecimento das normas ou regras que determinam qual a letra que deve ser usada, pode ajudar na superação de dúvidas ou conflitos. Nesses casos, embora a língua nos coloque um complicador que pode induzir a erros, ela também se mostra "generosa" ao oferecer indicadores da opção correta. Palavras que apresentam esse tipo de ocorrência têm maior risco de erros, principalmente quando os alunos não são adequadamente conduzidos para compreender o funcionamento do sistema ortográfico.

O terceiro tipo de relação apontado pela autora, denominado de relação arbitrária, também é caracterizado por uma concorrência na qual mais do que uma letra pode vir a representar o mesmo fonema em uma determinada posição. Em outras palavras, o sistema ortográfico oferece diversas opções para grafar um mesmo som, porém sem dar qualquer pista, regra ou indício, explícitos, de qual seria a alternativa correta.

Reside, nesse último tipo de relação, principalmente, a causa dos erros de escrita mais recorrentes (ZORZI, 2009a) e que atingem, não somente os iniciantes no mundo da escrita, mas também aqueles que já têm vasta experiência com a língua e que se deparam, com certa frequência, com termos cuja grafia desconhecem. Por exemplo, não há uma norma facilmente acessível que determine se devemos escrever "moça" com "Ç", com "SS" ou com "SC". As três alternativas são possíveis, embora somente uma seja a correta. E não há uma regra para tanto. Por que "nasça" é com "SÇ" e "nossa" é com "SS"? E a palavra "hesitação"? Devemos escrever com "H" ou sem, com "S", "X" ou "Z", com "Ç" ou "SS"?

Podemos buscar as respostas na etimologia das palavras e nas regras ou tendências que foram usadas para torná-las aportuguesadas. Porém, essa não é uma tarefa muito simples e de fácil acesso para a maior parte das pessoas, e tampouco responderia a todas as dúvidas que podem surgir. A escrita correta de palavras dessa categoria depende de fatores de memorização e de uso de recursos morfológicos que nos permitam, a partir de uma palavra conhecida, escrever outra que não nos era familiar. Por exemplo, uma criança que nunca escreveu a palavra "passarada" pode vir a grafá-la corretamente ao usar recursos morfológicos, associando "passarada" a uma palavra já conhecida, como "passarinho". Porém, quando lidamos com palavras não familiares, que envolvem essas concorrências e para as quais não temos recursos de memória ou estratégias morfológicas, o risco de erro é muito acentuado. Mas, ainda bem que nos restam os dicionários.

A Base Nacional Comum Curricular (BRASIL, 2017) também aborda a questão ortográfica e estabelece que o processo de alfabetização, previsto para ocorrer nos dois primeiros anos do Ensino Fundamental, deve ser complementado por outro, de duração muito mais longa, denominado ortografização. Para alcançar esses conhecimentos, três tipos de relações são relevantes: relações entre a variedade de língua oral e a língua escrita, o que envolve uma perspectiva sociolinguística; relações fono-ortográficas do português do Brasil e a estrutura das sílabas dessa mesma língua.

No que diz respeito às relações fono-ortográficas, foco deste capítulo, a BNCC também aponta a existência de pouca regularidade de representação entre fonemas e grafemas e a ocorrência frequente de representações múltiplas, marcadas pelo fato de um mesmo som poder ter várias letras e uma mesma letra poder representar mais do que um som. Mais especificamente, esse documento descreve as seguintes correspondências ou relações, que são similares àquelas descritas por Lemle (2004):

a. Correspondências regulares diretas ou biunívocas, nas quais, retomando o conceito, um fonema é sempre representado pela mesma letra, assim com uma determinada letra corresponde a um único fonema;
b. Correspondências contextuais regradas nas quais a opção de grafia depende do contexto, como é o caso do uso de "R/RR"; "M/N" no final de sílabas, "G+A,O,U" ou "GU+E,I"; "C+A,O,U" ou "QU+E, I";
c. Correspondências regulares morfológico-gramaticais, cujas regras dependem de conhecimentos a respeito da gramática, como é o caso da categoria gramatical à qual as palavras pertencem e de aspectos morfológicos como derivação e composição. Por exemplo, os substantivos derivados de adjetivos devem ser grafados com "Z" (gentil > gentileza; triste > tristeza); substantivos terminados com /ise/ devem ser escritos com "C" (chatice, mesmice, tolice); flexões do imperfeito do subjuntivo com "SS" (corresse; falasse); infinitivos com "R" (andar, comer) e assim por diante;
d. Correspondências irregulares para as quais não existem regras ortográficas como nos casos anteriores. A grafia é definida por aspectos históricos ligados à evolução da ortografia e à etimologia das palavras, razão pela qual dependem de memorização.

Como escrevem nossas crianças

Em um amplo estudo sobre aquisição da escrita, Zorzi (2009a) analisou o desempenho ortográfico de 814 alunos da 1.ª a 4.ª séries do Ensino Fundamental de escolas públicas de três municípios do Estado de São Paulo. O trabalho descreveu, série por série, quanto os alunos conheciam sobre a ortografia, quais os erros que mais produziam e com que frequência eles se manifestavam. Foi possível, dessa forma, traçar uma trajetória evolutiva dos erros mais comumente encontrados na produção escrita de escolares nos anos iniciais do Ensino Fundamental.

Tabela 1 – Comparação das 4 séries iniciais do Ensino Fundamental de acordo com cada tipo de erro

Séries		Média	Mediana	Desvio Padrão	Min	Max	N	IC	P-valor
Representações Múltiplas	1ª S	19,5	19,5	7,5	3	45	202	1,03	<0,001*
	2ª S	17,0	17	8,6	0	38	202	1,19	
	3ª S	16,0	14	9,7	0	58	210	1,32	
	4ª S	12,3	11	8,4	0	36	200	1,17	
Oralidade	1ª S	12,4	11	6,9	2	50	202	0,95	<0,001*
	2ª S	10,2	8	7,3	0	47	202	1,00	
	3ª S	8,9	8	6,6	0	45	210	0,89	
	4ª S	8,0	5	7,7	0	37	200	1,07	
Omissões	1ª S	14,6	10,5	12,3	0	56	202	1,69	<0,001*
	2ª S	8,8	5	9,7	0	49	202	1,34	
	3ª S	6,3	3	8,0	0	56	210	1,08	
	4ª S	6,1	3	8,8	0	54	200	1,22	
Junção / separação	1ª S	4,9	3	5,6	0	33	202	0,78	<0,001*
	2ª S	3,1	2	4,8	0	35	202	0,66	
	3ª S	3,0	1,5	4,7	0	32	210	0,63	
	4ª S	2,4	1	4,0	0	41	200	0,56	
am x ão	1ª S	2,7	2	2,7	0	15	202	0,37	<0,001*
	2ª S	1,8	1	2,3	0	17	202	0,32	
	3ª S	1,7	1	2,0	0	8	210	0,27	
	4ª S	1,8	1	2,5	0	12	200	0,34	
generalização	1ª S	1,1	1	1,3	0	8	202	0,18	0,251
	2ª S	1,3	1	1,5	0	9	202	0,21	
	3ª S	1,3	1	1,8	0	12	210	0,24	
	4ª S	1,3	1	1,5	0	9	200	0,20	
surdas / sonoras	1ª S	2,1	1	3,2	0	22	202	0,44	0,018*
	2ª S	2,7	1	4,6	0	33	202	0,64	
	3ª S	2,8	1	5,1	0	31	210	0,69	
	4ª S	1,7	1	2,7	0	14	200	0,37	
acréscimo	1ª S	1,8	1	2,3	0	17	202	0,31	<0,001*
	2ª S	1,6	1	3,0	0	35	202	0,41	
	3ª S	1,1	1	1,7	0	13	210	0,23	
	4ª S	1,0	0	1,4	0	8	200	0,19	
letras parecidas	1ª S	0,4	0	0,9	0	5	202	0,12	0,329
	2ª S	0,5	0	1,1	0	7	202	0,15	
	3ª S	0,5	0	1,1	0	8	210	0,15	
	4ª S	0,7	0	1,6	0	14	200	0,23	

Séries		Média	Mediana	Desvio Padrão	Min	Max	N	IC	P-valor
inversão	1ª S	0,9	0	1,7	0	13	202	0,24	<0,001*
	2ª S	0,5	0	1,1	0	6	202	0,15	
	3ª S	0,4	0	0,9	0	6	210	0,12	
	4ª S	0,3	0	0,8	0	7	200	0,11	
outras	1ª S	5,1	4	5,1	0	19	202	0,70	<0,001*
	2ª S	2,5	1	3,7	0	18	202	0,51	
	3ª S	1,8	1	3,3	0	20	210	0,45	
	4ª S	1,7	0	3,4	0	25	200	0,47	

Fonte: Zorzi (2009a).

Legenda: Min = Mínimo; Max = Máximo; N = número de sujeitos; IC = Intervalo de Confiança

De modo geral, os resultados da pesquisa demonstram a média de ocorrência de cada um dos tipos de erros, série por série, assim como apontam a evolução da aprendizagem no decorrer dos anos escolares, a partir da diminuição progressiva da incidência de tais alterações. Pode-se observar, com exceção dos erros por "generalização" e "letras parecidas", que há uma diferença estatisticamente significativa entre tais médias, considerando-se a evolução da 1.ª até a 4.ª séries, indicando que há uma apropriação progressiva por parte dos alunos em relação à ortografia. A tabela também coloca em evidência que as principais dificuldades a serem superadas estão ligadas aos erros por representação múltipla, apoio na oralidade e omissão de letras.

Tipos de erros mais comumente encontrados

Os erros ou desvios ortográficos podem ser classificados de maneiras variadas. Optou-se, neste capítulo, por ilustrar os principais erros observados nas escritas de escolares e expor uma forma de categorizar que procura clarificar as causas que produzem as alterações. Esse procedimento, por sua vez, visa facilitar a elaboração de metodologias que desenvolvam, nos alunos, as competências necessárias para aprofundar conhecimentos ortográficos e aprimorar habilidades de escrita.

Erros por representação múltipla

Os erros por representação múltipla ocorrem devido ao fato de alguns fonemas poderem ser representados por mais do que uma letra, ou inversamente, porque uma mesma letra pode corresponder a mais do que um fonema. Essa categoria de erros caracteriza-se pela ocorrência de substituições bem marcadas entre determinados grupos de letras (k/c/qu; g/gu; s/ss/c/ç/sc/z/x/xc/sç; x/ch; z/s/x/; j/g; r/rr; m/n) em posição final de sílaba. Esse tipo de erro é o de maior incidência em todas as séries, o que confirma achados de estudos anteriores (ZORZI, 1998, 2009b) e que mais dificuldades impõe àqueles estudantes apresentando limitações na aprendizagem da escrita (ZORZI e CIASCA, 2008, 2009). O tipo de habilidade que leva ao domínio dessas correspondências regulares de acordo com o contexto, assim como aquelas de caráter arbitrário, vai além da consciência fonológica em si, pois envolve conhecimentos a respeito de aspectos morfológicos, de regras contextuais e de memorização.

Para superar tais erros, quer a criança tenha dificuldades ou não de aprendizagem, ele deverá compreender, claramente, que alguns fonemas podem ter mais do que uma letra para representá-los; saber identificar quais são esses fonemas e que letras fazem parte do conjunto destinado à grafia dos mesmos. Tendo tal noção, a criança deve estabilizar, dentre as palavras que usa mais frequentemente, a maneira de grafar adequadamente cada uma delas. Essa estabilização envolve um aspecto de memória ou registro no léxico ortográfico.

Erros por apoio na oralidade

Esta categoria de erros revela uma forte influência da oralidade sobre a escrita. Mais especificamente, os padrões de pronúncia das palavras, pode predominar nas decisões a respeito da escrita como se a fonética fosse o único responsável pela ortografia, independentemente de fatores etimológicos ou convencionais. Observamos, em palavras grafadas tal e qual são pronunciadas, que o processamento fonológico está adequado, ou seja, o problema não está centrado na detecção dos fonemas que compõem a palavra falada. Tais erros, que apresentam a segunda maior incidência na escrita das séries iniciais, apontam o uso de rotas ou processos predominantemente fonológicos, o que é comum nas séries iniciais. O decréscimo dessa influência dependerá, por um lado, da compreensão, por parte da criança, de que a escrita não tem um caráter exclusivamente fonético, podendo haver variações entre o falar e o escrever e, por outro lado, da constituição de um léxico ortográfico ou visual que, graças à memória de longo prazo, possa servir de referência para a escrita das palavras, independentemente das características de sua pronúncia.

Erros por omissões de letras

As omissões se caracterizam pela falta de alguma letra, ou letras, na palavra, e que não se justificam por um apoio na oralidade. Na realidade, procedimentos ineficientes envolvendo a consciência fonológica e as regras de conversão fonema-grafema podem estar presentes e determinando as omissões encontradas. Exemplos: "Sague (sangue); cataram (cantaram); bobeiro (bombeiro); asseto (aceitou); tos (todos); expicasão (explicação); jonal; peguntou (perguntou); quaquer (qualquer)". A superação desse tipo de erro requer, fundamentalmente, o refinamento da consciência fonológica e da correspondência fonema-grafema.

Erros por procedimentos não adequados de segmentação: junção-separação

Os erros incluídos nessa categoria aparecem predominantemente em construções frasais, sendo caracterizados por uma grafia que revela procedimentos não adequados de segmentação lexical, de modos que uma só palavra fica dividida em duas ou mais partes, como em "is tranho" (hiper-segmentação), ou duas ou mais palavras ficam fundidas como se fossem uma única, como em "levoum" (hipo-segmentação).

Tais alterações também revelam uma forte influência de padrões de oralidade uma vez que o ato contínuo da fala não se faz marcar por uma separação nítida de palavra por palavra. Esse tipo de erro é superado na medida em que as crianças passam a trabalhar com a ideia de palavras de extensões variadas e começam a compreender o ponto de início e de término de cada uma delas. Também estão envolvidas as noções de frase e pontuação.

Erros por confusões entre consoantes que representam fonemas surdos x sonoras

Os erros incluídos neste grupo são caracterizados por um processo sistemático de substituição de grafemas que representam consoantes sonoras por grafemas que representam consoantes surdas, ou vice-versa. O sentido predominante é o de substituição de sonoras por surdas (ZORZI, 1998). A distinção entre tais classes de fonemas está na presença ou ausência do traço de sonoridade (vibração de pregas vocais) em cada um deles. Qualquer falha na identificação precisa desses fonemas pode levar a uma substituição de um pelo outro. Exemplos: "caçator (caçador); jurrasco (churrasco); ofelha (ovelha); ticholo (tijolo); pompero (bombeiro)". Erros desse tipo podem ocorrer por falhas no processamento fonológico e na correspondência fonema-grafema.

Confusão entre as terminações am x ão

Fatores fonéticos e prosódicos também se fazem sentir nas frequentes confusões entre as terminações "am" e "ão", principalmente em verbos, na medida em que palavras como "cantaram" e "cantarão" têm, na realidade, igual pronúncia em termos de composição fonêmica. O que permite diferenciar uma palavra da outra, no plano da oralidade, não é a diferença fonêmica, mas sim uma diferença em termos da variação da sílaba tônica: a última sílaba no caso de palavras terminadas em "ão" (cantarão, falarão) e a penúltima sílaba quando a terminação é "am" (cantaram, falaram). A noção com a qual a criança deve aprender a lidar, de modo consciente, é a de tonicidade, compreendendo que ela pode determinar a forma de escrever diferentemente palavras que partilham da mesma pronúncia. Exemplos: comerão (comeram); comprarão (compraram).

Os conhecimentos ou habilidades aqui em jogo para a escrita correta dizem respeito à divisão silábica, à noção de tonicidade e sua influência na ortografia, a regras morfossintáticas (tempos verbais), a diferenciar variações entre a fala e a escrita e a formar um léxico ortográfico/visual.

Acréscimo de letras

Algumas palavras podem aparecer grafadas com mais letras do que aquelas que deveriam conter. Ocorre, nesses casos, uma falha na correspondência quantitativa entre fonemas e grafemas, sendo que existem mais grafemas do que os esperados. Exemplos: Carata (carta); falalava (falava);

pasata (pasta); contrar (contra). Alguns acréscimos, decorrentes de apoio na oralidade (também > tambeim; arroz > arroiz), não fazem parte desta categoria.

De modo geral, os acréscimos de letras são erros de baixa frequência. A superação de eventuais dificuldades neste sentido dependerá, de um lado, de um conhecimento mais aprofundado acerca das possibilidades de composição das sílabas, cujo padrão não se resume a consoante/vogal. Por outro lado, dependerá do desenvolvimento de uma atitude de controle de escrita, a qual podemos chamar de procedimento de autocorreção e que também está envolvido nestes casos.

Erros devidos a procedimentos de generalização

As alterações que caracterizam as generalizações correspondem a um processo no qual um conhecimento gerado em uma determinada situação é estendido, de modo indiscriminado, a outras com as quais a criança vê alguma semelhança. Dessa forma, haverá um erro por generalização quando a situação nova a que o conhecimento foi aplicado, apesar das semelhanças possíveis com aquela original, não é passível de tal aplicação. Exemplos: "chapel (chapéu); egreja (igreja); caio (caiu)". A tendência desse tipo de alteração é de diminuição na medida em que a criança consiga diferenciar as situações nas quais os conhecimentos realmente se aplicam.

Erros devido à semelhança de traçado entre os grafemas: letras parecidas

Da mesma forma que na fala podemos encontrar fonemas que podem ser confundidos em razão das pequenas diferenças entre eles, o mesmo tipo de confusão pode ser encontrado entre as letras quando algumas delas se parecem porque partilham características gráficas em comum. Exemplos: "madar (nadar); nesa (mesa); guero (quero); bicicheta (bicicleta); monho (molho)". Importante, nesses casos, que a criança possa identificar semelhanças e diferenças entre as letras confundidas, que saiba nomeá-las apropriadamente, distinguir os sons correspondentes a cada uma delas e efetuar a correspondência fonema-grafema pertinente.

Inversões

A escrita, além de critérios de quantidade (quantos são) e de qualidade de grafemas (quais são), também envolve um componente de organização temporal/espacial. Por um lado, é preciso identificar a ordem dos fonemas dentro das palavras para poder sequenciar as letras adequadamente. Por outro lado, também se faz necessário compreender a posição da letra no espaço gráfico, de modo a não ocorrer os chamados espelhamentos. Alguns exemplos: "p > q; d > b; sepada (espada); nefiar (enfiar); barço (braço); prota (porta)".

Ao contrário do que se acredita, as inversões, em suas diferentes modalidades, correspondem a uma alteração pouco frequente dentre os erros comumente encontrados, mesmo quando as crianças apresentam transtornos de leitura e escrita (ZORZI, 2006).

Fatores que caracterizam as diferenças entre sistemas ortográficos

Soares (2016) aponta uma série de estudos sobre as características ortográficas de diferentes línguas europeias, inclusive o português, que indica que os fatores que mais interferem no aprendizado da escrita dizem respeito à estrutura silábica da língua e à forma como elas são representadas, assim como ao jogo de relações que se estabelecem entre fonemas e grafemas.

Em relação à estrutura das sílabas, as línguas românicas (como é o caso do francês, italiano, espanhol e português) apresentam estrutura silábica mais simples, nas quais predomina o padrão consoante/vogal (CV) e uma ocorrência menor de encontros consonantais. Contrariamente, as línguas germânicas (como o inglês e o dinamarquês) possuem estrutura silábica mais complexa, com grande número de combinações consoante/vogal/consoante (CVC) e alta ocorrência de encontros consonantais.

Porém, o fator que mais pode causar facilidades ou dificuldades na aprendizagem da escrita está ligado ao modo como os fonemas se relacionam com os grafemas em termos de regularidade e transparência. Mais especificamente, as escritas alfabéticas têm sido classificadas de acordo com critérios de maior ou menor complexidade dessas relações, o que determina a chamada profundidade ortográfica de cada sistema, sendo decorrentes das diferenças na fonologia e morfologia das línguas que representam.

A partir desse critério, são considerados "transparentes" os sistemas ortográficos nos quais as correspondências entre grafemas e fonemas são mais consistentes e coerentes, ou seja, para cada fonema corresponde apenas uma letra. Quanto mais estável e predominante for essa relação, mais transparente será a ortografia. Contrariamente, as ortografias que apresentam correspondências que são variáveis, de pouca consistência e com critérios arbitrários, são consideradas "opacas". Nas ortografias opacas, um mesmo grafema pode representar vários fonemas, assim como um mesmo fonema pode ser representado por diferentes grafemas.

Tomando como polos os critérios de transparência e opacidade, podemos distribuir os sistemas ortográficos de diferentes línguas em um contínuo que pode variar desde uma grande transparência até uma grande opacidade (SOARES, 2016). A ortografia do português europeu, de acordo com a classificação de Seymour *et al.* (2003) que compararam a complexidade ortográfica de várias línguas europeias, fica, aproximadamente, em um ponto médio se imaginarmos uma linha ligando esses dois extremos representativos da transparência e da opacidade.

Como foi exposto, as relações entre fonemas e grafemas pode variar desde uma grande transparência até uma opacidade acentuada. Como consequência, constata-se que a aprendizagem de cada sistema de escrita é variável, dependendo da complexidade de cada ortografia em questão. Crianças que aprendem uma língua mais transparente, tendem a dominar o sistema ortográfico em tempo mais curto do que aquelas que estão se defrontando com ortografias mais opacas. Isso significa que, quanto menos transparente uma ortografia for, maior será a dificuldade de aprendizagem e o tempo necessário para seu domínio, sendo que essa dificuldade se manifestará, acima de tudo, na forma de erros ou alterações ortográficas.

Os tipos de erros observados no processo de aprendizagem, assim como a frequência e a duração com que ocorrem, indica que existem aspectos na língua escrita com diferentes graus de complicação. Considerando-se a configuração variável na distribuição dos erros, é viável supor que, quanto mais complexo um determinado aspecto da língua for, mais confusões ele pode vir a gerar para quem aprende. Neste sentido, o número médio de erros por alunos que pode ser observado em cada uma das séries, assim como a média geral de erros dessas séries, confirma que determinados tipos de alterações têm uma incidência maior do que outros (ZORZI, 2009a). Essa incidência reforça a hipótese de que a ocorrência de confusões ou erros sofre forte influência das características intrínsecas da própria linguagem escrita (ZORZI, 1998; ZIEGLER; GOSWAMI, 2005).

Escrever enquanto processo contínuo de apropriação de conhecimentos com diferentes graus de complexidade

A interferência de propriedades da escrita determinando graus diversos de complexidade pode justificar o porquê de índices tão altos de alunos produzindo erros por representações múltiplas na escrita do português. Contrariamente, um número proporcionalmente baixo comete erros do tipo inversão de letras. Tais fatos, que não se restringem simplesmente a questões de variações individuais entre as crianças, apontam que determinadas áreas da escrita se colocam como verdadeiros desafios (ZORZI, 1998; MEIRELES; CORREA, 2005). Por esta razão, a apropriação da ortografia pode ter um caráter progressivo, sendo alguns aspectos mais facilmente assimilados enquanto outros exigem muito mais tempo e conhecimentos para que venham a se consolidar.

Se levarmos em consideração a frequência de ocorrência de cada tipo de erro, a média de erros para cada tipo de alteração e o número de crianças produzindo os distintos tipos de erros, podemos chegar a uma visão objetiva de quais são os maiores e os menores obstáculos a serem superados pela criança no seu processo de apropriação da escrita do português. O que é mais importante, a não compreensão dos aspectos mais complexos, o entendimento somente parcial ou a não sistematização dos conhecimentos envolvidos irá se manifestar na forma de erros os quais, por sua vez, irão caracterizar os chamados desvios ortográficos.

Considerando-se, ainda, que o tempo de permanência de tais erros pode ter uma duração variável, ou seja, pode continuar ou não aparecendo de acordo com o avanço das séries, encontramos condições favoráveis para construir uma espécie de sequência progressiva nas aprendizagens. Isto quer dizer que, alguns aspectos, de maior complexidade, serão dominados mais tarde enquanto outros aspectos, mais simples, serão compreendidos em momentos mais iniciais do processo de apropriação da escrita. Abaixo, apontamos alguns conhecimentos fundamentais para o domínio progressivo e adequado da escrita (ZORZI 1998; 2003):

- Construção da hipótese alfabética;
- Domínio da posição da letra no espaço gráfico;
- Diferenciação do traçado das letras: domínio visoespacial;
- Compreensão do papel da entonação: a noção de tonicidade e sílaba tônica;
- Segmentação de blocos sonoros em unidades vocabulares (palavras);
- Segmentação de palavras em unidades fonêmicas e o conhecimento das possibilidades de construção de sílabas;

- Diferenciação entre falar e escrever e a estabilização da escrita convencional (a construção das hipóteses ortográficas e o decréscimo das hipóteses fonéticas);
- Compreender as regularidades e irregularidades da ortografia e a questão das representações múltiplas;
- Identificação das alternativas de escrita corretas e a estabilização da forma convencional.

O ensino da ortografia no Brasil

Como podemos observar, o domínio da ortografia é complexo e tem impactos importantes sobre a aprendizagem e desenvolvimento de competências em leitura e escrita. A análise criteriosa do ensino da ortografia entre nós revela que as metodologias consideradas tradicionais, e que faziam o uso de cartilhas, colocavam a ortografia como um de seus principais objetivos, motivadas pela preocupação histórica de ensinar a escrever bem, já presente desde as mais antigas gramáticas. Graças a essa tradição, grande parte dos professores não tinha dúvidas sobre o quanto o ensino da ortografia pode ser relevante desde as etapas iniciais da alfabetização.

Porém, a partir da década de 1980, a chegada das ideias construtivistas modificou o cenário tradicional fazendo com que fosse decaindo o uso das cartilhas pelos professores. Com as novas propostas pedagógicas que foram surgindo, o ensino da ortografia foi sendo excluído ou relegado a plano secundário. Como afirma Cagliari (2002), embora as cartilhas estivessem distantes da perfeição, essa atitude de abandoná-las representou um retrocesso em termos educacionais. Na ausência de material específico ou de guias para subsidiar o ensino, e carentes de conhecimentos mais aprofundados sobre a ortografia, os professores foram colocados na situação de não saber como proceder.

Consequentemente, o ensino da ortografia deixou de ser devidamente enfatizado nas propostas de alfabetização, transformando-se em um processo de construção de hipóteses pelas crianças, as quais, espontaneamente, deveriam alcançar os conhecimentos necessários para o adequado domínio da escrita. Como essa tarefa não é tão simples quanto se acredita, o domínio da ortografia ficou reduzido a uma questão de treino e memorização. Consequentemente, a arte de escrever bem, de acordo com as normas da língua, continua sendo um grande desafio para a maior parte dos alunos das escolas brasileiras, não se restringindo àqueles que, por algum motivo, apresentam dificuldades no processo de aprendizagem da linguagem escrita.

Considerações Finais

Como tem sido pontuado, conduzir as crianças ao nível alfabético de escrita nos anos iniciais da escolarização tem se mostrado um grande desafio para a Educação. Por outro lado, muitas crianças que, embora consigam chegar à fase alfabética de escrita, permanecem em um nível precário, não conseguem avançar no processo de alfabetização devido a graves falhas no conhecimento da ortografia. Não estamos falando somente de crianças apontadas como apresentando dificuldades mais significativas de aprendizagem, mas sim, da grande maioria dos alunos.

A importância da ortografia ficou evidente ao longo deste capítulo, pondo à mostra, inclusive, suas relações com o processo de decodificação leitora, com a fluência e a compreensão de textos lidos. As diretrizes da BNCC, no sentido de colocar a ortografização como um dos objetivos do ensino da Língua Portuguesa, reforça a o quanto é relevante esse domínio linguístico para a evolução escolar.

Compreender o que é a ortografia, suas características em termos das relações variáveis entre letras e sons, as razões de sua existência, assim como a complexidade das regras envolvidas, permitem, por sua vez, entender os erros ou dificuldades que surgem ao longo da aprendizagem. São esses erros que definem se os alunos estão ou não se apropriando adequadamente da escrita. Portanto, compreender a razão dessas alterações e acompanhar a trajetória evolutiva que elas apresentam ao longo dos anos escolares permite-se identificar os aspectos de aprendizagem que podem ser os mais desafiadores para o ensino da ortografia.

Considerando o conjunto de tipos de erros que observamos no aprendizado da escrita, e os conhecimentos necessários para superá-los, muitos são os aspectos que deveriam receber, por parte das escolas, atenção forte, regular e sistemática, desde as etapas iniciais da alfabetização. Porém, devido ao valor periférico que se deu ao ensino da ortografia, muitos professores ainda não têm, ao seu alcance, conhecimentos fundamentais que possam ajudá-los no processo de ortografização, agora colocado em outro patamar de relevância.

Quando nos referimos à ortografia, estamos falando em conhecimentos de natureza linguística de vários níveis, como é o caso dos fonemas, das letras, das correspondências variadas e complexas entre fonemas e grafemas, do conhecimento morfológico, silábico, lexical, das variações da fala e da linguagem, da prosódia, da tonicidade silábica e de outros conhecimentos indispensáveis para a compreensão e domínio da língua escrita, a qual embora envolva fortes componentes de memória, não ser reduz a exercícios de memorização ou fixação ortográfica.

Por outro lado, os conhecimentos aqui apontados fazem parte da formação e do cotidiano dos Fonoaudiólogos, principalmente daqueles que se envolvem mais profundamente com as questões do desenvolvimento e aprendizagem da linguagem oral e escrita, como é o caso dos profissionais voltados para a Fonoaudiologia Educacional. Portanto, nada mais natural e desejável do que essa parceria do Fonoaudiólogo Educacional com os educadores, no sentido de colaborar com o desenvolvimento de projetos pedagógicos, de formação continuada dos professores frente aos temas que envolvem a linguagem, assim como na elaboração de materiais e procedimentos que possam ser usados em sala de aula para promover o aprendizado da ortografia. Seguramente, essa contribuição, se levada a contento, será muito bem recebida pelos nossos educadores.

Referências

BERNINGER, V. W. *et al.* Writing and Reading: Connections Between Language by Hand and Language by Eye. **Journal of Learning Disabilities**, v. 35, p. 3956, 2002.

BRASIL. Ministério da Educação. **Base Nacional Comum Curricular** (BNCC). Brasília: MEC, 2017.

CAGLIARI, C. O que é preciso para saber ler. *In:* MASSINI-CAGLIARI, G. E

CAGLIARI, L. C. (org.). **Diante das letras**: a escrita na alfabetização. Campinas: Mercado das Letras, 2001a. p. 150.

CAGLIARI, C. Sob o signo da ortografia. *In:* MASSINI-CAGLIARI, G. E CAGLIARI, L. C. (org). **Diante das letras**: a escrita na alfabetização. Campinas: Mercado das Letras, 2001b. p. 146.

CAGLIARI, L. C. **Alfabetização e ortografia**. Educar, Curitiba, n. 20, p. 43-58, 2002.

CÂMARA, JR. J. M. **Manual de Expressão Oral e Escrita**. Petrópolis: Vozes, 1986.

CIPRO NETO, P. **Ortografia/Pasquale Cipro Neto**. São Paulo: Publifolha, 1999.

DEHAENE, S. Os neurônios da Leitura. Porto Alegre: Penso, 2012.

HOUAISS, A.; VILLAR, M.S. **Dicionário Eletrônico Houaiss da Língua Portuguesa**. Versão 1.0. Rio de Janeiro: Objetiva, 2001.

KATO, M. A. **No mundo da Escrita**: uma perspectiva psicolinguística. São Paulo: Editora Ática, 2005.

LEMLE, M. **Guia teórico do alfabetizador**. São Paulo: Ática, 2004.

MASSINI-CAGLIARI, G.; CAGLIARI, L. C. Categorização gráfica e funcional na aquisição da escrita e da leitura em língua materna. **Calidoscópio**, v. 2, n. 1, 2004.

MEIRELES, E.S.; CORREA, J. Regras contextuais e morfossintáticas na aquisição da ortografia da Língua Portuguesa por crianças. **Psicologia: Teoria e Pesquisa**, v. 21, n. 1, p. 77-84, jan./abr. 2005.

SEYMOUR, P. J. K. *et al.* Foundation Literacy in European Orthographies. **British Journal of Psychology**, v. 94, n. 2, p. 143-74, 2003.

SINGER, S. R. **História de leitura**. São Paulo: Editora UNESP, 2006.

SOARES, M. **Alfabetização**: a questão dos métodos. São Paulo: Editora Contexto, 2016.

ZORZI, J. L. **Aprender a escrever**: a apropriação do sistema ortográfico. Porto Alegre: ArtMed, 1998.

ZORZI J. L. **Aprendizagem e Distúrbios da linguagem escrita**. Porto Alegre, ArtMed, 2003.

ZORZI, J. L. Alterações ortográficas nos transtornos de aprendizagem. *In:* MALUF, M. I. (org.). **Tramas do conhecimento, do saber e da subjetividade**. Petrópolis: ABBp / Editora Vozes, 2006. p. 144-156

ZORZI, J. L.; CIASCA, S. M. Caracterização dos erros ortográficos em crianças com transtornos de aprendizagem. **Rev CEFAC**, São Paulo, v. 10, n. 3, p. 321-331, 2008.

ZORZI, J. L. **Como escrevem nossas crianças**: estudo do desempenho ortográfico de alunos das séries iniciais do Ensino Fundamental. São José dos Campos: Pulso Editorial, 2009a.

ZORZI, J. L. A análise do processamento ortográfico e suas implicações no diagnóstico dos transtornos de aprendizagem. *In*: PANTANO, T.; ZORZI, J. L. (org). **Neurociência aplicada à aprendizagem**. São José dos Campos: Pulso Editorial, 2009b. p. 141-156.

ZORZI, J. L.; CIASCA, S. M. Análise de erros ortográficos em diferentes problemas de aprendizagem. **Rev. CEFAC**, v. 11, n. 3, p.406-416, 2009.

CAPÍTULO 11

Contribuições do Fonoaudiólogo Educacional para as práticas de produção textual na escola

Maria Nobre Sampaio

Andrea Oliveira Batista

Introdução

Por definição comum, o texto é considerado uma unidade linguística de extensão superior justamente porque consiste em um conjunto de palavras e frases encadeadas que permitem a transmissão e interpretação de uma mensagem, portanto, a produção textual oral ou escrita, é uma condição indispensável em qualquer sociedade. Daí advém sua importância. A sociedade interage, não só, mas especialmente, intermediada por textos escritos, assinalando a escrita como uma ferramenta que dá acesso a diversas informações, contribuindo imensamente para o desenvolvimento educacional e a inserção social, daqueles que a utilizam fluentemente.

Cabe às instituições de ensino, fundamentalmente as escolas, serem as agenciadoras desse desdobramento, como previsto nos Parâmetros Curriculares Nacionais (BRASIL, 1998) que visa formar escritores competentes. No entanto, dentro do ambiente educacional, a realização desta atividade, é complexa e árdua, tanto para os escolares, quanto para os professores. Assim, o ensino-aprendizagem dessa ferramenta de comunicação e interação social, traduz-se num desafio educacional para diversos alunos que apresentam dificuldades com relação a produzir um texto escrito, na mesma proporção em que as queixas e preocupações por parte dos professores, vão na direção de como ajudar e/ou ensinar seus alunos, para alcançarem a competência discursiva na produção escrita.

Dessa forma, a Fonoaudiologia Educacional é uma área atuante na promoção e prevenção em comunicação humana em todos os níveis e modalidades educacionais, representando um papel valioso para lidar com este desafio próximo ao professor e à escola, minimizando os impactos negativos da situação atual.

Diante das informações expostas e baseando-se na literatura, esse capítulo visa fornecer dados teóricos breves sobre a narrativa escrita e sugerir ações para as práticas de produção textual dentro da sala de aula.

Texto e textualidade

Neste capítulo, será utilizado como referencial teórico a Linguística Textual para melhor definirmos e compreendermos os conceitos de texto e textualidade.

Nessa vertente teórica, o texto – ou discurso – é definido como uma ocorrência linguística falada ou escrita, com qualquer extensão, mas ancorada em estrutura e funcionalidade. Transportado para o referencial exclusivo da escrita, o texto é tido como um ato de comunicação unificado num complexo universo de ações humanas. Em outras palavras, o uso de recursos linguísticos é necessário para a manutenção da organização linear do um texto ao mesmo tempo que se deve considerar seus aspectos semânticos, lexicais, gramaticais e pragmáticos (MARCUSHI, 1983), pois como bem afirmam Forte, Scarpa e Kubota (2014, p. 13), "[...] o cérebro humano é linguístico, mas não literário".

Por isso, a relação recíproca entre o autor e o leitor do texto é característico da textualidade, que permite que a produção textual seja de fato uma manifestação da linguagem, ou seja, a textualidade é o conjunto de características que fazem do texto um texto, e não apenas um amontoado de frases em sequência (VAL, 2006).

Esta relação de proximidade será efetivada a partir de diferentes níveis textuais relacionados aos sentidos de um texto recuperados durante a leitura (GREGOLIN, 1993), uma vez que são construídos tanto por fatores linguísticos, quanto por cognitivos culturais e interacionais (denominados não linguísticos).

No entanto, durante a análise da produção textual, é difícil integrar os elementos linguísticos e não linguísticos porque a textualidade pode se estabelecer em três níveis diferentes (BEAUGRANDE; DRESSLER, 1981). O primeiro, denominado "lógico-cognitivo", refere-se ao estabelecimento das representações semânticas do texto. No segundo nível, denominado "linguístico", entram em cena os elementos linguísticos utilizados para o encadeamento das proposições (como conectores, flexão verbal adequada, pontuação, entre outros) para o estabelecimento da coesão textual. Por último, o nível "contextual ou pragmático" é o responsável pelo estabelecimento da relação entre o texto e seu contexto, por meio de informações intratextual ou extratextual. Corroborando esse pensamento, Val (1991, 2006) assegura que esta relação resulta em uma produção de texto de aspecto linguístico e sociocomunicativo.

Dessa maneira, o escritor compõe um texto em decorrência das intenções de sua produção e das funções comunicativas da linguagem atribuídas. Para Marcushi (2004, 2008), os textos se apresentam em padrões tipificados, que se originam das práticas sociais, a cargo de facilitar a comunicação entre os interlocutores. Assim, surgem os conceitos de tipos e gêneros textuais, pois são moldados de acordo com o contexto sociocultural em que estão inseridos.

Segundo o mesmo autor, o tipo textual é definido por traços linguísticos predominantes, sendo os tipos textuais divididos em cinco categorias. O tipo narrativo com a sequência temporal; o tipo descritivo trazendo sequências de localidade; no tipo expositivo, sequências analíticas; para o tipo argumentativo aparecem as sequências contrastivas e, por último, no tipo injuntivo com sequências imperativas.

Ainda, cinco tipos textuais são referidos por Cereja e Magalhães (2007): narrativo (cultura literária ficcional); relato (documentação e memorização das ações humanas); argumentativo (a discussão de problemas sociais controversos); expositivo (transmissão e construção de saberes) e instrucional (instruções e prescrições).

Quanto aos gêneros textuais, podemos considerá-los como formas comunicativas e socialmente estabelecidas. Por definição, apresentam características históricas e socialmente estáveis, que direcionam a atividade enunciativa. De acordo com Sarmento (2003), trata-se de um conceito geral que engloba textos com peculiaridades comuns em relação à linguagem, ao conteúdo e à estrutura, usados em situações comunicativas diversas. Por esta razão, existem muitos gêneros textuais.

Cotidianamente, os gêneros textuais são bastante presentes por serem diversificados em número e função social como, por exemplo, o bilhete, bula de remédio, manuais, diário íntimo, crônica, cardápio, autobiografia, romance, piada, artigos de opinião, carta de reclamação ou solicitação, resenha, notícias, relatos de viagem, entrevistas, fábulas, entre outros. Para Miranda (2007), listagem alguma seria capaz de exprimir toda diversidade e heterogeneidade dos gêneros textuais, sendo, contudo, necessária a classificação em poucas abordagens, como em situações de ensino ou mesmo, para determinadas pesquisas.

Por fim, Marcushi (2002) conclui que o entendimento desta dinâmica, entre tipos de texto e gêneros textuais, figura como facilitador do processo de leitura, da compreensão do conteúdo e da própria produção textual.

Produção Textual

Devido à complexidade envolvida, elaborar um texto escrito é uma tarefa difícil e trabalhosa. Ao contrário da elaboração oral, na escrita o processo cognitivo usado é maior porque vai desde a geração de ideias até o envolvimento da memória de longo prazo para a construção de um texto que seja claro, coeso e ortograficamente correto (VAL, 1991). Portanto, para que esse processo seja possível, as Funções Executivas (inicialização da tarefa, organização, gerenciamento de tempo, planejamento, memória, linguagem) são fundamentais e necessárias na produção de um texto (GRAHAM *et al.*, 2006; LEVINE, 1998, DAWSON; GUARE, 2010).

Considerando a estreita relação entre as habilidades de linguagem e as habilidades de aprendizagem, é relevante lembrar que a primeira habilidade pode ser considerada como preditora da produção textual, na medida em que o desenvolvimento da linguagem oral é a base para o desenvolvimento da escrita, pois aí reside a idealização, o planejamento e a organização do pensamento feito no discurso oral (KIM; OTAIBA; WANZEK, 2015).

Fazendo um adendo sobre planejamento e organização do discurso escrito, Dahlet (2012) defende que a produção escrita é realizada por meio de níveis de operações, denominados de Planificação, Textualização e Revisão.

Na Planificação, é exigido do autor que consiga articular os seus conhecimentos dentro de uma determinada situação e estrutura (formato) de texto. Para tanto, ele faz a busca dos conhecimentos a serem transmitidos (fase de mobilização), em seguida agrupa os conhecimentos (fase de organização) e finaliza determinando o objetivo daquele texto e a qual público se destina (fase de confronto).

No nível da Textualização, ocorre a efetivação linguística do nível anterior, ou seja, neste nível é necessário o domínio e uso do sistema linguístico para validar o texto escrito dentro dos padrões socialmente aceitos e estabelecidos.

O último nível, da Revisão, é a oportunidade que o próprio autor tem de realizar a leitura de seu produto escrito para identificar erros e realizar modificações necessárias.

Até aqui exposto, pode-se inferir que a textualidade é manifestada por características que estão relacionadas à função interacional do texto. Para isto, o escritor busca e desenvolve o autocontrole dos processos cognitivos relacionados à composição escrita, que estão associados ao processo, consciência sobre as atividades mentais na produção escrita, e ao Produto, consciência da produção nos domínios ortográfico, semântico-lexical, gramatical, textual e pragmático (CASSANY, 2004). Beaugrande e Dressler (1981) denominam os processos cognitivos supracitados, respectivamente, de Fatores Pragmáticos, centrados no usuário, e Fatores Conceituais e Linguísticos localizados dentro do texto.

Os fatores Pragmáticos centrados no usuário referem-se a características cuja estruturação é formada por elementos complexos, linguísticos e não-linguísticos, que são:

- *Intencionalidade:* capacidade de transmitir uma mensagem em uma situação intencionalmente comunicativa (argumentar, convencer, solicitar, impressionar, entre outros);
- *Aceitabilidade:* produzir um texto utilizando um referencial em comum para que seja aceito pelo leitor;
- *Situacionalidade:* produzir um texto de forma adequada ao contexto (situação) sociocomunicativo;
- *Informatividade:* capacidade de inserir informações (dados) que o autor deseja que o leitor compreenda;
- *Intertextualidade:* capacidade de inserir/citar de forma implícita ou explícita outros textos na sua produção textual, criando uma forma de diálogo entre os textos.

Quanto aos Fatores Conceituais e Linguísticos, estão a Coerência e a Coesão e, acrescida por nós, para este capítulo, a Ortografia. Estes fatores são considerados como demandas de aquisição longa e gradual, dependente do ensino formal. Tal progresso e seu aperfeiçoamento são importantes no estabelecimento de uma comunicação escrita efetiva (PEREIRA; SILVA; BENTO, 2013).

Coerência Textual

O sentido estabelecido dentro de um texto é permeado pela Coerência Textual, também responsável em não reduzir o texto a uma simplória sequência de frases. A coerência faz uma conexão conceitual-cognitiva de forma macro textual, gerando sentido ao leitor por meio da interpretabilidade envolvida (KOCH; TRAVAGLIA, 2007). Como complemento, é necessário compreender que a coerência relaciona os componentes linguísticos e não linguísticos (elementos da situação comunicativa), visando à sequência de significação no texto (ANTUNES, 2010). Portanto, segundo a literatura (VAN DIJK; KINTSCH, 1983; KOCH; TRAVAGLIA, 2007; PINHEIRO, 2015), há diversos tipos de coerência como semântica (relação de sentido), sintática (uso de conectivos, pronomes, etc), estilística (estilo linguístico) e pragmática (situação comunicativa).

Mesmo na presença de tipos de coerência existentes, ela só será eficiente quando for resultante de uma ação, do próprio autor, em conjunto com os demais níveis (já descritos neste capítulo) e no estabelecimento do sentindo ao texto para proporcionar interpretabilidade e compreensão por parte do leitor (KOCH; TRAVAGLIA, 2007).

Nesse sentido, o leitor terá papel importante para determinar se a coerência textual foi bem estabelecida dentro do texto, uma vez que esse aspecto vai depender dos conhecimentos prévios e suficientes para compreender a mensagem atribuída pelo autor do texto. Assim, esse espaço de interação entre os interlocutores (escritor e leitor) só reforça a importância que as sequencias/frases escritas apresentem continuidade com uma ideia central, sem contradições com a situação comunicativa e com os recursos linguísticos empregados (PEREIRA; SILVA; BENTO, 2013).

Coesão Textual

Historicamente, a coesão foi definida como a habilidade de usar recursos linguísticos como meio para estabelecer a relação de sentido entre as sentenças (HALLIDAY, 1895). Para Marcuschi (2008), pesquisadora da abordagem da Linguística Textual, a coerência vai conseguir uma relação da semântica como da pragmática entre os elementos de uma determinada sequência linguística, visando criar sentido entre elas para o leitor. Dentro dessa perspectiva, o papel da coesão será realizar a conexão entre os aspectos referenciais e sequenciais das partes de um texto.

Para melhor esclarecer, Koch e Travaglia (2007) explicam que a coesão referencial é responsável por estabelecer a relação entre dois ou mais componentes textuais a um mesmo referente. Para tanto, pode-se usar o mecanismo de substituição (uso de anáfora, catáfora, pronome, verbo, advérbio) e o mecanismo de reiteração (uso de sinônimos, hiperônimos, expressões nominais, repetição de item lexical).

Por outro lado, será a coesão sequencial a responsável pela linearidade, ou seja, a ordem, sequência e continuidade. Para tanto, usará componentes do texto que estabelecem relações semânticas entre orações, períodos ou parágrafos à medida que o texto progride.

Dentre os recursos úteis para a continuidade semântica proporcionada pela coesão nas relações textuais, destacam-se a reiteração, associação ou conexão. A relação por reiteração vai retomar os elementos do texto do início ao fim de forma constante. Na relação por associação, haverá a ligação de sentido em palavras distintas, pertencentes ou não a mesma categoria. Já a relação por conexão será permeada pelo uso de conectores para o estabelecimento de uma relação sintática-semântica.

Em suma, pode-se retomar, de forma simplificada, que os fatores de coesão são responsáveis pela estrutura sequencial do texto, visando facilitar ao leitor a compreensão do sentido pretendido. Já a coerência relaciona-se ao processamento cognitivo e estabelece a textualidade por meio de uma sequência linguística que viabiliza a interação na interlocução. Neste sentido, faz-se necessário assimilar o sistema linguístico no nível semântico (significado), léxico-gramatical (formal) e no fonológico-ortográfico (expressão) para a formação do texto escrito (FRAGA; CARIS; RESENDE, 2007). É possível compreender, portanto, que a coerência e a coesão atuam de forma conjunta possibilitando a composição da textualidade, permitindo assim, uma análise mais detalhada do produto final (KOCH; TRAVAGLIA, 2007; KOCH, 2010).

Competência Ortográfica

A linguista Scliar-Cabral (2003) chama a atenção para o fato de que escrever é muito mais complexo do que ler, pois exige maior reflexão do aprendiz para transformar sua forma de falar em textos escritos aceitos, dentro da norma ortográfica. A função dos grafemas é distinguir significados, portanto ficando explícita a razão de uma narrativa escrita sem erros ortográficos. A criação e o uso das convenções ortográficas permitem diferenciar a notação de palavras com sons iguais, porém significados diferentes, como no caso das palavras *sinto* e *cinto*.

Para a produção textual na sala de aula, um quesito deve ser particularmente considerado: a notação dos verbos, já que a escrita se dá a partir da variedade sociolinguística praticada pela criança, gerando quase sempre, uma distância muito grande entre o falar e o escrever (SCLIAR--CABRAL, 2013).

A crença popular de que "falar certo" garante "escrever certo" existe, segundo Cagliari (2002), porque dada a natureza do sistema alfabético, as letras induzem com relativa facilidade à conclusão de que há uma relação única entre o som pronunciado que elas representam e o princípio acrofônico, segundo o qual no início do nome de cada letra encontra-se o som que esta simboliza. Desta forma, uma pessoa pode falar [mataru] e o que se diz com [u] deve ser escrito com <AM>, codificando-se <mataram>. Isto mostra que esta crença está longe de ser real, pois a pronúncia dos alunos de acordo com a norma padrão da língua nem sempre refletirá uma escrita sem erros ortográficos (CIDRIM; AGUIAR; MADEIRO, 2007).

Desse modo, para escrever ortograficamente não bastam conhecimentos ou habilidades metafonológicas desenvolvidas, sobretudo as habilidades metamorfológicas entram em ação, não mais guiadas por uma mediação fonológica, mas norteadas a partir de uma análise mais aprofundada da gramática da língua (MOTA *et al.*, 2008; PAOLUCCI; ÁVILA, 2009; BATISTA; CHIARAMONTE; CAPELLINI, 2019). Diversos autores enfatizam que a utilização das diferentes informações linguísticas pelo escolar se presta para aperfeiçoar sua aprendizagem da ortografia. Em primeira instância, sua escrita alfabética, constatando que as grafias são geradas por uma sequência fonêmica, e em segunda instância, que precisa também das informações morfológicas e sintáticas para alcançar a escrita correta, a notação ortográfica, para a produção textual (MAREC-BRETON; GOMBERT, 2004; MOTA; ANIBAL; LIMA, 2008; SAMPAIO; CAPELLINI, 2014).

Práticas de Produção Textual

Gostaríamos, nesse momento, de mencionar dois trabalhos científicos de pesquisadores/autores que se ocuparam do tema do nosso capítulo e deixá-los como sugestões para a prática de produção textual na sala de aula.

Para começar, apresentamos o trabalho de Aurino Lima Ferreira e Alina Galvão Spinillo (2003) chamado *Desenvolvendo a habilidade de produção de textos em crianças a partir da consciência metatextual*, publicado no livro Metalinguagem e Aquisição da Escrita – Contribuições da pesquisa para a praticada alfabetização, organizado por Maria Regina Maluf (2003).

O segundo a ser apresentado é o trabalho de Jáima Pinheiro de Oliveira e Tania Moron Saes Braga, fruto do doutoramento da primeira autora, denominado de *PRONARRAR: Programa de intervenção metatextual: apoio para escolares com atraso no processo de alfabetização*, publicado no livro de mesmo nome em 2012.

Considerações Finais

Esperamos que a leitura deste capítulo possa, de alguma forma, contribuir para que o Fonoaudiólogo Educacional aproxime os conhecimentos produzidos nas pesquisas às práticas dos professores em sala de aula relacionadas à produção de texto para que ocorra a formação de escolares e indivíduos capazes de se colocarem como escritores críticos em sua vida futura.

Referências

ANTUNES, I. C. **Lutar com palavras**: coesão e coerência. São Paulo: Parábola Editorial, 2010.

BATISTA, A. O.; CHIARAMONTE, T. C.; CAPELLINI, S. A. **Compreendendo os transtornos específicos de aprendizagem - Disortografia**. Ribeirão Preto: Book Toy, 2019. v. 2.

BEAUGRANDE, R. A.; DRESSLER, W. U. **Introduction to text linguistics**. London: Longman, 1981.

BRASIL. Ministério da Educação. Secretaria de Educação Fundamental. **Parâmetros Curriculares Nacionais**: introdução aos Parâmetros Curriculares Nacionais. Brasília: MEC/SEF; 1998. 126 p

CAGLIARI, L. C. Alfabetização e ortografia. **Educar**, Curitiba, n. 20, p. 43-58, 2002.

CASSANY, D. **La revisión en el proceso de composición**: reparar la escritura: didáctica de la corrección de lo escrito. Barcelona: Editorial Graó de IRIF. S.L., 2004.

CIDRIM, L.; AGUIAR, M.; MADEIRO, F. **Escrevendo como se fala**: compreendendo a influência da oralidade sobre a escrita para ensinar melhor. São José dos Campos: Pulso, 2007.

DAHLET, P. A produção da escrita, abordagens cognitivas e textuais. **Trabalhos em Linguística Aplicada**, Campinas, SP, v. 23, 2012. Disponível em: https://periodicos.sbu.unicamp.br/ojs/index.php/tla/article/view/8639223. Acesso em: 10 set. 2020.

DAWSON, P.; GUARE, R. **Executive skills in children and adolescentes**. New York: The Guilford Press, 2010.

FARIAS, W. S. Compreensão e resumos de textos: alguns aspectos teóricos e experimentais. **Revista de Letras**, v. 22, n. 1/2, p. 58-71, 2000.

FORTE, L. K.; SCARPA, M. L.; KUBOTA, R. S. **APET:** análise da produção escrita de textos: questionário, texto narrativo e texto dissertativo-argumentativo: 5.º ano do Ensino Fundamental ao 3.º ano do Ensino Médio. São José dos Campos: Pulso Editorial, 2014.

FRAGA, M. S. G.; CARIS, C. L. N.; RESENDE, K. M. C. **Processos de aquisição de linguagem escrita**: estudo comparativo entre metalinguístico e textual da língua portuguesa. Anápolis: UEG, 2007.

GRAHAM, S. *et al.* Dimensions of good and poor handwriting legibility in first and second graders: motor programs, visual-spatial arrangements, and letter formation parameter setting. **Developmental Neuropsychology**, v. 29, n. 3, p. 43-60, 2006.

GREGOLIN, M. R. V. Linguística textual e o ensino da língua: construindo a textualidade na escola. **Alfa**, v. 8, n. 37, p. 23-31, 1993.

HALLIDAY, M. A. K. **An introduction to functional grammar**. London: Edward Arnold, 1985.

KIM, Y. S.; AL OTAIBA, S.; WANZEK, J. Kindergarten predictors of third grade writing. **Learning and Individual Differences**, v. 37, n. 12, p. 27-37, 2015.

KINTSCH, W.; DIJK, T. A. Van. Toward a model of text comprehension and production. **Psychological Review**, v. 85, n. 5, p. 363-94, 1978.

KINTSCH, W.; RAWSON, K. Compreensão. In: SNOWLING, M.; HULME. (org.). **A ciência da leitura**. Porto Alegre: Penso, 2013.

KOCH, I. G. V. **A coesão textual**. 20. ed. São Paulo: Contexto, 2010.

KOCH, I. G. V.; TRAVAGLIA, L. C. A. **A coerência textual**. São Paulo: Contexto, 2007.

LEVINE, M. **Developmental variation an learning disorders**. Cambridge: Educators Pub. Service, 1998.

MARCUSCHI, L. A. **Linguística de texto**: o que é e como se faz?. Recife: Série Debates 1, Universidade Federal de Pernambuco, 1983.

MARCUSCHI, L. A. Gêneros textuais: definição e funcionalidade. *In:* DIONÍSIO, A. P.; MACHADO, A. R.; BEZERRA, M. A. (org.). **Gêneros Textuais & Ensino**. Rio de Janeiro: Lucerna, 2002. p. 19-36.

MARCUSCHI, L. A. **Da fala para a escrita**: atividades de retextualização. 5. ed. São Paulo: Cortez, 2004.

MARCUSCHI, L. A. **Produção textual, análise de gêneros e compreensão**. São Paulo: Parábola Editorial, 2008.

MAREC-BRETON, N.; GOMBERT, J. E. A dimensão morfológica nos principais modelos da leitura. *In:* MALUF, M. R. (org.). **Psicologia educacional**: questões contemporâneas. São Paulo: Casa do Psicólogo, 2004. p. 105-121.

MIRANDA, F. **Textos e géneros em diálogo**: uma abordagem linguística da intertextualização. 2007. 523 f. Tese (Doutorado em Linguística) – Faculdade de Ciências Sociais e Humanas, Universidade Nova de Lisboa, Lisboa, 2007.

MOTA, M. M. P. E.; ANIBAL, L.; LIMA, S. A morfologia derivacional contribui para a leitura e escrita no português? **Psicologia: Reflexão e Crítica**, Porto Alegre, v. 21, n. 2, p. 311-318. 2008.

MOTA, M. M. P. E. *et al.* Relação entre consciência morfológica e a escrita em crianças do Ensino Fundamental. **Psicologia em Pesquisa**, Juiz de Fora (RJ), v. 2, n. 2, p. 51-60, jul./dez. 2008.

PAOLUCCI, J. F.; ÁVILA, C. R. B. Competência ortográfica e metafonológica: influências e correlações na leitura e escrita de escolares da 4.ª série. **Revista da Sociedade Brasileira Fonoaudiologia**, São Paulo, v. 14, n. 1, p. 48-55. 2009.

PEREIRA, A. K. B.; SILVA, C. D. B.; BENTO, F. J. S. A coesão e a coerência textual na aquisição da escrita: uma análise em textos de alunos do Ensino Fundamental. *In:* **FÓRUM INTERNACIONAL DE PEDAGOGIA FIPED, 5., 2013, Vitória da Conquista. Anais** [...]. Vitória da Conquista: Universidade Estadual do Sudoeste da Bahia, 2013.

PINHEIRO, M. A. M. M. Texto e ensino: aspectos de coesão e coerência na escrita de alunos surdos bilíngues. **Revista Crátilo**, v. 8, n. 2, p. 33-47, 2015.

SAMPAIO, M. N.; CAPELLINI, S. A. Intervention program efficacy for spelling difficulties. **Codas**, v. 26, n. 3, p. 183-192, 2014.

SCLIAR-CABRAL, L. **Princípios do sistema alfabético do português do Brasil**. São Paulo: Contexto, 2003.

SCLIAR-CABRAL, L. **Sistema scliar de alfabetização**: fundamentos. Florianópolis: Lili, 2013.

SARMENTO, L. L. **Oficina de redação**: Ensino Médio. 2. ed. São Paulo: Moderna, 2003.

VAL, M. G. C. **Redação e textualidade**. São Paulo: Martins Fontes, 1991.

VAL, M. G. C. **Redação e textualidade**. 3. ed. São Paulo: Martins Fontes, 2006.

CAPÍTULO 12

Contribuições Fonoaudiológicas para o ensino da Matemática

Giseli Donadon Germano

Introdução

Os números estão presentes em várias atividades, sem que nos atentemos a eles como, por exemplo, quando olhamos a hora no relógio, comparamos preços, olhamos rótulos de alimento, etc. Isto só é possível por causa da linguagem.

Os seres humanos foram dotados de uma competência superior: a capacidade de criar sistemas complexos de símbolos, incluindo a linguagem falada e escrita. Por meio de palavras ou símbolos, a linguagem nos permite utilizar e manipular números diferentes, transformá-los em equações e funções, ou seja, simbolizar quaisquer quantidades, aplicando no nosso dia a dia (DEHAENE, 2011).

Assim, torna-se importante a compreensão que os números são representados de formas diferentes, já que pode-se representar a mesma quantidade usando palavras escritas ("dois"), com números arábicos ("2"), em algarismos romanos ("II") e, ainda de modo não simbólico, como em um dado, com os dedos, ou uma série temporal (por exemplo, uma batida de tambor) ou com outras palavras (par, dupla) que carregam significado semântico e numérico (KADOSH; WALSH, 2009).

Desta maneira, as habilidades de linguagem estão relacionadas ao desempenho matemático simultâneo, sendo preditivo de desempenho matemático posterior. As habilidades de numeracia são desenvolvidas precocemente e estão diretamente relacionadas ao desenvolvimento de linguagem, a qual juntamente com outras habilidades cognitivas (memória, atenção e função executiva) influenciarão o desempenho acadêmico (SCHMITTEL, BASS, 2012).

Por isso, o estudo de como representamos números tem se mostrado importante para o desenvolvimento de intervenções educacionais, para a identificação de dificuldades de aprendizagem de aritmética e para a orientação de pais e professores. Deste modo, este capítulo tem como objetivo apresentar como ocorre a aprendizagem do processamento numérico e as suas implicações para a atuação da Fonoaudiologia Educacional.

Aprendizagem do processamento numérico

A numeracia precoce é definida como a compreensão geral dos números e dividida em várias habilidades, incluindo contagem (verbal), conhecimento dos símbolos numéricos, reconhecimento de quantidades, discernimento de padrões numéricos, comparação de magnitudes numéricas e estimação de quantidades (TOLL;VAN LUIT, 2014). Entretanto, destaca-se que esta aprendizagem sofre influências de fatores culturais, linguísticos, culturais e pedagógicos (GEARY, 2000;VON ASTER; SHALEV, 2007).

Assim sendo, faz-se necessário o entendimento do desenvolvimento das habilidades aritméticas. Inicialmente, estudos destacam a habilidade de "senso numérico" como uma dessas primeiras habilidades definida como a capacidade de identificar o número de unidades de um conjunto para discriminar quantidades numéricas. (DEHAENE, 2009; SANTOS, 2017). Esta habilidade é observada em crianças na fase pré-verbal, ou seja, antes que se pudesse observar a linguagem, sendo importante preditora para a aprendizagem do código aritmético (DEHAENE, 2009). O autor também se refere à capacidade para entender, aproximar e manipular quantidades de números. Trata-se de uma habilidade fundamental e básica, intuitiva, que permite decisões rápidas em situações que envolvem números como, por exemplo, decidir que 7 é maior que 3 ou que 13+15 não pode ser igual a 87.

Logo, o conceito de senso numérico é entendido como uma 'linha numérica mental' orientada espacialmente. A linha é vista metaforicamente como sendo orientada no espaço, ou seja, o zero estaria na extrema esquerda, com números maiores se estendendo para a direita. É por isso que quando há a codificação de algarismos arábicos envolvendo quantidades, esta é acompanhada por uma orientação automática de números no espaço, sendo números menores à esquerda e números maiores à direita (DEHAENE, 2011).

Assim, quanto mais a criança tiver experiências aritméticas, o desenvolvimento da 'linha numérica mental' se automatiza, aumenta-se espacialmente a imagem mental de números ordinais e proporciona-se o pensamento aritmético (SANTOS; SILVA, 2011;VON ASTER; SHALEV, 2007). A linha numérica mental tem fundamental importância para o pensamento aritmético e para o cálculo mental. Por meio desta linha, ocorre uma expansão do alcance semântico do conceito de número para um nível mais alto e abstrato (KAUFMANN;VON ASTER, 2012).

Como o código genético humano é herdado de milhões de anos de evolução, provavelmente compartilhamos esse sistema protonumérico inato com muitas outras espécies animais. Estudos com bebês demonstram que eles já seriam capazes de realizar discriminação de quantidades numéricas simbólicas e não verbais, e que esta capacidade ocorreria independentemente do desenvolvimento da linguagem (DEHAENE, 2009; SANTOS, 2017).

Portanto, a criança já consegue ter uma representação quantitativa, herdada de nosso passado evolutivo, que é subjacente à nossa compreensão intuitiva dos números, ou seja, há uma capacidade de atribuir o significado ao dígito. A percepção de quantidades numéricas é denominada de numerosidade e a capacidade de percepção rápida do número aproximado de objetos, herdada e presente também em outros animais, denominamos de senso numérico. (DEHAENE, 2011). O autor ainda afirma que por volta dos quatro anos de idade, a criança adquire uma nova habilidade, a de cálculo, possivelmente herdada geneticamente e devido às representações pré-verbais de quantidades numéricas. Nesta idade, a criança consegue calcular o número de brinquedos, por exemplo, recitando oralmente os números e, não meramente como uma imitação. Mas, o interessante é que ela o faz seguindo alguns princípios como perceber que cada objeto só pode ser contado uma única vez, os números falados devem seguir uma ordem sequencial e fixa, sendo que o último número corresponde ao número cardinal do conjunto e que esta habilidade favorece a aquisição do léxico numérico.

A cardinalidade se refere às quantidades como, por exemplo, "oito carros". Já a ordinalidade denota uma posição de um item em uma sequência ordenada, isto é, a sua classificação - assim, explorando seu significado ordinal (ordinalidade) como em "oitavo carro" (JACOB; NIEDER, 2007). Assim, após estas habilidades, a criança estará pronta para manipular e armazenar informações numéricas e poderá realizar a aprendizagem de operações matemáticas e a memorização e recuperação de fatos numéricos. (DEHAENE, 2001; 2009; SANTOS, 2017; GERMANO; CAPELLINI, 2019).

Kaufmann e Von Aster (2012) destacam, de modo resumido, alguns aspectos das funções numérico-aritméticas e as habilidades relevantes em cada área funcional baseadas principalmente em classificações neuropsicológicas e neurocientíficas de habilidades de cálculo. Os autores propõem uma visão geral dos aspectos relevantes das habilidades numéricas e aritméticas adquiridas (principalmente de forma implícita) antes que a criança atinja a idade escolar, conforme exposto no Quadro 1.

Quadro 1 – Aspectos relevantes das habilidades numéricas e aritméticas em pré-escolares

Áreas funcionais numérico-aritmético (idade / série)	Habilidades e tarefas
Habilidades numéricas básicas e precursoras (Pré-escola, creche, jardim de infância)	Compreensão da quantidade (por exemplo, tarefas que exigem uma comparação de quantidades e números), reconhecimento rápido de pequenas quantidades, domínio das habilidades de contagem, identificação de algarismos arábicos
Conhecimento de fatos aritméticos (Ensino Fundamental)	Adição e multiplicação de um dígito, por exemplo, 3 + 2 ou 3 × 2
Procedimentos aritméticos (Ensino Fundamental I em diante)	Conhecimento da sequência passo a passo correta para a solução de tarefas de cálculo com várias etapas
Raciocínio aritmético; conhecimento conceitual aritmético (Ensino Fundamental I em diante – altamente dependente dos métodos de ensino)	Conhecimento das quantidades envolvidas e quantidades parciais, conhecimento das semelhanças e diferenças entre diferentes tipos de operações, compreensão de procedimentos aritméticos

Fonte: Adaptado de Kaufmann e Von Aster (2012).

Destarte, Dehaene e Cohen (1995) postularam um modelo baseado na hipótese que o processamento numérico é realizado em várias áreas cerebrais. O modelo é denominado de *Modelo do Código Triplo*, composto de dois sistemas para processamentos de números. O primeiro sistema de processamento numérico é relacionado à central de representação de magnitudes associada à região do córtex intraparietal (hemisférios direito e esquerdo). Tal região é ativada antes mesmo do ensino formal de Matemática em pré-escolares com quatro anos de idade e é fortemente relacionada à intuição numérica não verbal, ou seja, ao reconhecimento da quantidade simbólica. O segundo sistema numérico está localizado no hemisfério esquerdo, na região especializada e responsável pelo processamento da linguagem; também é relacionada ao uso de estratégias educacionais aprendidas e para o armazenamento e recuperação de fatos numéricos (regiões do giro angular e perisilviana e do córtex pré-frontal dorsolateral) (DEHAENE, 2011; KAUFMANN;VON ASTER, 2012).

O desenvolvimento e a maturação dessas funções cerebrais específicas do domínio aritmético dependem da maturação de inúmeras funções específicas do domínio ou de vários domínios, incluindo atenção e memória operacional (representada principalmente pelos lobos frontais), linguagem, função sensório-motora (por exemplo, contagem de dedos) e ideação visuoespacial. (KAUFMANN;VON ASTER, 2012). Além disso, os autores destacam que esta maturação está relacionada à experiência como, por exemplo, a prática e o estímulo na vida cotidiana e dos tipos de métodos de ensino utilizados.

Deste modo, o Modelo do Código Triplo (DEHAENE; COHEN, 1995) descreve que a informação numérica pode ser manipulada mentalmente em três formas, sendo dependentes da forma (verbal ou visual) e uma não simbólica (representação de magnitudes):

1) Forma de Representação Analógica de Quantidades ou Magnitudes: os números são representados como uma representação de uma linha numérica. Neste componente se incluem o senso numérico.
2) Forma Verbal: os números são representados em cadeias de palavras (por exemplo, o número "trinta e sete"). Para Santos (2017), o código verbal estaria relacionado à linguagem, sendo responsável pelo armazenamento de informações, ou seja, os fatos numéricos. Os fatos numéricos se referem ao uso adequado de sinais aritméticos, capacidade de fazer uma operação sem o uso de contagem. Também se refere a operações em geral (adição, subtração, multiplicação e divisões).
3) Forma de Representação Visual Arábico: os números são representados em cadeias de dígitos (por exemplo, o número "37"). Este código visual é essencial para a notação de algarismos romanos e arábicos, além de contribuir para a organização em operações matemáticas - sistema visuoespacial (SANTOS, 2017).

Além disso, os autores referiram que procedimentos de transcodificação permitem que a informação seja traduzida diretamente de um código a outro, por exemplo, de dígitos arábicos ("23") para a forma escrita ("vinte e três"), por meio do acesso fonema/grafema. A última parte do modelo refere-se aos procedimentos de cada cálculo que se baseiam num conjunto fixo de códigos de entrada (*input*) e de saída (*output*).

Assim, o Modelo do Triplo Código foi sintetizado na Figura 1, sendo que o mesmo assume três categorias de representação mental, nas quais os números podem ser manipulados pelo cérebro.

Figura 1 – Diagrama simplificado do Modelo do Triplo Código

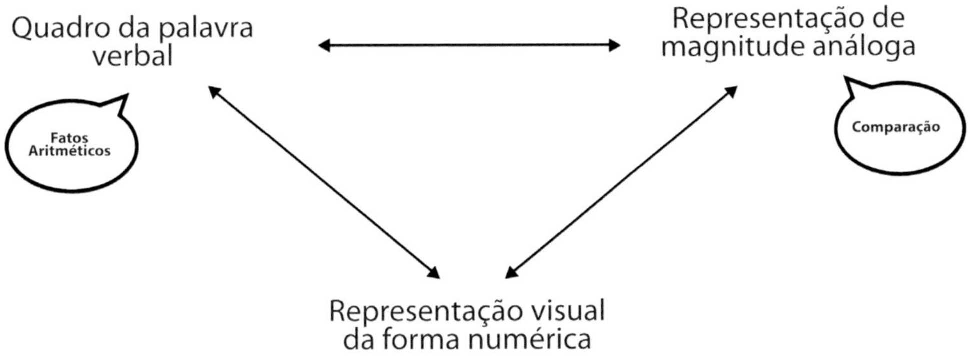

Fonte: Adaptada de Dehaene e Cohen (1995).

Entretanto, quando tais habilidades não se desenvolvem satisfatoriamente, devemos analisar sua extensão e origem, já que as dificuldades no manuseio de informações numéricas podem levar a sérios prejuízos na vida cotidiana. Assim, devemos analisar informações como o desempenho dos escolares em habilidades aritméticas, a fim de identificar aqueles que apresentam falhas decorrentes de processos extrínsecos (métodos de ensino, fobias emocionais, etc.) daqueles devido aos déficits intrínsecos (disfunção genética neurológica) indicados por baixo rendimento escolar e discalculia, respectivamente.

Baixo Rendimento Acadêmico e Transtorno Específico da Aprendizagem da Matemática

Em relação ao desempenho em Matemática, 68,1% dos estudantes brasileiros estão no pior nível de proficiência neste componente curricular, não sendo considerado um nível básico de conhecimento, considerado o mínimo para o exercício pleno da cidadania. Mais de 40% dos jovens consideram ter apenas um nível básico de conhecimento e são incapazes de resolver questões simples e rotineiras. Além disso, os resultados não mudaram significativamente na última década (Organização para a Cooperação e Desenvolvimento Econômico – OCDE, 2019).

De acordo com Dehaene (2011), tais falhas ou "inumeracia" têm raízes muito mais profundas, pois reflete a dificuldade do cérebro humano por armazenar conhecimento aritmético. Entretanto, o autor considera que há fatores que influenciam esta aprendizagem como a crença que aprender Matemática é algo que nunca serão capazes, indicando, assim, a influência de componente emocional, uma crescente ansiedade ou fobia sobre o assunto, ou seja, aspectos que são extrínsecos à condição do escolar, mas que devem ser vistos como fatores agravantes. O autor sugere que podemos combater essas dificuldades se fundamentarmos o conhecimento matemático em situações concretas e não em conceitos abstratos. Deste modo, as intervenções devem ter como objetivo que o escolar perceba que as operações matemáticas têm um significado intuitivo e que elas podem ser representadas a partir de seu senso inato de quantidades numéricas. Em outras palavras, a intervenção deve favorecer a construção de um rico repertório de "modelos mentais" de aritmética (DEHAENE, 2011).

Assim, como exemplo, uma subtração elementar, 9 - 3 = 6 pode ser reconhecida pelo adulto como várias situações concretas, como um esquema fixo (uma cesta contendo nove maçãs, da qual se tira três maçãs, restam seis), um esquema de distância (em qualquer jogo de tabuleiro, para passar da célula 3 para a célula 9, são necessários seis movimentos), um esquema de temperatura (para 9 graus e a temperatura cair 3 graus, ficarão 6 graus) e muitos outros (DEHAENE, 2011).

Entretanto, quando o escolar tem dificuldades aritméticas persistentes por mais de seis meses, com intervenção, na ausência de déficits cognitivos e sensoriais e na presença de oportunidade de aprendizagem, devemos analisar a possibilidade de o escolar apresentar Discalculia.

De acordo com o Manual Diagnóstico e Estatístico de Transtornos Mentais – DSM-5 (AMERICAN PSYCHOLOGY ASSOCIATION, 2014), a Discalculia também é um transtorno de aprendizagem específico relacionado a dificuldades em aprender o nome de um número e suas relações entre o número arábico e sua quantidade, a compreensão de representações simbólicas, os conjuntos de objetos, os símbolos árabes e estimativas de o número aproximado. (EVANS; ULLMAN, 2016).

De acordo com Dehaene (2011), tal condição poderia ser herdada geneticamente ou por disfunções cerebrais, especificamente na região do sulco intraparietal, área responsável pela aritmética mental.

Assim, a caracterização do perfil de desempenho real do escolar é de importância central, independentemente da presença de Discalculia ou baixo rendimento acadêmico, visando sempre a possibilidade de oferecimento de intervenções (KAUFMANN; VON ASTER, 2012). Santos (2017) destaca que a realização do diagnóstico clínico multidisciplinar é de suma importância, pois garante o acesso ao tratamento adequado e a benefícios legais, além de evitar o uso de rótulos inadequados ou pejorativos como "lenta", "preguiçosa", entre outros.

O Quadro 2 resume algumas manifestações para a comparação entre os escolares com baixo rendimento aritmético e a Discalculia do Desenvolvimento.

Quadro 2 – Aspectos relevantes de escolares com baixo rendimento aritmético e Discalculia do Desenvolvimento

Baixo Rendimento Aritmético	Discalculia do Desenvolvimento
- Notado por professores em relação ao baixo rendimento nas avaliações - Condições extrínsecos: aspectos socioeconômicos e sociais - Conseguem fazer estratégias compensatórias de decomposição (ex.: 17+6 = 17+3+3) - Realizam cálculos com maior precisão -Recuperam fatos numéricos, conseguem solucionar problemas simples - Impacto emocional (baixa autoestima, insegurança, ansiedade) - Sujeitos à *bullying* - Não apresentam prejuízos em todos os sistemas de cognição numérica - TRANSITÓRIA (com a intervenção pedagógica)	- Notado por professores em relação ao baixo rendimento nas avaliações - Dificuldades em senso numérico desde a pré-escola - Condições intrínsecas: fator genético e disfunção cerebral - Imprecisão nas tarefas de comparação de magnitude (simbólica e para numerais) - Dificuldades em estabelecer estratégias compensatórias (decomposição) - Crianças com estratégias imaturas (contam com os dedos para resolver problemas, desenham elementos não simbólicos para contagem) - Dificuldades em lidar com atividades que demandam compreensão de conceitos numéricos básicos (numerosidade), estimativas, linha numérica e fatos aritméticos - PERSISTENTE mesmo com intervenção multidisciplinar

Fonte: Adaptado de Butterworth (2005), Kucian e Von Aster (2015), Kaufmann e Von Aster (2012).

Orientações a pais e professores

O aprendizado precoce da Matemática pode e deve fazer parte integrante das atividades diárias das crianças por meio de atividades com objetos com formas geométricos, manipulação de quantidades e de espaços. Oferecer às crianças oportunidades de experiências com quantidades e vocabulários relacionados à aritmética, fortalece a ligação entre as habilidades precoces das crianças em Matemática e sua aquisição de conhecimentos na escola.

Toll e Van Luit (2014) destacam a necessidade de uma intervenção que contemple termos e conceitos relacionados à aritmética, que são parte da linguagem oral básica que se supõe ser especialmente importante para o desenvolvimento da capacidade matemática. Palavras como "mais", "menos", "superior" e "inferior", que podem ser empregados para comparar ou classificar objetos ou quantidades, assim como conceitos como "todo" ou "metade" ou ainda mais conceitos espaciais como "abaixo" ou "acima" (PRUDEN; LEVINE; HUTTENLOCHER, 2011).

Os autores ainda reforçam a ideia de que o vocabulário de Matemática é necessário para um aprendizado eficaz, sendo este extenso, incluindo ainda palavras que fazem referência à contagem e reconhecimento de números (por exemplo, nomes de números individuais, "quantos", "quantos", "contagem", "dezenas", "mais", "impar"), adição e subtração (por exemplo, "adicione", "mais", "menos", "ao todo", "diferença"), resolvendo problemas (por exemplo, "padrão", "compare", "lista", "lista", "resposta", "sobra" e "preço "). Ainda referem outros conceitos, aprendidos com o avanço na escola, como medidas, padrões, tempo, forma e espaço (por exemplo, "tamanho", "comparar", "comprimento", "profundidade", "oposto", "triângulo", "esfera"), entre outras.

Em síntese, a principal contribuição do Fonoaudiólogo Educacional se concentra em auxiliar a equipe escolar no reconhecimento precoce de escolares com baixo desempenho acadêmico e outros déficits de aprendizado persistentes e no aconselhamento dos pais e outros responsáveis pela criança sobre as medidas terapêuticas e diagnósticas adicionais indicadas. (KAUFMANN; VON ASTER, 2012).

O reconhecimento precoce depende em grande parte das informações fornecidas pelos pais ou outros responsáveis pela criança e, dependendo da idade do escolar, perguntas específicas devem ser feitas sobre se há compreensão da quantidade, habilidades de contagem e desempenho matemático na escola até o momento. A história do desenvolvimento também deve incluir perguntas sobre quaisquer perturbações secundárias possam estar presentes, por exemplo, distúrbios de aprendizagem em outras áreas e/ou manifestações psicopatológicas, tais como antipatia pela escola, ansiedade matemática e/ou fobia escolar (KAUFMANN; VON ASTER, 2012).

Cabe ressaltar, no contexto escolar, que o Artigo 59 da Lei de Diretrizes e Bases da Educação Nacional (LDB, lei n. 9.394/1996, BRASIL, 1996) assegura ao escolar, com o diagnóstico de Discalculia, o direito de usar outros recursos como a calculadora, tabuadas e a finalização da disciplina, caso seu desempenho se mantenha abaixo do esperado.

Considerações Finais

Podemos concluir que o Fonoaudiólogo Educacional contribui para o ensino da Matemática, a partir da compreensão de que há uma ligação que se estabelece entre a linguagem e as habilidades iniciais de numeracia, iniciado no Ensino Infantil e avançar na vida acadêmica e ocupacional do indivíduo, sugerindo que a capacidade de linguagem é um pré-requisito para o aprendizado de habilidades matemáticas iniciais.

O fato de algumas crianças terem dificuldades específicas na linguagem matemática indica a necessidade de um trabalho específico de linguagem matemática para facilitar o uso de conceitos numéricos e que o fraco reconhecimento de números afeta a aprendizagem não apenas da Matemática, mas também de outras disciplinas que necessitam de conhecimento e interpretação de fatos numéricos, como Física, Geografia, dentre outras.

Finalmente, destacamos que o Fonoaudiólogo Educacional, juntamente com os profissionais da Educação, deve se atentar a atrasos na compreensão e uso de linguagem matemática, pois se trata de um fator preditivo para a aprendizagem aritmética, sendo um sinal de alerta para a identificação de pré-escolares de risco para problemas de aprendizagem aritmética e a necessidade de intervenções precoces.

Referências

AMERICAN PSYCHIATRIC ASSOCIATION *et al.* DSM-5: **Manual Diagnóstico e Estatístico de Transtornos Mentais**. Artmed Editora, 2014.

BRASIL. Lei n.º 9.394/1996. Estabelece as Diretrizes e Bases da Educação Nacional. **Diário Oficial da União:** seção 1, Brasília, DF, 23 dez. 1996. Disponível em: http://www.planalto.gov.br/ccivil_03/leis/l9394.htm. Acesso em 13 jun. 2020.

BUTTERWORTH, B. The development of arithmetical abilities. ***Journal of Child Psychology and Psychiatry***, v. 46, n. 1, p. 3-18, 2005.

DEHAENE, S. Précis of the number sense. **Mind & language**, v. 16, n. 1, p. 16-36, 2001.

DEHAENE, S. **Reading in the brain**: The new science of how we read. Penguin, 2009.

DEHAENE, S. **The number sense**: How the mind creates mathematics. OUP USA, 2011.

DEHAENE, S.; COHEN, L. Towards an anatomical and functional model of number processing. **Mathematical cognition**, v. 1, n. 1, p. 83-120, 1995.

EVANS, T. M.; ULLMAN, M. T. An extension of the procedural deficit hypothesis from developmental language disorders to mathematical disability. **Frontiers in psychology**, v. 7, p. 1318, 2016.

GEARY, D. C. From infancy to adulthood: The development of numerical abilities. **European child & adolescent psychiatry**, v. 9, n. 2, p. S11, 2000.

GERMANO, G. D.; CAPELLINI, S. A. **Compreendendo os Transtornos Específicos de Aprendizagem – Discalculia.** Ribeirão Preto: Booktoy, 2019. v. 3.

JACOB, S. N.; NIEDER, A. The ABC of cardinal and ordinal number representations. **Trends in cognitive sciences**, v. 12, n. 2, p. 41-43, 2008.

KADOSH, R. C.; WALSH, V. Numerical representation in the parietal lobes: abstract or not abstract? **Behavioral and brain sciences**, v. 32, n. 3-4, p. 313-328, 2009.

KAUFMANN, L.; VON ASTER, M. The diagnosis and management of dyscalculia. **Deutsches Ärzteblatt International**, v. 109, n. 45, p. 767, 2012.

KUCIAN, K.; VON ASTER, M. Developmental dyscalculia. **European journal of pediatrics**, v. 174, n. 1, p. 1-13, 2015.

OCDE. Organização para a Cooperação e Desenvolvimento Econômico. (2019). PISA 2018 Results (Volume I): **What Students Know and Can Do**, PISA, OECD Publishing, Paris.

PRUDEN, S. M.; LEVINE, S. C.; HUTTENLOCHER, J. Children's spatial thinking: Does talk about the spatial world matter? **Developmental science**, v. 14, n. 6, p. 1417-1430, 2011.

SANTOS, F. H. **Discalculia do Desenvolvimento**. São Paulo: Pearson Clinical Brasil, 2017.

SILVA, P. A. da; SANTOS, F. H. dos. Discalculia do desenvolvimento: avaliação da representação numérica pela ZAREKI-R. **Psicologia: Teoria e Pesquisa**, v. 27, n. 2, p. 169-177, 2011.

SCHMITTEL, D. K.; BASS, L. A. Relations between oral language, literacy, & mathematics skill in middle-income first-grade children. *In:* SYMPOSIUM ON RESEARCH IN CHILD LANGUAGE DISORDERS, 2012, Madison. **Annals** [...] Madison, WI, 2012.

TOLL, S. W. M.; VAN LUIT, J. E. H. The developmental relationship between language and low early numeracy skills throughout kindergarten. **Exceptional Children**, v. 81, n. 1, p. 64-78, 2014.

CAPÍTULO 13

Aprimorando os padrões de leitura no Ensino Médio: contribuições da Fonoaudiologia Educacional

Adriana Marques de Oliveira

A Fonoaudiologia Educacional atua para promover a educação no âmbito da comunicação, em todos os níveis de ensino e não seria diferente no Ensino Médio. Sua atuação compreende o desenvolvimento e o aperfeiçoamento das habilidades comunicacionais, bem como a identificação de suas dificuldades (CONSELHO FEDERAL DE FONOAUDIOLOGIA – CFFa, 2010).

A promoção da educação, no que diz respeito aos aspectos da linguagem, requer integração das áreas da Saúde e da Educação. Além disso, exige compreensão do cenário e das políticas públicas de educação, assim como das habilidades esperadas para cada nível escolar e do entendimento de como são realizadas as práticas de ensino nas salas de aula. Somente com esse entendimento amplo e interdisciplinar é possível compreender o desafio dos professores no processo de ensino-aprendizagem (AZIZIFAR *et al.*, 2015; CFFa, 2010; ZORZI, 2015).

Ao falar do trabalho da Fonoaudiologia Educacional, deve-se pensar em colaboração interprofissional, a qual requer uma interação contínua com esforço coordenado e compartilhado de conhecimento entre o Fonoaudiólogo e os profissionais da educação. Nesse contexto, a contribuição de cada profissional é igualmente avaliada e considerada, obtendo assim melhores resultados e tomadas de decisões mais assertivas a fim de ampliar as conquistas no desenvolvimento do escolar (ASHA, 2000).

Este trabalho deve ser realizado com todos os escolares, pois o objetivo primeiro da Fonoaudiologia é o de favorecer a promoção da linguagem e o processo de ensino e aprendizagem independentemente das limitações. No caso daqueles com dificuldades de aprendizagem de leitura, devem ser garantidas modificações e adaptações individualizadas a partir do perfil do escolar e de seu diagnóstico. Por exemplo, a compreensão das manifestações da dislexia auxilia nos ajustes que serão necessários para garantir o direito do escolar à educação. Sua dificuldade com a precisão e a velocidade da leitura faz com que eles leiam em um tempo superior em comparação aos seus colegas de classe, por isso, é indicado que as avaliações sejam realizadas com mais tempo e individualmente. Tal dificuldade com a mecânica de leitura também leva à contraindicação da leitura em voz alta em sala de aula para não expor a dificuldade de leitura do escolar aos colegas de sala.

As dificuldades de aprendizagem não são estáticas. Os escolares se desenvolvem, se aprimoram e as adaptações acompanham o seu desenvolvimento. Nesse processo de adaptação, devem ser respeitados o conteúdo acadêmico e a experiência educacional de cada escolar, envolvendo os educadores, o fonoaudiólogo, o psicólogo educacional e os demais profissionais que se mostrem necessários (ASHA, 2000).

Dentre as atribuições do Fonoaudiólogo, o aperfeiçoamento das habilidades comunicativas será o foco deste capítulo, mais especificamente a leitura de adolescentes do Ensino Médio.

Cenário da educação brasileira

Avaliações internacionais e nacionais são realizadas para acompanhar o desempenho dos estudantes. O Programa Internacional de Avaliação dos Estudantes (PISA), organizado pela OCDE (Organização para Cooperação e Desenvolvimento Econômico), coordenado no Brasil pelo INEP – Instituto Nacional de Estudos e Pesquisas Educacionais Anísio Teixeira, é uma delas. A avaliação é realizada a cada três anos e investiga três principais áreas – leitura, matemática e ciências –, a prova não foca apenas em saber se o aluno aprendeu ou não o conteúdo escolar, mas sim o que são capazes de fazer com o conteúdo aprendido (BRASIL, 2019a).

Participaram do PISA, em 2018, 600 mil escolares com 15 anos e de 79 países. Do Brasil, foram 10.691 mil alunos de 597 escolas, representando 3.132.463 milhões de adolescentes do nosso país. Em leitura, 50% dos nossos escolares estavam abaixo do nível 2 (de uma escala de 1 a 6), ou seja, eram capazes de identificar o significado somente de frases curtas e sintaticamente simples. Identificou-se, ainda, que se o texto fosse curto, conseguiam interpretar o que estava explícito e reconhecer o tema principal desde que bem destacado. Apenas 2% dos escolares encontravam-se no nível 5. Isso quer dizer que dois de cada 10 escolares conseguiam diferenciar um fato de uma opinião (BRASIL, 2019a).

Diferentemente do PISA, que contrasta o desempenho dos escolares brasileiros com os de outros países, o Sistema de Avaliação da Educação Básica – SAEB (BRASIL, 2019b), também coordenado pelo INEP, avalia os escolares brasileiros e permite ao Ministério da Educação e Secretarias de cada estado realizarem um diagnóstico da Educação Básica brasileira e de fatores interferentes no desempenho do escolar. Desde 2019, o Saeb adotou uma nova estrutura para se adequar a BNCC - Base Nacional Comum Curricular (BRASIL, 2017) - que se tornou a referência na formulação das questões das provas em língua portuguesa, matemática, ciências da natureza e ciências humanas e englobará escolares da creche, pré-escola, 2.º ano, 5.º ano, 9.º ano e 3.ª série do Ensino Médio. Os resultados, até o presente momento, não foram divulgados (BRASIL, 2019b).

Os dados do SAEB, realizado em 2017, tiveram seus resultados divulgados em 2019. Foram avaliados 2.217.781 milhões de escolares do Ensino Médio de escolas públicas de forma censitária e de escolas particulares por adesão, representando uma amostra de 308.799 escolares. A prova de Língua Portuguesa avalia se o escolar é capaz de compreender o texto como um recurso de construção de conhecimento, sua análise e interpretação (BRASIL, 2019c).

A proficiência média nacional foi de 267,6 – o que, segundo o relatório, é o equivalente ao nível 2 da escala de proficiência. Nesse nível, o escolar começa a reconhecer a ideia comum entre os textos de gêneros diferentes. Nos níveis 1 e 0, situam-se 14,2% e 23,9% dos escolares, respectivamente. No nível 1, o escolar é capaz de extrair o significado da palavra. Quanto ao nível 0, o relatório do Saeb não descreve quais habilidades estão envolvidas, mas indica que esses escolares não possuem as habilidades elementares para o seu nível escolar. É no nível 3 que a compreensão superficial do texto ocorre e a partir desse nível estão 45,7% dos escolares (BRASIL, 2019c).

Mas o que é esperado para o Ensino Médio? Em resumo, de acordo com as diretrizes da Base Nacional Comum Curricular – BNCC, o Ensino Médio deve consolidar e ampliar as aprendizagens do Ensino Fundamental nos componentes da Língua Portuguesa, intensificando a análise crítica da leitura e produção de textos, compreensão crítica da realidade e participação social dos jovens em cidadania, trabalho e estudos. A BNCC está prevista na Lei de Diretrizes e Bases da Educação Nacional e no Plano Nacional da Educação e todos os currículos das escolas de redes públicas e particulares devem obrigatoriamente tê-la como referência (BRASIL, 2017).

Segundo o documento, ao chegar ao Ensino Médio, o escolar deve dominar as práticas sociais que envolvem a linguagem, perceber as diferenças da variação linguística regional, histórica, etária, social, entre outras. Estabelecer relações entre as partes do texto, tanto na linguagem escrita como oral, identificar os recursos que contribuem para coesão e coerência do texto e a organização das informações, compreender os diferentes tipos de textos e saber analisá-los como os de causa e consequência, problema e solução, definição entre outros; verificar as relações dialógicas e comprovar posicionamentos e perspectivas, detectar se há consistência em tais posicionamentos e perspectivas, reconhecer os pontos divergentes e explicá-los; compreender paráfrases e saber selecionar informações e dados de fontes confiáveis, sejam elas impressas ou digitais (BRASIL, 2017).

O que a BNCC considera como diretriz para o Ensino Médio, inicia-se a partir do nível 4 do SAEB, no qual em 2017, constam 29,2% dos escolares (BRASIL, 2017; BRASIL, 2019c). Ora, se para o Ensino Médio é esperado consolidar as aprendizagens do Ensino Fundamental, fica claro que a situação desses escolares não começa a emergir nos anos finais da Educação Básica e, sim, uma defasagem que vem se acumulando, provavelmente, desde a alfabetização e, como resultado, muitos dos escolares do Ensino Médio realizam um grande esforço para compreender o próprio material didático.

Leitura

A expectativa tanto dos pais quanto das crianças, ao entrar na escola, é aprender a ler e a escrever. Todos os dias letivos será pedido a elas que realizem atividades, as quais ainda não possuem todas as competências necessárias para desenvolvê-las, mas será a leitura a ferramenta imprescindível para as aprendizagens posteriores. A leitura é fundamental no que diz respeito às questões escolares, desempenho na faculdade, na profissão, na participação na sociedade. Influencia ainda na saúde, vida financeira e também na próxima geração do indivíduo (AZIZIFAR *et al.*, 2015; DENTON *et al.*, 2015; HTJELAND *et al.*, 2020; OKKINGA *et al.*, 2018; SÁNCHEZ; PEREZ; PARDO, 2012; ter BEEK *et al.*, 2018).

Ao se tratar de leitura, fala-se em dois grandes componentes, a decodificação e a compreensão, as quais utilizam operações mentais distintas. A decodificação situa-se na primeira operação mental, chamada de nível inferior, e diz respeito à mecânica de leitura. Abrange o reconhecimento da palavra e seu automatismo que nada mais é que transpor as palavras impressas em fala, seja qual for o significado, com rapidez e precisão. Estão envolvidas ainda as habilidades de análise visual, conversão grafema-fonema e vocabulário. O processo de reconhecimento da palavra e a atribuição do significado apresentam forte influência no resultado final da leitura, que é a compreensão (HOLMES, 2009; HTJELAND *et al.*, 2020; JENKINS *et al.*, 2003; SÁNCHEZ; PEREZ; PARDO, 2012; TIFFIN-RICHARDS; SCHOROEDER, 2015).

A compreensão encontra-se na segunda operação mental, a de nível superior, que demanda consciência por parte do leitor. Neste nível, os significados das palavras são integrados em estruturas gramaticais, formando as proposições, que são as ideias de cada oração. Juntamente com os conhecimentos dos elementos de ligação entre as orações, parágrafos e as partes do texto, ocorre a integração das informações contidas no material lido com o conhecimento de mundo do leitor criando, assim, uma representação do material lido (CUETOS, 2010; OLIVEIRA, 2017; PERFETTI; STAFURA, 2014; SÁNCHEZ, 2002; SÁNCHEZ; PEREZ; PARDO, 2012; TIFFIN-RICHARDS; SCHOROEDER, 2015).

Sánchez, Perez e Pardo *et al.* (2012) destacam dois prováveis resultados que podem ser possíveis de se alcançar ao ler. O primeiro deles é o de memorizar as palavras e recordá-las, assim como você o faz com o poema que leu, a oração que sempre faz ou aquela música cantarolada ao longo do dia. A lembrança literal (saber de cor) não chega a exigir nem a representação superficial do texto. O segundo resultado é a compreensão propriamente dita, se a mecânica leitora está funcionando adequadamente, se ocorre o acesso ao significado das palavras, se realiza a identificação da função de cada palavra na oração e se há a extração da ideia daquela oração o processo de compreensão começa a se desenvolver. Construir significado a partir da leitura de um texto é o requisito indispensável da leitura, assim há a obtenção de novas ideias propiciando o desenvolvimento cognitivo do leitor. Todas as vezes que o escolar transfere o que lê para o que já conhece (seu conhecimento de mundo, seu conhecimento prévio) um novo ponto de vista é formado, reafirmado ou embasado (AZIZIFAR *et al.*, 2015; HTJELAND *et al.*, 2020).

Ao falar de compreensão de leitura eficiente, espera-se a extração da informação do material lido, a interpretação a partir de seus conhecimentos prévios e a reflexão sobre os conhecimentos elaborados e sobre o processo seguido para obtê-los, em diferentes tipos de texto. Por isso, a compreensão pode ser representada pelas denominações superficial, profunda e crítico-reflexiva (SÁNCHEZ; PEREZ; PARDO, 2012).

Dificuldades na leitura

Como discutido acima, a leitura é um fator preditor do sucesso acadêmico e mesmo sendo essencial para o aprendizado, muitos dos adolescentes do Ensino Médio enfrentam dificuldades nela. No universo acadêmico, o ato de não compreender é frequente, e isso é para todos os escolares, uma vez que todos os dias são submetidos a novos conteúdos, com vocabulário que desconhecem e sem conhecimento prévio para auxiliá-los nas atividades, ou seja, todos os dias exige-se que executem atividades que ainda não possuem todas as habilidades para executá-las (DENTON *et al.*, 2015; FRY; GOSKY, 2007; SÁNCHEZ, 2002; SWANSON *et al.*, 2016; ter BEEK *et al.*, 2018; ter BEEK *et al.*, 2019).

Ao utilizar o texto para aprender, muito deles serão do tipo expositivo, com conteúdo denso, vocabulário desconhecido e sem referência anterior ao tema abordado que serão utilizados em todas as disciplinas, não só em Língua Portuguesa (ALEXANDER, 2005; MASTROPIERI; SCRUGGS; GRAETZ, 2003). O texto expositivo é muito diferente dos textos narrativos, tão comuns no Ensino Fundamental, o que dificulta e muito a adaptação dos escolares do Ensino Médio.

Por ser a compreensão um pré-requisito para a aprendizagem em todas as disciplinas e o escolar não necessariamente ter todas as ferramentas necessárias para apreender integralmente as informações contidas no texto, o conhecimento de como ler estrategicamente, perceber qual estratégia será a mais adequada para auxiliá-lo a atingir o objetivo da leitura, ativar conhecimento prévio, melhor ferramenta de busca, geração de pergunta e o monitoramento da leitura, ou seja, monitorar se realmente estão compreendendo o material que estão lendo, se precisa trocar a estratégia, rever entre outras, é uma das características fundamentais para a compreensão profunda do texto e está relacionada a leitores proficientes, eficientes e com mais experiência em leitura, então, é de se esperar, que os escolares do Ensino Médio saibam utilizar tais estratégias em sua leitura, contribuindo assim, para o seu aprendizado (DENTON *et al.*, 2015; FRY; GOSKY, 2007; SWANSON *et al.*, 2016; ter BEEK *et al.*, 2018; ter BEEK *et al.*, 2019).

No entanto, quando há queixas de dificuldade de compreensão de leitura, geralmente os problemas são para ler estrategicamente (OKKINGA *et al.*, 2018; VEENMAN; VAN HOUT-WOLTERS; AFFLERBACH, 2006). Contudo, frente ao cenário da educação brasileira, cabe uma séria investigação a respeito das habilidades básicas de leitura, no nível do reconhecimento da palavra, vocabulário e desenvolvimento da linguagem oral, para antes suspeitar de que se trata de não saber utilizar as adequadas estratégias para a compreensão de leitura (DENTON *et al.*, 2015; DOLE *et al.*, 2009; GENTILINI *et al.*, 2020; GOSKY, 2007; OKKINGA *et al.*, 2018; SÁNCHEZ, 2002; SWANSON *et al.*, 2016; ter BEEK *et al.*, 2018; ter BEEK *et al*, 2019; VEENMAN; VAN HOUT-WOLTERS; AFFLERBACH, 2006).

Aprimorando os padrões de leitura

O Fonoaudiólogo Educacional, juntamente com a equipe escolar, buscará pela integração de estratégias de compreensão de leitura que favoreçam a promoção da linguagem e o processo de ensino e aprendizagem (ASHA, 2000; FARRANT; ZUBRICK, 2013; MENOTTI; DOMENICONI; COSTA, 2020; TOWSON *et al.*, 2017). Segundo Resolução do Conselho Federal de Fonoaudiologia (2010), o trabalho do deste profissional não será isolado, e sim, integrado à equipe escolar. Deve ser realizado por programas educacionais, ações educativas e formação continuada para disseminação do conhecimento na esfera da linguagem.

Mediante a responsabilidade do Fonoaudiólogo Educacional de promover práticas para a otimização do processo de ensino e aprendizagem e da comunicação humana dos escolares, neste capítulo serão apresentadas estratégias para aprimoramento de leitura, para serem realizadas pelo professor e utilizadas em sala de aula, com todos os alunos.

Apesar deste capítulo abordar a leitura de adolescentes do Ensino Médio e, devido à escolaridade, atribuir a eles mais experiência e eficiência no reconhecimento de palavras, não se deve deixar de pensar em atividades para aprimorar a mecânica da leitura. Um primeiro e importante passo é o de identificar em qual nível se encontra a dificuldade dos escolares e, assim, incluir atividades que envolvam velocidade de acesso ao léxico, ampliação do léxico visual, fluência, prosódia entre outros, caso sejam identificadas falhas nessas habilidades.

Em muitos casos, o erro na decodificação será resolvido com a releitura do trecho no qual se encontra a palavra pronunciada incorretamente. Por isso, é sempre importante incentivar o escolar a voltar no texto e identificar se houve incoerências em sua leitura, se deixou de ler alguma palavra ou se a reconheceu erroneamente (SÁNCHEZ; PEREZ; PARDO, 2012).

O vocabulário e o conhecimento prévio sobre o assunto são aspectos que influem diretamente na elaboração das inferências. Para que haja compreensão, a existência e o acesso rápido ao significado das palavras são importantes (OAKHILL; CAIN; ELBRO, 2017; SÁNCHEZ; PEREZ; PARDO, 2012).

O vocabulário deve ser sempre trabalhado. A todo momento o escolar será exposto a palavras que desconhece ou que sejam de baixa frequência. Sabe-se que escolares com dificuldades na compreensão de leitura podem apresentar vocabulário insuficiente (AZIZIFAR *et al.*, 2015; OAKHILL; CAIN; ELBRO, 2017; SÁNCHEZ; PEREZ; PARDO, 2012).

Ressalta-se que, mesmo sendo adolescentes e não atribuirmos a eles a possibilidade de encontrar dificuldades de linguagem oral, é importante verificar se a dificuldade com o vocabulário é específica do conteúdo ou de linguagem (CUETOS *et al.*, 2007; CUETOS *et al.*, 2016; GENTILINI *et al.*, 2020; SÁNCHEZ; PEREZ; PARDO, 2012). Oliveira (2017) conta que as dificuldades em compreensão apresentadas nos processos de leitura em escolares do Ensino Médio não foram atribuídas apenas a falhas na decodificação, mas também ao componente da linguagem oral.

Estudos sugerem que o ensino do vocabulário seja trabalhado no contexto do texto e não procurar diretamente seu significado e nem o ensinar isoladamente. A busca é sempre no contexto da oração. É recomendado, ainda, integrar o novo vocabulário ao conhecimento preexistente do escolar e associá-lo a outras prováveis situações, se possível já empregar seu uso na comunicação (AZIZIFAR *et al.*, 2015; OAKHILL; CAIN; ELBRO, 2017; SÁNCHEZ; PEREZ; PARDO, 2012).

Outra forma de aprender novas palavras é com o aprendizado da morfologia. A morfologia influencia tanto o desenvolvimento do vocabulário como o da compreensão de leitura. O conhecimento da morfologia flexional (função sintática) e o derivacional (função semântica) proporcionará ao escolar reconhecer e chegar ao significado de palavras novas nas quais o morfema ocorre, especialmente de palavras mais complexas (OAKHILL; CAIN; ELBRO, 2017; SILVA; MARTINS-REIS, 2017; THOTHATHIRI *et al.*, 2018). Ressalta-se que, para ocorrer a manipulação morfêmica é necessário o entendimento dos princípios fonográficos e semiográfico do sistema de escrita da Língua Portuguesa (SILVA; MARTINS-REIS, 2017).

O trabalho de conhecimento, tanto do novo vocabulário como da ativação do conhecimento anterior a respeito do tema a ser lido, pode ser inserido em atividades de pré-leitura. Nessas atividades, o objetivo é, antes de fornecer um texto com conteúdo novo, proporcionar o conhecimento básico para se obter o máximo da compreensão da leitura. Essa estratégia beneficiará principalmente aqueles que não possuem conhecimento de base para compreender o texto. A aquisição desses conhecimentos pode ser feita a partir da aula expositiva dialogada, com a possibilidade de utilização de recursos como filmes, músicas, vídeos de curta duração, notícias publicadas em veículo de comunicação, etc. (AZZIZIFAR *et al.*, 2015; OAKHILL; CAIN; ELBRO, 2017).

Após a conclusão do trabalho com o texto, as palavras e conceitos trabalhados na pré-leitura devem ser retomados, fazendo a ligação do que se aprendeu com a leitura do texto com o que se ativou antes da leitura, entre outros (OAKHILL; CAIN; ELBRO, 2017).

Após conhecer cada palavra, o próximo passo é o de empregá-la na oração, atribuindo a função sintática a cada uma, que seria atribuir quem fez o que, com quem ou a quem e onde. É na construção das palavras e das orações que se constrói o texto. Esse é um componente da compreensão da sentença influenciado por pistas sintáticas e semânticas. Escolares com dificuldade de compreensão de leitura podem apresentar dificuldades com a sintaxe (CUETOS, 2010; OAKHILL; CAIN; ELBRO, 2017; OLIVEIRA, 2017; OLIVEIRA; CAPELLINI, 2020; ter BEEK *et al.*, 2018; THOTHATHIRI *et al.*, 2018).

As paráfrases são boas estratégias para compreender a oração ou um trecho lido, permitindo ao escolar formar as proposições. Nelas, o escolar deve dizer com outras palavras o que está contido na oração ou trecho que leu. Poderão ser parafraseados a ideia principal e os detalhes de uma oração, desde que o significado permaneça intacto. Em relação ao texto, poderá ainda explicar com outras palavras ou até criar uma versão nova (AZIZIFAR *et al.*, 2015; SÁNCHEZ; PEREZ; PARDO, 2012). Quando no trecho lido, houver uma palavra na qual foi realizado o trabalho de construção do significado, pode-se procurar uma outra para substituí-la e reformular a frase. Neste capítulo, por exemplo, foi utilizado "conhecimento de mundo", "conhecimento prévio" e "conhecimento anterior", atribuindo o mesmo sentido, o escolar deve primeiro, formar vocabulário para, posteriormente, ser capaz de perceber tal informação no texto.

A identificação das informações fundamentais do material lido, organização e identificação das relações constituídas entre elas podem ser auxiliadas com mapas conceituais. Eles facilitam a organização das ideias (proposições) auxiliando na formação da representação mental do texto. Visualizar em esquema gráfico a microestrutura do texto, possibilita iniciar a construção da macroestrutura, começando a construir as ideias globais que conferirão sentido ao material lido, permitindo alcançar a compreensão superficial; pois o escolar deverá identificar os elementos que fazem ligação entre as ideia principais de cada oração, o que permitirá a integração das informação, construindo, assim, a representação mental do texto (OAKHILL; CAIN; ELBRO, 2017; SÁNCHEZ, 2002; SÁNCHEZ; PEREZ; PARDO, 2012).

Para alcançar a compreensão profunda, é importante levar o escolar a comparar o conhecimento adquirido na leitura com o conhecimento prévio. Levá-lo à consciência dessa comparação, tornará a aprendizagem significativa, além de possibilitar identificar quando é necessário buscar conhecimento em outras fontes e como encontrar aquelas que são confiáveis (OAKHILL; CAIN; ELBRO, 2017; SÁNCHEZ, 2002; SÁNCHEZ; PEREZ; PARDO, 2012).

Todas as estratégias devem ser explicadas aos escolares. Eles devem ser conscientes do seu ensino e uso. Para isso, as estratégias devem ser ensinadas e praticadas com supervisão e empregadas em diferentes gêneros textuais. Os escolares devem adquirir autonomia e saber como autorregular a sua compreensão, isto é, frente a cada tipo de texto, saber qual estratégia é a mais adequada, perceber se a escolha da estratégia foi correta, se estão compreendendo o texto. Os escolares devem ser capazes de planejar e monitorar seu próprio aprendizado, o sucesso no monitoramento da compreensão determina em grande medida seu desempenho em compreensão de leitura (LYSENKO; ABRAMI, 2014; MASON, 2013; PARSONS, 2015; SÁNCHEZ; PEREZ; PARDO, 2012; ter BEEK *et al.*, 2019).

Menotti, Domeniconi e Costa (2020) investigam a capacitação de professores do Ensino Infantil para o uso de estratégias de leitura em ambiente educacional. As autoras identificaram que, com a capacitação e o planejamento das atividades com o Fonoaudiólogo, visando inserir nas atividades de leitura estratégias para promoção da linguagem, houve aumento da frequência da utilização dessas estratégias por parte dos professores no ensino e mais segurança por parte deles em aplicá-las.

Denton *et al.* (2015) apontam que as instruções direcionadas à compreensão de leitura e ao uso das estratégias estão associadas a um melhor desempenho acadêmico. No entanto, ressalta-se que as propostas de estratégias de intervenção para auxiliar no aprimoramento da leitura em sala de aula são técnicas adicionais (COCKERILL; THURSTON; TAYLOR, 2019; KISPAL, 2008), pois não configuram-se um método de ensino e não substituem o conteúdo escolar.

Considerações Finais

No cenário atual da educação brasileira, as habilidades em leitura, não desenvolvidas plenamente no Ensino Fundamental, culminam na dificuldade de os professores conduzirem atividades quando esses escolares chegam ao Ensino Médio, uma vez que não possuem as bases de leitura necessárias para o processo de ensino-aprendizagem.

A partir de uma perspectiva interdisciplinar, professores e Fonoaudiólogos Educacionais precisam planejar e executar estratégias que contemplem tanto a promoção das habilidades de compreensão em leitura esperadas para o Ensino Médio quanto a recuperação das fragilidades herdadas dos primeiros anos escolares.

Os professores são os profissionais mais próximos dos escolares no dia a dia da sala de aula, sendo a eles permitido identificar os que precisam de maior atenção. Diante disso, atualmente, estes profissionais se veem com uma demanda que não condiz com os objetivos educacionais do Ensino Médio. É a união de conhecimentos, dos professores, do fonoaudiólogo, do psicólogo, atendente terapêutico, entre outros que possibilitará esse trabalho. A atuação interdisciplinar é a chave para superar a fragilidade do ensino-aprendizagem, contudo deve se estar atento às necessidades individuais de cada escolar.

Dentro da proposta deste capítulo, do aperfeiçoamento das habilidades comunicativas, no caso a leitura de adolescentes do Ensino Médio, hoje são dois os cenários de atuação da Fonoaudiologia Educacional. O primeiro é a promoção da educação e aprimoramento dos padrões de leitura e o segundo, auxiliar os escolares que sofrem com a defasagem dela, que foi acumulada ao longo dos anos escolares, isto significa, assistir os adolescentes que foram deixados para trás na aprendizagem a leitura. Este trabalho só é possível com o esforço conjunto dos profissionais, com interação contínua, coordenada e compartilhamento de conhecimento entre as áreas.

Referências

ALEXANDER, P. A. The path to competence: A lifespan developmental perspective on reading. **Journal of Literacy Research**, v. 37, n. 4, p. 413–436, 2005.

ASHA. American Speech-Language-Hearing Association. **Learning disabilities**: issues in higher education [Relevant Paper]. 2000. Disponível em: www.asha.org/policy. Acesso em: 30 mar. 2020.

AZIZIFAR, A. *et al.* The effect of pre-reading activities on the reading comprehension performance of Ilami high school students. **Procedia – Social and Behavioral Sciences**, v. 192, p. 188-194, 2015.

BRASIL. Ministério da Educação. **Base Nacional Comum Curricular (BNCC)**: Educação é a base. Brasília-DF: INEP/MEC, 2017.

BRASIL. Instituto Nacional de Pesquisas Educacionais Anísio Teixeira. Ministério da Educação (INEP/MEC). **PISA – Programa Internacional de Estudantes**. Brasil: Relatório Brasil no Pisa 2018 – Versão Preliminar. Brasília-DF: INEP/MEC, 2019a.

BRASIL. Instituto Nacional de Pesquisas Educacionais Anísio Teixeira. Ministério da Educação (INEP/MEC). **SAEB – Sistema de Avaliação da Educação Básica** – Cartilha Saeb 2019. Brasília-DF: INEP/MEC, 2019b.

BRASIL. Instituto Nacional de Pesquisas Educacionais Anísio Teixeira. Ministério da Educação (INEP/MEC). **Relatório SAEB** [recurso eletrônico]. Brasília-DF: INEP/MEC, 2019c.

COCKERILL, M.; THURSTON, A.; TAYLOR, A. Protocol: An efficacy randomized controlled trial of reciprocal reading in high schools. **International Journal of Educational Research**, v. 97, p. 99-106, 2019.

CONSELHO FEDERAL DE FONOAUDIOLOGIA (CFFa). **Resolução CFFa n.º 387/2010, de 18 de setembro de 2010**. Dispõe sobre as atribuições e competências do profissional especialista em Fonoaudiologia Educacional reconhecido pelo Conselho Federal de Fonoaudiologia, alterar a redação do artigo 1.º da Resolução CFFa N. 382/2010. Brasília, DF, 2010. Disponível em: www.fonoaudiologia.org.br. Acesso em: 15 mar. 2020.

CUETOS, F. **Psicología de la lectura**. 8. ed. Las Rozas (Madrid): Wolters Kluwer. España, 2010.

CUETOS, F.; ARRÍBAS, D.; RAMOS, J. L. **PROLEC-SE-R**: Batería para la Evaluación de los Procesos Lectores en Secundaria y Bachillerato. Revisada. Madrid: TEA Ediciones, 2016.

CUETOS, F. *et al.* **PROLEC-R**: Evaluación de los procesos lectores revisada. Madrid: TEA Ediciones, 2007.

DENTON, C. A. *et al.* Adolescents' use of reading comprehension strategies: Differences related to reading proficiency, grade level, and gender. **Learning and Individual Differences**, v. 37, p. 81-95, 2015.

DOLE, J. A.; NOKES, J. D.; DRITS, D. Cognitive strategy instruction. *In*: ISRAEL, S. E.; DUFFY, G. G. (ed.). **Handbook of research on reading comprehension**. New York: Routledge, 2009. p. 347-372.

FARRANT, B. M.; ZUBRICK, S. R. Parent–child book reading across early childhood and child vocabulary in the early school years: findings from the Longitudinal Study of Australian Children. **First Language**, v. 33, n. 3, p. 280-293, 2013.

FRY, S. W.; GOSKY, R. Supporting social studies reading comprehension with an electronic pop-up dictionary. **Journal of Research on Technology in Education**, v.40, n.2, p. 127–139, 2007.

GENTILINI, L. K. S. *et al.* Desenvolvimento de instrumento para avaliação coletiva da fluência e compreensão de leitura textual em escolares do Ensino Fundamental II. **CoDAS**, v. 32, n. 2, p. 1-9, 2020.

HOLMES, V. M. Bottom-up processing and reading comprehension in experienced adult readers. **Journal of Research in Reading**, v. 32, n. 3, p. 309-326, 2009.

HTJELAND, H. N. *et al.* Preschool Pathways to reading comprehension: a systematic meta-analytic review. **Educational Research Review**, v. 30, n. 100323, p. 1-23, 2020.

JENKINS, J. R. *et al.* Sources of individual differences in reading comprehension and reading fluency. **Journal of Educational Psychology**, v. 95, n.4, p.719-729, 2003.

KISPAL, A. **Effective teaching of inference skills for reading**: Literature review. Research Report DCSF-RR031. National for education research, 2008.

LAN, Y. C.; LO, Y. L.; HSU, Y. S. The effects of meta-cognitive instruction on students' reading comprehension in computerized reading contexts: A quantitative analysis. **Educational Technology & Society**, v. 17, n. 4, p. 186-202, 2014.

LYSENKO, L. V.; ABRAMI, P. C. Promoting reading comprehension with the use of technology. **Computers & Education**, v. 75, p. 162–172, 2014.

MASON, L. H. Teaching students who struggle with learning to think before, while, and after reading: Effects of self-regulated strategy development instruction. **Reading & Writing Quarterly**, v. 29, n. 2, p. 124-144, 2013.

MASTROPIERI, M. A.; SCRUGGS, T. E.; GRAETZ, J. E. Reading comprehension instruction for secondary students: Challenges for struggling students and teachers. **Learning Disability Quarterly**, v. 26, n. 2, p. 103–116, 2003.

MENOTTI, A. R. S.; DOMENICONI, C.; COSTA, A. R. A. Capacitação de professores do ensino infantil para o uso de estratégias bem-sucedidas de leitura compartilhada. **CoDAS**, v. 32, n. 1, p. 1-7, e20180294, 2020.

OAKHILL, J.; CAIN, K.; ELBRO, C. **Compreensão de Leitura**: teoria e prática. São Paulo (SP): Hogrefe CETEPP, 2017.

OKKINGA, M. *et al.* Effectiveness of reading-strategy interventions in whole classrooms: A meta--analysis. **Educational Psychology Review**, v. 30, n. 4, p. 1215-1239, 2018.

OLIVEIRA, A. M. **Tradução e adaptação cultural da avaliação dos processos de leitura (PROLEC–SE R) para escolares do Ensino Fundamental ciclo II e do Ensino Médio**. Orientador: Simone Aparecida Capellini. 2017. 345 f. Tese (Doutorado em Educação) – Universidade Estadual Paulista (Unesp), Faculdade de Filosofia e Ciências, 2017.

OLIVEIRA, A. M.; CAPELLINI, A. M. **Intervenção em Leitura para Adolescentes**. Ribeirão Preto (SP): Book Toy, 2020.

PARSONS, T. The school class as a social system: Some of its functions in American society. *In*: BALLANTINE, J. H.; SPADE, J. Z. (ed.). **Schools and society. A sociological approach to education**. California (United States): Sage Publications, 2015. p. 297-318.

PERFETTI, C.; STAFURA, J. Word knowledge in a theory of reading comprehension. **Scientific Studies of Reading**, v. 18, n. 1, p. 22-37, 2014.

SÁNCHEZ, E. M. **Compreensão e redação de textos**: dificuldades e ajudas. Porto Alegre: Artmed, 2002.

SÁNCHEZ, E.; GARCÍA, J. R.; PARDO, J.R. **A leitura na sala de aula**: como ajudar os professores a formar bons leitores. Porto Alegre: Penso, 2012.

SILVA, A. A. M., MARTINS-REIS, V. O. Influência da consciência morfológica na leitura e na escrita: uma revisão sistemática de literatura. **CODaS**, v. 29, n. 1, p. 1-8, 2017.

SWANSON, E. *et al.* Middle school reading comprehension and content learning intervention for below-average readers. **Reading & Writing Quarterly**, v. 33, n. 1, p. 37-53, 2016.

ter BEEK, M. *et al.* Supporting secondary school students' reading comprehension in computer environments: A systematic review. **Journal of computer assisted learning**, v. 34, p. 557-566, 2018.

ter BEEK, M. *et al.* Scaffolding expository history text reading: Effects on adolescents' comprehension, self-regulation, and motivation. **Learning and Individual Differences,** v. 74, n.101749, p. 1-9, 2019.

THOTHATHIRI, M. *et al.* Who did what? A causal role for cognitive control in thematic role assignment during sentence comprehension. **Cognition**, v. 178, p. 162-177, 2018.

TIFFIN-RICHARDS, S. P.; SCHROEDER, S. The component processes of reading comprehension in adolescents. **Learning and Individual Differences**, v. 42, p.1-9, 2015.

TOWSON, J. *et al.* Dialogic reading in early childhood settings: a summary of the evidence base. **Topics in early childhood special educational**, v. 3, n. 3, p. 1-15, 2017.

VEENMAN, M. V.; VAN HOUT-WOLTERS, B. H.; AFFLERBACH, P. Metacognition and learning: Conceptual and methodological considerations. **Metacognition and Learning**, v. 1, n. 1, p. 3-14, 2006.

ZORZI, J. Educação: Questões para reflexão do Fonoaudiólogo Educacional frente aos desafios para ensinar a ler e escrever. *In*: QUEIROGA, B.A.; GARCIA, V.L. (ed.). **Fonoaudiologia Educacional**: reflexões e relatos experiência. Brasília: Editora Kiron, 2015. p. 10-43.

CAPÍTULO 14

A formação do Fonoaudiólogo para atuar na Educação de Adultos

Ana Paula de Oliveira Santana
Sonia Maria Chaves Haracemiv
Aline Olin Goulart Darde

Introdução

A Educação de Adultos não é recente. Historicamente, ela se iniciou com os jesuítas na época da colonização portuguesa, quando a Companhia de Jesus implantou reformas sociais importantes no Brasil pela via do ensino, o qual tinha por princípio integrar os indígenas à cultura portuguesa, impondo-lhes seus costumes, hábitos e crenças. Neste contexto, a expansão territorial ocorreu rapidamente e surgiu a necessidade de escolarização. Os jesuítas podem ser considerados os primeiros professores brasileiros (HANSEN, 2000).

Os sacerdotes possuíam sólida formação teórica, apresentavam uma ou duas graduações em curso superior, Teologia e Filosofia, além de realizarem práticas contínuas de estudos e muitos eram considerados intelectuais. Portanto, a história revela que a profissão de professor brasileiro nasce no catolicismo, tem sua origem calcada num contexto de extrema injustiça social, configurando-se, desde o início da sua implantação, excludente e perversa, porque despreza a cultura de um povo com vistas a atender aos interesses de ordem religiosa.

Ao longo dos anos, no Brasil, a Companhia de Jesus se fortaleceu, adquiriu muitas propriedades e assumiu o poder político e econômico da colônia. Esse fato desagradou ao rei de Portugal que, para romper com esse ciclo, determinou a expulsão dos jesuítas do Brasil, em 1759, por intermédio do Marquês de Pombal. Legalmente, o direito à educação data da primeira Constituição Brasileira, de 1824, na qual o texto apresentava a garantia de uma "instrução primária e gratuita para todos os cidadãos", portanto, entende-se que se referia também aos adultos. Neste período, num sistema de governo imperialista, D. Pedro I, somente possuía cidadania uma pequena parcela da população pertencente à elite econômica à qual a educação primária era um direito do qual ficavam excluídos negros, indígenas e grande parte das mulheres (BASTOS, 2005).

Com a promulgação da Lei das Escolas de Primeiras Letras, de 15 de outubro de 1827, primeira lei sobre a instrução pública na época do Brasil Império, foram criadas as escolas primárias com a adoção do Método Lancasteriano, que explicitava que os professores deveriam ser treinados em curto prazo e à custa do seu ordenado nas escolas das capitais, constituindo-se, pela primeira vez na história da educação brasileira, exigência de formação e preparo didático para o exercício profissional docente nas escolas. Tal formação de professores visava formar o profissional para o ensino por meio do referido método, também chamado de Mútuo, o qual se estabeleceu por longos anos nas escolas e era exercido pelos militares, fato que evidenciava uma aproximação entre a disciplina e a ordem exigida e adotada pelo método tanto na instituição militar como nas escolas (BASTOS, 2005).

Em 1837, conforme Decisão de n.º 166, o Governo do Império torna incompatível a função de militar e de professor público, na província do Rio de Janeiro é inaugurada a primeira Escola Normal do país, com objetivo de preparar os futuros mestres com formação voltada aos interesses do Estado para garantir um professor submisso às suas ideologias, às suas normas de ordem moralizante (BASTOS, 2005).

Em 1882, a Lei Saraiva proibiu o voto do analfabeto. A escolarização, na época, estava vinculada à ascensão social e o analfabetismo à incapacidade e inabilidade social. Nove anos depois, a Constituição de 1891, primeiro marco legal da República Brasileira, estabeleceu a exclusão dos adultos analfabetos da participação pelo voto, em um momento em que a maioria da população adulta era iletrada (SOUZA, 1998).

Os pressupostos liberais de educação defendidos pelos republicanos, em 1920, e com o censo indicando que 72% da população acima de cinco anos não sabia ler e escrever, o que mantinha o Brasil como um país de analfabetos, fato que comprometia significativamente as relações com as demais economias mundiais no início de um novo século. Na Primeira Guerra Mundial, o Brasil ficou impossibilitado de receber os produtos estrangeiros manufaturados e foi obrigado a expandir e diversificar o processo de industrialização, ocasionando a vinda dos trabalhadores da zona rural para as capitais (BASTOS, 2005).

A partir de 1930, no Estado Novo exercido sob o governo de Getúlio Vargas, a educação de adultos e a erradicação do analfabetismo continuavam ser condição necessária para que o Brasil se realizasse como nação desenvolvida. A aceleração da urbanização no Brasil incentivou a criação de políticas públicas para a Educação de Adultos no Brasil com a promessa de erradicar o analfabetismo, além disso, acentuava-se a necessidade de investir na valorização da alfabetização de adultos para ampliação da base de votos. Previsto pela Constituição de 1934, o Plano Nacional de Educação, de responsabilidade da União, incluía os jovens e adultos e instituiu o Fundo Nacional do Ensino Primário, o qual destinava o correspondente a 25% do auxílio federal à educação primária de adolescentes e adultos analfabetos, observados os termos de um plano geral de ensino supletivo, aprovado pelo Ministério da Educação e Saúde pelo Decreto n.º 19.513 de 25/08/1945 (BRASIL, 1945).

Nessa época, a escola Normal de Formação de Professores já havia se expandido por todo o país. Foram implantados os Institutos de Educação, como escolas experimentais que visavam à formação de professores para consagrar uma formação de caráter científico-pedagógico para o exercício da profissão. O Curso Normal foi determinado pelo Decreto Lei n.º 8.530 de 02 de janeiro de 1946, no capítulo II, Art. 2.º: "O ensino normal será ministrado em dois ciclos, sendo que o primeiro dará o curso de regentes de ensino primário, em quatro anos, e o segundo, o curso de formação de professores primários, em três anos" (BRASIL, 1946, p.146).

Em 1952, foi instituída a Campanha Nacional de Educação Rural (CNER) organizada pelo Ministério da Educação e Cultura e, em 1958, a Campanha Nacional de Erradicação do

Analfabetismo (CNEA). No mesmo ano, foi realizado o I Congresso Nacional de Educação de Adultos, no qual o educador Paulo Freire apresentou ideias diferenciadas em relação aos métodos de alfabetização de adultos, além de incentivar práticas pedagógicas progressistas. Freire contrariou o pensamento de que o analfabeto era considerado alguém que não possuía cultura ou conhecimento. Reconhecia a cultura dos educandos, assim como entendia que a aprendizagem significativa trazia melhores resultados, pois partia da realidade do aluno, valorizava o conhecimento prévio e a criticidade dos educandos, pois assim os compreendia como sujeitos em condições de pensar e de problematizar a prática social em que estavam inseridos (HADDAD; Di PIERRO, 2000).

A ação do voluntariado, a primeira Campanha Nacional de Educação de Adultos no Brasil, lançada em 1947, passou a ser sistematicamente criticada por não preparar adequadamente professores para trabalhar com essa população. Em 1967, nasce o Movimento Brasileiro de Alfabetização (MOBRAL). Esse programa consistiu num projeto do governo militar com a oferta de educação aos trabalhadores que se encontravam fora do sistema escolar. A escola servia de instrumento de coleta de informações sobre o que se passava nos municípios do interior do país e na periferia das cidades, ou seja, consistia num instrumento de controle sobre a população. Em 1970, o MOBRAL prometia acabar em dez anos com o analfabetismo e considerava a alfabetização no aprendizado do alfabeto e de sua utilização como código de comunicação, e apropriação do sistema de escrita, além de pressupor a compreensão do princípio alfabético, indispensável ao domínio da leitura e escrita. Porém, as práticas pedagógicas eram frágeis, destinavam pouco tempo para os estudos, propiciavam uma formação em massa que comprometeu a qualidade do ensino em nosso país, além de contribuir para gerar os índices elevados dos analfabetos funcionais atualmente (SOARES, 1996).

Neste sentido, a Educação de Jovens e Adultos deixou de ser vista apenas como processo de alfabetização e tornou-se possibilidade de o educando adulto dar continuidade aos seus estudos. Essa política de governo surgiu a partir da implantação do Ensino Supletivo, em 1971, quando da promulgação da Lei Federal n.º 5.692, que reformulou as Diretrizes de Ensino do primeiro e segundo graus com vistas a proporcionar ao educando formação necessária para a qualificação profissional. Desta forma, via-se na escolarização de adultos, uma estratégia para potencialização da preparação de mão de obra e sua inserção no mercado de trabalho. Em relação à formação de professores, a Lei 5692/71 (BRASIL, 1971) apresentava a exigência de um profissional formado no Ensino Superior para exercer a função da docência e instituiu o Curso de Pedagogia, gerando os especialistas em educação, como o orientador, supervisor e inspetor escolar. Assim,

> [...] a já tradicional escola normal perdia o *status* de "escola" e, mesmo, de "curso", diluindo-se numa das muitas habilitações profissionais do ensino de segundo grau, a chamada Habilitação Específica para o Magistério (HEM). Desapareciam os Institutos de Educação e a formação de especialistas e professores para o curso normal passou a ser feita exclusivamente nos cursos de Pedagogia (TANURI, 2000, p. 81)

Essa mesma Lei, no Capítulo V - Dos Professores e Especialistas - no artigo 32, apresenta pela primeira vez a exigência de um docente preparado para trabalhar com os educandos jovens e adultos: "o pessoal docente do ensino supletivo terá preparo adequado às características especiais desse tipo de ensino de acordo com as normas estabelecidas pelos Conselhos de Educação" (BRASIL, 1971, p. 6377).

Na década de 90, com a implantação de um sistema de governo de base neoliberal e de produção capitalista, o governo se desresponsabiliza de articular a política nacional de Educação de Jovens e Adultos delegando aos municípios essa função. Nesta época, em parceria entre os diversos segmentos das administrações pública municipais, estadual e federal, com as universidades, ONGs (Organizações Não Governamentais), movimentos sociais, sindicatos, grupos populares, educadores e educandos de todo o país, e em 1996 ocorreu o Fórum de Educação de Jovens e Adultos do Estado do Rio de Janeiro, uma nova versão de movimento social, cuja história tem início com a convocação da UNESCO para a organização de reuniões locais e nacionais preparatórias à V Conferência Internacional sobre Educação de Adultos (CONFINTEA), a qual se realizou em Hamburgo, em 1997, onde a EJA foi vista como educação ao longo da vida. A partir desta Conferência e com apoio da UNESCO, foi possível manter mobilizações em torno da defesa de políticas públicas, expressados nos Encontros Nacional de Educação de Jovens e Adultos (ENEJA) que vem assegurando a discussão e o direito à educação voltada a essa população.

Mediante esse contexto, a participação social possibilitou que a Educação de Jovens e Adultos aparecesse com ênfase no contexto educacional, a partir da Lei de Diretrizes e Bases da Educação Nacional Brasileira, n.º 9.394/96 (LDBN) (BRASIL, 1996). A nova legislação propõe meios mais modernos de interação entre o professor e o aluno, obrigando a oferta de uma educação presencial e com princípios pedagógicos bem definidos. Para tanto, foi criado o Parecer 11/2002, do Conselho Estadual da Educação Básica (CEB) /Conselho Nacional de Educação (CNE), que define as Diretrizes Curriculares Nacionais para a EJA, diferenciando-a da aceleração de estudos, concebendo a necessidade de contextualização do currículo, dos procedimentos pedagógicos e, principalmente, a necessidade de formação específica dos educadores desta modalidade de ensino (BRASIL, 1996).

A formação dos professores brasileiros voltada para Educação de Adultos se apresenta ao longo da história de forma lenta, sem uma política comprometida com todos para o desenvolvimento do país, isto é, sem um projeto educacional para a nação brasileira de caráter contínuo e efetivo que compactua com uma educação de qualidade na perspectiva de formação humana para todos os cidadãos. Por isso, ainda se verificam práticas pedagógicas que infantilizam os adultos e dificultam o processo de desenvolvimento crítico, pois são atividades pedagógicas adaptadas do modelo de ensino tradicional (VENTURA, 2012).

A partir do que se apresentou, pode-se observar que, historicamente, a realidade brasileira, no que se refere à formação docente para o Ensino de Jovens e Adultos, foi e ainda é muito precária. A questão que se faz aqui é: historicamente, a formação do Fonoaudiólogo para atuar na EJA seria muito diferente? O Fonoaudiólogo está preparado teoricamente para realizar ações conjuntas com os educadores? Diante desses questionamentos, o objetivo deste capítulo é discutir a formação do Fonoaudiólogo para atuação na EJA.

A graduação em Fonoaudiologia e a formação de práticas na Educação de Jovens e Adultos

A atuação da Fonoaudiologia no âmbito escolar vem se expandindo nos últimos anos sob diferentes enfoques teóricos e práticos. Hoje, a atuação está voltada à promoção e prevenção de saúde, assessoria e consultoria, detecção precoce de desvios e distúrbios fonoaudiólogos, contribuições no desenvolvimento do planejamento pedagógico das escolas, desenvolvimento de programas escolares específicos e atuações voltadas ao trabalho em parceria com o professor.

A discussão sobre a formação do Fonoaudiólogo Educacional, seja para atuar na escola ou em outros espaços educacionais e modalidades, como a Educação de Jovens e Adultos – EJA, deve considerar que esse profissional pode atuar nesses espaços junto aos professores e aos educandos e contribuir no processo de ensino e aprendizagem, principalmente no que diz respeito ao processo de leitura e escrita.

A Resolução n.º 387 do Conselho Federal de Fonoaudiologia, sobre as atribuições e competências do profissional especialista em Fonoaudiologia Educacional, especificamente sobre os aspectos que envolvem os Jovens e Adultos, faz referência a dois artigos:

> **Art.** 2.º, item IV: promover ações de educação dirigidas à população escolar nos diferentes ciclos de vida. **Art.** 3.º, no que se refere às competências do profissional especialista em Fonoaudiologia Educacional determina com relação à amplitude de atuação: Todas as esferas administrativas e autarquias educacionais voltadas à Educação Básica; Educação Especial; Educação Profissional e Tecnológica; Educação a Distância; Educação de Jovens e Adultos; Educação Superior e Pós-graduação (CFFa, 2010).

A partir dessa resolução, foi considerada que é da competência do Fonoaudiólogo Educacional práticas profissionais com o público adulto. É preciso inicialmente analisar a formação do profissional para esse contexto, considerando que há pesquisas na área de Fonoaudiologia Educacional que confirmam que prevalece ainda uma visão clínica e não educacional dos graduandos na área, principalmente nas práticas nesse contexto (JUNIOR; COL, 2016). Acrescenta-se a isso o número médio de carga-horária das disciplinas de Educação nos cursos de Graduação em Fonoaudiologia foi de 59,25 horas (MENDONÇA; COL, 2014), ou seja, um número ainda reduzido. Esses autores também apontaram que, na maioria das Instituições de Ensino Superior, a disciplina sobre Fonoaudiologia Educacional é ofertada no quarto e quinto períodos e que as denominações para a mesma, na qual o tema é abordado, são: Aquisição e Desenvolvimento da Linguagem Escrita, Desenvolvimento da Linguagem Escrita, Fonoaudiologia Escolar, Fonoaudiologia e Saúde Coletiva II, Fonoaudiologia Educacional, Fonoaudiologia e Educação, Fonoaudiologia Comunitária: Saúde e Educação e Fonoaudiologia Organizacional. Dessa forma, os conteúdos das disciplinas elencadas, se por um lado possibilitam uma apreensão de conhecimentos múltiplos, por outro deve-se considerar que levam a uma variedade de formação do profissional Fonoaudiólogo.

A partir dessas considerações, questiona-se se os Fonoaudiólogos estão adquirindo competências e habilidades para trabalhar com jovens e adultos, questão que pode ser problematizada e respondida por meio dos dados levantados na presente pesquisa, realizada a partir de levantamento documental dos currículos dos cursos de Fonoaudiologia. Os *lócus* de pesquisa foram as universidades cadastradas no *site* oficial da Sociedade Brasileira de Fonoaudiologia (SBFa)[1]. As fases da pesquisa foram desenvolvidas em quatro etapas. Sendo a primeira, o acesso ao site da *Sociedade Brasileira de Fonoaudiologia*[2]; a segunda, o acesso ao *link* com a lista das Instituições de Ensino

---

[1] https://www.sbfa.org.br/portal2017/links/5_instituicoes-de-ensino-de-fonoaudiologia-no-brasil. Acesso em: 25 mar. 2020.

[2] https://www.sbfa.org.br/

Superior (IES) do Brasil, objetivando identificar o Curso de Graduação em Fonoaudiologia, bem como a localização por estado das IES; e a terceira, o acesso ao *site* de cada IES, com vistas a localizar Currículo do Curso de Fonoaudiologia para posterior análise da Matriz Curricular. Após o levantamento e tabulação dos dados, a quarta etapa consistiu-se na análise detalhada dos documentos: Projeto Pedagógico do Curso (PPC), Matriz Curricular (MC) e o Ementário das disciplinas do Curso (EM) das IES.

Revelando a formação do Fonoaudiólogo nas IES brasileiras

O levantamento realizado possibilitou identificar 80 instituições que oferecem o curso de Fonoaudiologia no Brasil, sendo que 58 delas são do sistema privado de ensino e 22 do sistema público. O critério para constituição da amostra foi a apresentação documental, isto é, o PPC, a MC e o EM. Foi verificado que das 58 IES do sistema privado, somente 42 delas dispunha de pelo menos de um dos documentos, o que corresponde a 72% delas. Também foi observado que das 22 IES do sistema público, somente uma delas não apresentou o PPC, o que correspondeu a 95%, um percentual superior ao do sistema privado. O documento que todas as elegíveis apresentaram para esse estudo foi a MC. Considerando esse critério, a amostra foi constituída de 63 IES, porque no momento da pesquisa, apresentaram pelo menos um dos documentos apontados para identificar as disciplinas voltadas para formação educacional do Fonoaudiólogo.

Das 63 IES pesquisadas, apenas 14, o que corresponde a 22,22%, dispunham de todos os documentos para consulta pública, sendo que 11 são do sistema de ensino público e 3 delas do sistema de ensino privado. Importante ressaltar essa informação, pois para uma melhor descrição e análise, seria importante o acesso a todos esses documentos, uma vez que o conjunto deles poderia trazer mais detalhamentos como o conteúdo das ementas e a descrição das atividades de ensino e aprendizagem realizadas nas disciplinas e no curso de modo geral. E, nesse trabalho, a maioria das IES analisadas apresentou somente a MC, na qual apenas são elencadas as disciplinas do curso, sem os detalhamentos necessários. Dessa forma, isso foi um limitador para o estudo.

Das 63 instituições pesquisadas, apenas 02 apresentaram alusão à temática Educação de Jovens e Adultos, uma pública e a outra privada. A instituição pública, localizada no Estado do Rio Grande do Sul, apresentou uma vez alusão à temática em sua MC, na listagem das disciplinas eletivas: disciplina *Educação e envelhecimento: perspectivas pedagógicas* (EDU01013 - *não estava disponível a EM).* Porém, como disciplina eletiva, esta não faz parte do currículo obrigatório da Fonoaudiologia, inclusive o código da disciplina faz referência ao núcleo da Educação da instituição. Uma IES da rede privada de ensino, localizada no município de Itajaí, no Estado de Santa Catarina, em seu PPC, faz alusão à formação Educacional do Fonoaudiólogo, enunciando os locais de Estágio, apontando que os mesmos devem ser desenvolvidos "[...] em escolas públicas municipais, no Colégio de Aplicação, em escolas de Educação de Jovens e Adultos – EJA, em APAE, na Associação Amor para Down, em Unidades Básicas de Saúde e Hospitais da região" (PPP, 2019, p. 7), bem como aponta as áreas de atuação do estágio em *Fonoaudiologia Comunitária e Institucional*, disciplina obrigatória do curso, recomendando que:

> [...] O Estágio Supervisionado em Fonoaudiologia Comunitária e Institucional, do 9.º período do curso, é direcionado à atuação no âmbito escolar. Este Estágio é realizado nas escolas da rede pública do município de Itajaí, no segmento da Educação Infantil, Ensino Fundamental e na modalidade da **Educação de Jovens e Adultos – EJA** (PPC-IES, 2019, p. 7, grifo nosso).

Essa baixa representatividade de disciplinas relacionadas à EJA nos faz questionar a lacuna que existe na formação educacional do Fonoaudiólogo, que se evidencia no trabalho desse profissional quando de sua atuação em diferentes espaços educacionais. São poucos os Fonoaudiólogos que trabalham com esse público, o que confirma Alves *et al.* (2014), em sua pesquisa, é que a atuação dos fonoaudiólogos na área Educacional se concentra mais na Educação Infantil e anos iniciais do Ensino Fundamental, porém com relação à atuação na EJA, poucos afirmaram ter essa prática, apenas 13,8 % (39) dos 312 Fonoaudiólogos entrevistados.

Soma-se a isso as poucas referências bibliográficas sobre essa temática. Quando revisada a literatura em busca de pesquisas na área da Fonoaudiologia Educacional e a EJA, encontram-se poucos relatos (RODRIGUES *et al.*, 2009; DISTEFANO; MACHADO; PEDRALLI, 2014).

Rodrigues *et al.* (2009) apresentam o resultado de uma análise da dinâmica da linguagem no contexto de uma sala de EJA, como espaço social de investigação, durante uma aula de Sociologia. Os resultados do trabalho apontaram um processo de precarização educacional que engloba desde aspectos deficitários do ambiente, recursos, mobiliário, materiais quanto a capacitação docente e falta de preparo do professor, o que dificultava a ação educativa, distanciando-se do que se preconiza para os educadores da EJA. Ou seja, o ambiente educativo e a linguagem utilizada pelo professor não se apresentaram favoráveis para os processos educacionais, formativos e promotores da saúde e revelam falta de conhecimento sobre a realidade e a heterogeneidade dos educandos.

Distefano, Machado e Pedralli (2014) elencam um conjunto de ações que podem ser realizadas pelos Fonoaudiólogos no contexto da EJA, tais como: desenvolvimento de práticas significativas de linguagem oral e escrita; propiciar situações de interações promotoras de autonomia, promoção de reflexões com os professores da EJA quanto à utilização de uma linguagem apropriada para a população jovem e adulta; planejamento de situações de uso de leitura variadas; promoção de rodas de conversa com os educando e professores utilizando-se da sua diversidade cultural e de suas variedades linguísticas; e elaboração de oficinas de Leitura e Escrita com atividades que envolvam diferentes gêneros discursivos.

O que vemos acima evidencia a carência de preocupação quanto às ações fonoaudiológicas relacionadas aos jovens e adultos no contexto educativo. Há uma formação restrita e, até podemos dizer, quase inexistente, além de uma prática profissional precária. Dessa forma, há falta de conhecimento por parte dos Fonoaudiólogos, emergindo a necessidade de um saber específico para trabalhar com esse público. Os Fonoaudiólogos, muito voltados para a educação de crianças (alfabetização), não estão ainda empoderados no saber e em novas práticas de trabalho com os adultos na esfera educacional. O que se pretende ressaltar é que para atuar com adultos, seria necessária não apenas a transferência de conhecimentos de um ciclo de vida para outro, mas abrir espaço para que eles possam falar de seus mundos, suas histórias e memórias afetivas, representando-as de diferentes formas. Uma vez que a leitura de mundo deve preceder a leitura e a escrita da palavra na escola (FREIRE, 1996).

Fonoaudiólogo na EJA: um caminhar ainda em construção

A literatura traz referências das grandes dificuldades da EJA atualmente que se refere à formação inicial e continuada dos profissionais que trabalham nessa modalidade de ensino em diferentes contextos. Soares e Simões (2005), em um estudo sobre a formação do educador de jovens e adultos, constatam que a maioria desses educadores trabalha sem uma preparação para o campo específico de sua atuação, sendo, em geral, professores recrutados no próprio corpo docente do ensino regular, já que não existe uma preocupação com o campo específico da educação de jovens e adultos, o que leva os educadores a vivenciar precárias condições de profissionalização e de remuneração, tornando-se esse o principal problema para uma inserção profissional específica desses educadores, sendo que:

> [...] o campo da EJA não construiu, ainda, o consenso de que possui uma especificidade que requer um profissional preparado para o exercício da função. As concepções de EJA variam dependendo do lugar em que é oferecida. Enquanto há lugares que se baseiam na ideia de que "qualquer pessoa pode ensinar para jovens e adultos", há outros que enxergam a habilitação como um requisito essencial e outros, ainda, que concebem que a formação inicial, apesar de seu valor, não é o preponderante para o trabalho (SOARES; SIMÕES, 2005, p. 35).

Ademais, na visão desses autores, mesmo que a EJA esteja alcançando uma crescente visibilidade na instância das práticas e no campo de estudos e pesquisas, ainda não existe uma efetiva demanda para uma formação específica do educador que atua com esse público no campo de trabalho e a formação inicial ofertada pela universidade não é valorizada no momento da inserção profissional, já que não há uma relação estreita entre formação inicial na universidade e campo de atuação.

Para Soares e Simões (2005), a formação do educador de adultos pode ser explicada, pela própria configuração histórica da EJA no Brasil, fortemente marcada pela concepção de que a educação voltada para aqueles que não se escolarizaram na idade "certa". Nessa perspectiva, também o profissional que nela atua não precisa de uma preparação longa, aprofundada e específica. Segundo Miguel Arroyo (2006, p. 21), "não temos no país nem um perfil de educador de jovens e adultos, nem um parâmetro de formação destes educadores". A formação do educador de jovens e adultos, portanto, na falta de uma formação inicial específica, em cursos de graduação, acaba por acontecer durante o próprio processo de ensino, no cotidiano do professor, na relação que se estabelece nesse dia a dia. Partindo desse pressuposto, o Fonoaudiólogo Educacional também necessita de formação para trabalhar com adultos de forma permanente, continuada, concomitante ao exercício profissional, implicando aquisição de conhecimentos, atitudes e competências.

O cenário de trabalho na Educação Básica entre os profissionais, voltado para a promoção do desenvolvimento, aprendizagem dos conhecimentos e da saúde fonoaudiológica dos educandos, tem permitido modificações referentes às expectativas, concepções e condutas dos profissionais da educação em relação ao processo de ensino-aprendizagem, como também, da prática pedagógica. Porém, não se tem buscado construir caminhos que possibilitem ao grupo refletir e intervir nesse cotidiano com toda a complexidade que o envolve.

Para refletir sobre a formação do Fonoaudiólogo Educacional, é preciso repensar aspectos que importantes para a atuação no contexto da EJA como a formação dos educadores numa dinâmica mais vinculada aos processos de emancipação do que aos de regulação, com compromisso político e competência técnica pedagógica. Exigir, de fato, que a essas dinâmicas, a educação de jovens e adultos, seja assumida pelo governo e sistema escolar, somando e legitimando politicamente (ARROYO, 2006).

Como pesquisadoras e professoras do Ensino Superior, cabe o compromisso de recuperar a história da Educação de Jovens e Adultos, continuadamente questionar o como tem sido e como superar essa formação, sendo um dos desafios dos centros e dos programas de ensino para que se tenha traços da formação específica das educadoras e dos educadores da EJA a fim de conhecer a trajetória na busca de formação de profissionais mais competentes em sua atualização na realidade hoje vivida pelos jovens e adultos de todas as camada sociais, particularmente as classes populares (ARROYO, 2006).

Para tanto, é preciso que os profissionais que atuam na EJA tenham:

- Formação na área Educacional no tocante aos aspectos didáticos, teóricos e metodológicos sobre o Ensino para Jovens e Adultos, principalmente para atender aos Programas Educacionais das redes Estadual e/ou Municipal de Ensino nas quais serão desenvolvidos os trabalhos;
- Participação de discussões pedagógicas na elaboração de um sistema educacional mais igualitário, que atenda aos educandos contemplando as especificidades e demandas de tratamentos diferenciados, na lida com a falta de materiais didáticos adequados à EJA, com desenvolvimento de estratégias diferenciadas do público infantil;
- Compreensão que os educandos da EJA apresentam concepções distintas sobre educação e objetivos de retorno à escola, buscando compreender as dificuldades com a permanência dos educandos em sala de aula, frente a não obrigatoriedade de curso e horários diferenciados de trabalho;
- Formação docente continuada na discussão sobre inclusão em sala de aula, considerando que muitos educandos são pessoas com deficiência ou com outros transtornos que foram excluídos pelo sistema educacional.
- Formação docente voltada à variedade linguística falada em sala de aula e sua valorização, considerando a heterogeneidade das práticas sociais.
- Formação para atuar em diferentes espaços educacionais de EJA, para além do espaço da escola, tais como: Núcleos de pessoas idosas, Penitenciárias, CENSE- Centro Socioeducativo, CREAS-Centro de Referência Educacional de Assistência Social, Sistema S: SESI, SENAI, SESC e SENAR, dentre outras, compreendendo as diferentes comunidades, seus contextos sociais e suas especificidades de trabalho.
- Formação continuada para atender as ações de prevenção e promoção de saúde fonoaudiológica de acordo com a faixa etária e o local e a necessidade de cada comunidade.

Em resumo, a formação é necessária porque o Fonoaudiólogo vai trabalhar com jovens e adultos que possuem "rosto, com histórias, com cor, com trajetórias sócio-étnico-raciais, do campo, da periferia. Se esse perfil de educação de jovens e adultos não for bem conhecido, dificilmente estaremos formando um educador desses jovens e adultos" (ARROYO, 2006, p. 22).

Considerações Finais

Este estudo permite pensar o trabalho do Fonoaudiólogo Educacional com Jovens e Adultos, o que exige um determinado olhar para além da alfabetização ou da escola promotora de aprendizagem dos códigos de leitura e da escrita, mas que promova principalmente formação conjunta da cidadania, dos direitos à educação e a inclusão social, e direito de acesso ao conhecimento, mas que o mesmo seja selecionado, ordenado e sequenciado de forma mais adequada ao público de jovens e adultos.

Neste sentido, o Fonoaudiólogo deve realizar um trabalho conjunto com os professores e demais educadores buscando novas construções educativas para possibilidades pedagógicas diferenciadas. O que se quer ressaltar é que a EJA demanda uma formação para se pensar a função social da escola e de outros espaços educacionais, voltada à inclusão social. Ou seja, muitas vezes, os educandos que buscam a EJA não o fazem apenas para aprender a ler e a escrever ou mesmo para conseguir um diploma. Alguns buscam a EJA para "conviver", para aprender "outras coisas", para encontrar um lugar social significativo. A EJA nunca pode ser considerada como um local onde se encontra um "conjunto de pessoas analfabetas", mas, igualmente, um grupo de cidadãos, com objetivos variados que merecem ser considerados no seu direito de uma "*escola para todos*", uma escola que visa diminuir as diferenças sociais e promover a cidadania. E o Fonoaudiólogo pode e deve participar disso, buscando novos caminhos para práticas inovadoras.

Referências

ALVES, L. M. *et al.* Perfil da formação dos cursos de graduação em Fonoaudiologia

Educacional. *In:* CONGRESSO BRASILEIRO DE FONOAUDIOLOGIA, 22., 2014, Joinvile. **Anais** [...]. Joinvile, Santa Catarina, 2014. Disponível em: http://sbfa.org.br/portal/anais2014/trabalhos_select.php?id_artigo=5969&tt=SESSÃO% 20DE%20CONCORRENTES%20 A%20PRÊMIO. Acesso em: 01 abr. 2020.

ARROYO, M. G. Formar educadores e educadoras de jovens e adultos. *In:* SOARES, L. J. G. (org.). **Formação de educadores de jovens e adultos**. Belo Horizonte: Autentica, 2006. p. 17-32.

BASTOS, M. H. C. O Ensino Monitorial/Mútuo no Brasil (1827-1854). *In:* BASTOS, M. H. C.; STEPHANOU, M. **Histórias e Memórias da Educação no Brasil**. Petrópolis, RJ: Vozes, 2005. p. 416-429.

BRASIL. Decreto n.º 19.513, de 25 de agosto de 1945. Disposições regulamentares destinadas a reger a concessão do auxílio federal para o ensino primário. **Diário Oficial da União:** seção 1, Brasília, DF, p. 14234, 30 ago. 1945. Disponível em: https://www2.camara.leg.br/legin/fed/decret/1940-1949/decreto-19513-25-agosto-1945-479511-publicacaooriginal-1-pe.html. Acesso em: 01 abr. 2020.

BRASIL. Decreto-Lei n.º 8.530, de 02 de janeiro de 1946. Lei Orgânica do Ensino Normal. **Diário Oficial da União:** seção 1, Brasília, DF, p. 116, 04 jan. 1946. Disponível em: https://www2.camara.leg.br/legin/fed/declei/1940-1949/decreto-lei-8530-2-janeiro-1946-458443-publicacaooriginal-1-pe.html. Acesso em: 01 abr. 2020.

BRASIL. Lei n.º 5.692, de 11 de agosto de 1971. Fixa as Diretrizes e Bases da Educação para o ensino de 1.º e 2.º graus e dá outras providências. **Diário Oficial da União:** seção 1, Brasília,

DF, p. 6377, 12 ago. 1971. Disponível em: http://www.planalto.gov.br/ccivil_03/leis/l5692.htm. Acesso em: 13 jun. 2020.

BRASIL. Lei n.º 9.394/1996, de 20 de dezembro de 1996. Estabelece as Diretrizes e Bases da Educação Nacional. **Diário Oficial da União:** seção 1, Brasília, DF, p. 8, 23 dez. 1996. Disponível em: http://www.planalto.gov.br/ccivil_03/leis/l9394.htm. Acesso em: 10 abr. 2020.

BRASIL. Estudo exploratório do ensino da Neuropsicologia nos currículos dos cursos de graduação em Fonoaudiologia. **CoDAS**, v. 32, n. 2, 2020. SBFa. Instituições de Ensino de Fonoaudiologia no Brasil. Disponível em: https://www.sbfa.org.br/. Acesso em: 20 mar. 2020.

COSELHO FEDERAL DE FONOAUDIOLOGIA. **Resolução CFFa n.º 387, de 18 de setembro de 2010**. Atribuições e competências do profissional especialista em Fonoaudiologia Educacional. Brasília: CFFa, 2010. Disponível em: https://www.fonoaudiologia.org.br/resolucoes/resolucoes_html/CFFa_N_387_10.htm. Acesso em: 20 mar. 2020.

DISTÉFANO, E. G.; MACHADO, N. A. F.; PEDRALLI, R. Fonoaudiologia e Educação de Jovens e Adultos. *In:* MARCHESAN, I. Q. (org.). **Tratado de Fonoaudiologia.** 1. ed. São Paulo: Roca, 2014, v. 01. p. 478-487.

DONIDA, *et al.* Interfaces da Fonoaudiologia e Educação Inclusiva: aproximações e distanciamentos nos currículos dos cursos de Fonoaudiologia. *In:* COLÓQUIO INTERNACIONAL DE EDUCAÇÃO ESPECIAL E INCLUSÃO ESCOLAR, 2019, Florianópolis. **Anais** [...]. Florianópolis: CINTEDES, 2019.

FREIRE, P. **Pedagogia da Autonomia**: saberes necessários à prática educativa. São Paulo: Paz e Terra, 1996.

HADDAD, S; DI PIERRO, M. C. Escolarização de Jovens e Adultos. **Revista Brasileira de Educação**, São Paulo, n. 14, p. 108-130, maio/jun./jul./ago. 2000. Disponível em: http://www.scielo.br/pdf/rbedu/n14/n14a07. Acesso em: 01 abr. 2020.

HANSEN, J. A. A Civilização pela palavra. *In:* VEIGA, C. G.; LOPES, E. M.T.; FARIA FILHO, L. M. de (comp.). **500 anos de educação no Brasil**. Belo Horizonte: Autêntica, 2000. p. 606.

PROJETO POLÍTICO PEDAGÓGICO. **Curso de Fonoaudiologia**. Universidade do Vale do Itajaí, 2019. Disponível em: https://www.univali.br/graduacao/fonoaudiologia-itajai/projeto--pedagogico/Documents/sintese%20PP%20fono%20FINAL.pdf. Acesso em: 01 abr. 2020.

RODRIGUES, V. *et al.* Fonoaudiologia em espaços sociais: linguagem e interações em uma classe de educação para jovens e adultos. *In:* MOSTRA ACADÊMICA, 7., 2009, Piracicaba. **Anais** [...]. Piracicaba: Universidade Metodista de Piracicaba, Unimep, 2009. Disponivel em: http://www.unimep.br/phpg/mostraacademica/anais/7mostra/4/274.pdf. Acesso em:_01 abr. 2020.

SILVA, F. R.; PORCARO, R. C.; SANTOS, S. M. Revisitando estudos sobre a formação do Educador de EJA: as contribuições do campo. *In:* SOARES, L. (org.). **Educação de Jovens e Adultos**. Belo Horizonte: Autentica Editora, 2013. Coleção Estudos em EJA. p. 237-272.

SOARES, L. J. G.; SIMÕES, F. M. A formação inicial do educador de jovens e adultos. **Educação e Realidade**, Porto Alegre, v. 29, n. 2, p. 25-39, 2005. Disponível em: http://www.scielo.br/pdf/edur/n47/05.pdf. Acesso em: 01 abr. 2020.

SOARES, L. O Educador de Jovens e Adultos e sua Formação. **Educação em Revista**, Belo Horizonte, n. 47, jun. p. 83-100, 2008. Disponível em:http://www.scielo.br/pdf/edur/n47/05.pdf. Acesso em: 01 abr. 2020.

SOUZA, R. F. **Templos de Civilização**: a implantação da escola primária graduada no estado de São Paulo. São Paulo: UNESP, 1998.

TANURI, L. M. História da formação de professores. **Revista Brasileira de Educação**, Campinas: Autores Associados, n.14, p. 61-88, maio/jun./jul./ago. 2000. Disponível em: http://www.scielo.br/pdf/rbedu/n14/n14a05. Acesso em: 01 abr. 2020.

VENTURA, J. P. A EJA e a os Desafios da Formação de Docentes nas Licenciaturas. **Revista da FAEEBA: educação e contemporaneidade**, Salvador, v. 21, n. 37, p. 71-82, jan./jun. 2012. Disponível em: https://www.revistas.uneb.br/index.php/faeeba/article/viewFile/458/398. Acesso em: 01 abr. 2020.

CAPÍTULO 15

A atuação do Fonoaudiólogo Educacional frente às demandas da Educação Superior

Adriana Di Donato

Introdução

O saber acumulado pela Fonoaudiologia Educacional, nos dez anos que se seguem enquanto especialidade, seja nas práticas do dia a dia nas escolas, seja nos espaços acadêmicos, em muito vem contribuindo para a melhoria da qualidade da educação no Brasil. A área já dispõe de uma força produtiva científica de impacto, particularmente, ao que se refere às etapas iniciais da escolarização do modelo comum de ensino e à educação especial/inclusiva.

Este capítulo não poderia iniciar sem que fique posto o desafio de escrever sobre a Fonoaudiologia Educacional na Educação Superior no Brasil, sem ter a ótica da docência, haja vista que as referências da área pouco trazem da temática nos diferentes formatos científicos e há ainda poucos profissionais em tal atuação. A Educação Superior está contemplada como uma das importantes etapas da escolaridade.

Por ser este um campo da educação pouco trilhado pela Fonoaudiologia, entende-se que conhecer o objeto de atuação nos permite intervenções mais objetivas e eficazes. O objetivo do capítulo é ampliar o arsenal teórico do profissional da Fonoaudiologia Educacional na atuação na Educação Inclusiva no Ensino Superior no cenário brasileiro. Destarte, a breve narrativa que se segue relata a história da Educação Superior brasileira e seus consecutivos movimentos de exclusão e inclusão.

A Educação Superior no Brasil: movimentos de (in)exclusão

De maneira inversa à colonização américo-hispânica, no Brasil colonial, não houve a criação de instituições de Ensino Superior, até a chegada da corte real portuguesa. Ao fixar residência na colônia, o príncipe regente D. João XVI refunda a Educação Superior. Isto porque as ordens religiosas ofertavam cursos superiores para a manutenção de quadros missionários. Aos filhos da elite era ofertada a Educação Secundária, que concluíam seus estudos na Europa (FLORES, 2017; MASOLA; ALLEVATO, 2017).

O conhecimento era entendido como dispensável para a maior parte dos que habitavam a colônia, como forma de evitar movimentos revolucionários e dispersão da força de trabalho. Inicialmente, às pessoas pardas era negado o direito ao ingresso à educação. A educação passa a ser estatal e religiosa, ainda como privilégio de poucos. Estabeleceu-se uma briga jurídica entre o Estado e os jesuítas quando os pardos reivindicaram o direito ao ingresso à educação na colônia (FLORES, 2017; MASOLA; ALLEVATO, 2017).

Alinhado aos novos interesses da corte e assentindo às demandas da estrutura colonial, o príncipe regente cria cursos em pontos estratégicos e descentralizados para melhor controle e manutenção do poder. O curso de Medicina é fundado em 1810, na Bahia e no Rio de Janeiro. Em Pernambuco e São Paulo, são criados o curso de Direito, em 1817. A carreira jurídica era bastante almejada, uma vez que a ela associavam-se valores intelectuais. Os cursos superiores alargavam o distanciamento das atividades laborais do comércio e de serviços. Os trabalhos braçais eram realizados pelo capital escravagista, parte por povos indígenas e, quase que na totalidade, por povos africanos e seus descendentes (FLORES, 2017; MASOLA; ALLEVATO, 2017).

A democratização do acesso ao saber andara a passos lentos do período colonial ao Império. A competência pela Educação Primária passa a ser das províncias e sob o controle do Estado, o Ensino Superior. Já no período da República, houve uma expansão das instituições do Ensino Superior, quando surgiram as primeiras universidades no Brasil: no Rio de Janeiro e em Minas Gerais. Junto à expansão do acesso ao Ensino Superior vieram as críticas: os estudantes já não eram exclusivamente filhos das elites. Essa insatisfação promoveu diversas mudanças de modo a selecionar com maior acurácia os estudantes, impondo até taxas a serem pagas durante toda a formação. Parte dos estudantes advinham das classes médias da época e faziam fortes críticas ao modelo adotado (FLORES, 2017; BRAGGIO, 2019).

Dos anseios de uma reforma universitária organizam-se os movimentos estudantis, culminando na criação da União Nacional dos Estudantes (UNE). De suas pautas destacam-se: a democratização de acesso e gestão da educação superior; a liberdade de cátedra e o fortalecimento da pesquisa e da extensão. Era o início da reforma universitária brasileira com a participação de universidades e movimento estudantil apostando nas mudanças propostas pelo novo governo (FLORES, 2017; BRAGGIO, 2019).

As políticas educacionais do Brasil foram fortemente impactadas com a criação do Conselho Nacional da Educação (CNE) em 1931. Instituição com poderes consultivos, o CNE passa a ter responsabilidade em colaborar com a melhoria da qualidade da educação brasileira. No mesmo ano, é implantado um modelo único para o Ensino Superior com o Estatuto das Universidades Brasileiras (EUB). As críticas ao EUB citam a relativização da autonomia didática e administrativa das instituições. Como a história é dialética, o documento trouxe o ganho histórico dos movimentos estudantis, a representação do corpo discente como membro efetivo no CNE (MASOLA; ALEVATTO, 2017).

Com o crescimento exponencial da industrialização e modernização a partir dos anos 50, surgem novas áreas de trabalho e novos cursos. A Educação Superior permanecia centralizada sob a tutela do Estado. O corpo discente permanecia, em grande parte, oriundo das camadas mais favorecidas da sociedade. Entre 1960 a 1970, houve um crescimento das faculdades privadas, ampliando a ofertas de vagas e objetivava o público dos demais estratos sociais negligenciados pelo Estado (MASOLA; ALEVATTO 2017).

A exclusão permanecia. Os mais abastados estudavam nas instituições públicas e gratuitas e os menos abastados recorriam às instituições privadas. A estratégia adotada pelo Estado para a democratização do acesso à Educação Superior foi o crédito educativo, criado em 1976. Com importantes taxas de inadimplência, em 1999, o programa foi reestruturado para o atual Fundo de Financiamento ao Estudante do Ensino Superior (FIES) com regras mais flexíveis para os egressos (FLORES, 2017).

Em 2004, o Instituto Nacional de Estudos e Pesquisas Educacionais Anísio Teixeira (INEP) cria e implanta o Sistema Nacional de Avaliação da Educação Superior (SINAES), circunscrito nas instâncias das IES, dos cursos e dos estudantes concluintes das graduações. Para verificação e controle da qualidade da aprendizagem dos egressos do Ensino Superior, no mesmo ano é implantado o Exame Nacional de Desempenho dos Estudantes (ENADE). Os resultados possibilitam vislumbrar o seguinte cenário presente até os dias de hoje: ainda que as IES públicas existam em menor quantidade em detrimento das privadas, o desempenho é bastante superior (BRASIL, 2013b).

As denominadas ações afirmativas, que vêm a ser a inclusão da parcela da população com perfil social de maior vulnerabilidade, começam a se firmar mais fortemente nas políticas públicas brasileiras. Em 2005, é instituído o Programa Universidade para Todos (PROUNI) que concede bolsas de estudo de 50% a 100% em graduação de instituições privadas para estudantes brasileiros que não possuam nível superior. As demandas de vagas para a rede privada de Ensino Superior aumentam e ela se fortalece com o programa (FLORES, 2017; SARLET, SARLET, 2019).

Após um longo período sem investir na Educação Superior pública, em 2007, foi criado o Programa de Apoio a Planos de Reestruturação e Expansão das Universidades Federais (REUNI), que constava em um financiamento adicional cedido pelo governo federal. Para receber os recursos, as instituições deveriam concorrer com uma proposta. Todas as universidades brasileiras participaram do programa, do qual resultaram na melhoria das condições físicas, acadêmicas e pedagógicas. Com o REUNI, obteve-se a ampliação do número de universidades federais e também dos *campi*. Parte desta ampliação contemplou a interiorização, possibilitando o acesso às IES fora das capitais e do Distrito Federal (BRASIL, 2007; RAMOS, ROTHEN; FERNADES, 2019):

Dando continuidade às políticas de redução das distorções sociais de acesso à Educação Superior, em 2010, é criado o Exame Nacional do Ensino Médio (Enem) como parte do Sistema de Seleção Unificada (SISU). O SISU buscou resolver um dos gargalos do sistema educacional: as vagas ociosas em cursos nas IES. Gradualmente, o Enem passa a ser a principal porta de entrada para as IES públicas e privadas (FLORES, 2017; SARLET; SARLET, 2019).

Em 2012, é publicada a lei de define novos critérios de acesso às vagas das universidades federais e institutos federais de ensino técnico de nível médio, popularizada por "Lei das Cotas", reservando 50% das vagas para candidatos: oriundos de escola pública em situação de vulnerabilidade social e autodeclarados pretos, pardos e indígenas. Em 2016, são incluídas as pessoas com deficiência. O programa deverá ser revisado em 2022 (FLORES, 2017; BRASIL, 2012, 2016).

Os resultados de um conjunto de políticas públicas voltadas à democratização da Educação Superior obtiveram resultados. Houve o crescimento no número de concluintes com faixa etária entre 25 a 34, que em dez anos passa de 11% desta população (2008) para 21% (2018). Ainda que se reconheça os ganhos, este é o pior resultado na comparação com os países da América Latina como Costa Rica (28%) e Argentina (40%). A média dos países da Organização para a Cooperação e o Desenvolvimento Econômico (OCDE) é de 44% para essa faixa etária com nível superior. Observa-se um hiato ao se considerar que na Educação Básica, 84,6% das matrículas correspondem à rede pública de ensino e este número cai para 26,7% na Educação Superior. As graduações representam 96,7% das matrículas da Educação Superior, em 2017. Na faixa etária entre 25 a 64 anos, 17% concluíram uma graduação, 0,8% mestrado e 0,2%, doutorado, segundo dados de 2018 (BRASIL, 2019a).

Pode-se concluir que, historicamente, a cada novo grupo de estudantes que passa a ser inserido nas instituições de Educação Superior, há um movimento de resistência e de desaprovação à diferença e à diversidade. Os modelos educacionais reproduzem as formas sociais hegemônicas, pautadas nos centros de verdade de cada tempo histórico. Se os pardos no período da educação jesuíta já eram discriminados, na atualidade, os diferentes perfis de cor, raça, condição relativa a questões de natureza socioeconômicas ou de ser pessoa com condições específicas de aprendizagem em decorrência de sua deficiência, doença rara ou transtornos de desenvolvimento, continuam a causar estranhamento em alguns espaços, também nos da Educação Superior.

O Cenário da Acessibilidade Educacional na Educação Superior no Brasil

Após um rápido trilhar sobre as narrativas políticas educacionais e os movimentos (in)excludentes de parte significativa da população brasileira, que mesmo diante de conquistas históricas, vê seus direitos de acesso e permanência na Educação Superior serem violados cotidianamente, seja pelo poder executivo do Estado, seja pelas forças que dão suporte ao Estado. A partir desta etapa, o capítulo se debruça sobre um ponto de invisibilidade nas esferas educacionais, pois trata de um desafio às formas tradicionais de enfrentamento da inclusão social: a inclusão educacional na Educação Superior.

Até poucas décadas atrás, ter uma pessoa com deficiência como estudante regular no Ensino Superior causava espanto, comoção, rejeição. E hoje? A indagação causa estranheza? Questiona-se a necessidade extenuante de enquadrar, normatizar, opor-se a que não lhe é igual. A tal posicionamento pode-se trazer o conceito de barreira atitudinal, a origem de todas as demais barreiras postas para delimitar a condição do outro como menor valia. Ou seja, a perspectiva eugênica da condição do corpo perfeito, humano perfeito, que constrói e naturaliza em um grande espectro da sociedade o conceito capacitista diante das pessoas com deficiência ou necessidades específicas. Uma sociedade capacitista se comporta a partir de "um conjunto de suposições e práticas que promovem o tratamento diferencial ou desigual das pessoas devido a deficiências reais ou presumidas" (CAMPBELL, 2008, p. 153).

Em seu conceito neologista, o capacitismo dialoga no lugar de similaridade com o machismo, o racismo, o etnocentrismo, o eurocentrismo. É o fazer excludente construído social e culturalmente que se manifesta de diferentes modos, mas traz o normocentrismo como princípio engessado diante do outro não igual. Há uma condição de opressão ao corpo não típico por sua existência, descredenciando-o aos princípios universais dos direitos humanos (CAMPBELL, 2008; CHAVES, 2018)

A Declaração dos Direitos das Pessoas com Deficiência de 1975, promovida pela Organização das Nações Unidas (ONU), inaugura como marco as diretrizes normativas de reconhecimento do direito à Educação Superior, diferente de outros movimentos sociais de segmentos minoritários. Diante dos diferentes perfis dos Estados, os desdobramentos refletiram as condições sociais, políticas, históricas, econômicas e culturais para a implementação de ações de inclusão de acessibilidade em cada nação. No Brasil, apenas em 1996, o Ministério da Educação e Cultura – MEC - encaminha uma solicitação no formato de "aviso curricular", instruindo aos dirigentes a criação de oportunidades de acesso às IES. Até então, o foco era voltado à Educação Básica, com maior ênfase, às séries iniciais. Lê-se nas entrelinhas o capacitismo histórico. Não se tarda a perceber que, decorridos vinte anos, qual representação social o Estado sobre as pessoas com deficiência (CABRAL; MELO, 2017; FANTACINI; ALMEIDA, 2019; FARIAS, 2019).

Como linha histórica, seguem compilados marcos internacionais para a inclusão educacional que reverberaram na Educação Superior no Brasil. Vale destacar que muitos desses movimentos foram respostas dos processos históricos de lutas das organizações sociais das pessoas com deficiência e, ainda, do trabalho dos educadores e pesquisadores da área. Estão destacados alguns deles: a Conferência Mundial de Educação para Todos, em 1990; a Conferência de Salamanca, em 1994; a Declaração Mundial Sobre Educação Superior no Século XXI: visão e ação, de 1998; a Declaração da Guatemala, de 1999; a Convenção sobre os Direitos das Pessoas com Deficiências, em 2006 e seu Protocolo Facultativo, assinados em Nova York, em 2007, ratificados com *status* de ementa constitucional no Brasil em 2009, no qual é marcado o lugar de protagonismo das pessoas com deficiência com o lema "nada sobre nós sem nós" (CABRAL; MELO, 2017; SOUZA *et al.*, 2019).

O modelo inclusivo educacional em uma perspectiva horizontal contempla a diversidade dos modos de comunicação e expressão, assim, a educação bilíngue para pessoas surdas passa a ser contemplada no rol das ações inclusivas no Brasil com a Lei de Libras, em 2002, sendo regulamentada por decreto em 2005. Neste mesmo ano, o MEC dá início ao Programa Acessibilidade ao Ensino Superior – Incluir. A participação das IES se dava a partir de editais por meio de projetos institucionais e, caso aprovados, recebiam um incentivo financeiro. Este modelo permaneceu até 2012 e tinha por finalidade a criação e a consolidação dos Núcleos de Acessibilidade (NA) nas IES (CABRAL; MELO, 2017; CHAVES, 2018; FANTACINI; ALMEIDA, 2019).

Em 2008, a Política Nacional de Educação Especial na Perspectiva da Educação Inclusiva (PNEE-EI) define a transversalidade da Educação Inclusiva para todos os níveis, etapas e modalidades e garante a oferta do atendimento educacional especializado (AEE) (BRASIL, 2008).

O Decreto n.º 7611/2011 estabelece a ampliação da oferta do AEE na rede pública de ensino aos estudantes público alvo da Educação Especial, matriculados na rede pública de ensino regular. Tem-se, então, o ponto de partida para as ações de inclusão educacional nas instituições federais de Educação Superior, pois, dentre outras conquistas, determina a estruturação de NA nas IES" (BRASIL, 2011). O Programa Incluir é universalizado para todas as IES federais, universidades e institutos de educação, determinando a implantação de Núcleos de Acessibilidade (NA). A publicação do Documento Orientador do Programa Incluir definiu quatro eixos a serem contemplados nos NA: a) infraestrutura; b) Currículo, comunicação e informação; c) Programas de extensão; d) Programas de pesquisa (BRASIL, 2013a).

A composição das equipes especializadas dos NA não padronizada, podendo ser compostas por profissionais da Pedagogia, Fonoaudiologia, Psicologia, Psicopedagogia, Fisioterapia, Terapia

Ocupacional e Serviço Social. Para acessibilidade comunicacional, a equipe compreende os tradutores e intérpretes de Libras, tiflólogos e audiodescritores. Os profissionais da audiodescrição ainda não possuem sua atuação regulamentada, mas há projeto de lei em tramitação. Apesar do foco das ações dos NA serem os estudantes, alguns núcleos também atuam junto aos docentes e técnicos administrativos com perfil do público alvo para fins de acessibilidade. (CIANTELLI; LEITE, 2016; CHAVES, 2018).

A tão esperada transversalidade da Educação Especial passa a esboçar seus traços. Os instrumentos de avaliação institucionais para as IESs do MEC passam a contemplar a inclusão como item de análise a presença dos NA. Em 2013, os Referenciais de Acessibilidade na Educação Superior, em 2013; e a Avaliação *in loco* do Sistema Nacional de Avaliação da Educação Superior (SINAES) e em 2016, Instrumento de Avaliação de Cursos de Graduação Presencial e a Distância, este último contemplando as condições de acesso e permanência para os estudantes público alvo dos NAs (BRASIL, 2013b; FANTACINI; ALMEIDA, 2019).

Em 2015, é publicada a Lei Brasileira de Inclusão (LBI), documento de maior impacto para todas as instâncias relativas às pessoas com deficiência no Brasil, compilando e ampliando o rol dos direitos. O art. 3.º da LBI reporta à Lei de Acessibilidade, de 2002, definindo o público alvo e conceituando a acessibilidade, o desenho universal e os tipos de barreiras que são mecanismos impeditivos da autonomia e da independência das pessoas com deficiência, transtornos globais do desenvolvimento e altas habilidades/superdotação (BRASIL, 2015).

Corrigindo um dos vetos da LBI por meio de um decreto em 2017 (BRASIL, 2017), no que se refere à reserva de vagas para o acesso à Educação Superior, as pessoas com deficiência passam a compor o grupo da já citada Lei de Cotas. Assim, fica mantida a "igual à proporção respectiva de pretos, pardos, indígenas e pessoas com deficiência na população da unidade federativa onde está instalada a instituição, segundo o último censo da Fundação Instituto Brasileiro de Geografia e Estatística – IBGE", de acordo com o Art. 2.º do Decreto 9.034/2017 (BRASIL, 2017, p. 1).

Os indicadores da Educação Superior apresentam dados sobre estudantes com deficiência. Todavia, nem todos os estudantes se identificam para a instituição. Os motivos são diversos, de falhas institucionais na coleta dos dados a questões de cunho pessoal, oriundas de cargas acumuladas de rejeição, insucessos, discriminação. Deste modo, os dados apresentados podem não refletir a realidade (CABRAL; SANTOS; MENDES, 2018).

Do total de matriculados em cursos de Graduação em 2018, 43.633 estudantes (0,51%) se autodeclararam como pessoas com deficiência. Do total de matrículas de Programas de Reserva de Vagas, 5.053 estudantes (0,97%) foram identificados como pessoas com deficiência, portanto, apenas 11,58% do total geral de estudantes com deficiência Apesar da LBI preconizar a avaliação biopsicossocial, as avaliações permanecem baseadas exclusivamente em diagnósticos de doenças, agravos e sequelas pelo Código Internacional de Doenças (CID). Para ilustrar o exposto, segue gráfico com o total de matriculados em cursos de Graduação de 2017 (BRASIL, 2019b).

Gráfico 1 – Total de matrículas de Graduação conforme o tipo de deficiência, transtorno global do desenvolvimento ou altas habilidades/superdotação declarados – Brasil – 2017

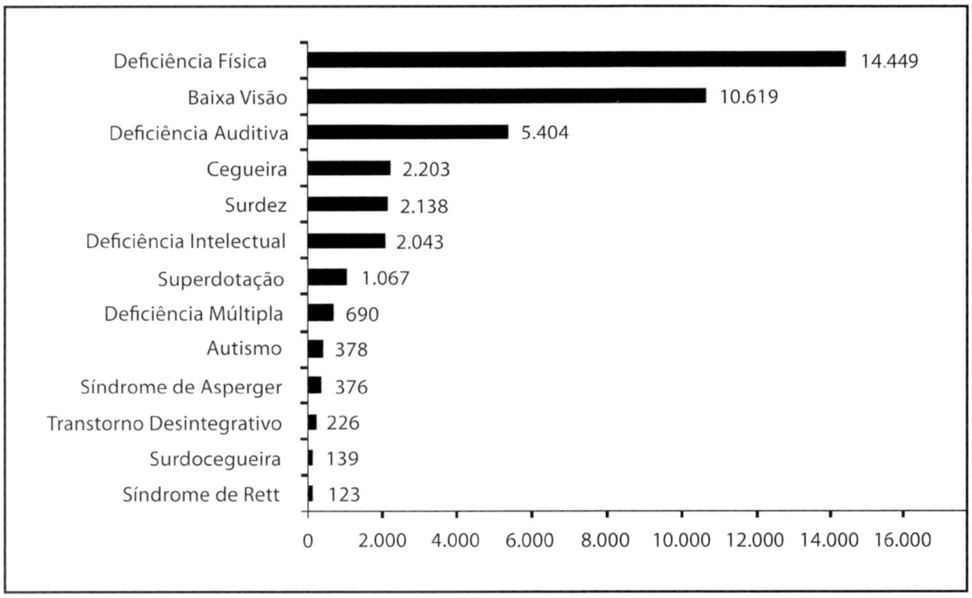

Fonte: Brasil (2019b).

Dos 38.272 estudantes declarados com deficiência, transtorno global do desenvolvimento ou altas habilidades/superdotação, representando 0,4% do total de matriculados em curso de graduação, os índices com maior ocorrência somaram 37,8% com deficiência física, 27,7% com baixa visão e 14,1% com deficiência auditiva. Observa-se que os resultados percentuais têm se mantido com pouca variação nos últimos anos. É importante ressaltar que um indivíduo poderá ser computado em mais de um item por apresentar mais de deficiência. Do total de matriculados, concluíram a graduação 5.052 estudantes 13,2%, que se aproxima do total geral de estudantes concluintes sem deficiência declarada, perfazendo 15,03% (BRASIL, 2019b).

Não serão elencados neste capitulo os fatores que contribuem para índices tão alarmantes de defasagem entre matriculados e concluintes dos cursos de Graduação. O que emerge é a necessidade em promover mudanças substanciais nas políticas públicas para todos os universitários e trazer à visibilidade os que lá não estão. Para tanto, o capital científico da Fonoaudiologia tem muito a contribuir.

Contribuições da Fonoaudiologia Educacional nos Núcleos de Acessibilidade e outras Unidades Educacionais

O cenário exposto teve por foco a Educação Superior e como pano de fundo o tema acessibilidade voltado às pessoas com deficiência e necessidades específicas, "pois implica em um lugar natural da Fonoaudiologia, que é o da inclusão em seus diferentes modos de manifestação da ciência da comunicação humana" (CHAVES, 2018, p. 199).

O termo "necessidades específicas", aqui utilizado, refere-se ao grupo de pessoas que não possuem deficiência, transtorno global do desenvolvimento ou altas habilidades/superdotação, entretanto, apresentam características no seu modo de funcionamento que compromete a aprendizagem, consequentemente, o seu desempenho acadêmico. Podemos citar as pessoas com dislexia, transtorno do déficit de atenção com hiperatividade (TDAH), discalculia dentre outros. Esse perfil de universitário não está contemplado nos documentos oficiais da Educação Especial, tal como o do Programa Incluir (BRASIL, 2013a).

De fato, encontra-se presente o contraditório, uma vez que as condições de atendimento especializado contempladas no ENEM vêm sendo ampliadas ao longo dos anos. No edital do ENEM 2020 estão assegurados recursos de acessibilidade aos candidatos que comprovarem a necessidade, sendo permitido o uso de recursos próprios de acessibilidade. Serviços de acessibilidade comunicacional também são oferecidos pelo Estado (BRASIL, 2020).

A atuação do Fonoaudiólogo na Educação Superior encontra-se regulamentadas pelo Conselho Federal de Fonoaudiologia (CFFa) pelas Resoluções n.º 309/2005 e n.º 382/2010 que reconhecem a especialidade Fonoaudiologia Educacional, e n.º 387/2010 que dispõe sobre atribuições e competências do especialista da Fonoaudiologia Educacional (CFFa, 2005, 2010a, 2010b).

Das competências do especialista em Fonoaudiologia Educacional, de acordo com o art. 3.º da Resolução n.º 387/2010, o profissional deve "conhecer as políticas, os programas, os projetos e as ações relativas à Educação nos âmbitos federal, estadual e municipal", no ensino regular ou especial (CFFa, 2010b). Define também que a amplitude de atuação está estendida a "todas as esferas administrativas e autarquias educacionais" (CFFa, 2010b). As regulamentações da CFFa estão em consonância com as legislações nacionais e corroboram com os paradigmas de inclusão no modelo biopsicossocial posta na LBI (BRASIL, 2015).

A atuação do Fonoaudiólogo Educacional na Educação Superior lotado em um NA deverá ir da intervenção direta com o estudante até a articulação com a sociedade civil se necessário. Importante destacar que o atendimento clínico/terapêutico não poderá ser realizado por este profissional na instituição (CFFa, 2010b). Excluem-se os casos nos quais o Fonoaudiólogo atua na área clínica da IES, como em uma clínica-escola ou outra unidade de saúde universitária. Logo, atuam em uma instituição de ensino, mas não tem por seu objeto de trabalho a educação.

Cabe ao Fonoaudiólogo Educacional atuar para a eliminação de barreiras das diversas naturezas (BRASIL, 2015). A de competência basilar é a barreira comunicacional. Um universitário com apraxia de fala poderá necessitar de intervenções fonoaudiológicas em forma de orientação de estratégias comunicacionais e, se adequado ao caso, uso de tecnologias assistivas. A ação deve ser complementada com a orientação a docentes e técnicos do curso do estudante e se pertinente, realizar formação básica que contemple adaptações nos processos de avaliação, estratégias comunicacionais que facilitarão a interação entre as partes.

Observe-se que aqui já contempla a eliminação da barreira relativa a métodos e técnicas, cabendo aqui pautar a barreira atitudinal (SASSAKI, 2008). Os dados censitários de 2018 apontaram que o Brasil contava com 2.537 IES, entre universidades, centros universitários, faculdades, institutos federais de educação e centros federal de educação tecnológica (BRASIL, 2018). Considerando a implantação de NA em cada IES, toda a comunidade acadêmica seria beneficiada com o aporte fonoaudiológico na qualidade de membro da equipe técnica especializada.

Em 2013, em uma instituição privada de Pernambuco, uma fonoaudióloga é convidada a criar coordenar um NA. Destaca que os conhecimentos sobre a linguagem e suas especificidades possibilitaram a atuação do Fonoaudiólogo Educacional ao agregar seus saberes junto a uma equipe multidisciplinar, por um olhar singular sobre os processos inclusivos junto ao conjunto de sujeitos que participam da Educação Superior (COELHO, 2017).

Em uma instituição pública de Educação Superior de Santa Catarina, discutiu-se as dificuldades de inclusão de estudantes surdos, o despreparo dos professores na interação com os esses estudantes e a percepção de atitudes preconceituosas advindas de professores e colegas universitários. É notório que a atuação do Fonoaudiólogo, na sensibilização do espaço pedagógico, colaboraria na relação aluno-professor a lidar com mais propriedade com as diferenças no contexto da pessoa surda (GIROTO; DIAS; SANTANA, 2014).

Outro exemplo, sob a ótica do estudante de Fonoaudiologia, estagiário/bolsista do NA, é a urgência na mudança dos paradigmas inclusivos nas práticas em sala de aula e as contribuições que a experiência lhe trouxe para a formação na área da Fonoaudiologia Educacional (PALMEIRO; SANTANA, 2016). Atualmente, a instituição já conta com uma fonoaudióloga atuando na unidade educacional.

Uma instituição pública do Rio Grande do Norte historia a criação do NA e descreve o perfil da equipe multiprofissional composta por técnicos administrativos: da Fonoaudiologia, da Pedagogia, da Psicologia e do Serviço Social. Afirmam que o conjunto da equipe provê a IES de diversas ações, atendendo as necessidades educacionais dos estudantes na promoção da acessibilidade física, tecnológica e atitudinal, a fim de possibilitar o acesso ao conhecimento acadêmico (MONTEIRO; MORETTI; WUO, 2018).

Já outra instituição pública de Goiás, até 2018, apostava na ampliação dos núcleos regionais de acessibilidade para melhor atender aos estudantes dos *campi* distantes da unidade central do NA. Para tanto, descreve que a equipe multidisciplinar deverá contar com psicopedagogo, psicólogo, fonoaudiólogo e de assistência social (SOBREIRA *et al.*, 2018).

Em 2016, uma universidade pública de Pernambuco, abre concurso para quadro permanente com vaga para Fonoaudiologia a fim de atuar no NA da instituição. Foi um importante passo para a área, pois conquistou-se um espaço legítimo de atuação para profissionais não docentes. O conteúdo programático contemplou temas específicos, tais como legislação relacionada à acessibilidade; a Fonoaudiologia na formação docente no Ensino Superior em atuação interdisciplinar; e barreiras atitudinais (BRASIL, 2016).

Ampliando a atuação do Fonoaudiólogo Educacional nas IES, cabe ao profissional integrar-se aos demais profissionais da Educação na (re)elaboração do Plano de Desenvolvimento Institucional (PDI), dos Projetos Pedagógicos de Curso (PPC), no planejamento e execução orçamentária voltada à acessibilidade, colaborar na formação em serviço do quadro de docente e de técnicos, dar assessoria nos processos seletivos, participar de comissões de infraestrutura arquitetônica (BRUSCATO *et al.*, 2017).

Além disso, orientar familiares e cuidadores; atuar na publicização dos princípios e práticas de inclusão educacional e da acessibilidade com o viés da Fonoaudiologia; assessorar a o setor de comunicação institucional. Para qualquer dessas possibilidades, o Fonoaudiólogo Educacional também tem por competência a função de gestor educacional. Tal atuação encontra-se contemplada na Resolução CFFa n. 387/2010, art. 3.º que trata da competência do Fonoaudiólogo Educacional. Unidades de formação continuada de professores também compreendem espaço de interesse para a atuação fonoaudiológica (CFFa, 2010b).

As IESs são espaços com muitas oportunidades de trabalho, haja visto, as diferentes unidades que as compõem. A exemplo, cita-se a Comissão Própria de Avaliação (CPA), que atua na avaliação interna da IES, pública ou privada, que responde ao Sistema Nacional de Avaliação da Educação Superior (SINAES). A finalidade é a melhoria da qualidade institucional em seus diferentes parâmetros e, para tal, conta com a participação de representantes de todos os segmentos da comunidade universitária, incluindo-se representante da sociedade civil, todos de maneira autônoma às demais unidades gestoras institucionais. São analisados eixos relativos à gestão, infraestrutura, acadêmicos, planejamento, avaliação e desenvolvimento institucional. A acessibilidade é um dos aspectos analisados pela CPA (BRASIL, 2013b).

Considerações Finais

O capítulo consubstancia reflexões conceituais e apresenta proposições com a perspectiva de dar visibilidade à atuação fonoaudiológica na Educação Superior frente aos diferentes desafios, que se configuram em constante movimento próprio da Educação, e devem acompanhar as inovações permanentemente. Reafirma o caráter complementar da Fonoaudiologia de colaboração com os modelos, processos e avaliações educacionais.

Dadas as condições das demandas contemporâneas da Fonoaudiologia, o território de atuação que se destaca é o da inclusão em seus diferentes modos de manifestação na ciência da comunicação humana. A comunicação que traz a linguagem como o principal meio de inclusão social, fundamentalmente, de pertencimento a determinados grupos sociais.

A Educação Superior deve estar contemplada nas disciplinas de formação dos futuros Fonoaudiólogos Educacionais, tendo um lugar de reconhecimento na arquitetura institucional, pois são profissionais que fazem do exercício diário desafios de mudança qualificada da educação.

Referências

BRAGGIO, A. K. A gênese da reforma universitária brasileira. **Rev. Bras. Hist. Educ.**, Maringá, v. 19, e073, 2019. Disponível em: http://www.scielo.br/scielo.php?script=sci_ arttext&pid=S2238-0094201900010021O&lng=en&nrm=iso. Acesso em: 11 abr. 2020.

BRASIL. Decreto n.º 6.096, de 24 de abril de 2007. Institui o Programa de Apoio a Planos de Reestruturação e Expansão das Universidades Federais - Reuni. **Diário Oficial da União [da] República Federativa do Brasil**, Brasília, DF, seção 1, p. 5, 25 abr. 2007a. Disponível em: http://www.planalto.gov.br/ccivil_03/_Ato2007-2010/2007/Decreto/D6096.htm. Acesso em: 10 abr. 2020.

BRASIL. Ministério da Educação. Secretaria da Educação Especial. **Política Nacional de Educação Especial na perspectiva da Educação Inclusiva**. Brasília, DF: Ministério da Educação, 2008. Disponível em: http://portal.mec.gov.br/arquivos/pdf/ politicaeducespecial.pd. Acesso em: 20 mar. 2020.

BRASIL. Ministério da Educação. **Documento Orientador Programa Incluir - Acessibilidade na Educação Superior SECADI/SESu–2013**. Brasília, DF: Ministério da Educação, 2013a. Disponível em: http://portal.mec.gov.br/index.php?option=com_docman& view=download&alias=13292-doc-ori-progincl&category_slug=junho-2013-pdf&Itemid=30192. Acesso em: 14 mar. 2020.

BRASIL. Ministério da Educação. **Referenciais de Acessibilidade na Educação Superior e a Avaliação *in loco* do Sistema Nacional de Avaliação da Educação Superior (SINAES), 2013.**

Brasília, DF: Ministério da Educação, 2013b. Disponível em:https://www.puc-campinas.edu.br/wp--content/uploads/2016/04/proavi-referenciais-de-acessibilidade-parte-i.pdf. Acesso em: 14 mar. 2020.

BRASIL. Decreto n.º 9.034, de 20 de abril de 2017. Altera o Decreto n. 7.824, de 11 de outubro de 2012, que regulamenta a Lei n.12.711, de 29 de agosto de 2012, que dispõe sobre o ingresso nas universidades federais e nas instituições federais de ensino técnico de nível médio. **Diário Oficial [da] República Federativa do Brasil**, Brasília, 20 abr. 2012 Disponível em: http://www.planalto.gov.br/ccivil_03/_Ato2015-2018/2017/Decreto/D9034.htm. Acesso em: 02 abr. 2020.

BRASIL. Edital n.º 84, de 29 de agosto de 2016. Dispõe sobre a abertura das inscrições para o concurso público para provimento do cargo de Fonoaudiologia da Universidade Federal de Pernambuco. **Diário Oficial da União**: seção 3, Brasília, DF, ano 153, n. 167, p. 173, 30 ago. 2016. Disponível em: http://pesquisa.in.gov.br/imprensa/jsp/visualiza/index.jsp?jornal=3&pagina=1&data=30/08/2016&totalArquivos=424. Acesso em: 27 mar. 2020.

BRASIL. Instituto Nacional de Estudos e Pesquisas Educacionais Anísio Teixeira (INEP). **Panorama da Educação**: destaques do Education at a Glance 2019 [recurso eletrônico]. Brasília: INEP, 2019a. Disponível em: http://portal.inep.gov.br/ documents/186968/484154/Panorama+da+Educa%C3%A7%C3%A3o+-+destaques+do+Education+at+a+Glance+2019/be5ff9ef-7043-4731-83bd-32614b22d6b3?version=1.0. Acesso em: 27 mar. 2020

BRASIL. Instituto Nacional de Estudos e Pesquisas Educacionais Anísio Teixeira (INEP). **Sinopse Estatística da Educação Superior 2018**. Brasília: INEP, 2019b. Disponível em: http://portal.inep.gov.br/basica-censo-escolar-sinopse-sinopse. Acesso em: 27 mar. 2020.

BRASIL. Exame Nacional do Ensino Médio – Enem 2020. **Diário Oficial da União**: seção 3, Brasília, DF, n. 33, p. 36, 22 abr. 2020. Disponível em: https://download.inep.gov.br/educacao_basica/enem/edital/2020/edital_enem2020_impresso.pdf. Acesso em: 27 mar. 2020.

CABRAL, L. S. A.; MELO, F. R. L. V. de. Entre a normatização e a legitimação do acesso, participação e formação do público-alvo da Educação Especial em instituições de Ensino Superior brasileiras. **Educar em Revista**, Curitiba, Brasil, n. especial 3, p. 55-70, dez. 2017. Disponível em: https://revistas.ufpr.br/educar/article/view/51046. Acesso em: 29 mar. 2020.

CABRAL, L. S. A.; SANTOS, V.; MENDES, E. G. Educação Especial na Educação Superior: podemos falar em democratização do acesso? **Rev. Educ. e Fronteiras On-Line**, Dourados/MS, v. 8, n. 23 p. 111-126, maio/ago. 2018. Disponível em: http://ojs.ufgd.edu.br/index.php/educacao/article/view/9449. Acesso em: 10 abr. 2020.

CAMPBELL, F. A. K. Exploring internalized ableism using critical race theory. **Disability & Society**, v. 23, n. 2, p. 151-162, 2008. Disponível em: https://www.tandfonline.com/doi/full/10.1080/09687590701841190. Acesso em: 12 abr. 2020.

CHAVES, A.D.D. Acessibilidade atitudinal e comunicacional: uma questão de direito. *In*: ARAÚJO, A.N. *et. al.* (org.). **Questões contemporâneas da clínica fonoaudiológica**. Recife: Ed. UFPE, 2018. p. 199-214.

CIANTELLI, A. O. C.; LEITE, L. P. Ações exercidas pelos núcleos de acessibilidade nas universidades federais brasileiras. **Rev. Bras. Ed. Esp.**, Marília, v. 22, n. 3, p. 413-428, jul./set., 2016. Disponível em: http://www.scielo.br/scielo.php?pid=S1413-65382016000300413&script=sci_abstract&tlng=pt. Acesso em: 24 mar. 2020.

COELHO, A. C. L. Estratégias de atuação fonoaudiológica no ensino universitário. *In*: DANTAS, C. R. V.; ALVES, I. M. C. **Fonoaudiologia Educacional: da teoria à prática**. Recife: EdUPE, 2017. p. 77-91.

CONSELHO FEDERAL DE FONOAUDIOLOGIA. CFFa. **Resolução n.º 309, de 1.º de abril de 2005**. Dispõe sobre a atuação do Fonoaudiólogo na Educação Infantil, Ensino Fundamental, Médio, Especial e Superior, e dá outras providências. Brasília, DF, 2005. Disponível em: https://www.fonoaudiologia. org.br/cffa/wp-content/uploads/2013/07/res-309-site.pdf. Acesso em: 26 mar. 2020.

CONSELHO FEDERAL DE FONOAUDIOLOGIA. CFFa. **Resolução n.º 382, de 20 de março de 2010** Dispõe sobre o reconhecimento das especialidades em Fonoaudiologia Escolar/ Educacional e Disfagia pelo Conselho Federal de Fonoaudiologia, e dá outras providências. Brasília, DF, 2010a. Disponível em: https://www.fonoaudiologia.org.br/resolucoes/resolucoes_html/ CFFa_N_382_10.htm. Acesso em: 26 mar. 2020.

CONSELHO FEDERAL DE FONOAUDIOLOGIA. CFFa. **Resolução n.º 387, de 18 de setembro de 2010**. Dispõe sobre as atribuições e competências do profissional especialista em Fonoaudiologia Educacional reconhecido pelo Conselho Federal de Fonoaudiologia, alterar a redação do artigo 1.º *da Resolução CFFa n.º 382/2010, e dá outras providências. Brasília, DF,* 2010b. Disponível em: https://www.fonoaudiologia.org.br/resolucoes/resolucoes_html/CFFa_N_387_10. htm. Acesso em: 26 mar. 2020.

FANTACINI, R. A. F.; ALMEIDA, M. A. Revisão sistemática sobre a presença de Núcleos de Acessibilidade na Educação Superior EaD – 2005 a 2018. **Rev. Educ. Especial**, Sta. Maria, p. e76/ 1-26, set. 2019.. Disponível em: https://periodicos. ufsm.br/educacaoespecial/article/view/36305. Acesso em: 28 mar. 2020.

FARIAS, A. Q. Deficiência, docência e Ensino Superior: a trajetória acadêmica de uma professora cega. **Revista Educação Inclusiva - REIN**, Campina Grande, PB, volume temático - 2019, p. 57-65, 2019. Disponível em: http://revista.uepb.edu.br/index.php/ REIN/article/view/5321/3119. Acesso em: 29 mar. 2020.

FLORES, S. R. A democratização do Ensino Superior no Brasil, uma breve história: da Colônia a República. **Rev. Inter. Educ. Sup.,** v. 3, n. 2, p. 401-416, jul. 2017. Disponível em: https:// periodicos.sbu.unicamp.br/ ojs/index.php/riesup/article/view/8650611. Acesso em: 5 abr. 2020.

GIROTO, C. R. M.; DIAS, N. M. F.; SANTANA, A.P.O. O surdo oralizado no Ensino Superior. *In*: CONGRESSO DE FONOAUDIOLOGIA, 22., 2014, Santa Catarina. **Anais** [...]. Joinville – SC: Sociedade Brasileira de Fonoaudiologia, 2014. p. 5641.

MASOLA, W. J.; ALLEVATO, N. S. G. Educação Superior no Brasil: traços da história. **REnCiMa**, v. 8, n. 1, 2017, p. 98-108. Disponível em: http://revistapos.cruzeirodosul. edu.br/index. php/rencima/article/view/1180/872. Acesso em: 02 abr. 2020.

MONTEIRO, J. L.; MORETTI, S. M. S.; WUO, A. S. Inclusão de estudantes com deficiência no Ensino Superior: compartilhando experiências e desafios na UFSC. *In*: CONGRESSO NACIONAL DE INCLUSÃO NA EDUCAÇÃO SUPERIOR E EDUCAÇÃO PROFISSIONAL TECNOLÓGICA: EDUCAÇÃO INCLUSIVA E AS POLÍTICAS DE ACESSO E PERMANÊNCIA NO ENSINO SUPERIOR, 2., 2018, Natal. **Anais** [...]. Natal: SEDIS-UFRN, 2018. p. 203-226. Disponível em: https://sia.ufrn.br/publicacoes.php. Acesso em: 13 dez. 2019.

SOBREIRA, A. C. V. *et al.* Relato de experiência da criação do NAASLU – Núcleo de Acessibilidade Aprender Sem Limites da UEG. *In*: CONGRESSO NACIONAL DE INCLUSÃO NA EDUCAÇÃO SUPERIOR E EDUCAÇÃO PROFISSIONAL TECNOLÓGICA: EDUCAÇÃO INCLUSIVA E AS POLÍTICAS DE ACESSO E PERMANÊNCIA NO ENSINO SUPERIOR, 2., 2018, Natal. **Anais** [...]. Natal: SEDIS-UFRN, 2018. p. 649-665. Disponível em: https://sia. ufrn.br/publicacoes.php. Acesso em: 13 dez. 2019.

PALMEIRO, K., SANTANA, A. P. Acessibilidade e Permanência na Universidade: relato pessoal de uma estudante bolsista da Fonoaudiologia no CAE. *In*: CONGRESSO DE FONOAUDIOLOGIA, 24., 2016, São Paulo. **Anais** [...]. São Paulo- SP: SBFa, 2016.

RAMOS, G. P.; ROTHEN, J. C.; FERNANDES, M. C. S. G. Mecanismos de avaliação e regulação da Universidade Federal Brasileira no REUNI. **Revista Internacional de Educação Superior**, Campinas, SP, v. 6, p. e020015, 2019. DOI: 10.20396/riesup.v6i0.8655096. Disponível em: https://periodicos.sbu.unicamp.br/ojs/index.php/riesup/article/view/8655096. Acesso em: 10 abr. 2020.

SARLET, I. W. O.; SARLET, G. B. S. As ações afirmativas, pessoas com deficiência e o acesso ao Ensino Superior no Brasil: contexto, marco normativo, efetividade e desafios. **Rev. Direitos Fundam. Democ.**, v. 24, n. 2, p. 338-363, maio/ago. 2019. Disponível em: https://revistaeletronicardfd.unibrasil.com.br/index.php/ rdfd/article/view/1554/594. Acesso em: 10 abr. 2020.

SASSAKI, R. K. Artigo 24 – Educação. *In:* RESENDE, A. P. C.; VITAL, F. M. P. A (coord.). **Convenção sobre Direitos das Pessoas com Deficiência comentada**. Secretaria Especial dos Direitos Humanos, Brasília: Corde, 2008. p. 84-86.

SOUZA, I. M. G. *et al.* A inclusão no Ensino Superior: implantação de políticas de acessibilidade na universidade federal do Rio de Janeiro. *In:* MACHADO, D. H. A.; CAZINI, J. (org.). **Inclusão e educação** [recurso eletrônico]. Ponta Grossa (PR): Atena Editora, 2019. p. 94-104. DOI: 10.22533/at.ed.2921915019.

CAPÍTULO 16

Promoção do letramento no Ensino Superior: uma proposta de intervenção focada na escuta, no diálogo e em processos de ressignificação

Ana Paula Berberian
Ana Cristina Guarinello
Josiane Bernart da Silva Ferla

Introdução

Pesquisas de grande escala evidenciam que a expansão no Ensino Superior (ES) vem ocorrendo de forma significativa, resultando no aumento expressivo do ingresso da população brasileira nesse nível de formação. Apesar disso, autores denunciam que as condições de leitura e escrita de muitos estudantes que chegam ao ES não garantem a sua permanência neste nível de ensino (LUSTOSA, 2014; DONIDA; SANTANA, 2019). Pesquisas evidenciam uma distância entre as expectativas dos docentes, as práticas acadêmicas propostas e as condições de leitura e escrita dos discentes para atender a tais demandas (MARINHO-ARAÚJO, 2015; SANTOS; LUCCIA, 2015).

Para que tal expansão garanta o direito à educação, coloca-se como questão central ações que favoreçam o ingresso ao ES, bem como a permanência e a formação de qualidade. Dentre as diversas barreiras a serem superadas, estudos (PAN; LITENSKI, 2018; DONIDA; SANTANA, 2019) apontam que as condições de letramento restritas dos acadêmicos limitam ou inviabilizam sua participação efetiva no processo de formação acadêmica. Tal fato está intimamente relacionado à trajetória escolar vivenciada na Educação Básica, que não tem garantido a formação de leitores e escritores proficientes e autônomos; uma formação docente que prioriza conhecimentos específicos a sua área de atuação, não abordando questões inerentes aos processos de ensino e aprendizagem e a expansão do ingresso de diferentes grupos populacionais no ES, o que implica em uma diversificação do quadro de estudantes, no que se refere às condições de letramento acadêmico. O entendimento de que tais condições são determinantes para o sucesso ou insucesso vivenciados pelos estudantes ao longo de sua formação, está assentado no pressuposto de que relações e usos estabelecidos com a linguagem oral e escrita vinculam-se à possibilidade de participação social e educacional (SOMERS *et al.*, 2013).

A promoção do letramento, decisiva para uma formação de qualidade e crítica, representa um direito ainda não garantido aos alunos inseridos nas diferentes esferas e níveis de formação. Nessa perspectiva, esse capítulo apresenta a análise dos resultados de uma pesquisa intervenção, realizada com um grupo de alunos do curso de graduação em Fonoaudiologia, baseada em uma perspectiva sócio-histórica que objetivava promover um espaço de diálogo, escuta e ressignificação das experiências de leitura e escrita vivenciadas no contexto acadêmico do ES.

Para a contextualização desse estudo, que versa sobre as temáticas Fonoaudiologia Educacional, Letramento e ES, discorreremos acerca dos princípios e diretrizes que norteiam a atuação do Fonoaudiólogo nos diferentes níveis de ensino que configuram o sistema educacional brasileiro; dos movimentos e desafios que caracterizam o processo de expansão do ES no Brasil e as condições de letramento e de formação dos acadêmicos no ES.

O compromisso com tais aspectos decorre de experiências vivenciadas pelas pesquisadoras, tanto em clínicas-escola, quanto na docência enquanto professoras de cursos de Graduação. Por meio dessas foi possível acompanhar um aumento crescente de encaminhamentos para referidas clínicas de alunos do ES por supostamente apresentarem dificuldades e/ou distúrbios de leitura e escrita. Além disso, no exercício da docência, puderam constatar um aumento significativo de alunos que encontram-se em estado de sofrimento por enfrentarem limitações em seus desempenhos acadêmicos, decorrentes de relações negativas estabelecidas com a linguagem escrita. Tal sofrimento está atrelado ao conhecimento e às experiências restritas, em relação aos discursos que medeiam as interações estabelecidas entre alunos e professores no contexto do ES, ou seja, às dificuldades de leitura e escrita dos denominados gêneros acadêmicos.

Fonoaudiologia no contexto da Educação

Considerando as diretrizes e normativas que dispõem sobre a atuação do Fonoaudiólogo em todos os níveis da educação e que estabelecem intervenções possíveis de serem desenvolvidas nesse contexto (CONSELHO FEDERAL DE FONOAUDIOLOGIA, 2005, 2010), cabe destacar que o Art. 3.° da Resolução n.° 387/2010 tem a finalidade de apresentar as competências e atribuições do especialista em Fonoaudiologia Educacional, bem como de todo profissional que atua em tal contexto. As orientações contidas nesse documento, a exemplo de outras elaboradas por órgãos representativos da Fonoaudiologia (CONSELHO REGIONAL DE FONOAUDIOLOGIA 2.ª Região, 2010; CONSELHO REGIONAL DE FONOAUDIOLOGIA 3.ª Região, 2011, definem que a atuação do Fonoaudiólogo, em 'todas as esferas administrativas e autarquias educacionais' deve estar comprometida com a promoção da aprendizagem escolar e com os processos de apropriação da linguagem oral e escrita. Interessa destacar que tais orientações, embora sistematizadas nas últimas décadas, são fruto de um processo cujo início remete ao período em que as práticas fonoaudiológicas foram constituídas no Brasil, entre os anos 1920-1940 (FIGUEREDO NETO, 1988; BERBERIAN, 2007), o qual se estende até os dias atuais.

Ao longo desse período, a Fonoaudiologia vem estabelecendo relações com a Educação a partir de diferentes objetivos e procedimentos, em função das distintas perspectivas teórico-metodológicas que as subsidiam e das demandas e conjunturas sociais (BERBERIAN; CALHETA, 2009; CARNEVALE; MÄRTZ, 2009).

É importante considerar que se, historicamente, os conhecimentos e as ações fonoaudiológicas estiveram voltados, quase que exclusivamente, aos contextos educacionais próprios à Educação Bsica, na última década, profissionais da área vêm sendo convocados a abordar problemáticas que comprometem o acesso e a formação de alunos inseridos no ES. Nesse estudo importa abordar as problemáticas relacionadas às dificuldades e às condições restritas em relação às práticas de leitura e escrita, apresentadas por um número significativo de alunos. E ressaltar que, apesar dessas dificuldades representarem um dos principais desafios para que a democratização do ES se efetive (ALMEIDA, 2007; RHODES, 2014; BRAGA; PEREIRA, 2016), o desenvolvimento de estudos acerca das mesmas, no contexto da Fonoaudiologia, é recente e ainda restrito. (DONIDA, 2015; SANTANA *et al.*, 2015).

Considerando que as dificuldades de leitura e escrita apresentadas por estudantes do ES são um campo pouco explorado, evidencia-se a necessidade do implemento de estudos e ações intersetoriais que envolvam profissionais da Fonoaudiologia e da Educação, que abordem criticamente o processo educacional brasileiro e contribuam, de fato, para a sistematização de políticas e de ações que promovam o letramento e a participação efetiva dos graduandos (MARINHO, 2010; MARINHO-ARAÚJO, 2015; PAN; ZUGMAN, 2015).

Apesar do número incipiente de estudos fonoaudiológicos que abordam essa problemática, pode-se adotar como referência pesquisas e intervenções implementadas, por profissionais de outras áreas, cujos objetos de estudo e de intervenção incidem sob: - dificuldades de leitura e escrita vivenciadas por alunos do ES, em especial, nas relações estabelecidas com gêneros da esfera acadêmica; - a sistematização de ações institucionais, voltadas ao contexto do ES, que contribuam para a superação das mesmas (FIGUEIREDO; BONINI, 2006; ALMEIDA, 2007; RHODES, 2014; BRAGA; PEREIRA, 2016).

A expansão do Ensino Superior no Brasil

Pode-se observar que, a partir da segunda metade da década de 1990, vem ocorrendo um aumento no número de alunos matriculados nas Instituições de Ensino Superior (IES), presenciais e a distância, públicas e privadas, registrando-se, entre os anos 1995 a 2010, um crescimento de cerca de 262,52% (MANCEBO; VALLE, 2015). Em 2017, dados do Instituto Nacional de Estudos e Pesquisas Educacionais Anízio Teixeira (BRASIL, 2017) demonstram que mais de 8 milhões de brasileiros frequentavam o ES.

Tal crescimento está relacionado, dentre outros fatores, à criação de um número significativo de instituições particulares, ao aumento de vagas nas redes públicas, bem como a políticas públicas e ações afirmativas que objetivam ampliar o acesso e permanência da população nesse nível de formação. (MANCEBO; VALE, 2015).

Cabe destacar que essas políticas e ações estiveram em consonância com movimentos internacionais que passaram, a partir dos anos 1990, a defender igualdade de oportunidades para o ingresso e participação com qualidade da população no ES (Conferência Mundial de Educação Para Todos, 1990, Tailândia; UNESCO, 1998; encontros da Cúpula Mundial de Educação em 2000, Dakar, UNESCO, 2001 e em 2015, na Coréia do Sul, UNESCO, 2015). E, também, com debates e ações desencadeados em âmbito nacional, tais como as metas do PNE discutidas pelo Congresso Nacional e aprovadas em 2014, que estabeleceram diretrizes e estratégias para a Educação nas esferas federais, estaduais e municipais. Dentre as metas apresentadas pelo Ministério da Educação, a expansão do ES foi destacada, objetivando reestruturar, diversificar e ampliar suas vagas, além da criação de ações diferenciadas de acesso como, por exemplo, a reserva de vagas e cotas (BRASIL, 2016b), o Fundo de Financiamento Estudantil (FIES) em 1999; o Programa Universidade para Todos (PROUNI) em 2004 e o Programa de Apoio a Planos de Reestruturação e Expansão das Universidades Federais (REUNI) em 2007.

É preciso esclarecer que a expansão do ES no Brasil vem acompanhada de desafios que precisam ser superados e decorrentes da diversidade dos acadêmicos em relação às condições materiais, econômicas e subjetivas de vida; às experiências escolares; e às condições de letramento. Tal expansão ampliou, especialmente, a presença de alunos que, provenientes de famílias menos favorecidas economicamente, representam a primeira geração a ingressar no ES (ALMEIDA, 2007; RHODES, 2014).

Além das ações citadas acima, cabe destacar o Decreto de Lei n.º 7.234/2010, o qual dispõe sobre o Plano Nacional de Assistência Estudantil (PNAES), cujos objetivos são minimizar os efeitos das desigualdades social e regional presentes no interior das Instituições Federais de Ensino Superior (IFES), diminuir os altos índices de evasão e retenção, bem como, promover condições de permanência e de participação efetiva dos alunos ao longo da trajetória acadêmica (BRASIL, 2010).

De acordo com os princípios do PNAES, e de outras políticas e ações educacionais destinadas à democratização das condições de acesso, permanência e participação no ES público ou privado, a IES passa a ser convocada a implementar ações destinadas à assistência de alunos com dificuldades de qualquer natureza e, em especial, das relacionadas às práticas de leitura e escrita que comprometem o processo de ensino-aprendizagem vivenciado no contexto acadêmico (DONIDA, 2015).

Condições de Leitura e Escrita e a Formação no ES

Dentre os vários desafios a serem enfrentados para garantir a permanência e a qualidade de ensino, encontra-se a diversificação do quadro de estudantes, que se refere às condições de letramento e, mais especificamente, dos gêneros discursivos próprios do contexto do ES. Tais gêneros consistem em textos orais e escritos produzidos e circunscritos no âmbito do ES, a fim de mediar o diálogo entre professores, pesquisadores e alunos, com propósito de produzir, compartilhar e, divulgar conhecimentos (FIGUEIREDO; BONINI, 2006; SOUZA; BASSETTO, 2014).

Logo, o entendimento de que as condições de letramento acadêmico são determinantes na referida formação está assentado no pressuposto de que relações e usos estabelecidos com a linguagem oral e escrita têm estreita relação com a possibilidade de participação educacional, pois, é por meio dessas modalidades de linguagem que as pessoas interagem, têm acesso ao conhecimento, defendem pontos de vista e concepções e partilham visões de mundo (SOUZA; BASSETTO, 2014; MORETTO, 2017).

A compreensão do conceito de gênero acadêmico, aqui adotado, ancora-se na perspectiva sócio-histórica, a qual explicita que os processos de apropriação e uso da linguagem oral e escrita não devem priorizar apenas os aspectos normativos que compõem o sistema da língua portuguesa, mas a análise das condições e contextos em que os diferentes discursos são produzidos. Isso porque, quando dizemos ou escrevemos algo para alguém, tal fato ocorre num tempo e num espaço específicos e em função do tipo e grau de relação estabelecida entre os interlocutores.

Com base em tal perspectiva, entende-se que os enunciados, enquanto produtos de interações sociais específicas, comportam um todo significativo e são produzidos a partir de um determinado gênero discursivo (BAKHTIN, 1990, 1997). A noção de gênero, formulada a partir das sistematizações do referido autor, pressupõe que existem grupos de discursos que, construídos historicamente, são produzidos em condições e com finalidades semelhantes, em diferentes esferas sociais, tais como, acadêmica, jornalística, literária, jurídica, cotidiana.

Interessa destacar que a noção de gênero discursivo constitui um dos eixos organizadores das políticas e metodologias educacionais sistematizadas nas últimas décadas para subsidiar os processos de ensino-aprendizagem da Língua Portuguesa, como pode ser apreendido, por exemplo, nos Parâmetros Curriculares Nacionais (PCNs) e na Base Nacional Comum Curricular (BNCC). Atribuindo central importância à natureza discursiva da linguagem, a BNCC está fundamentada numa concepção social de letramento, a partir da qual a constituição de leitores e escritores pressupõe a possibilidade dos sujeitos operarem, de forma significativa, sobre variados gêneros discursivos que medeiam as relações sociais, constituídos por diferentes funções, valores, usos e estruturas (BRASIL, 2016).

É notório o fato de que apesar dos documentos oficiais que orientam, atualmente, o sistema educacional brasileiro estarem assentados na ideia de que "um projeto educativo comprometido com a democratização social e cultural deve garantir, a todos os alunos, o acesso aos saberes linguísticos necessários para o exercício da cidadania, direito inalienável de todos" (BRASIL, 1997, p. 22), ainda hoje, há um grupo significativo de alunos que ingressam no ES com condições restritas para ler e escrever textos pertencentes aos diferentes gêneros discursivos e, em especial, aos denominados acadêmicos.

Tais condições restritas de diálogo com discursos acadêmicos representam barreiras para a promoção dos processos de ensino-aprendizagem envolvidos com a apreensão de conceitos, a descrição de problemáticas, a comparação das diferentes perspectivas teórico-metodológicas para o entendimento de uma realidade, bem como a escolha e a argumentação por uma determinada perspectiva.

As implicações decorrentes de tal problemática colocam em questão não só a qualidade e a efetividade da escolaridade vivenciada nos anos anteriores ao ingresso no ES, mas se estendem a problemas relativos à formação de alunos inseridos nos cursos de graduação e de pós-graduação. Evidenciando tal fato, Santos (2007) enfatiza que a promoção do letramento científico implica em abordagens que articulem dimensões sociais e científicas, por meio de práticas de leitura e de escrita que possibilitem uma tomada de posição e o implemento de ações que promovam mudanças/transformações pessoais e coletivas.

Em consonância com o conceito acima referido, foi desenvolvido em 2014 o *Indicador de Letramento Científico* (ILC), realizado pelo Instituto Paulo Montenegro, em parceria com a Organização não governamental Ação Educativa e com o Instituto Abramundo. Tal indicador objetiva avaliar o domínio e a aplicação da linguagem científica no cotidiano e as visões de mundo sobre a ciência nele inseridas (GOMES, 2015).

Seus resultados revelam que apenas 11% dos alunos que estavam cursando o ES possuem letramento científico proficiente, ou seja, conseguem fazer uso da linguagem exigida pelo contexto acadêmico e elaborar e criticar argumentos; 37% possuem letramento científico rudimentar e 4% não possuem letramento científico, ou seja, desconhecem temas e discussões relacionadas ao contexto acadêmico e apenas utilizam conceitos próximos à sua realidade e experiência cotidiana (GOMES, 2015).

Evidenciando condições de letramento restritas no ES, dados obtidos pelo *Indicador Nacional de Alfabetização Funcional* (INAF) apontam que apenas um número reduzido de estudantes faz uso do chamado "letramento científico", uma vez que 96% são considerados alfabetizados funcionalmente (INSTITUTO PAULO MONTENEGRO; AÇÃO EDUCATIVA, 2016).

Segundo Fischer (2007), o processo de ensino-aprendizagem conduzido no ES demanda dos estudantes uma nova dinâmica, considerando as experiências escolares anteriormente vividas. Eles passam a ser convocados a estabelecer uma relação significativa com a linguagem técnica/científica, a partir da qual os conhecimentos, as discussões e as atividades acadêmicas serão estabelecidas. Percebe-se então um descompasso entre as práticas de leitura e escrita vivenciadas no ES àquelas vivenciadas anteriormente, o que suscita questionamentos e a necessidade de mudanças em relação ao ensino da língua portuguesa na Educação Fundamental e no Ensino Médio, bem como, representa um desafio a ser enfrentado no contexto do ES.

Nessa direção, pesquisas e ações vêm sendo desenvolvidas no contexto do que se denomina como ações de assistência estudantil (VASCONCELOS, 2010). Dentre tais iniciativas, cabe destacar uma pesquisa-intervenção realizada na Universidade Federal do Paraná, cujo objetivo foi criar um espaço de troca, de acolhimento, de análise e de ressignificação das experiências e dos sentidos negativos vinculados à trajetória acadêmica de alunos de diferentes cursos daquela universidade (RHODES, 2014). A partir de relatos, produzidos por graduandos participantes desse estudo, foi possível apreender, predominantemente, sentimentos de incapacidade e de inferioridade, bem como experiências de sofrimento que os impediam de pertencer de forma ativa a esse universo. Evidenciando tal fato, os participantes referiram não saber ler e escrever de acordo com as exigências acadêmicas e que, em função de tal dificuldade, foram classificados como alunos "ruins", "fracos" ou "pouco dedicados".

Da mesma forma, Souza e Bassetto (2014), ao analisarem experiências de leitura e escrita de alunos de um curso de licenciatura de uma universidade pública de um estado da região Sudeste do Brasil, bem como as implicações para a formação de professores/pesquisadores, constataram que "apesar de os graduandos estarem inseridos na vida acadêmica e serem considerados membros da academia, eles não o são efetivamente, uma vez que não se sentem ainda familiarizados com o discurso e os gêneros acadêmicos" (SOUZA; BASSETTO, 2014, p.108).

Condições restritas de leitura e escrita dos gêneros acadêmicos também foram apontadas em pesquisas realizadas por profissionais de outras áreas e IES como uma das principais dificuldades vivenciadas por estudantes, pois limitam as possibilidades de participação nas diversas atividades da graduação e apropriação dos conhecimentos acadêmicos (FIGUEIREDO; BONINI, 2006; ALMEIDA, 2007; MARINHO-ARAÚJO, 2015; BEZERRA, 2012; MORETTO, 2017).

Feitas tais considerações, é evidente a necessidade da realização de pesquisas que verticalizem a análise em torno dos diversos determinantes que levam parcela significativa dos alunos do ES a serem considerados alfabetizados funcionalmente e também de ações capazes de minimizar e/ou eliminar barreiras que os limitam a interpretar textos e organizar conceitos e argumentos de forma consistente.

Procedimentos metodológicos: a pesquisa intervenção

O desenho metodológico desse estudo está alicerçado em uma abordagem qualitativa de pesquisa-intervenção, que prevê espaço de discussão de posições e experiências dos participantes. Tal trabalho, denominado *Oficina: Promoção do Letramento,* realizado em uma Universidade privada do estado do Paraná, teve a participação de 15 alunos do curso de Fonoaudiologia. Os participantes, inseridos em diferentes períodos do curso, foram identificados com a letra A, acompanhada dos números de 1 a 15. Compuseram o *corpus* de análise desse estudo trechos de relatos produzidos oralmente e por escrito no decorrer dos encontros.

Foram realizados encontros semanais, com duração de 1h30min, coordenados por duas docentes do curso de graduação em Fonoaudiologia. Nestes, foram realizadas ações como rodas de conversa; leituras e produções de textos pertencentes a diferentes gêneros com ênfase nos acadêmicos. Tais ações objetivaram a criação de um espaço de diálogo e de troca entre os participantes, de forma que pudessem identificar experiências comuns de leitura e escrita vivenciadas em suas trajetórias; compartilhar visões acerca de seus processos de apropriação da leitura e escrita; analisar os determinantes envolvidos com tais experiências e condições; compartilhar possibilidades de ressignificação de relações negativas de leitura e escrita de textos pertencentes aos gêneros acadêmicos, vivenciadas, especialmente, no ES.

Para análise, baseada nos pressupostos da perspectiva sócio-histórica, foram selecionados enunciados que permitiram apreender posições subjetivas dos estudantes frente às práticas de leitura de gêneros acadêmicos, desenvolvidas durante a formação no ES e sobre suas condições de leitor e escritor frente a tais gêneros.

Análise dos relatos produzidos no contexto da oficina: promoção do letramento

Pudemos apreender, conforme relatos abaixo, que os participantes, no início da oficina, destacaram posições negativas e de sofrimento com relação à leitura e escrita, manifestadas a partir de sentimento de insegurança, incapacidade, obrigação e desprazer.

> Vim porque, vou ter de confessar, não gosto de ler e menos ainda de escrever (A1).
>
> Tentando ler algumas coisas, descobri que não sei ler. Está tão bonito, você entende alguma coisa, mas na hora de escrever dá um branco (A2).
>
> Não sou fã de ler, tenho preguiça. O professor pede para ler e é um sacrifício, um tormento. No Ensino Médio eu não lia, eu odiava, não fazia nada, não fazia sentido. Aqui sim, eu sei que eu vou usar. Às vezes falo para minha colega: como vou conseguir escrever um artigo no final do curso? (A5).
>
> Eu vim tentar mudar a minha relação com a escrita. Descobri que não sei ler e nem escrever (A7).
>
> Eu leio e não entendo e não consigo colocar no papel. Eu fico frustrada, tenho de ler muitas vezes me senti com uma dificuldade, não sou capaz de escrever um artigo (A15).
>
> Me sinto muito insegura para escrever e com medo de expor minhas ideias (A13).
>
> Eu não dou para isso, sou muito preguiçoso, por isso escrevo mal, mas estou aqui (A15).

É interessante notar que contradições e ambiguidades apresentadas nos relatos acima delineiam os motivos pelos quais vieram participar da oficina, ou seja, por sofrimentos negativos, gerados ao se confrontarem, no contexto acadêmico, com a condição restrita de leitor e escritor somando-se à necessidade/desejo de colocar em questão essa suposta sentença.

Sentimentos de incapacidade, de falta de vontade, de falta de jeito, embora anunciados de forma incisiva e com um tom determinista, *"não sei ler e nem escrever"; "vou confessar eu não gosto de ler"; "não sou fã de ler, tenho preguiça"; "acho que nunca vou conseguir escrever um artigo científico"*, parecem ser relativizados e desestabilizados ao serem postos em circulação. Assim, no decorrer dos encontros, o compartilhar de sentimentos de sofrimento permitiu que os alunos pudessem identificar semelhanças em suas condições e dificuldades de leitura e escrita o que, por sua vez, implicou na compreensão de que as mesmas não eram resultantes de capacidades e/ou habilidades inerentes e individuais, mas estavam relacionadas a determinantes amplos.

O reconhecimento de que experiências negativas em relação às práticas de leitura e escrita dos gêneros acadêmicos, eram comuns entre os participantes, provocou um deslocamento de suas posições de culpados ou vítimas para responsivos. Tal posição pressupõe a tomada de consciência das articulações existentes entre aspectos macroestruturais - educacionais, econômicos e culturais e os modos singulares que constituem suas histórias como leitores e escritores.

As discussões/mediações em torno de argumentos e princípios que abordam o singular e o coletivo como dimensões tiveram continuidade e, articuladas, levaram os participantes a ampliar seus níveis de consciência e a compreender, à luz de formulações de Bakthin, como sujeitos sociais e singulares de ponta a ponta (BAKTHIN, 1990). O processo de pertencimento ao grupo construído, gradativamente, em torno de ações que objetivavam o compartilhar de trajetórias restritas e negativas com a leitura e escrita, pode ser apreendido nos relatos abaixo descritos:

Ao entrar na Oficina, me sentia inferior aos outros e achei que a dificuldade era minha. Passei a me sentir livre quando percebi que os outros também têm dificuldades. Hoje, consigo olhar o outro, que também tem dificuldades, de uma forma mais humana. Comecei a perceber que o erro não é erro (A3).

> É difícil falar das dificuldades. A partir das conversas foi ficando mais fácil, percebi que as minhas dificuldades eram compartilhadas por outras pessoas. Por conta da ideia de que eu tinha dificuldade eu falava: 'eu não consigo, eu não posso" e com o tempo foi ficando mais leve (A4).
>
> A experiência nesse grupo fez eu entender que tem uma história para a gente chegar aqui e achar que não sabe nada. Não me sinto mais incapaz, estou tentando entender por que tanta gente chega aqui e abre um buraco na frente (A16).
>
> Quando cheguei aqui passava mal para colocar o que eu pensava, sempre achava que estava errada, que eu não sabia. Agora entendi que não se trata de certo ou de errado, mas de dizer o que eu penso. Não fui preparada para ler e escrever textos e dizer o que penso (A3).
>
> Ao ingressar no grupo compreendi que as dificuldades em relação à leitura e à escrita não são somente dificuldades, mas sim, parte de um processo de criação e compreensão (A8).
>
> Agora eu sei que aquilo que eu entendia como um problema meu, faz parte do processo. Já não me sinto mais incapaz (A10).
>
> Letramento: palavra que me faz pertencer a este grupo, onde me constituo capaz de trabalhar com gêneros acadêmicos e/ou enfrentá-los (A14).

Ao longo dos encontros, foi possível identificar um movimento para superação de uma lógica dicotômica que concebe, separadamente, o sujeito e a coletividade e, dessa forma, para a compreensão das suas restritas condições de leitura e de escrita como uma problemática social e historicamente constituída (MARINHO-ARAÚJO, 2015; PAN; ZUGMAN, 2015). Na esteira desse movimento, ocorreram mudanças significativas, quanto à posição dos participantes, uma vez que: - de incapacidade, frente à leitura e escrita de textos acadêmicos, passaram a ocupar um lugar de autoria; - as práticas de leitura e a escrita dos textos, pertencentes ao gênero acadêmico, passaram a ser tratadas como um processo contínuo de compreensão, de diálogo e de criação.

Sendo assim, se afastaram da noção de que saber ler e escrever significa ser capaz de dominar um sistema normativo e fazer (ler e/ou escrever) certo ou errado. Os participantes compreenderam que, tais práticas, extrapolam a capacidade de dominar um código e de reproduzir conhecimentos transmitidos pelo mesmo, uma vez que consistem no estabelecimento de diálogos e de uma tomada de posição frente aos mesmos.

> Antes eu me achava perdida aqui na universidade. [...] eu não sou aquilo que eu achava, ou seja, incapaz e burra (A1).
>
> Pensei que era um erro eu estar na universidade porque eu *não sabia o que estavam dizendo* (A2).
>
> Antes quando eu lia, achava que tinha obrigação de aprender (A6).
>
> A experiência negativa anterior, com a leitura e a escrita, estava impedindo de me reconhecer como leitora, bem como escritora, de maneira significativa, principalmente dos gêneros acadêmicos (A10).

Discussões movidas por questionamentos acerca de abordagens que reduzem a linguagem escrita a um instrumento de expressão e de comunicação, que deve ser objetivamente aprendido, permitiram aos participantes conceber a leitura e a escrita de textos acadêmicos como práticas mediadoras das relações e atividades humanas envolvidas com a produção e com a socialização dos conhecimentos teóricos-acadêmicos. Tal mudança teve um efeito decisivo na ressignificação do modo como os participantes se viam e como passaram a se ver enquanto leitores e escritores.

> Entendi que eu usava a dificuldade como uma muleta. O que estava sendo identificado como sinal de dificuldade era próprio do trabalho de leitura e escrita envolvendo o gênero acadêmico (A6).
>
> Para mim, foi possível enfrentar a dificuldade numa roda de conversa e entender que eu não tenho dificuldade. Esse é um momento de troca. Mudou o meu olhar em relação ao texto, antes era de negação, agora, com calma, vou lendo e conversando com o texto, vou criando opinião sobre ele (A8).

Paralelamente à referida mudança, pode-se acompanhar avanços na apropriação dos gêneros acadêmicos, dentre os quais destaca-se o entendimento de que a releitura e a reescrita são determinantes para o estabelecimento de uma relação significativa com tais gêneros; os mesmos são compostos por características relativamente estáveis, referentes à estrutura composicional, estilo e conteúdo temático, além de particularidades próprias às condições de produção e circulação dos diferentes textos pertencentes ao referido gênero.

> Ao ingressar na oficina, compreendi que as dificuldades enfrentadas em relação à leitura e à escrita, como precisar ler mais de uma vez, não são somente dificuldades, mas sim, parte da escrita e da compreensão dos textos acadêmicos (A15).

> Eu achava que quando eu tinha que ler mais de uma vez, era porque eu não estava entendendo. Depois eu fui percebendo que é normal precisar ler de novo e escrever mais de uma vez porque esse tipo de texto, aqui da universidade, precisa ser desse jeito (A12).
>
> Agora que entendi que eu preciso dialogar com o que o autor fala no texto, ver o que penso, consigo vivenciar a relação teoria e prática com uma coerência humanizada (A8).

A partir do reconhecimento das especificidades e regularidades que compõem os textos pertencentes ao gênero acadêmico (resumo, artigo científico, dissertação, tese, pôster), os participantes passaram a compreender a necessidade de desenvolver práticas para a apropriação e uso destes. Destaca-se que a releitura e reescrita, antes consideradas como decorrentes de dificuldades e limitações, passaram a ser entendidas como necessárias para a relação com tal gênero, o qual envolve conceitos, argumentações e uma posição ideológica que não podem ser apreendidos em uma única leitura e/ou escrita.

Os relatos evidenciam a possibilidade de os participantes passarem a estabelecer diálogo com os autores dos textos e a se colocar como leitores. Tal mudança implicou no entendimento do que significa ocupar uma posição de autoria ao ler e escrever, frente aos discursos que medeiam todas as atividades humanas, inclusive a formação acadêmica (ALMEIDA, 2007).

As ações desenvolvidas na oficina, que objetivaram ampliar o acesso e a apropriação de conhecimentos em torno das particularidades que caracterizam os gêneros que circulam no contexto acadêmico, contribuíram para que os participantes ressignificassem o sofrimento em potência de ação coletiva a fim de garantir uma formação de qualidade como pode ser acompanhado nos enunciados abaixo:

> O grupo ajudou em todos os aspectos da minha vida. [...] os encontros me deram uma segurança que eu não sabia que tinha e me proporcionaram experiências únicas, ressignificando meus pensamentos, não só sobre a leitura e a escrita, mas em relação a todo o contexto acadêmico. Me percebo capaz! (A5).
>
> O grupo mostrou que há outras pessoas que compartilham as mesmas dificuldades que as minhas, em relação à leitura e à escrita. [...] proporcionou muitas coisas [...] experiência, encorajamento e, acima de tudo, fazem acreditar em nós mesmas (A12).
>
> Eu não tinha ideia que o grupo poderia me ajudar, consegui ver que minhas dificuldades eram as mesmas de todos. Para mim, ser ouvida, reconhecida e incentivada foi um privilégio. Hoje, eu me sinto mais segura sendo autora de minha própria escrita (A14).

A partir da intervenção, por meio da Oficina, os participantes docentes e discentes assumiram um compromisso de enfrentamento das relações de sofrimento vivenciadas nas práticas de leitura e de escrita dos diversos gêneros acadêmicos, coletivamente, como um processo permanente e compartilhado pelos sujeitos, na direção do empoderamento de uma posição dialógica e de autoria.

Considerações Finais

Dos resultados analisados, emergiram três aspectos que evidenciam o impacto da intervenção: 1) a ressignificação de posições negativas e de sofrimento em torno das práticas vivenciadas com os gêneros acadêmicos; 2) a ampliação dos conhecimentos acerca do que a linguagem escrita representa e dos determinantes envolvidos na constituição de leitores e escritores; 3) a ampliação das especificidades das práticas de leitura e escrita dos textos pertencentes ao gênero acadêmico.

Considerando que a conquista de uma posição ativa e crítica na Educação Superior é um processo ainda não adquirido por parcela significativa das pessoas que ingressam nesse nível de formação e, diante das contribuições teóricas e práticas que a Fonoaudiologia pode trazer para o entendimento das relações estabelecidas entre Condições de Letramento e Formação Acadêmica, reiteramos a necessidade de uma atuação fonoaudiológica comprometida com a complexidade da problemática aqui tratada, aliada à importância da interdisciplinaridade, neste contexto, como fonte permanente e incessante de transformação e busca pela qualidade de ensino.

A partir de tal compromisso, reitera-se a contribuição com a sistematização de princípios e práticas que promovam, a partir da criação de espaços de acolhimento, escuta e diálogo, a promoção da linguagem, do letramento e dos processos de ensino- aprendizagem no ES.

Referências

ALMEIDA, M. L. R. **Letramento no Ensino Superior**: perfil dos alunos no primeiro ano do curso de duas Instituições de Ensino Superior privadas do Distrito Federal a partir de suas próprias percepções. Orientador: Beatrice Laura Carnielli. 2007. 115 f. Brasília: UCB, 2007. Dissertação (Mestrado em Educação), Programa de Pós-Graduação em Educação, Universidade Católica de Brasília, Brasília, 2007.

BAKTHIN, M. **Estética da criação verbal**: Os gêneros do discurso. 2. ed. São Paulo: Martins Fontes, 1997.

BAKTHN. M. **Marxismo e filosofia da linguagem**. São Paulo: Hucitec, 1990.

BERBERIAN, A. P. **Fonoaudiologia e Educação**: um encontro histórico. 2. ed. São Paulo: Plexus, 2007.

BERBERIAN, A. P.; CALHETA, P. Fonoaudiologia e Educação: sobre práticas voltadas à formação de professores. *In*: FERNENDES, F. D. M.; MENDES, B. C. A.; NAVAS, A. L. P. G. P. (org.). **Tratado de Fonoaudiologia**. 2. ed. São Paulo: Rocca: 2009. p. 682-91.

BEZERRA, B. G. Letramentos acadêmicos na perspectiva dos gêneros textuais. **Fórum Linguístico**, Florianópolis. v. 9, n. 4, p. 247-258, 2012. Disponível em: https://periodicos.ufsc.br/index.php/forum/article/view/1984-8412.2012v9n4p247/24296. Acesso em: 29 mar. 2020.

BRAGA, S.; PEREIRA, R. A. A Inscrição do Sujeito na escrita acadêmica numa perspectiva dialógica. **Fórum Linguístico**, Florianópolis, v. 13, n. 3, p. 1506-1524, jul. 2016.

BRASIL. Ministério da Educação. **Parâmetros Curriculares Nacionais**: língua portuguesa. Brasília: MEC/SEF, 1997.

BRASIL. Medida Provisória n.° 1.827, de 27 de maio de 1999. Dispõe sobre o Fundo de Financiamento ao Estudante do Ensino Superior e dá outras providências. **Diário Oficial da União:** seção 1, Brasília, DF, p. 2, 28 maio 1999. Disponível em: https://www2.camara.leg.br/legin/fed/medpro/1999/medidaprovisoria-1827-27-maio-1999-378036-norma-pe.html. Acesso em: 29 mar. 2020.

BRASIL. Lei n.° 11.096, de 13 de janeiro de 2005. Institui o Programa Universidade para Todos – PROUNI, regula a atuação de entidades beneficentes de assistência social no ensino superior, altera a Lei n.º 10.891, de 9 de julho de 2004, e dá outras providências. **Diário Oficial da União:** seção 1, Brasília, DF, p. 7, 14 jan. 2005. Disponível em: http://www.planalto.gov.br/ccivil_03/_ato2004-2006/2005/lei/l11096.htm. Acesso em: 29 mar. 2020.

BRASIL. Decreto n.º 6.096, de 24 de abril de 2007. Institui o Programa de Apoio a Planos de Reestruturação e Expansão das Universidades Federais – REUNI. **Diário Oficial da União:** seção 1, Brasília, DF, p. 7, 25 abr. 2007. Disponível em: http://www.planalto.gov.br/ccivil_03/_ato2007-2010/2007/decreto/d6096.htm. Acesso em: 29 mar. 2020.

BRASIL. Decreto n.º 7.234, de 19 de julho de 2010. Dispõe sobre o Programa Nacional de Assistência Estudantil – PAES. **Diário Oficial da União:** seção 1, Brasília, DF, p. 5, 20 jul. 2010. Disponível em: http://www.planalto.gov.br/ccivil_03/_ato2007-2010/2010/decreto/d7234.htm. Acesso em: 29 mar. 2020.

BRASIL. Ministério da Educação. **Base Nacional Comum Curricular (BNCC).** Segunda versão revista. Brasília: MEC/SEF, 2016a

BRASIL. Ministério da Educação e Cultura. **Sistema de cotas.** Brasília: MEC/SEF, 2016b.

BRASIL. Ministério da Educação. **Censo da Educação Superior**: Divulgação dos principais resultados. Brasília: Instituto Nacional de Estudos e Pesquisas Educacionais Anízio Teixeira, 2017.

CARNEVALE, L.; MÄRTZ, M. L. W. Interdisciplinaridade e Fonoaudiologia no âmbito Educacional. *In:* DREUX, F. M.; MENDES, B. C.; NAVAS, A. L. P. G. P. (org.). **Tratado em Fonoaudiologia**. São Paulo: Rocca, 2009. p. 441-448.

CONSELHO FEDERAL DE FONOAUDIOLOGIA. **Resolução CFFa n.º 309, de 01 de abril de 2005**. Dispõe sobre as especialidades reconhecidas pelo Conselho Fderal de Fonoaudiologia, e dá outras providências. Brasília: CFFa, 2005.

CONSELHO FEDERAL DE FONOAUDIOLOGIA. **Resolução CFFa n.º 387, de 18 de setembro de 2009**. Dispõe sobre as atribuições e competências do profissional especialista em Fonoaudiologia Educacional reconhecido pelo Conselho Federal de Fonoaudiologia, alterar a redação do artigo 1.º da Resolução CFFa n.º 382/2010, e dá outras providências Brasília: CFFa, 2010.

CONSELHO REGIONAL DE FONOAUDIOLOGIA. 2.ª Região. **Fonoaudiologia na Educação.** São Paulo, 2010.

CONSELHO REGIONAL DE FONOAUDIOLOGIA. 3.ª Região. **Contribuições do fonoaudiólogo educacional para seu município e sua escola**. Curitiba, 2011.

DONIDA, L. O. **O apoio pedagógico na Universidade**: análise institucional sobre as ações voltadas à permanência de alunos com dificuldades de leitura e/ou escrita. 2005. 70 f. Trabalho de Conclusão de Curso (Graduação em Fonoaudiologia), Graduação em Fonoaudiologia, Universidade Federal de Santa Catarina, Florianópolis, 2015.

DONIDA, L. O.; SANTANA, A. P. Apoio pedagógico como proposta de educação para todos. **Revista Educação e Pesquisa**, São Paulo, v. 45, p. 1-19, 2019.

FIGUEIREDO, D. C.; BONINI, A. Práticas discursivas e ensino do texto acadêmico: concepções de alunos de mestrado sobre a escrita. **Revista Linguagem (dis)curso**, Tubarão, v. 6, n. 3, p. 413-446, set./dez. 2006.

FIGUEIREDO NETO, L. H. **O início da prática Fonoaudiológica na Cidade de São Paulo – Seus Determinantes Históricos e Sociais**. 1988. Dissertação (Mestrado em Distúrbios da Comunicação), Programa de Pós-Graduação em Distúrbios da Comunicação, PUCSP, São Paulo, 1988.

FISCHER, A. **A construção de letramentos na esfera acadêmica**. Orientador: Nilcéia Lemos Pelandré. 2007. 341 f. Tese (Doutorado em Linguística), Programa de Pós-Graduação em Linguística, Centro de Comunicação e Expressão, Universidade Federal de Santa Catarina, Florianópolis, 2007.

GOMES, A. (org). **Letramento Científico**: Sumário executivo de resultados. São Paulo: Instituto Paulo Montenegro, Ação Educativa, 2015.

INSTITUTO PAULO MONTENEGRO; AÇÃO EDUCATIVA. **Indicador de Alfabetismo Funcional-INAF**: Estudo especial sobre alfabetismo e mundo do trabalho. São Paulo, 2016. Disponível em: http://acaoeducativa.org.br/wp-content/uploads/2016/09/INAFEstudosEspeciais_2016_Letramento_e_Mundo_do_Trabalho.pdf. Acesso em: 29 mar. 2020.

LUSTOSA, S. S. **Análise dos níveis de letramento de ingressantes e concluintes do ensino superior**: estudo de caso. Orientador: Ana Cristina Guarinello. 2014. 145 f. Tese (Doutorado em Distúrbios da Comunicação) – Faculdade de Ciências Biológicas e Saúde, Programa de Pós-graduação em Distúrbios da Comunicação, Universidade Tuiuti do Paraná, Curitiba, 2014.

MANCEBO, D.; VALE, A. A. do. Políticas de expansão da Educação Superior no Brasil 1995-2010. **Revista Brasileira de Educação**. Rio de Janeiro, v. 20, n. 60, jan./mar. 2015.

MARINHO, M. A escrita nas práticas de letramento acadêmico. **RBLA**, Belo Horizonte, v. 10, n. 2, p. 363-386, 2010.

MARINHO-ARAÚJO, C.M. Psicologia escolar na Educação Superior: novos cenários de intervenção e pesquisa. *In:* MARINHO-ARAÚJO, C. M. **Psicologia Escolar novos cenários e contextos de pesquisa, prática e formação**. 2. ed. Campinas: Alínea, 2015. p. 147-162.

MORETTO, M. Tentativas de apropriação da linguagem acadêmica por estudantes universitários: A produção escrita na universidade. **Comunicações**, Piracicaba, v. 24, n. 1, p. 171-186, jan./abr. 2017.

PAN, M. A. G. S; ZUGMAN, M. J. Psicologia e políticas inclusivas na Educação Superior: contribuições de uma leitura bakhtiniana. **Estudos e Pesquisas em Psicologia**, Rio de Janeiro, v. 15, n. 1, p. 135-154, 2015.

PAN, M.; LITENSKI, A. C. L. Letramento e identidade profissional: reflexões sobre leitura, escrita e subjetividade na universidade. **Revista Psicologia Escolar e Educacional**, São Paulo, v. 22, n. 3, p. 527-534, 2018.

RHODES, C. A. A. **Crônicas do cotidiano universitário**: um estudo sobre os sentidos da experiência da graduação no discurso de um grupo de acadêmicos da Universidade Federal do Paraná. Orientador: Miriam Aparecida Graciano de Souza Pan. 2014. 153 f. Dissertação (Mestrado em Psicologia) – Setor Ciências Humanas, Programa de Pós-Graduação em Psicologia da Universidade Federal do Paraná, Curitiba, 2014.

SANTANA, A. P. O. *et al.* Acessibilidade e permanência: em estudo o programa institucional de apoio aos estudantes da Universidade Federal de Santa Catarina. **Revista Ibero-americana de Estudos em Educação: Políticas de inclusão e formação na Educação Superior**, Araraquara, v. 10, n. 1, p. 673-689, jul. 2015.

SANTOS, A. C. M.; LUCCIA, G. Perfil dos estudantes de Fonoaudiologia segundo o Exame Nacional de Desempenho de Estudantes. **Revista Distúrbios da Comunicação**, São Paulo, v. 27, n. 3, p. 589-599, 2015.

SANTOS, W. L. P. Educação científica na perspectiva de letramento como prática social: funções, princípios e desafios. **Revista Brasileira de Educação**, Rio de Janeiro, v. 12, n. 36, jul./set./dez. 2007.

SOMERS, P. *et al*. Brazil's Radical Approach to Expanding Access for Underrepresented College Students. *In:* Meyer H, St. John E, Chankseliani M. **Fairness in Access to Higher Education in a Global Perspective**: Reconciling Excellence, Efficiency, and Justice. New York: Sense Publishers, 2013. p. 191-208.

SOUZA, M. G.; BASSETTO, L. M. T. Processo de apropriação de gêneros acadêmicos por graduandos em letras e as possíveis implicações para formação de professores/pesquisadores. **RBLA**, Belo Horizonte, v. 14, n. 1, p. 83-110, 2014.

UNESCO. III Fórum Mundial de Educação na Coréia do Sul celebra a nova agenda internacional para Educação. UNESCO, 2015

UNESCO. **Conferência Mundial de Educação para Todos**. Declaração Mundial de Educação para todos. Plano de ação para satisfazer as necessidades básicas de aprendizagem. UNESCO, 1988.

UNESCO. **Educação para Todos**: o compromisso de Dakar. Brasília: UNESCO, CONSED, Ação Educativa, 2001.

VASCONCELOS, N. B. Programa Nacional de Assistência Estudantil: uma análise da evolução da assistência estudantil ao longo da história da Educação Superior no Brasil. **Rev. Católica**, Uberlândia, v. 2, n. 3, p. 399-411, jan. 2010.

CAPÍTULO 17

Contribuições da Fonoaudiologia Educacional na Educação Bilíngue

Esther Simonato
Clara Regina Brandão de Avila

Introdução

Nas últimas décadas, as grandes capitais brasileiras têm vivenciado a multiplicação do número de escolas bilíngues e internacionais. O aumento do fluxo migratório contribui para o crescimento desse fenômeno. A procura por essas instituições de ensino, que antes se restringia a famílias imigrantes ou a comunidades socioculturais específicas, atualmente é feita por pessoas interessadas em metodologias e conteúdos que favoreçam a inserção de seus filhos em um mundo globalizado.

De fato, é comum encontrarmos crianças brasileiras, nascidas em famílias cuja língua falada em casa é apenas o Português Brasileiro, matriculadas em escolas bilíngues ou até mesmo em internacionais, cuja principal língua para o ensino é a estrangeira. O aumento dessa demanda pela educação bilíngue tem sido impulsionado, principalmente, pela busca da formação educacional, capaz de inserir o indivíduo no cenário mundial e expandir seus horizontes de possibilidades de vida acadêmica e profissional.

Em contrapartida, o processo educacional nem sempre é fácil. Escolas multilíngues devem propiciar condições para a apropriada aquisição e desenvolvimento da linguagem oral e escrita em dois idiomas de forma a garantir a proficiência e desempenho adequado em ambas as línguas, obedecendo às etapas corretas da trajetória escolar. As demandas pedagógicas impostas aos escolares bilíngues diferem das apresentadas aos monolíngues, uma vez que o ensino multilíngue abrange bagagem sociocultural diversificada relacionada às línguas com que ensina.

Nesse contexto, a Fonoaudiologia Educacional, como especialidade responsável pela promoção de ações que contribuam para o processo de ensino e aprendizagem em conjunto com a equipe pedagógica, encontra na escola bilíngue um ambiente rico e propício para sua atuação.

A partir dessa introdução, este capítulo abordará a definição de ensino bilíngue, o cenário atual da educação bilíngue no Brasil, os principais desafios enfrentados pelos escolares e, por fim, os campos de atuação e contribuição do Fonoaudiólogo Educacional no ambiente escolar bilíngue.

Educação Bilíngue: definição, caracterização e cenário atual no Brasil

O conceito de Educação Bilíngue é amplo e pode ser entendido como o ensino do conteúdo escolar realizado, em momento simultâneo ou consecutivo, em pelo menos duas línguas, passando por alterações de acordo com o contexto sociocultural em que está inserido (HAMERS; BLANC, 2000; MEGALE, 2019).

Os motivos determinantes para a abertura de escolas bilíngues no Brasil diferem dos tradicionalmente encontrados em outras partes do mundo. Em nosso país, a procura pela educação bilíngue é, de forma geral, motivada pelo interesse no aprendizado da segunda língua como porta para oportunidades futuras. Em razão disso, muitos pais brasileiros, monolíngues, optam por matricular seus filhos em escolas bilíngues, apesar de não utilizarem a língua estrangeira em casa.

Por outro lado, também pode-se encontrar escolas bilíngues cujo interesse principal reside na educação de minorias (MEGALE, 2019). É o caso daquelas que oferecem educação bilíngue para populações indígenas e moradoras de fronteiras. Em algumas, os estudantes podem receber instrução na língua materna, porém também aprendem o Português com o objetivo de inserção sociocultural no Brasil.

Oficialmente, a organização das escolas bilíngues também varia. Por vezes, a falta de regulamentação faz com que sejam escolas muito distintas, tanto no que se refere à formação dos docentes, como nos conteúdos oferecidos na segunda língua (FRENCH, 2019).

Apesar de a Lei de Diretrizes e Bases da Educação (LBD 9394/96) (BRASIL,1996) determinar o ensino da língua estrangeira para todas as escolas durante o Ensino Fundamental, a metodologia para aprendizagem da segunda língua no ambiente escolar ainda é pouco padronizada. A intensificação do ensino da língua estrangeira durante a trajetória escolar não é suficiente para constituir uma instituição de ensino como bilíngue (HOEXTER, 2017). É fundamental que, além do aumentar horas de ensino, a escola ofereça ambiente propício para a imersão do escolar na educação da língua estrangeira e múltiplas oportunidades para a aquisição e uso prático da segunda língua desde a escola.

Uma importante distinção da escola bilíngue é o uso da língua estrangeira como um meio de instrução dos conteúdos (HOEXTER, 2017; SOUZA, 2019). A escola bilíngue proporciona a possibilidade da aquisição da língua estrangeira de maneira contextualizada e autêntica (SOUZA, 2019), indo além da forma de instrução tradicional, a qual ensina o segundo idioma como disciplina, em um contexto rígido de sala de aula e com poucas oportunidades de uso da língua em um contexto natural.

A construção do currículo escolar também é um dos aspectos a serem observados quando se discutem as características da escola bilíngue. O currículo bilíngue bem constituído deve considerar a multiplicidade cultural e a constante transformação da sociedade em que o aluno está inserido (LIBERALI, 2019). Todavia, a diversidade de metodologias e a dissonância entre as escolas bilíngues quanto aos conteúdos ensinados, podem causar dúvidas e incertezas para as famílias quando têm que decidir pela instituição de ensino mais adequada.

Nesse contexto, a Base Nacional Comum Curricular (BNCC) (BRASIL, 2017, 2018) surge como uma importante ferramenta para a concepção de um currículo amplo, capaz de expandir as perspectivas e promover a construção do conhecimento de maneira dinâmica e ativa (LIBERALI, 2019).

Então, se no Brasil, ainda não há uniformidade quanto à construção do currículo bilíngue, a aplicação da BNCC em todas as instituições de ensino (BOLA, 2019) impulsionará a padronização desejada e promoverá a educação multilíngue abrangente e expansiva. Em consequência disso, a escola bilíngue deverá passar por processos de adaptação pedagógica a fim de garantir que os conteúdos ensinados em sala de aula estejam de acordo com as proposições da BNCC.

Assim como ocorre na escola monolíngue, a bilíngue também ensina a partir de metodologias diversas e não há, ainda, consenso sobre a mais adequada (HOEXTER, 2017).

A despeito da diversidade metodológica (Figura 1), há uma proposta de classificação de escolas bilíngues que agrega três metodologias de ensino mais utilizadas: Aprendizado Integrado entre Língua e Conteúdo (*Content and Language Integrated Learning*, CLIL*)*, Instrução Baseada em Conteúdo *(Content Based Instruction - CBI)* e Instrução Baseada na Língua (*Language Based Learning – LBL)*.

Figura 1 – Visão global dos programas de ensino bilíngue no Brasil

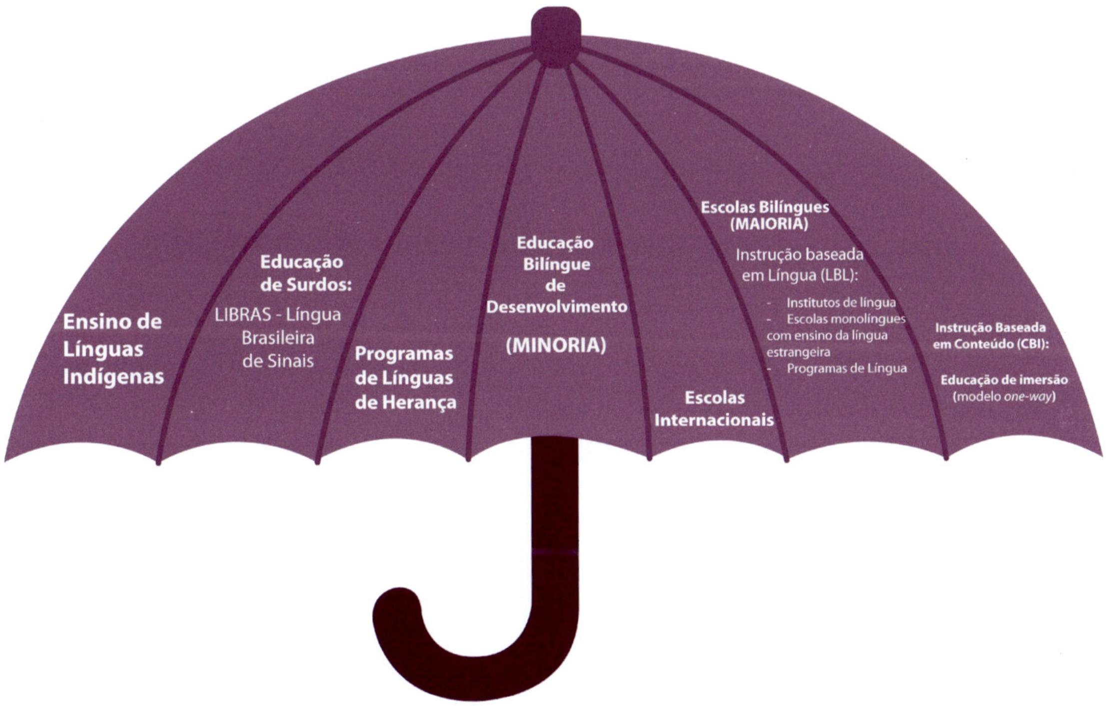

Ensino de Línguas Indígenas
Educação de Surdos:
LIBRAS - Língua Brasileira de Sinais
Programas de Línguas de Herança
Educação Bilíngue de Desenvolvimento
(MINORIA)
Escolas Bilíngues (MAIORIA)
Instrução baseada em Língua (LBL):
- Institutos de língua
- Escolas monolíngues com ensino da língua estrangeira
- Programas de Língua
Escolas Internacionais
Instrução Baseada em Conteúdo (CBI):
Educação de imersão (modelo *one-way*)

Fonte: Adaptada de Lyle Gordon French. Bilingual Education in Brazil – Multiple Perspectives on Language Learning. *New Routes*. 2019, 16-19.

Vale ressaltar que:

- *Escolas Internacionais*: Tendem a seguir os padrões de ensino do país de origem ou padrões internacionais e o conteúdo acadêmico é ensinado na língua estrangeira, em aproximadamente 80% da carga horária semanal, sendo o Português visto como segunda língua e abordada em disciplinas específicas em aproximadamente 20% do tempo (FRENCH, 2019).

- *Escolas Bilíngues*: São aquelas em que o ensino é realizado, concomitantemente, em Português e na língua estrangeira. A Escola Bilíngue oferece as línguas de forma balanceada e ensina disciplinas não linguísticas, na segunda língua (LYSTER, 2018), abordando a língua nacional em momentos diferentes. Por ensinar o conteúdo acadêmico na segunda língua (LYSTER, 2018), as escolas bilíngues seguem a metodologia de ensino conhecida como *Content-Based Language Teaching*, ou CBLT, a qual abarca três modelos distintos: Aprendizado Integrado entre Língua e Conteúdo (*Content and Language Integrated Learning, CLIL),* Instrução Baseada em Conteúdo *(Content Based Instruction - CBI)* e Instrução Baseada na Língua (*Language Based Learning – LBL)* (FRENCH, 2019; SOUZA, 2019).
  - » **Instrução Baseada em Conteúdo** (*Content Based Instruction,* CBI) (FRENCH, 2019; SOUZA, 2019): A metodologia CBI prevê que a língua estrangeira seja ensinada em um contexto imersivo, no qual o conteúdo acadêmico e as interações sociais sejam realizados na segunda língua em, ao menos, 50% da carga horária escolar diária (FRENCH, 2019; CLOUD *et al.*, 2000). As escolas de metodologia CBI buscam oferecer aos alunos a proficiência na segunda língua (FRENCH, 2019), alto nível de conquistas acadêmicas (FRENCH, 2019) e maior sensibilidade e consciência das culturas que estuda (LARSEN-FREEMAN; TEDICK, 2016).
  - » **Aprendizado Integrado entre Língua e Conteúdo** (*Content and Language Integrated Learning,* CLIL): Na metodologia CLIL, a língua estrangeira é ensinada como disciplina, mas também é utilizada como ferramenta para o ensino de componentes curriculares não-linguísticos como matemática, ou ciências da natureza (FRENCH, 2019; SOUZA, 2019). O conteúdo ensinado na segunda língua pode também ser ensinado na língua nacional e a disciplina pode ou não fazer parte do currículo oficial da escola ou do país. A metodologia CLIL difere da metodologia CBI, principalmente, no que diz respeito ao tempo dedicado à segunda língua. A metodologia CLIL é menos intensiva e, consequentemente, resulta em desempenhos linguísticos e acadêmicos diferentes quando comparados aos resultados obtidos pela metodologia CBI (FRENCH, 2019).
  - » **Instrução Baseada na Língua (***Language Based Learning,* LBL*)*: As escolas de metodologia LBL ensinam o conteúdo acadêmico em Português, porém incluem horas de ensino formal da segunda língua (L2) (FRENCH, 2019). Nestas escolas, o conteúdo escolar é fornecido em Português e a segunda língua é incorporada em alguns momentos, mas não é o meio de ensino. É o caso das escolas monolíngues de educação regular, as quais oferecem o conteúdo acadêmico em Português e abordam o Inglês em determinados momentos da carga horária semanal (FRENCH, 2019).

Os principais desafios enfrentados pelo indivíduo bilíngue no ambiente escolar

O desenvolvimento da linguagem é um processo vitalício que envolve componentes sensoriais, de cognição, psicoafetivos, ambientais e de interação social. Não importa quantas idiomas a criança domine, pois o desenvolvimento do vocabulário, o aprimoramento da sintaxe e a competência linguística continuam em desenvolvimento com inserção na escola. O Fonoaudiólogo Educacional, como profissional responsável pela saúde da comunicação humana e com atuação direta no ambiente escolar, deve compreender e conhecer os obstáculos enfrentados pelos bilíngues em idade escolar.

Os desafios da educação bilíngue podem surgir cedo, ainda durante o processo de aquisição da linguagem oral. Para crianças brasileiras de famílias monolíngues, que não utilizam a língua estrangeira em casa, é provável que há poucas oportunidades para o desenvolvimento da comunicação oral na segunda língua de forma espontânea em um ambiente imersivo. O ensino oferecido no ambiente escolar é rico e academicamente estimulante, mas acontece em sala de aula, um espaço estruturado e, por vezes, restrito, que pode desestimular o uso da língua estrangeira em situações de vida cotidiana. O uso pode se tornar limitado quando o estudante não encontra, em casa, oportunidades de dialogar na segunda língua, o que pode se traduzir em diferentes níveis de proficiência linguística entre alunos de uma mesma escola. Essas diferenças de competência linguística podem interferir no desempenho acadêmico e devem ser observadas de perto pelo Fonoaudiólogo.

O Fonoaudiólogo também deve estar atento à possibilidade de grande variedade sociocultural e linguística da escola bilíngue, determinada pela multiplicidade de experiências socioculturais, linguísticas e educacionais (crianças com diferentes idades de aquisição e tempos de exposição à segunda língua) dos alunos. É importante que o Fonoaudiólogo busque conhecê-los em suas complexidades, uma vez que o desempenho escolar poderá variar de acordo com a interação dessas características. Espera-se que estudantes com experiência bilíngue desde a pré-escola apresentem mais facilidade no aprendizado do conteúdo acadêmico que aqueles cuja experiência linguística limita-se à entrada já no Ensino Fundamental. A proficiência na segunda língua possibilita que o estudante se sinta suficientemente seguro e confortável para comunicar-se e aprender conteúdos acadêmicos nesse idioma. Isso dependerá do tipo de escola, do tempo de exposição à segunda língua, da metodologia de ensino e das capacidades de aprendizado do aluno. Pode haver grande discrepância entre o desempenho em comunicação oral e em atividades acadêmicas que necessitam de competência linguística avançada na segunda língua para o alcance da compreensão leitora.

Indivíduos com entrada tardia no ensino bilíngue podem não apenas apresentar dificuldades de socialização, uma vez que não se sentem à vontade para se comunicar, como também apresentar desempenho acadêmico abaixo do esperado para seu ano escolar, já que ainda não alcançaram o nível de proficiência linguística necessário para acompanhar o conteúdo acadêmico. Em consequência disso, o escolar pode ser identificado como portador de dificuldades de aprendizado, implicando em problemas acadêmicos e psicológicos significativos.

O processo de identificação de dificuldades de linguagem e aprendizado em indivíduos bilíngues é complexo, uma vez que os déficits observados podem estar presentes apenas na segunda língua ou também na língua materna. O Fonoaudiólogo deve estar atento ao desafio imposto na interpretação das manifestações apresentadas em uma ou nas duas línguas na modalidade oral ou escrita da comunicação. O Fonoaudiólogo Educacional inserido na escola bilíngue deve conhecer os mecanismos cognitivo-linguísticos subjacentes ao desenvolvimento da linguagem quando a criança está exposta a duas línguas. A literatura aponta e discute as diferenças desse desenvolvimento, em bilíngues e monolíngues (Para revisão desse tópico, veja: BIALYSTOK; CRAIK, 2010; NORTON; WOLF, 2012; YOUNG, 2016)

No entanto, há escolares bilíngues com reais alterações fonoaudiológicas. Para eles, o aprendizado pode ser desafiador. Além da dificuldade de localização de profissionais preparados para o atendimento adequado do escolar bilíngue fora da escola, o Fonoaudiólogo Educacional deve participar da adaptação do ambiente escolar e dos materiais acadêmicos, como também atender as dificuldades específicas, considerando as particularidades linguísticas, socioculturais e de aprendizagem do escolar.

A Fonoaudiologia Educacional e a Escola Bilíngue: áreas de atuação

A escola é um dos ambientes de maior convívio social da criança, assim como o espaço de construção de conhecimento e exposição a novos conteúdos, informações e perspectivas.

Nesse cenário, o Fonoaudiólogo encontra na escola um dos ambientes mais ricos de trabalho e estimulação. Em face disso, serão expostas a seguir as principais áreas de atuação do Fonoaudiólogo Educacional na escola bilíngue de acordo com a trajetória escolar:

Educação Infantil

Além de ser uma das primeiras experiências da criança com o ambiente escolar, a Educação Infantil também é um período extremamente valioso para o desenvolvimento da criança como indivíduo em seus aspectos cognitivos, linguísticos e sociais.

O Fonoaudiólogo, em parceria com a equipe pedagógica, deve promover ações de desenvolvimento da comunicação oral, das habilidades pragmáticas e das habilidades precursoras para a aquisição da leitura e da escrita, como em qualquer escola.

Para que a aquisição da língua estrangeira ocorra da melhor forma possível, é importante que a exposição ao idioma seja balanceada no cotidiano da criança e que seja apresentada em diferentes contextos. Sendo assim, o Fonoaudiólogo deve orientar o professor sobre a importância do uso da segunda língua tanto em sala de aula quanto em momentos de atividade lúdica, nos quais a criança possa vivenciar e praticar o uso da língua, em ambientes mais naturais.

Da mesma forma, o Fonoaudiólogo deve orientar pais e responsáveis quanto à criação de um ambiente estimulante em casa, no qual o uso da segunda língua seja encorajado.

A estimulação da linguagem durante a Educação Infantil é fundamental para garantir o bom desenvolvimento das habilidades de decodificação e futura compreensão leitora. O Fonoaudiólogo deve orientar a equipe pedagógica quanto às atividades que favoreçam o desenvolvimento da linguagem em ambas as línguas e, juntamente à equipe, produzir materiais e estratégias adequadas para estimulação da comunicação oral e processamento fonológico.

Ensino Fundamental

Durante o Ensino Fundamental, é esperado que a criança complete o processo de alfabetização e, ao 2.º ano, tenha plenamente adquirido as habilidades de leitura e escrita. No entanto, diferentemente da alfabetização monolíngue, o processo de alfabetização na língua estrangeira envolve complexidades que devem ser consideradas durante essa fase da trajetória escolar.

O Fonoaudiólogo deve trabalhar em proximidade com a equipe pedagógica, auxiliando na disseminação de conhecimento quanto aos processos de aquisição de leitura e escrita em crianças bilíngues e na construção de estratégias facilitadoras para o desenvolvimento da leitura e da escrita.

Assim como em qualquer tipo de escola, o Fonoaudiólogo Educacional no contexto bilíngue pode promover a implementação de programas de *Response to Intervention* (RTI), que são ferramentas úteis para a estimulação e monitoramento do desempenho dos estudantes, bem como para a identificação de alunos com dificuldade. Além de contribuir na identificação de crianças em risco para desenvolvimento de transtornos de aprendizado, o Fonoaudiólogo também pode auxiliar o professor no desenvolvimento de atividades adequadas para as demandas individuais, além de promover a comunicação favorável entre escola e família sobre a necessidade de avaliações especializadas.

O incentivo às práticas de leitura e escrita durante o Ensino Fundamental também fazem parte do papel do Fonoaudiólogo Educacional na escola bilíngue. Para que a criança desenvolva proficiência leitora e de escrita na língua estrangeira, é necessário que ela seja constantemente exposta à leitura e à escrita durante todo o processo de alfabetização e letramento. Dessa forma, o Fonoaudiólogo deve contribuir com ações de promoção da leitura e da escrita no ambiente escolas e propiciar o diálogo entre a escola e a família sobre a importância de estimular o hábito de leitura durante a infância.

Ensino Médio

O Ensino Médio é o último ciclo escolar do aluno e também um dos campos menos desbravados pela Fonoaudiologia Educacional. Para escolares com experiência bilíngue desde a pré-escola, ou início do Ensino Fundamental, sem histórico de dificuldades, espera-se que a proficiência linguística oral e leitora estejam alcançadas.

Por outro lado, é possível que escolares, com experiência bilíngue mais limitada, encontrem dificuldades de adaptação durante o Ensino Médio. Nesses casos, o Fonoaudiólogo deve sempre trabalhar em parceria com a equipe pedagógica, construindo estratégias para auxiliar os alunos com dificuldade e identificar aqueles que possam necessitar de avaliação especializada. As estratégias de adaptação para os alunos que já realizam atendimento clínico devem ser implementadas e garantidas pelo Fonoaudiólogo. Este também deve promover e aproximar o diálogo entre equipe pedagógica e equipe clínica, participando de reuniões e auxiliando na implementação das atividades propostas.

O contexto bilíngue na escola pública

Apesar deste capítulo abordar, principalmente, o ensino bilíngue de prestígio, isto é, aquele em que o ensino da segunda língua é direcionado a alunos com condições econômicas favoráveis e que buscam aprender uma língua de prestígio internacional (MEGALE, 2018), é importante ressaltar que o Brasil é um país de grande diversidade cultural e linguística. Estima-se que sejam utilizadas aproximadamente 220 línguas, além do português, não incluindo línguas faladas por estrangeiros, no território nacional (MAHER, 2013; MEGALE, 2018).

A ignorância da diversidade linguística do Brasil perpetua o mito do monolinguismo, isto é, a crença de que o Português é a única língua falada no Brasil, e reforça o apagamento dos demais idiomas falados no país, (MEGALE, 2018). De fato, as comunidades indígenas, imigrantes, refugiadas e surdas, compõem uma porção expressiva da população brasileira (MEGALE, 2018).

Em face disso, a atuação da Fonoaudiologia Educacional também pode ser demandada nas escolas públicas em que o contexto bi ou multilíngue se apresenta. O Brasil, assim como outros países, acolhe milhares de refugiados de diferentes partes do planeta. Trazem consigo a vontade, necessidade e o direito de matricularem seus filhos, geralmente, em escolas públicas. Embora o ensino se dê na Língua de Acolhimento, a demanda é a de que a criança aprenda, nessa nova língua, os conteúdos das diferentes disciplinas. Entre os refugiados, apenas 50% das crianças frequentam a educação primária e apenas 25% estão na educação secundária (UNESCO, 2016).

A barreira linguística, não raro, determina a redução de matrículas desses refugiados que devem ser incluídos efetivamente nos sistemas nacionais de educação com abordagens abrangentes que considerem as necessidades das comunidades de acolhimento. Não se trata aqui de escolas bilíngues, mas de cidadãos bilíngues tardios, cujo aprendizado deve ser garantido com a adaptação curricular e o auxílio do fonoaudiólogo para o aprendizado que se constrói apesar das barreiras linguísticas e socioculturais (CRISTALDO, 2020)

O Brasil tem registrado um aumento dessa população que se deparará com a situação de aprendizado bilíngue por algum tempo. Somente em 2019, o país recebeu 82.552 solicitações de reconhecimento de condição de refugiado, o que expressa um aumento de 5.635% em comparação ao ano de 2011, quando o Brasil recebeu 1465 solicitações de reconhecimento da condição de refugiado (SILVA *et al.*, 2020).

Diante desse cenário, matrículas de estudantes estrangeiros em escolas brasileiras, mais do que dobraram nos últimos oito anos, chegando a 73 mil de acordo com o último Censo Escolar. A maioria dos escolares (64%) matricula-se em escolas públicas e São Paulo é o estado com a maior concentração de imigrantes, e o mais preparado para atendê-los. Essa situação é acompanhada por diferentes desafios na medida em que não há (e a recomendação é essa) escolas específicas para refugiados.

É frequente a falta e o despreparo de docentes e de outros profissionais que trabalham junto à escola para atender crianças que são inseridas tardiamente nas escolas; apresentam dificuldades de deslocamento; carecem, além do domínio da Língua de Acolhimento, de inserção no novo contexto sociocultural (que acelere e implemente as aquisições necessárias ao aprendizado do novo idioma).

Existem vários desafios referentes ao ensino de refugiados: a falta de docentes qualificados, a carência de formação e de recursos para mantê-los, incluindo remuneração, treinamento e recursos didáticos para o ensino e aprendizagem de crianças vulneráveis, incluindo aquelas que sofrem de traumas (ACNUR-UNHCR, 2016). A Fonoaudiologia Educacional pode contribuir positivamente também nesse contexto escolar bilíngue colaborando, por meio do seu conhecimento, com o processo educativo. Da mesma forma que algumas escolas bilíngues da rede particular recebem crianças que nunca tiveram contato com a cultura ou a língua, escolhida por seus pais, para o empreendimento do aprendizado acadêmico, nossas escolas públicas recebem crianças recém-chegadas ao Brasil e que desconhecem a Língua e a cultura do país que as acolhe. Se em um primeiro momento as condições são iguais, soluções como escolher nova escola ou adaptar o ensino, ainda que temporariamente, para o aprendizado em apenas uma das línguas, dificilmente se darão na escola da rede pública (GERTEL, 2016).

Considerações Finais

O crescimento do interesse pela Educação Bilíngue e o aumento exponencial no número de escolas dessa natureza tem chamado atenção para a urgente demanda por profissionais especializados na área, capazes de atender às necessidades inerentes à essa população.

A Fonoaudiologia, como área responsável pelo estudo da comunicação humana, tem um vasto campo de atuação com a população bilíngue e, em parceria com a escola e equipes pedagógicas, pode oferecer grandes avanços no atendimento e na educação de escolares bilíngues na rede pública ou particular de ensino, em toda a trajetória escolar.

Referências

BIALYSTOK, E. I. M.; CRAIK, F. Cognitive and Linguistic Processing in the Bilingual Mind. **Current Directions in Psychological Science**, v. 19, n. 1, p. 19-23, 2010.

BOLA, I. **A importância da BNCC na Educação Infantil**. You Educação Bilíngue. São Paulo, 2019. Disponível em: https://www.youbilingue.com.br/blog/a-importancia-da-bncc-na-educacao-infantil/. Acesso em: 15 abr. 2020.

BRASIL. Lei n.º 9.394/1996, de 20 de dezembro de 1996. Estabelece as Diretrizes e Bases da Educação Nacional. **Diário Oficial da União:** seção 1, Brasília, DF, p. 8, 23 dez. 1996. Disponível em: http://www.planalto.gov.br/ccivil_03/leis/l9394.htm. Acesso em: 15 abr. 2020.

BRASIL. Ministério da Educação. **Base Nacional Comum Curricular.** Brasília: MEC, 2017. Disponível em: http://basenacionalcomum.mec.gov.br/images/BNCC_20dez_site.pdf. Acesso em: 15 abr. 2020.

BRASIL. Ministério da Educação. **Base Nacional Comum Curricular**: Ensino Médio. Brasília: MEC, 2018. Disponível em: http://basenacionalcomum.mec.gov.br/images/historico/BNCC_EnsinoMedio_embaixa_site_110518.pdf. Acesso em: 14 abr. 2020.

CLOUD, N.; GENESEE, F.; HAMAYAN, E.V. **Dual language instruction**: A handbook for enriched education. California, USA: Heinle & Heinle, 2000.

CRISTALDO, H. **47% de crianças refugiadas no mundo não vão à escola**. São Paulo, 2020. Disponível em: https://agenciabrasil.ebc.com.br/educacao/noticia/2020-02/unesco-47-de-criancas-refugiadas-no-mundo-nao-vao-escola. Acesso em: abr. 2020.

FRENCH, L.G. Bilingual education in Brazil: Multiple perspectives on Language learning. **New Routes**, v. 67, p. 16-19, 2019.

GERTEL, M.C.R. Reflexões acerca da Fonoaudiologia Educacional e a Educação Bilíngue: relato de experiência. *In:* MOSTRA DE FONOAUDIOLOGIA EM LINGUAGEM ESCRITA, 5., 2016, São Paulo, SP. **Anais** [...]. São Paulo, 2016. Disponível em: https://www.fonosp.org.br/images/noticias-fono-sp/relatorio_educacao_mostras.pdf. Acesso em: 15 out. 2021

HAMERS, J.F.; BLANC, M.H.A. **Bilinguality and Bilingualism**. 2. ed. [S.I.]: Cambridge University Press, 2000.

HOEXTER, F.Q. Educação bilíngue na Educação Infantil. **Revista Intercâmbio**, São Paulo, v. XXXV, p. 18-37, 2017. Disponível em: https://revistas.pucsp.br/index.php/intercambio/article/view/35646/24439. Acesso em: 14 abr. 2020.

LARSEN-FREEMAN, D.; TEDICK, D. Teaching World Languages: Thinking Differently. *In:* BELL, A.; GILTOMER, D. (ed.). **Handbook of Research on Teaching**. 5. ed. [S.I.] American Education Research Association, 2015. p.1335-1388

LIBERALI, F.C. A BNCC e a elaboração de currículos para a Educação Bilíngue. *In:* MEGALE, A. (ed.). **Educação Bilíngue no Brasil**. São Paulo: Fundação Santillana, 2019. p.13-29.

LYSTER, R. **Content-based Language teaching**. New York, NY: Routledge, 2018.

MAHER, T.M. Ecos da resistência: políticas linguísticas e as línguas minoritárias brasileiras. *In:* NICOLAIDES, C., *et al.* (org.). **Política e Políticas linguísticas**. Campinas: Pontes Editores, 2013. p. 117-134.

MEGALE, A. H. Educação bilíngue de línguas de prestígio no Brasil: uma análise dos documentos oficiais. **The Especialist**, São Paulo, v. 39, n. 2, p. 01-17, 2018. Disponível em: https://revistas.pucsp.br/index.php/esp/article/view/38653/27431. Acesso em: 14 abr. 2020.

MEGALE, A.H. Educação Bilíngue no Brasil. *In:* MEGALE, A. (ed.). **Educação Bilíngue no Brasil**. São Paulo: Fundação Santillana, 2019. p. 13-29.

NORTON, E.S.; WOLF, M. Rapid Automatized Naming (RAN) and Reading Fluency: Implications for understanding and treatment of reading disabilities. **Annual Review of Psychology**, v. 63, p. 427-452, 2012.

PROCTOR, C.P.; BOARDMAN, A.; HIEBERT, E.H. **Teaching emergent bilingual students**: flexible approaches in an era of new standards. New York: The Guilford Press, 2016.

SILVA, G. J. *et al.* **Refúgio em Números**. 5. ed. Observatório das Migrações Internacionais. Ministério da Justiça e Segurança Pública. Comitê Nacional para os Refugiados. Brasília, DF: OBMigra, 2020. Disponível em: https://www.justica.gov.br/seus-direitos/refugio/refugio-em-numeros. Acesso em: 15 out. 2021.

SOUZA, R.C. Metodologias para a educação bilíngue. *In:* MEGALE, A. H. (ed.). **Educação Bilíngue no Brasil**. São Paulo: Fundação Santillana, 2019. p.13-29.

UNESCO. UN High Commissioner for Refugees (UNHCR). **No More Excuses:** provide education to all forcibly displaced people. Global Education Monitoring Report. Paris: Policy Paper, 26. 2016. p.01-12.

YOUNG, S.E. The effects of bilingualism and multilingualism on lexical retrieval. **Linguistics Senior Research Projects**, Ohio, p. 01-25, 2016.

CAPÍTULO 18

Contribuições da Fonoaudiologia e da Tecnologia no Ensino da Língua Portuguesa na Educação Bilíngue

Luciana Cidrim
Makeliny Nogueira
Francisco Madeiro

Introdução

No mundo globalizado, é fundamental que o indivíduo tenha domínio de, ao menos, dois idiomas (ESPÍRITO SANTO, 2019). Assim como nos demais países, no Brasil, onde a expansão tecnológica tem ocorrido de maneira intensa, é essencial o contato e aprendizado de outra língua.

Os avanços da tecnologia e da ciência vêm gerando mudanças no cenário mundial, as quais se deram de forma mais aguçada nas últimas décadas, refletindo na educação e trazendo novos rumos para o ambiente educacional (BARH *et al.*, 2012, 2014; GENTILINI; SCARLATTO, 2015, SANDERS, 2018; KRIVEC *et al.*, 2019).

As mudanças exigem uma estrutura organizacional diferente no trabalho escolar, pois trazem novas demandas e uma reestruturação das instituições de ensino. Como reflexo disso, grandes desafios estão sendo postos para as instituições educacionais e profissionais da educação no Brasil. Um deles é trabalhar com a Educação Bilíngue e buscar caminhos e alternativas para o ensino e aprendizagem de uma língua estrangeira (MOLLER; ZURAWSKI, 2017; MEGALE, 2018; CASSIANO; SÁ, 2019; ESPÍRITO SANTO, 2019).

A busca por escolas dedicadas ao bilinguismo deve-se, em grande parte, à preocupação dos pais em oferecer um aprendizado capaz de inserir as crianças numa sociedade globalizada, além de dotá-las de um diferencial para o mercado de trabalho (RAMOS; FURUTA, 2008; NOBRE; HODGES, 2010; CHAGAS, 2013; SALESI, 2013; BRUN; BRUN; MARQUES, 2017). Um dos diferenciais dos sistemas de Educação Bilíngue é a interdisciplinaridade, ou seja, o ensino do idioma estrangeiro não fica restrito a uma aula específica. O aluno tem contato com a segunda língua na maior parte do currículo durante a exposição de disciplinas como matemática, geografia, história, entre outras.

O conceito de bilinguismo diz respeito ao uso de duas ou mais línguas pelo indivíduo na sua vida diária (MELLO, 2010; AZEVEDO, 2016). Goral e Conner (2013) ressaltam que o bilinguismo é uma construção complexa e que vários fatores influenciam o desempenho do escolar bilíngue. São fatores relacionados à segunda língua (L2), incluindo idade de aquisição, método de ensino, nível de proficiência na segunda língua e em diferentes modalidades (ouvir, falar, ler e escrever), semelhança com a primeira língua (L1) e parceiros no uso da linguagem (BRISK; HARRIGNTON, 2007; MELLO, 2010; SOLTERO-GONZALEZ; ESCAMILLA; HOPEWELL, 2012; ALTMAN; GOLDSTEIN; ARMON-LOTEM, 2018).

A alfabetização bilíngue vem sendo estudada devido aos desafios que tal processo apresenta (SOLTERO-GONZALEZ; ESCAMILLA; HOPEWELL, 2012; BAHR *et al.*, 2014; PEETS; YIM; BIALYSTOK, 2019). Crianças que precisam se alfabetizar em duas línguas podem apresentar um processo de evolução mais lento, pois precisam aprender duas línguas, duas estruturas fonéticas e grafêmicas, assim como aprender as irregularidades de cada língua (BAHR *et al.*, 2014). É comum observar erros ortográficos próprios da aquisição de cada língua, assim como observar influências da estrutura grafêmica de uma língua na outra (ROAZZI *et al.*, 2015). No processo de alfabetização bilíngue, algumas características mais específicas tendem a ser observadas como, por exemplo o vocabulário reduzido, pois esses escolares precisam ter um repertório léxico 'duplo': *cat* e gato/ *sun* e sol. Ainda assim, o processo de aquisição pode vir a ser mais lento, pois muitas vezes os escolares ainda estão aprendendo a falar a segunda língua (BAHR *et al.*, 2014).

Roazzi *et al.* (2015) destacam que, no início do processo de alfabetização bilíngue, em especial quando a segunda língua adquirida é o inglês, algumas dificuldades observadas na leitura e ortografia dos escolares iniciantes são frequentemente interpretadas equivocadamente como sinais de distúrbios, pois é necessário um monitoramento desses escolares para que as reais dificuldades possam ser melhor compreendidas. Diante da complexidade que envolve o processo de alfabetização bilíngue, o educador precisa observar o tempo de aquisição de cada aluno, quais dificuldades ou 'erros' tendem a persistir e compreender se tais ocorrências são características do processo de apropriação ou se, de fato, são indícios de algum transtorno de aprendizagem.

Tendo em vista a interferência das línguas portuguesa e inglesa no processo de aprendizagem da leitura e da escrita em escolares bilíngues, este capítulo tem por objetivo apresentar contribuições da Fonoaudiologia e da Tecnologia no ensino da Língua Portuguesa na Educação Bilíngue.

O Ensino de '*Sight Words*' na Língua Inglesa

No ensino da língua inglesa, desde cedo as crianças são estimuladas a aprender como as palavras devem ser escritas, por meio de listas de palavras denominadas de *'Sight Words'* (EHRI; SALTMARSH, 1995; MCARTHUR *et al.*, 2013; LINNEA, 2014; MCARTHUR *et al.*, 2015). Na tradução para a Língua Portuguesa, *'Sight Words'* seriam 'palavras de visão'. As listas de *'Sight Words'* são compostas por palavras utilizadas com alta frequência na língua inglesa. As crianças são incentivadas a memorizar essas palavras desde pequenas para que possam reconhecê-las automaticamente sem precisar de estratégias para decodificá-las (RAVICHT, 2007). A lista é composta das 1000 palavras mais usadas na língua inglesa e que são trabalhadas desde a Educação Infantil até o Ensino Fundamental. A decodificação dessas palavras não requer processamento fonológico, pois já deveriam ser reconhecidas de modo automático, ou seja, sem esforço por parte do escolar.

Para Kear e Gladhart (2003), o uso de *Sight Words* durante a escolarização de crianças é uma boa estratégia, pois elas podem ser capazes de identificar a maioria das palavras em um texto antes mesmo de tentar lê-lo. Além disso, muitas dessas palavras possuem uma ortografia arbitrária, não sendo possível que a criança as reconheça apenas decodificando. As palavras que compõem as listas de *Sight Words* são divididas em níveis e introduzidas para as crianças de acordo com o avanço na escolarização e domínio da estrutura da língua.

No currículo americano, o ensino das *Sight Words* acontece nos primeiros anos quando os escolares aprendem oralmente as primeiras palavras (*Pre-kindergarten*). No *Kindergarten* o ensino de *Sight Words* é mais sistemático e os escolares estudam as palavras em formato de listas. A partir dessa etapa, há contato com os primeiros recursos tecnológicos em forma de *website* e aplicativos, tais como *Raz-Kids*, *MyOn*, *IXL*, *ABCYa*, que são plataformas pagas disponibilizadas exclusivamente para uso educacional. Essas ferramentas são utilizadas para desenvolver o vocabulário em inglês, assim como as habilidades de leitura, escrita e compreensão.

Na literatura internacional (MCARTHUR *et al.*, 2013; MCARTHUR *et al.*, 2016; BORHAN *et al.*, 2018), já são observados estudos sobre o uso de ferramentas tecnológicas no apoio ao ensino de *Sight Words* para escolares com transtornos de aprendizagem, mais especificamente, com dislexia. Mais recentemente, no Brasil, Cidrim, Azevedo e Madeiro (2021) elaboraram uma lista de palavras frequentemente escritas de modo incorreto por escolares com dislexia e desenvolveram ferramentas tecnológicas para apoio do ensino da língua portuguesa.

Inicialmente, McArthur *et al.* (2013) utilizaram o ***Dingo Bingo by Macro Works*** para estimular a leitura de *Sight Words* por escolares disléxicos. Na Figura 1, é apresentada a tela inicial do programa com as seguintes opções: *Number of Bingo Cards*, no qual o usuário escolhe a quantidade de 'cartelas' de acordo com a quantidade de escolares; a *Dolch Sight Words* (JOHNSON, 1971), que possui as palavras de acordo com o nível de escolaridade; a opção *Fry Sight Words, na qual* são selecionadas 100 palavras por grupo e, ainda, a opção de o usuário escolher palavras específicas para serem utilizadas com as listas já existentes, em *Custom Sight Words*. Na Figura 2, pode ser observada a cartela do jogo que deve ser impressa para trabalhar com os escolares.

Figura 1 – Tela inicial do *Dingo Bingo by Macro Works*

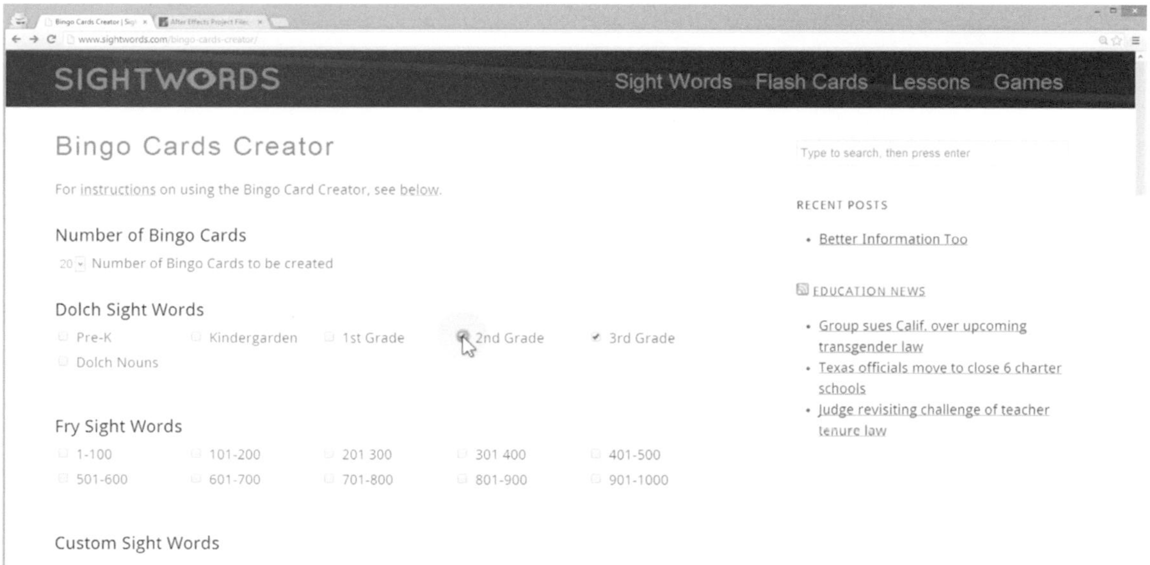

Fonte: https://www.youtube.com/watch?v=8QaJ66DpIRk

Figura 2 – Tela da cartela do Bingo

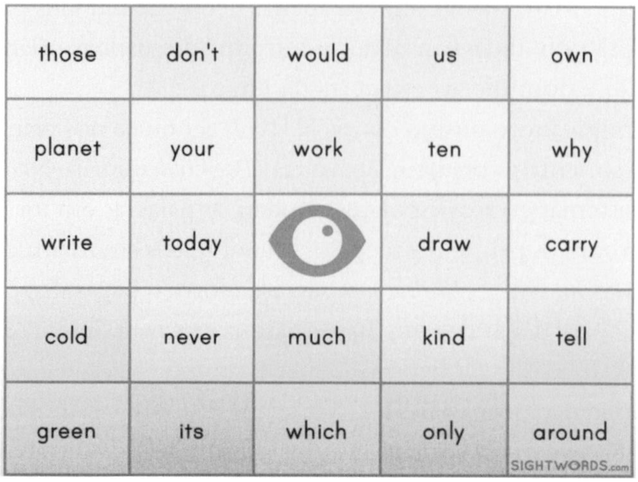

Fonte: https://www.youtube.com/watch?v=8QaJ66DpIRk

McArthur et al. (2015) utilizaram o site *LiteracyPlanet* para acompanhar o progresso da aprendizagem de *Sight Words* em escolares com baixo desempenho na leitura. O *LiteracyPlanet* é composto de atividades que estimulam a aprendizagem das palavras irregulares que compõem as listas *Sight Words*, tais como soletração, reconhecimento das letras do alfabeto, reconhecimento de palavras escritas corretamente, entre outras, com diversos recursos visuais, de áudio e animação. Na Figura 3, é possível observar a tela inicial do *site*.

Figura 3 – *Menu* de atividades do *LiteracyPlanet*

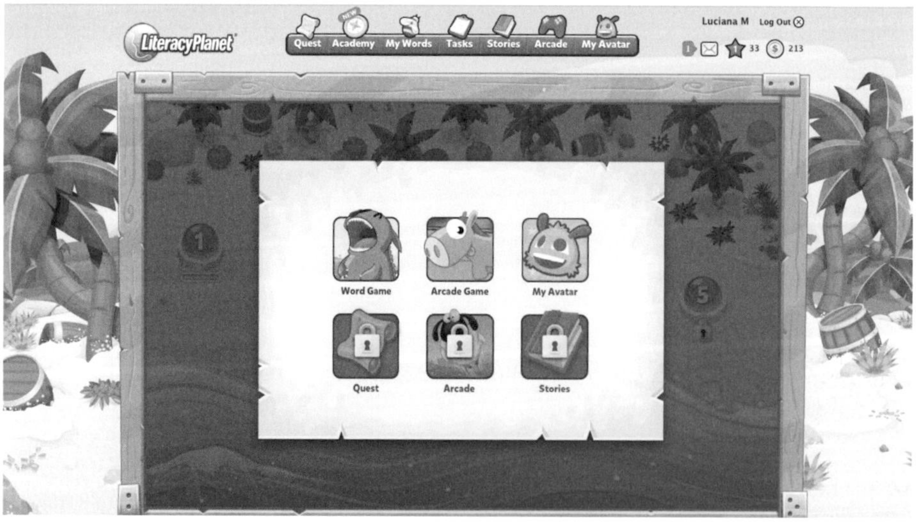

Fonte: https://www.youtube.com/watch?v=GKAjuIP8XS8

Borhan *et al.* (2018) criaram um aplicativo móvel com o objetivo de estimular a habilidade de leitura de escolares com dislexia por meio do aplicativo *Mr. Read V2.0* com histórias curtas, atividades com rima, versos musicais e jogos que utilizam a *Dolch's Sight List* (JOHNSON, 1971). Na Figura 4, é apresentado o *menu* com as atividades disponíveis no aplicativo. O módulo da atividade de histórias curtas pode ser visto na Figura 5.

Figura 4 – Tela inicial com o *menu* de atividades

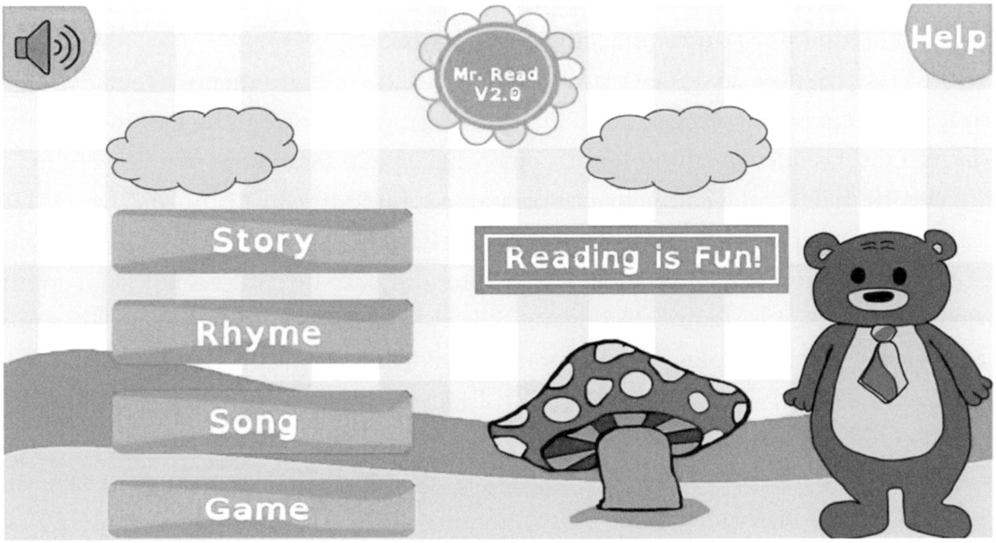

Fonte: https://www.researchgate.net/publication/327055058

Figura 5 – Tela de histórias curtas

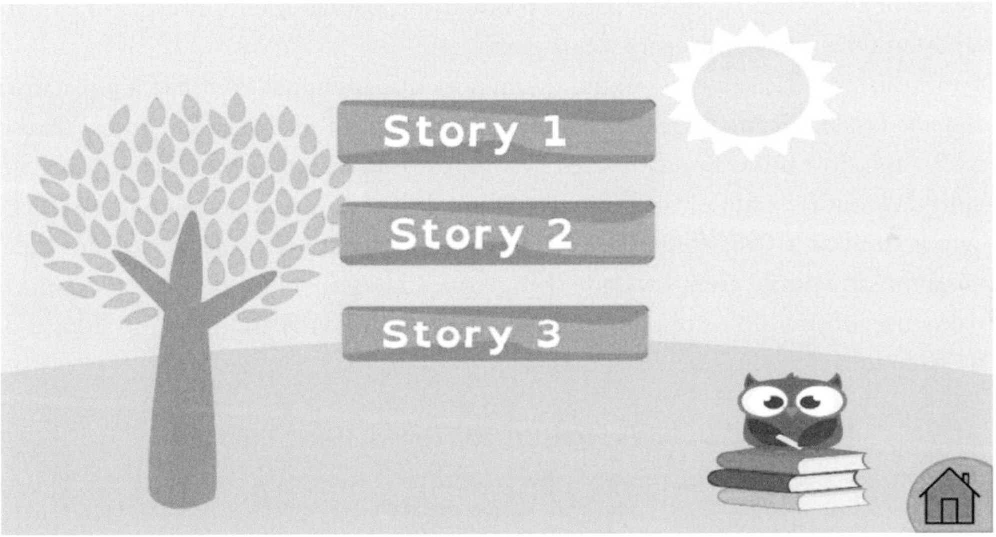

Fonte: https://www.researchgate.net/publication/327055058

O Ensino da Língua Portuguesa e Tecnologias: possibilidades de aplicação à Educação Bilíngue

As interferências entre as línguas durante o processo de alfabetização são frequentemente observadas no processo de escolarização de escolares bilíngues (BAHR *et al.*, 2014). No estudo de Roazzi *et al.* (2015), são apresentados exemplos de formas escritas comumente observadas na escrita da língua portuguesa por escolares bilíngues: **bruxa** por **bru*sh*a, cachorro** por **ca*sh*orro, cadeira** por ***ck*adeira, cabelo** por ***ck*abelo, princesa** por **prince*sse*, ninguém** por **nin*guey*, homem** por **home*y*, futebol** por **fute*ball*, queria** por ***k*eria**.

Bahr *et al.* (2014) também constataram a influência linguística no desempenho ortográfico de escolares bilíngues expostos ao espanhol e inglês (**traímos** por **tha*h*imos**, **maestros** por **maestr*on***, **la machina** por **la ma*sh*ina**, **cuida** por ***qu*ida**).

Não é a mera exposição dos escolares aos itens escritos e muito menos a tentativa de simples memorização de regras que vão garantir a escrita ortográfica. A ortografia da Língua Portuguesa possui diversas facetas que devem ser levadas em conta, já que suas regras não são de uma mesma natureza e envolvem diferentes competências para sua aquisição (CAPELLINI; ÁVILA, 2007) e anos de prática e exercitação para o seu domínio (MANZANO *et al.*, 2011; MASON; GRAHAM, 2008).

O conhecimento ortográfico refere-se ao entendimento de como as letras são combinadas para formar palavras, sendo adquirido por meio da exposição repetida ao material impresso, da aquisição da consciência fonológica e do conhecimento das regras para a formação do léxico mental ortográfico (CONRAD; HARRIS; WILLIAMS, 2013; BASSO *et al.*, 2017; ARNAUT *et al.*, 2018; NOGUEIRA; CÁRNIO, 2018).

O desenvolvimento de uma consciência ortográfica, habilidade metalinguística relacionada com a reflexão acerca do conhecimento ortográfico (MORAIS, 2005; MOUSINHO; CORREA, 2009; CHIARAMONTE, 2018), não é uma tarefa fácil. Dificuldades no domínio do conhecimento ortográfico podem impactar a escolarização formal em diversas medidas, tendo em vista que a leitura e a escrita são fundamentais ao longo de todo o percurso acadêmico. Segundo Caravolas e Volín (2001), a relação mais transparente entre a fonologia e ortografia, no que se refere à língua portuguesa, parece produzir problemas menos graves para a leitura de palavras, porém mais acentuados para a ortografia.

No Brasil, em relação à tecnologia, algumas escolas bilíngues já utilizam a plataforma de leitura *Elefante Letrado* (Figura 6). Essa plataforma disponibiliza materiais de apoio para escolares do 1.º ao 5.º ano do Ensino Fundamental. É composto de histórias e atividades para o desenvolvimento da leitura, escrita e compreensão. O escolar tem a opção de ouvir a história, de ler e, em seguida, realizar a *Quiz* (teste de compreensão). Os livros têm níveis variados de acordo com o tamanho do texto e complexidade da história. O desempenho do escolar é armazenado individualmente mostrando os resultados de quantidade de livros escutados ou lidos e desempenho na realização dos testes de compreensão.

Figura 6 – Tela do Elefante Letrado com os livros disponíveis

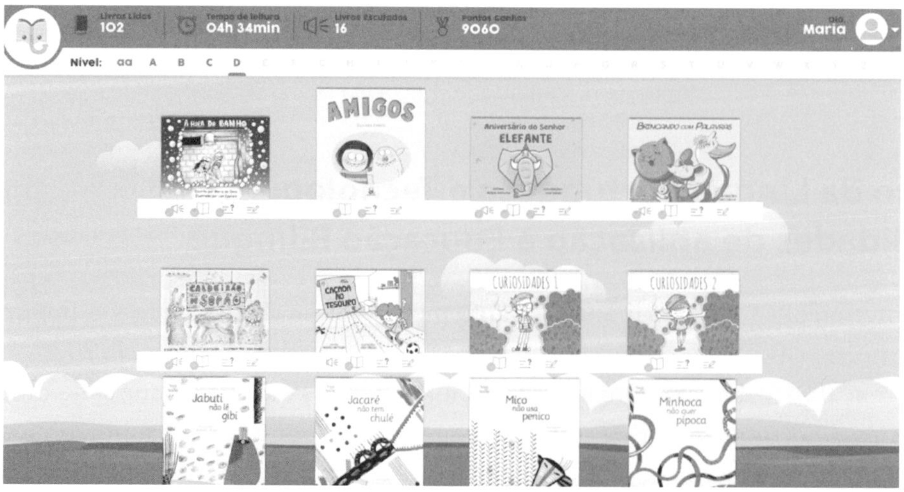

Fonte: https://www.youtube.com/watch?v=8pZkhhXqbIc

Com o objetivo de trabalhar palavras frequentes na língua portuguesa com o uso das tecnologias da informação e da comunicação (TICs), uma equipe multidisciplinar composta de Fonoaudióloga, Engenheiro, Cientista da Computação, *Designer* e graduandos do curso de Ciência da Computação da Universidade Católica de Pernambuco vem desenvolvendo aplicativos para intervir em dificuldades ortográficas em escolares com dislexia no âmbito educacional (CIDRIM *et al.*, 2015; CIDRIM; BRAGA, MADEIRO, 2017; SOUTO *et al.*, 2017; CIDRIM; BRAGA; MADEIRO, 2018; GOMEZ; CIDRIM; MADEIRO, 2019).

A seguir, são apresentados dois aplicativos que têm em seu uso a possibilidade de expansão para o ensino de palavras frequentes da língua portuguesa para escolares com e sem dificuldades de aprendizagem na educação bilíngue. Esses aplicativos foram desenvolvidos, inicialmente, para atender às demandas de dificuldades ortográficas mais frequentemente observadas em escolares com dislexia, apoiado nos estudos de Cidrim e Madeiro (2017).

O aplicativo desenvolvido por Lucena, Cidrim e Madeiro (2017) foi criado para estimular a memorização visual de palavras por meio de um jogo digital de palavras cruzadas com sílabas. O aplicativo conta com uma abordagem multissensorial. Nele o escolar terá que resolver exercícios de palavras cruzadas com foco em sílabas, com recurso da pista acústica da palavra. O aplicativo também tem a função de coletar dados dos usuários, gerando, assim, uma estatística de uso, podendo informar, por exemplo, quais palavras o escolar teve mais dificuldade e quais erros são cometidos com uma maior frequência.

Na tela inicial, o escolar irá clicar em jogar, sendo então direcionado para a tela de seleção de níveis (Figura 7). Os critérios para definições dos níveis foram quantidade de palavras – quanto maior o número de palavras, maior é o nível de dificuldade; complexidade das sílabas – sílabas complexas têm um maior nível de dificuldade que sílabas simples; quantidade de sílabas por palavra – palavras que possuem um número maior de sílabas possuem um nível maior de dificuldade. Após a escolha do nível, o escolar é direcionado para a tela da palavra cruzada (Figuras 8 e 9). Ao clicar nos ícones de som, a criança poderá ouvir o som da palavra que deve preencher na linha ou coluna. O escolar, para completar a palavra cruzada, terá de preencher os espaços com as sílabas que ficam na parte inferior da tela. Para isto, ele terá de clicar e arrastar as sílabas para as posições até formar as palavras corretamente.

Figura 7 – Tela inicial

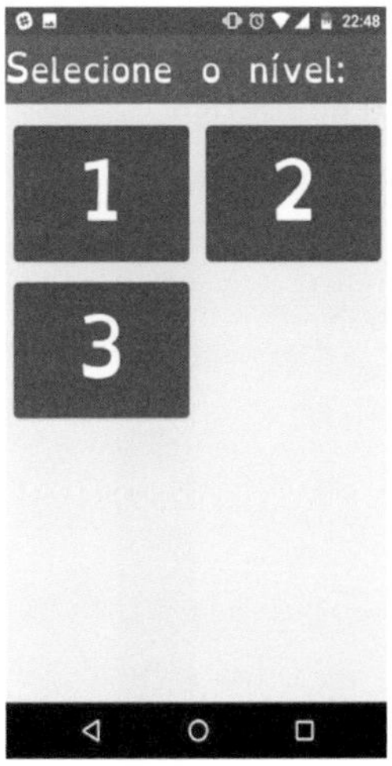

Fonte: Lucena, Cidrim e Madeiro (2017).

Figura 8 – Tela do jogo

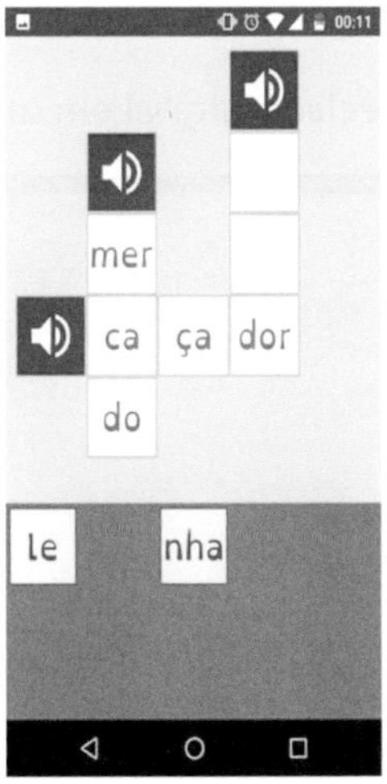

Fonte: Lucena, Cidrim e Madeiro (2017).

Figura 9 – Tela do jogo com erro

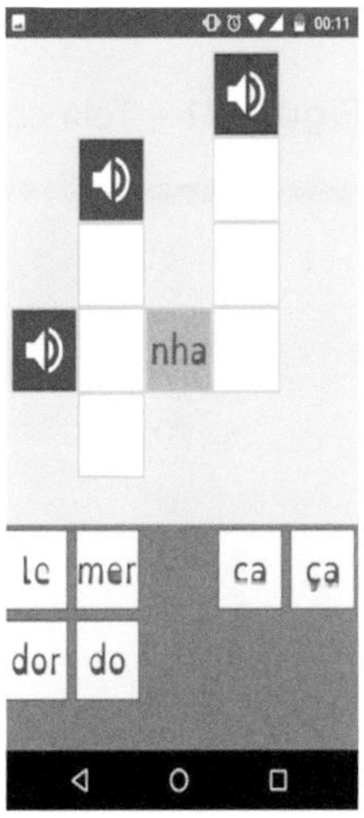

Fonte: Lucena, Cidrim e Madeiro (2017).

Santos *et al.* (2020) criaram um aplicativo para intervir em dificuldades ortográficas de palavras comuns na língua portuguesa e de uma lista de palavras elaborada por Cidrim, Azevedo e Madeiro (2021).

O aplicativo conta com a funcionalidade de sorteio de palavras. Assim, após exibida a palavra, randomicamente, aparece também uma imagem representativa da mesma para que o escolar faça a associação da palavra com a imagem. O escolar interage com o aplicativo através dos botões: confirmar (a palavra), limpar (a palavra) ou retornar para a tela de menu como pode ser visto na Figura 10. As condições iniciais são dadas da seguinte forma: o escolar possui inicialmente três vidas e recebe um ponto por cada palavra escrita corretamente. Se a palavra for escrita incorretamente, ele perde uma vida. Ao fim das vidas, há a transição para uma tela de segunda chance. Há, um botão sonoro, pelo qual o escolar poderá ouvir o áudio da palavra que pode auxiliar no reconhecimento da mesma, estabelecendo conexões com o som, a escrita e a imagem.

Figura 10 – Tela de exibição da palavra com a imagem correspondente

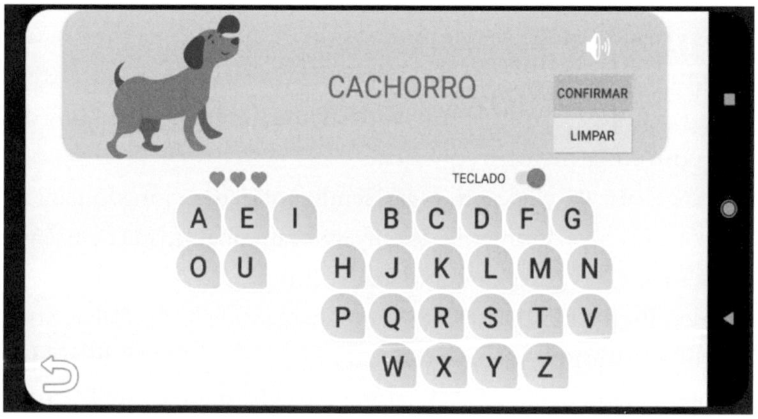

Fonte: Santos *et al.* (2020).

O teclado digital pode apresentar-se em uma disposição na qual as vogais encontram-se ao lado esquerdo e as consoantes ao lado direito, como visto na Figura 10, ou em ordem alfabética, como pode ser visto na Figura 11.

Figura 11 – Tela com o teclado digital em ordem alfabética

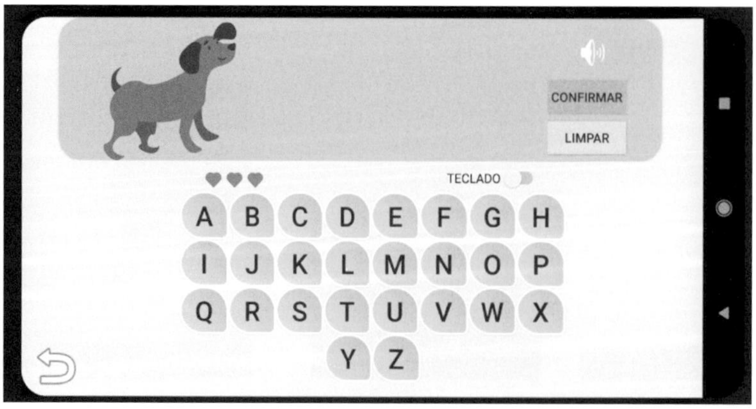

Fonte: Santos *et al.* (2020).

Além desses recursos, há um personagem lúdico (um pequeno teclado) que foi idealizado para realizar a comunicação entre o aplicativo e o escolar buscando uma interface mais amigável, como mostra a Figura 12.

Figura 12 – Tela com o teclado lúdico

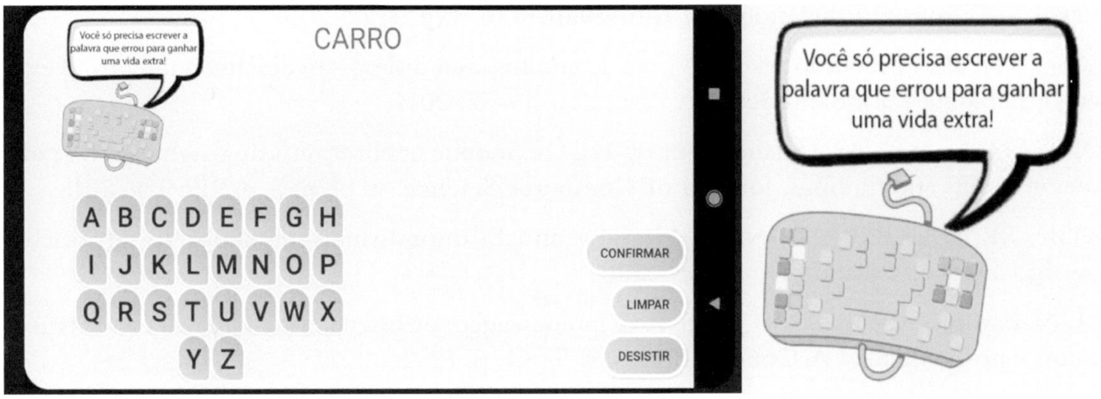
CARRO
A B C D E F G H
I J K L M N O P
Q R S T U V W X
Y Z
CONFIRMAR
LIMPAR
DESISTIR
Você só precisa escrever a palavra que errou para ganhar uma vida extra!

Fonte: Santos *et al.* (2020)

Os dois últimos aplicativos podem ser utilizados no âmbito da educação bilíngue, de modo simples, em paralelo às práticas mais tradicionais de ensino, tais como ditados, ensino de regras ortográficas, produções de textos, entre outras. Nos aplicativos, o educador ou o escolar tem a possibilidade de adicionar novas palavras e criar novas listas. Uma boa alternativa para facilitar o reconhecimento de palavras pelo escolar no processo de aprendizado da ortografia é criar listas de palavras extraídas de seus próprios livros didáticos. O uso da tecnologia torna o ensino mais lúdico e facilita a interação entre os escolares, colaborando para um processo de ensino-aprendizagem eficaz.

Considerações Finais

A interferência de uma ou mais línguas na ortografia das palavras é um aspecto desafiador para escolares bilíngues pelo fato de, simultaneamente, precisarem dominar habilidades linguísticas distintas. No âmbito nacional, não é observado um investimento no ensino de palavras frequentes na língua portuguesa. Tendo em vista a relevância do ensino de *Sight Words* na língua inglesa e a utilização das TIC nesse processo de ensino-aprendizagem, foram apresentadas neste capítulo ferramentas tecnológicas que podem ser utilizadas no ensino sistemático da ortografia de palavras frequentes na Língua Portuguesa para escolares bilíngues.

Referências

ALTMAN, C.; GOLDSTEIN, T.; ARMON-LOTEM, S. Vocabulary, Metalinguistic Awareness and Language Among Bilingual Preschool Children. **Frontiers and Psychology**, v. 9, n. 1953, p. 1-16, 2018.

ARNAUT, M. *et al.* Ditado de sintagmas nominais para avaliação da escrita: análise psicométrica. **CoDAS**, v. 30, n. 3, p. 1-6, 2018.

BAHR, R. *et al.* Linguistic pattern analysis of misspellings of typically developing writers in grades 1-9. **Journal of Speech, Language, and Hearing Research**, v. 55, n. 6, p. 1587-1599, 2012.

BARH, R. *et al.* Bilingual spelling patterns in middle school: It is more than transfer. **International Journal of Bilingual Education and Bilingualism**, n. 1, p. 3-22, 2014.

BASSO, F. *et al.* A produção textual escrita de adultos com dislexia do desenvolvimento. **Revista Neuropsicologia Latinoamericana**, v. 9, n. 2, p. 19-32, 2017.

BORHAN, N. *et al.* An enhancement of dyslexic mobile application using sight word reading strategy: results and findings. **Journal of Computer Science**, v. 14, n. 7, p. 919-929, 2018.

BRISK, M.; HARRINGTON, M. **Literacy and bilingualism**: a handbook for all teachers. Mawah: Lawrence Erlbaum Associates, 2007.

BRUN, E.; BRUN, M.; MARQUES, P. A aprendizagem de língua estrangeira na escola regular: desafios e possibilidades. **A Cor das Letras**, v. 5, n.1, p. 12-26, 2017.

CAPELLINI, S. A.; ÁVILA, C. Relation between oral and written language. *In*: CAPELLINI, S. A. (org.). **Neuropsycholinguistic perspectives on dyslexia and other learning disabilities.** New York: Nova Science Publishers, 2007. p. 15-21.

CARAVOLAS, M.; VOLÍN, J. Phonological spelling errors among dyslexic children learning a transparent orthography: the case of Czech. **Dyslexia**, v. 7, n. 4, p. 229-245, 2001.

CASSIANO, C; SÁ, I. Atividade docente no processo de ensino aprendizagem da língua inglesa: caminhos possíveis. **The ESPecialist**, v. 4, n. 2, p. 2-11, 2019.

CHAGAS, L. O uso de ferramentas da internet no ensino de língua inglesa e seus reflexos na inclusão social de alunos de escolas públicas. **Linguagem e Tecnologia**, v. 6, n. 1, p. 63-75, 2013.

CHIARAMONTE, T. **Processamento fonológico e desempenho ortográfico na dislexia do desenvolvimento e dificuldades de aprendizagem**. Orientador: Simone Aparecida Capellini. 2018. 164 f. Tese (Doutorado em Educação) – Faculdade de Filosofia e Ciências, Programa de Pós-Graduação em Fonoaudiologia, Universidade Estadual Paulista Júlio de Mesquita Filho, Marília, 2018.

CIDRIM, L. *et al.* DIS-ORTOGRAFANDO: um aplicativo desenvolvido para auxiliar a intervenção com crianças disléxicas. *In*: CIDRIM, L.; COSTA, S. (org.) **Tecnologias da Informação e da Comunicação (TIC) Aplicadas às Ciências da Linguagem.** Curitiba: CRV, 2015. p. 9-22.

CIDRIM, L.; BRAGA, P.; MADEIRO, F. Prospecção de aplicativos voltados para intervenção na dislexia. *In*: LOPES, W.; CIDRIM, L.; MADEIRO, F. (org.). **Tecnologias Aplicadas às Ciências da Linguagem.** João Pessoa: Editora da UFPB, 2017. p. 15-38

CIDRIM, L.; BRAGA, P.; MADEIRO, F. Desembaralhando: um aplicativo para a intervenção do problema do espelhamento de letras por crianças disléxicas. **Revista CEFAC**, v. 20, n. 1, p. 13-20, 2018.

CIDRIM, L.; AZEVEDO, N.; MADEIRO, F. Elaboração de uma lista de palavras no âmbito da ortografia para escolares com dislexia: 'Dyslexic Sight Words'. **Revista Psicopedagogia**, v. 38, n. 115, p. 5-17, 2021.

CONRAD, N.; HARRIS, N.; WILLIAMS, J. Individual differences in children's literacy developmental: the contribuition of orthographic knowledge. **Reading and Writing**, v. 26, n. 8, p. 1223-1239, 2013.

EHRI, L. Orthographic Mapping in the Acquisition of Sight Word Reading, Spelling Memory, and Vocabulary Learning. **Scientific Studies of Reading**, v. 18, n.1, 5-21, 2014.

EHRI, L; SALTMARSH, J. Beginning readers outperform older disabled readers in learning to read words by sight. **Reading and Writing**: An Interdisciplinary Journal, v. 7, n. 2, p. 295–326, 1995.

ESPÍRITO SANTO, E. R. do. **A formação do professor para o ensino bilíngue**. Orientador: Maria Lucia Marcondes Carvalho. 2019. 106 f. Dissertação (Mestrado em Educação), Programa de Pós-Graduação em Letras, Universidade Presbiteriana Mackenzie, São Paulo, 2019.

AZEVEDO, A. F. de. **Cérebro, Leitura e escrita: um estudo experimental sobre a leitura e as bases neurais da dislexia em monolíngues e aprendizes de inglês como L2, com o uso da ressonância magnética funcional**. Orientador: Augusto Buchweitz. 2016. 207 f. Tese (Doutorado em Letras) – Faculdade de Letras, Pontifícia Universidade Católica do Rio Grande do Sul, Porto Alegre, 2016.

GENTILINI, J.; SCARLATTO, E. Inovações no ensino e na formação continuada de professores: retrocessos, avanços e novas tendências. *In*: PARENTE, C.; VALLE, L.; MATTOS, M (org.). **A formação de professores e seus desafios frente às mudanças sociais, políticas e tecnológicas**. Porto Alegre: Penso, 2015. p. 16-39.

GOMEZ, A.; CIDRIM, L.; MADEIRO, F. Brincando de escrever: um aplicativo para auxiliar a escrita de escolares com dislexia. *In*: CIDRIM, L.; LOPES, W.; MADEIRO, F. (org.) **Tecnologias e ciências da linguagem: vertentes e novas aplicações**. São Paulo: Pá de Palavra, 2019. p. 9-16.

GORAL, M.; CONNER, P. Language disorders in multilingual and multicultural populations. **Annual Review of Applied Linguistic**, v. 33, n.1, p. 128-161, 2013.

JOHNSON, D. Johnson's basic vocabulary for beginning reading and current basal readers: are they compatible? **Journal of Reading Behavior**, v. 4, n. 4, p. 2-11, 1971.

KEAR, D.; GLADHART, M. Comparative study to identify high-frequency words in printed materials. **Perceptual and Motor Skills**, v. 57, n. 3, p. 224-243, 2003.

KRIVEC, T. *et al*. Impact of digital text variables on legibility for persons with dyslexia. **Dyslexia**, v. 26, n. 2, 2019.

LUCENA, G.; CIDRIM, L.; MADEIRO, F. Um aplicativo para estimulação da memória visual em crianças disléxicas por meio do jogo de palavras cruzadas. *In:* SIMPÓSIO BRASILEIRO DE INFORMÁTICA NA EDUCAÇÃO, 28., 2017, Recife. **Anais** [...]. Recife, 2017.

MCARTHUR, G. *et al*. E. Sight word and phonics training in children with dyslexia. **Journal of Learning Disabilities**, v. 48, n. 4, p. 391-407, 2013.

MCARTHUR, G. *et al*. Replicability of sight word training and phonics training in poor readers: a randomized controlled trial. **PeerJ**, v. 3, p. 2-21, 2015.

MANZANO, J. *et al*. Fundamentos para la intervención en el aprendizaje de la ortografia. **Revista de la Federación Espanola de Professores de Audición Y Lenguaje**, v. 96, n.1, p. 4-9, 2011.

MASON, L.; GRAHAM, S. Writing instruction for adolescents with learning disabilities: programs of intervention research. **Learning Disabilities Research Practice**, v. 23, n. 2, p.103-112, 2008.

MEGALE, A. Educação bilíngue de línguas de prestígio no Brasil: uma análise dos documentos oficiais. **The ESPecialist**, v. 39, n. 2, p. 18-34, 2018.

MELLO, H. Educação bilíngue: uma discussão breve. **Horizontes de Linguística Aplicada**, v. 9, n. 1, p. 118-140, 2010.

MÖLLER, A.; ZURAWSKI, M. Reflexão crítica sobre as escolas bilíngues (português/inglês) de imersão e internacionais na cidade de São Paulo. **Revista Veras**, v. 7, n. 1, p. 109-130, 2017.

MORAIS, A. A norma ortográfica do português: O que é? Para que serve? Como está organizada? *In*: SILVA, A.; MORAIS, A.; MELO, K. (org.). **Ortografia na sala de aula**. Belo Horizonte: Autêntica, 2005. p.11-28.

MOUSINHO, R.; CORREA, J. Habilidades linguístico-cognitivas em leitores e não-leitores. **Pró-Fono Revista de Atualização Científica**, v. 21, p. 27-36, 2009.

NOBRE, A.; HODGES, L. A relação bilinguismo-cognição no processo de alfabetização e letramento. **Ciência e Cognição**, v. 15, n. 3, 2010.

NOGUEIRA, D.; CÁRNIO, M. Programa fonoaudiológico em compreensão leitora e ortografia: efeitos na ortografia em disléxicos. **CoDAS**, v. 30, n. 2, p. 1-9, 2018.

PLANET, L. 1 vídeo (0:44 s). How LiteracyPlanet improves literacy outcomes. **Publicado pelo canal LiteracyPlanet**, 2020. Disponível em: https://www.youtube.com/watch?v=GKAjuIP8XS8. Acesso em: 10 ago. 2020.

PEETS, K.; YIM, O.; BIALYSTOK, E. Language proficiency, reading comprehension and home literacy in bilingual children: the impact of context. **International Journal of Bilingual Education and Bilingualism**, v. 3, n. 2, 2019.

RAMOS, S.; FURUTA, S. Novas tecnologias nas aulas de língua inglesa: aprimorando o processo de ensino/aprendizagem. **Acta Scientiarum Language and Culture**, Maringá, v. 30, n. 2, p. 197-203, 2008.

RAVITCH, D. **EdSpeak**: A Glossary of Education Terms, Phrases, Buzzwords and Jargon. Alexandria: Association for Supervision e Curriculum Development, 2007.

ROAZZI, A. *et* al. A ortografia e seus distúrbios em crianças que frequentam escolas bilíngues: o que os 'erros' podem nos dizer? **Revista AMAzônica**, v. 15, n.1, p. 244-264, 2015.

SALESI, C. C. O uso pedagógico da internet nas aulas de língua inglesa. *In*: NORTE, M. B. (coord.). **Desafios para a docência em Língua inglesa**: teoria e prática. Universidade Estadual Paulista, Núcleo de Educação a Distância. São Paulo: Editora Cultura Acadêmica, 2013. p. 28-41.

SANDERS, S. Literacy development: The 21st century bilingual immersion classroom. **International Journal of Bilingual Education and Bilingualism**, v. 3, n. 2, p. 893- 921, 2018.

SANTOS, F. *et al.* Um aplicativo para estimular a memorização da ortografia de palavras da língua portuguesa por meio de um teclado digital. *In*: CIDRIM, L.; LOPES, W. T. A.; MADEIRO, F.; (org.). **Tecnologias Aplicadas às Ciências da Linguagem**. São Paulo: Editora UFPB, 2020. v. 2. p. 27-33.

SOLTERO-GONZALEZ, L.; ESCAMILLA, K.; HOPEWELL, S. Changing teacher's perceptions about the writing abilities of emerging bilingual students: towards a holistic bilingual perspective on writing assessment. **International Journal of Bilingual Education and Bilingualism**, v. 15, n. 1, p. 1114-1129, 2012.

SOUTO, T. *et al.* Grafitando: um aplicativo para apoio à intervenção fonoaudiológica no problema da troca de grafemas surdos e sonoros realizada por disléxicos. *In*: LOPES, W. T. A.; MADEIRO, F.; CIDRIM, L. (org.). **Tecnologias Aplicadas às Ciências da Linguagem**. João Pessoa: Editora UFPB, 2017. p. 71-94.

WORDS, S. 1 vídeo (2 min 24 s). Creating Sight Words Bingo Cards. **Publicado pelo canal Sight Words**, 2013. Disponível em: https://www.youtube.com/watch?v=8QaJ66DpIRk. Acesso em: 10 ago. 2020.

SEÇÃO 3

O desenvolvimento e a consolidação da Fonoaudiologia Educacional na Educação Especial

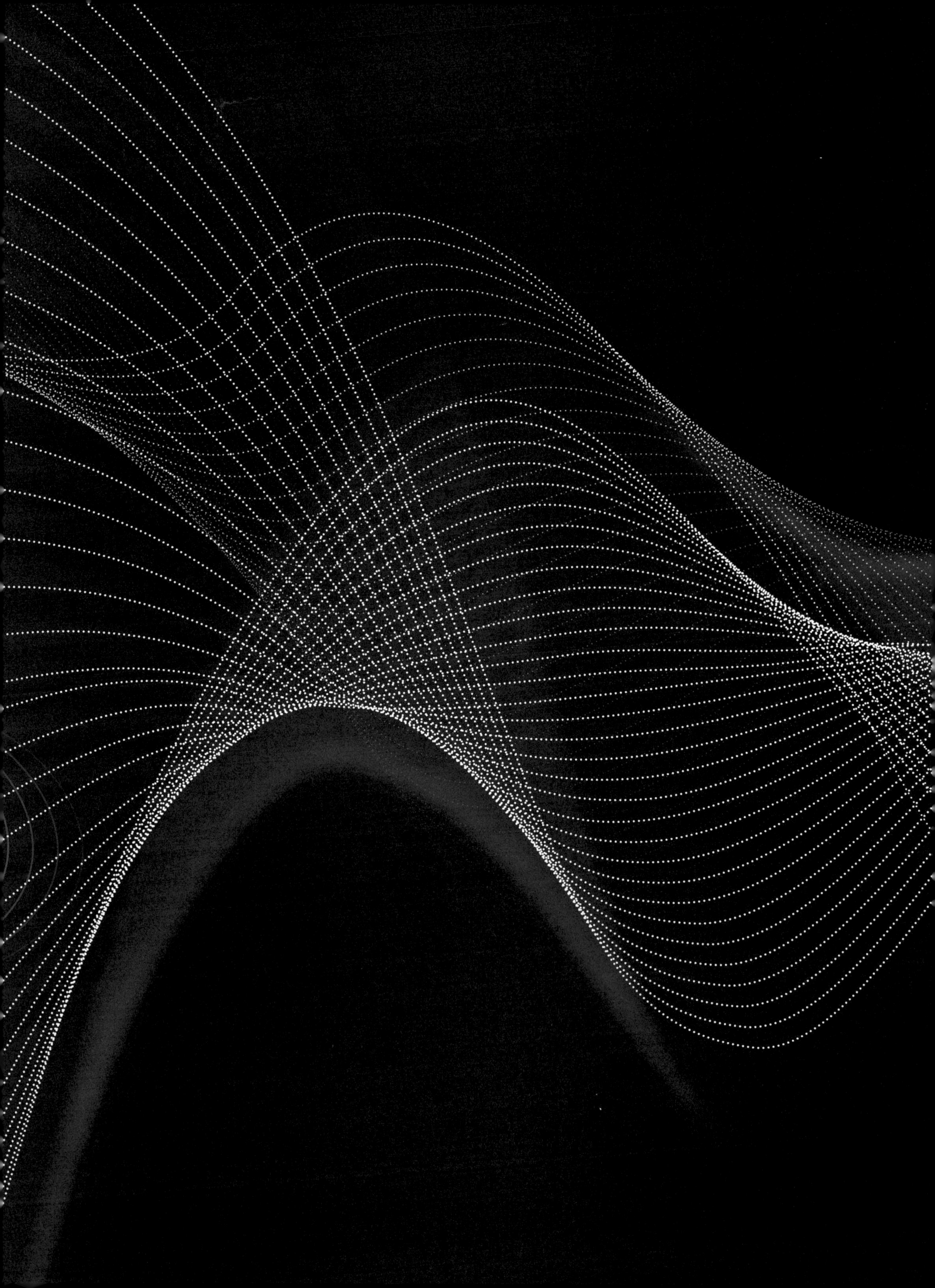

CAPÍTULO 19

Atuação do Fonoaudiólogo Educacional na Comunicação Alternativa

Débora Deliberato

O Fonoaudiólogo que atua no ambiente escolar e na área da Comunicação Alternativa tem vários desafios. Um deles é entender o papel como profissional no contexto escolar e ter competência para atuar na área da Comunicação Suplementar e Alternativa.

Entre os desafios identificados em ambas as áreas, pode-se perceber os avanços na formação e na inserção do Fonoaudiólogo na escola. Contudo, no que se refere à área da Comunicação Alternativa, há carência na formação do Fonoaudiólogo nesta, principalmente nos cursos de formação inicial. Desta forma, o Fonoaudiólogo Educacional nem sempre vai inserir, nas suas práticas, conteúdos da Comunicação Alternativa que poderiam contribuir no processo escolar de alunos com alguma necessidade.

O Conselho Federal de Fonoaudiologia (CFFa) estabelece diretrizes e resoluções que definem os objetivos e a atuação do Fonoaudiólogo na escola. Neste contexto, a legislação divide as ações deste profissional em cinco eixos: acolhimento de demandas; análise da situação institucional; proposição de estratégias; implantação de propostas e monitoramento de ações. Além da atuação em gestão, pesquisa e ações intersetoriais (CONSELHO FEDERAL DE FONOAUDIOLOGIA, 2005; SISTEMAS DE CONSELHOS DE FONOAUDIOLOGIA, 2016).

Com a ampliação da atuação do Fonoaudiólogo na escola, o Conselho Federal de Fonoaudiologia reconheceu a especialidade denominada Fonoaudiologia Educacional. (CONSELHO FEDERAL DE FONOAUDIOLOGIA, 2010). Além de compor as ações na rotina da escola, houve a preocupação em relação às redes de apoio no âmbito da atuação profissional, da formação, do desenvolvimento da pesquisa, do acesso a recursos, serviços e equipamentos, entre outros, que possibilitam auxiliar e ampliar o Atendimento Educacional Especializado (AEE) para todos os alunos com deficiência que necessitam de apoio do ponto de vista pedagógico (BRASIL, 2009).

As ações do Fonoaudiólogo Educacional devem auxiliar a equipe escolar e demais profissionais envolvidos com a escola para que todos os alunos tenham acesso ao currículo e melhorias da qualidade de ensino. O objetivo principal desse profissional está relacionado com o desenvolvimento e a ampliação das habilidades relativas à comunicação oral e escrita, com ênfase na formação dos professores.

Cabe destacar que, a partir da política de inclusão de alunos com deficiência e transtornos do desenvolvimento como o Transtorno do Espectro do Autismo (TEA), houve aumento de alunos que necessitam de cuidados no que se refere a diferentes aspectos relacionados à linguagem, comunicação, interação, assim como ampliaram-se a discussão e implementação em relação às adequações e/ou adaptações curriculares.

Assim, o papel do Fonoaudiólogo Educacional implica uma ampla gama de ações para auxiliar, capacitar e atuar com a equipe escolar e com os familiares dos alunos envolvidos no processo de ensino e aprendizagem. Para isso, é necessária a aquisição de conhecimentos na área da Educação, inclusive sobre a sua legislação, seja para a Educação propriamente dita, seja para a Educação Especial e Inclusiva (DELIBERATO, 2013, 2017).

A definição da especialidade de Fonoaudiologia Educacional pelo Conselho Federal de Fonoaudiologia fortaleceu a área e a atuação do Fonoaudiólogo nas suas práticas no contexto escolar. Quanto à área da Comunicação Alternativa, apesar dos avanços obtidos por ser uma área de conhecimento inter e transdisciplinar, dos avanços e reconhecimento da área no Departamento de Linguagem da Sociedade Brasileira de Fonoaudiologia, ainda é possível identificar a falta de formação inicial e continuada do Fonoaudiólogo. Há evidências científicas e práticas do uso dos sistemas suplementares e alternativos de comunicação em relação à contribuição desta área de conhecimento para a aquisição e o desenvolvimento da linguagem, comunicação e interação para crianças, jovens e adultos com necessidades complexas de comunicação (CAMPELO *et al.*, 2009; DELIBERATO; NUNES, 2015; MURRAY *et al.*, 2018)

O Fonoaudiólogo que atua na CSA deve entender que esta é uma área de conhecimento da *linguagem* e que, pela sua complexidade, necessita da interface de ações com diferentes áreas de formação. É preciso acompanhar a história do desenvolvimento da CSA e como ela está inserida no contexto da escola e da Tecnologia Assistiva.

O fato de os símbolos selecionados necessitarem de recursos de baixa e/ou alta Tecnologia Assistiva não significa que a ação do Fonoaudiólogo estará relacionada aos recursos ou às cartelas de comunicação. Ele precisa ter conhecimento sobre a área da linguagem e das pesquisas que estão contribuindo com o entendimento a respeito da Comunicação Suplementar e Alternativa no tocante às competências linguísticas e comunicativas para as pessoas com necessidades complexas de comunicação.

O desenvolvimento da área da Comunicação Suplementar e Alternativa (CSA) acompanha o movimento da integração e inclusão, garantidas em Lei, como é possível identificar no Art. 19 da Declaração Universal dos Direitos Humanos da Organização das Nações Unidas, em 1948 (ONU, 1948). Este artigo supracitado é uma das primeiras expressões contemporâneas do *direito à comunicação* (grifo nosso), assim como no Art. 21 da Convenção sobre os Direitos dos Pessoas com Deficiências (ONU, 2006).

No Brasil, a Lei n.º 10.098, de 2000, já advertia a respeito das barreiras de comunicação e o Decreto nº 5.296, de 2 de dezembro de 2004, Art. 8º, traz a necessidade e importância da comunicação quando definiu a acessibilidade e introduziu os sistemas e meios de comunicação:

> Acessibilidade: condição para utilização, com segurança e autonomia, total ou assistida, dos espaços, mobiliários e equipamentos urbanos, das edificações, dos serviços de transporte e dos dispositivos, sistemas e meios de comunicação e informação, por pessoa portadora de deficiência ou com mobilidade reduzida (BRASIL, 2004, p. 1).

Na Lei Brasileira de Inclusão (LBI) n.º 13.146, de 6 de julho de 2015, é importante destacar, no Art. 16, a garantia em relação aos programas e serviços de habilitação e de reabilitação para a pessoa com deficiência:

> I – organização, serviços, métodos, técnicas e recursos para atender às características de cada pessoa com deficiência;
>
> II – acessibilidade em todos os ambientes e serviços;
>
> III – Tecnologia Assistiva, tecnologia de reabilitação, materiais e equipamentos adequados e apoio técnico profissional, de acordo com as especificidades de cada pessoa com deficiência [...] (BRASIL, 2015, p. 12).

Desse modo, é possível perceber que há políticas públicas que garantem às pessoas com deficiência, ou com algum transtorno do desenvolvimento, o direito à comunicação e a recursos de tecnologia que permitem o acesso à comunicação em todos os ambientes, inclusive o escolar. Neste contexto, é possível reforçar que a Comunicação Suplementar e Alternativa é inter e transdisciplinar, mas cabe ao Fonoaudiólogo atuar na aquisição e na ampliação das competências linguísticas e comunicativas do indivíduo que, por algum motivo, está impossibilitado de usar a fala e/ou a escrita como habilidade de comunicação (DELIBERATO; NUNES; WALTER, 2014).

A edição especial do *International Journal of Speech-Language Pathology*, em 2018, celebrou o 70º aniversário da Declaração Universal dos Direitos Humanos, por meio de artigos científicos, e destacou a importância do ser humano ter *direito à comunicação* (grifo nosso). Nessa edição especial, os artigos apresentaram uma visão crítica a respeito do acesso à comunicação por meio das seguintes perspectivas: os direitos de comunicação de todas as pessoas; os direitos das pessoas com deficiência; os direitos das crianças; e os direitos relativos à escolha da língua.

Assim, o Fonoaudiólogo, profissional responsável por cuidar da linguagem e da comunicação humana, deve estar atento aos caminhos que podem favorecer de forma científica o direito à comunicação.

O objetivo deste capítulo é alertar a necessidade de o Fonoaudiólogo Educacional ter formação na área da Comunicação Suplementar e Alternativa (CSA).

Fonoaudiólogo Educacional e a Comunicação Alternativa na escola

Von Teztchner *et al.* (2005) salientaram que o desenvolvimento de meios alternativos de linguagem favorece a comunicação porque permite a constituição da linguagem e viabiliza um caminho alternativo de constituição cultural do indivíduo porque a comunicação faz parte das funções sociais e culturais cotidianas (TOMASELLO, 2003).

Smith (2003) abordou a influência do contexto social nas questões de competência linguística das pessoas com necessidades complexas de comunicação. Na perspectiva da autora, o ambiente social não é apenas um estímulo, pois pode ter forte poder de estabelecer o desenvolvimento de uma criança.

Nesse cenário, a escola é um ambiente importante para implementar o apoio necessário para as crianças e jovens com deficiência e/ou TEA com necessidades complexas de comunicação no uso dos sistemas suplementares e alternativos de comunicação (DELIBERATO, 2013; von TEZTCHNER *et al.*, 2005).

Entre as várias definições da Comunicação Suplementar e Alternativa (CSA), que podem ser identificadas pelo Fonoaudiólogo, cabe destacar a definição e as atribuições apresentadas pela *American Speech-Language-Hearing Association* (ASHA, 1989, p. 107): "Uma área da prática clínica que procura compensar de modo temporário ou permanente, padrões de incapacidades ou perturbações exibidas por pessoas com severos distúrbios de comunicação expressiva, da fala ou da escrita".

De acordo com a ASHA (1991), um sistema de Comunicação Suplementar e Alternativa deveria consistir "em um grupo integrado de componentes, incluindo *símbolos (grifo nosso)*, estratégias e técnicas que podem ser usados por pessoas para melhorar a comunicação" (ASHA, 1991, p. 10).

A ASHA estabeleceu que os serviços da CSA estejam dentro do escopo das práticas dos Fonoaudiólogos (terapeuta da fala e da linguagem e audiologista), ou seja, incumbiu aos Fonoaudiólogos a liderança do planejamento e a coordenação da equipe de CSA, assim como a condução da avaliação da fala e da linguagem. Ainda, segundo a ASHA (1989), os Fonoaudiólogos devem ter formação para atuar nos serviços de CSA, bem como precisam ter um amplo conhecimento a respeito da pessoa que necessita da área de CSA.

Desta forma, o Fonoaudiólogo, como profissional com competência na área da linguagem e na área da CSA, deve acompanhar a escola e seus profissionais, alunos com deficiência e/ou algum transtorno, como o Transtorno do Espectro do Autismo (TEA) com necessidades complexas de comunicação[3], e seus familiares. Cabe ao Fonoaudiólogo Educacional oferecer condições para que os professores e demais profissionais da equipe entendam a necessidade da aquisição de um sistema de representação que permita aos alunos com deficiência e/ou TEA uma comunicação mais efetiva e o aprendizado da leitura e escrita.

Segundo as práticas baseadas em evidências, crianças, jovens e adultos com deficiência e/ou TEA com necessidades complexas de comunicação - submetidas aos sistemas, recursos, estratégias e serviços no contexto da Comunicação Suplementar Alternativa - podem apresentar avanços significativos no desenvolvimento de competências comunicativas e escolares (LIGHT; MCNAUGHTON; CARON, 2019; DELIBERATO *et al.*, 2018; NUNES *et al.*, 2011; MURRAY *et al.*, 2018).

Na escola, o Fonoaudiólogo Educacional deve capacitar o professor e demais interlocutores no contexto das linguagens alternativas envolvendo a equipe da CSA. Ele deve direcionar a orientação e a capacitação aos parceiros de comunicação do ambiente escolar em relação às questões de competências linguística e comunicativa. Entretanto, são necessários outros aspectos para o entendimento da área da CSA, como recursos da Tecnologia Assistiva e os demais serviços que poderiam colaborar com a comunicação e a aprendizagem dos alunos na escola.

Desse modo, cabe enfatizar a importância da atuação do Fonoaudiólogo Educacional nos programas com as escolas. A elaboração de um programa baseado em sistemas pictográficos para os alunos deve garantir metas em relação à comunicação, à interação e ao planejamento pedagógico proposto, para que todas as crianças e jovens possam participar do conteúdo previsto, tornando dessa forma o ambiente escolar mais acessível. O programa também deve envolver

---

[3] Necessidades complexas de comunicação é a terminologia adotada pela *Internacional Society for Augmentative and Alternative Communication* em substituição a severos distúrbios da comunicação (IACONO, 2002).

os interlocutores que fazem parte da rotina dos alunos com deficiência e TEA que utilizam os sistemas suplementares e alternativos de comunicação (BREKKE;VON TETZCHNER, 2003; SOTO;VON TETZCHNER, 2003).

Pesquisadores advertiram que há necessidade de interlocutores competentes no uso de sistemas pictográficos para garantir trocas de comunicação com as diferentes pessoas em situações variadas. A imersão das pessoas nas linguagens alternativas pode ampliar os modelos que devem ser oferecidos às crianças e aos jovens com necessidades complexas de comunicação. Neste contexto de discussão, os pesquisadores alertaram que o uso precoce dos sistemas suplementares e alternativos de comunicação desde a Educação Infantil, como nas creches e nos anos seguintes, favorece a aquisição e o desenvolvimento da linguagem das crianças com deficiência, TEA e/ ou demais crianças participantes (LIGHT; MCNAUGHTON, CARON, 2019; SMITH, 2015).

Segundo Brekke, Von Tetzchner (2003), Soto e Von Tetzchner (2003), a inclusão plena significa admitir que os alunos com deficiência e ou TEA com necessidade complexa de comunicação têm competência para utilizar a Comunicação Suplementar e Alternativa e, os símbolos, recursos e instrumentos para a aquisição desta competência deveriam ser utilizados além da função comunicativa, ou seja, deveriam estar disponíveis na rotina de atividades da sala de aula de todos os alunos (SAMESHIMA, 2011; SCHIRMER, 2011).

Portanto, a escola, com uma equipe de apoio, poderia ser um ambiente importante para favorecer o modelo necessário para os alunos com deficiência e TEA no uso das linguagens alternativas (DELIBERATO, 2015;VON TEZTCHNER *et al.*, 2005). Na verdade, a escola tem dois desafios: garantir o suporte para as habilidades comunicativas dos alunos com deficiência e TEA com necessidades complexas de comunicação e assegurar a participação desses mesmos alunos nas atividades pedagógicas previstas no planejamento curricular.

Programas de CSA na escola

A literatura discute a necessidade de a escola estar preparada para todos os alunos, mas é um desafio diante da diversidade de alunos com deficiência e/ou TEA com necessidades complexas de comunicação (DELIBERATO, 2017; LIGHT; McNAUGHTON, 2014, 2015). A complexidade para o desenvolvimento da competência linguística é maior para os alunos que usam CSA, pelo menos por três fatores:

a) existe uma diferença significativa entre o *input* de linguagem recebida pelos indivíduos que empregam CSA e o *output* utilizado por eles;
b) a comunicação por meio da CSA é tipicamente multimodal, combinando vários códigos linguísticos para expressar significados (por exemplo, sinais manuais, gestos convencionais, fotos, símbolos gráficos);
c) muitos sistemas de CSA não têm vínculo com uma linguagem natural, faltando aspectos fonológicos, semânticos, sintáticos e ou pragmáticos (LIGHT, 2003; BINGER; LIGHT, 2007; LIGHT; McNAUGHTON, 2014, 2015).

Em virtude destas questões, a literatura tem discutido a necessidade de programas por meio de ações colaborativas com sistemas suplementares e alternativos de comunicação em ambientes naturais, como no caso da escola (DELIBERATO, 2013; ROCHA, 2014).

A proposta do trabalho colaborativo consiste em ter uma equipe de diferentes especialistas no ambiente escolar e planejar as metas e ações em conjunto. Cabe destacar a importância do Fonoaudiólogo na equipe da escola, por ser o profissional responsável pelo entendimento das questões da linguagem, comunicação e interação. Este modelo de atuação colaborativa contribuir com a organização das metas em conjunto com o professor e demais profissionais da escola. Os resultados das ações colaborativas devem favorecer a formação do professor em relação à diversidade de alunos e atender às necessidades dos alunos com deficiências e/ou TEA e necessidades complexas de comunicação (ROCHA, 2014).

O professor da sala de aula regular, o professor do Atendimento Educacional Especializado (AEE) e os demais alunos da escola deveriam ser envolvidos e capacitados pelo programa colaborativo no uso dos símbolos, recursos e estratégias adaptadas, por meio dos sistemas suplementares e alternativos de comunicação. A participação e o entendimento dos alunos com e sem deficiência na diversidade de possibilidades de aprender um conteúdo escolar pode favorecer o aprendizado de todos (MENDES; ALMEIDA; TOYODA, 2011). O Fonoaudiólogo permeia a equipe em relação às questões do uso dos sistemas suplementares e alternativos de comunicação enquanto instrumentos fundamentais para a constituição da linguagem.

Sendo assim, cabe ao Fonoaudiólogo Educacional auxiliar o professor a entender a prática do ensino do ponto de vista da linguagem, não apenas participando e levando inovações tecnológicas, mas contribuindo para renovar os saberes no contexto escolar e sensibilizar o professor para sua formação permanente, respeitando a diversidade de alunos (DELIBERATO, 2017; DELIBERATO; NUNES, 2015).

O trabalho colaborativo na escola tem também o propósito de discutir os problemas do ambiente escolar, além de evitar que as dificuldades que precisam ser resolvidas dependam de especialistas externos de diferentes áreas, promovendo, assim, um trabalho intersetorial. O Fonoaudiólogo Educacional com conhecimento em CSA oferece apoio aos profissionais da escola tornando-se, nesta perspectiva, parceiros e realizam um trabalho conjunto e colaborativo, mediante a implementação de programas que viabilizem o compartilhamento de conhecimentos com os demais profissionais para ampliar ações para todos os alunos (BELLO; MACHADO; ALMEIDA, 2012).

Assim, o Fonoaudiólogo Educacional pode participar de programas de intervenção baseados em sistemas de CSA perante a diversidade de pessoas com deficiências e/ou TEA, que usam instrumentos para a comunicação e para o aprendizado da leitura e escrita. Cabe a esse profissional colaborar com o professor na caracterização da diversidade dos alunos que precisam do suporte de CSA, além de identificar os instrumentos já existentes para essa identificação na literatura nacional e internacional (DELIBERATO, 2013; SCHIRMER, 2011).

Como abordado anteriormente, discutir a respeito dos sistemas suplementares e alternativos de comunicação no contexto da escola é pensar não somente nas habilidades e especificidades dos alunos com deficiências, mas também em outras ações fundamentais: a) instrumentalizar os demais interlocutores da escola; b) adequar os ambientes da rotina escolar; c) adaptar os recursos e as atividades utilizadas por crianças e jovens com deficiência e TEA.

Deste modo, os programas elaborados pela equipe poderiam colaborar e sustentar o desenvolvimento da competência linguística de todos os alunos. A pessoa com deficiência e/ou TEA com necessidade complexa de comunicação precisa ter o domínio da língua natural do seu meio, mas terá que utilizar um sistema de representação que garanta a qualidade de novos aprendizados, o que poderá proporcionar o acesso à interação e à comunicação com diferentes pessoas (DELIBERATO, 2013; NUNES *et al.*, 2011; LIGHT; BEUKELMAN; REICHLE, 2003).

Para selecionar, implementar e acompanhar sistemas suplementares e alternativos de comunicação em ambientes naturais, como a escola, é preciso entender as habilidades dos alunos com deficiência, a rotina do ambiente e o planejamento pedagógico. Compreender o aluno com deficiência e suas habilidades envolve conhecer os aspectos ambientais e biológicos da sua história de vida, ou seja, é necessário incluir a família no programa de ações na escola, pois ela pode ser uma aliada no que diz respeito à percepção de habilidades e necessidades da criança na escola, além de colaborar nas ações em relação ao uso dos sistemas suplementares e alternativos de comunicação (VON TETZCHNER, 2009; SMITH, 2003).

Nesse cenário, os professores e demais profissionais envolvidos com o programa na escola devem acolher as famílias e suas angústias em relação à comunicação e ao aprendizado da leitura e escrita. As ações direcionadas à linguagem alternativa na escola podem auxiliar a família a compreender o uso da área da CSA nos diferentes ambientes. O suporte para a linguagem e para as tarefas realizadas no ambiente domiciliar poderá contribuir para que o aluno com deficiência conquiste sua competência linguística e comunicativa (DELIBERATO, 2017; DELIBERATO; MANZINI, 2012).

No que se refere ao aprendizado da leitura e escrita, várias habilidades são necessárias para todos os alunos ao se pensar no ensino da língua portuguesa, como no caso do papel da consciência fonológica neste processo. O Fonoaudiólogo Educacional deve conhecer e entender qual é o efeito provocado pelo fato de um aluno ter pouca fala ou nenhuma fala no desenvolvimento da consciência fonológica e, ainda, selecionar e identificar instrumentos adaptados para avaliar esta habilidade em um aluno com necessidades complexas de comunicação (VON TETZCHNER, 2009; SMITH, 2003).

As pesquisas a respeito de programas direcionadas à implementação de sistemas, recursos e estratégias de tecnologias de CSA para o aprendizado da leitura e escrita estão ampliando as possibilidades do enriquecimento dos programas nas escolas. Teale e Sulzby (1987) discutiram o uso da leitura e escrita emergente em crianças e jovens com deficiência física e da fala. Os autores identificaram que experiências de leitura e escrita com crianças antes de elas aprenderem a ler e a escrever poderiam contribuir para o aprendizado da função da palavra e a funcionalidade do uso da escrita.

Deliberato (2013), ao propor o programa de implementação de sistemas suplementares e alternativos de comunicação na escola, alertou que o aluno com deficiência pode ser influenciado pela sua capacidade de aprendizado; pela interferência do ambiente de aprendizado de leitura e escrita; a natureza dos textos trabalhados; as técnicas disponíveis para o ensino deste aluno; as ações entre os aspectos da comunicação e do aprendizado de ler e escrever; os suportes do meio e, a expectativa do próprio leitor e demais pessoas a respeito do aprendizado do aluno com deficiência.

A autora descreveu o programa nas escolas com ações planejadas, em conjunto com o professor, utilizando símbolos, recursos e técnicas da área da Comunicação Suplementar e Alternativa que permitiam dar acesso à comunicação e ao aprendizado da leitura e da escrita. Ademais, discutiu que o programa precisa de etapas sistematizadas e de profissionais da Educação e da Saúde atuando em conjunto de forma colaborativa.

Ela também destacou a presença do profissional da área de Fonoaudiologia para orientar e coordenar a respeito da linguagem e da comunicação para o processo de avaliação, seleção, implementação e acompanhamento dos sistemas das tecnologias de Comunicação Suplementar e Alternativa nos diferentes ambientes, como na escola. Acrescentou, ainda, que o Fonoaudiólogo deveria ter profundo conhecimento da diversidade de alunos com deficiência que frequentam a escola.

Sameshima e Deliberato (2009) implementaram um programa de tecnologias de CSA em uma escola regular para um aluno com apraxia de fala, com 12 anos de idade. Embora tenha existido dificuldade na sistematização das ações, as autoras elencaram as seguintes prioridades para implementar recursos e estratégias de CSA para o ensino desse aluno com deficiência: trabalhar em conjunto com a escola, família e o professor como meta fundamental; orientação sistemática ao professor durante as atividades pedagógicas (auxiliar na identificação das habilidades e necessidades e avaliar o aluno em conjunto e com instrumentos adequados); identificar com o grupo a rotina de atividades escolares prevendo as tarefas e interlocutores participantes; selecionar o vocabulário pertinente ao planejamento do professor não só para elaborar, adaptar as pranchas, livros e cadernos de comunicação, mas para vincular o trabalho à consciência fonológica. E, por fim, Deliberato (2013) designou como etapa principal as adaptações dos conteúdos das atividades e dos recursos que favorecessem os alunos com deficiência para as atividades pedagógicas em função de suas especificidades e ou domínios (domínio operacional, social, estratégico e linguístico, segundo Light e McNaughton 2013, 2014).

Neste cenário de discussão, cabe ressaltar a importância das habilidades expressivas já existentes que colaboram na comunicação do aluno com deficiência e/ou TEA, como no caso do direcionamento de olhar, os gestos representativos, vocalizações que podem auxiliá-lo na transmissão de uma intencionalidade. Para que essas habilidades sejam utilizadas com intencionalidade, é necessário que os profissionais e demais interlocutores estejam capacitados a percebê-las e atribuir-lhes o real significado (DELIBERATO, 2017; CAMPELO *et al.*, 2009).

Considerações Finais

Pesquisadores e profissionais discutem que os sistemas suplementares e alternativos de comunicação para o aluno com deficiência e/ou TEA e necessidade complexa de comunicação são importantes, mas não suficientes para que eles tenham acesso ao currículo e conquistem o aprendizado da leitura e escrita. Além das adequações dos recursos e estratégias de tecnologia de CSA, é necessária a instrumentalização do ambiente, a capacitação dos diferentes interlocutores, a realização do planejamento antecipado com as tarefas organizadas perante as especificidades dos alunos.

Neste programa de ações, a constituição da equipe de profissionais da Saúde e Educação, com a participação constante do Fonoaudiólogo Educacional na orientação a respeito da linguagem e comunicação, poderá garantir aos alunos com deficiência o acesso às competências linguística e comunicativa.

O professor precisa entender os aspectos do desenvolvimento da linguagem e da comunicação do aluno com deficiência e/ou TEA e necessidade complexa de comunicação para inserir os símbolos, os recursos e as estratégias da Comunicação Alternativa e da Tecnologia Assistiva nas etapas do planejamento pedagógico. O recurso tecnológico é importante para professor, mas o material por si só não garante o sucesso da aprendizagem do aluno com deficiência.

Portanto, as atribuições do Fonoaudiólogo Educacional são fundamentais para que os programas colaborativos nas escolas possam ser planejados e executados de acordo com a diversidade de alunos com deficiência e/ou TEA. A inserção deste profissional na escola implica em políticas públicas para que ele seja incorporado ao quadro de profissionais. Além disso, é essencial que os cursos de formação inicial do Fonoaudiólogo passem a incluir o conteúdo da área da CSA como parte do currículo.

Referências

AMERICAN SPEECH LANGUAGE HEARING ASSOCIATION (ASHA). Competences for Speech-Language Pathologists Providing Services in Augmentative and Alternative communication. **ASHA**, v. 31, p.107-110, 1989.

AMERICAN SPEECH- LANGUAGE- HEARING ASSOCIATION (ASHA). Position statements, guidelines, reports. **ASHA**, v. 33, supl. 5, 1991.

BELLO, S. F.; MACHADO, A. C.; ALMEIDA, M. A. O papel consultivo do fonoaudiólogo: algumas reflexões sobre a consultoria colaborativa na escola regular. **Rev. Educ. Espec.**, v. 25, n. 43, p. 233-248, 2012.

BINGER, C; LIGHT, J. The effect of aided AAC modeling on the expression of multi-symbol messages by preschoolers who use AAC. **Augmentative and alternative communication**, v. 23, n. 1, p. 30-43, 2007.

BRASIL. Ministério da Educação. Conselho Nacional de Educação. Câmara de Educação Básica. **Resolução n.º 04, de 02 de outubro de 2009**. Institui Diretrizes Operacionais para o Atendimento Educacional Especializado na Educação Básica, modalidade Educação Especial. Brasília, DF: Ministério da Educação, 2009.

BRASIL. Lei n.º 10.098, de 19 de dezembro de 2000. Estabelece normas gerais e critérios básicos para a promoção da acessibilidade das pessoas portadoras de deficiência ou com mobilidade reduzida, e dá outras providências. **Diário Oficial [da] União**: seção 1, Brasília, DF, p. 2, 20 dez. 2009. Disponível em: http://portal.mec.gov.br/arquivos/pdf/lei10098.pdf. Acesso em: 15 abr. 2020.

BRASIL. **Decreto n.º 5.296, de 2 de dezembro de 2004**. Regulamenta as Leis nºˢ 10.048, de 8 de novembro de 2000, que dá prioridade de atendimento às pessoas que especifica. **Diário Oficial [da] União**: seção 1, Brasília, DF, p. 5, 03 dez. 2004. Disponível em: http://www.planalto.gov.br/ccivil_03/_ato2004-2006/2004/decreto/d5296.htm Acesso em 15 abr. 2020.

BRASIL. Lei n.º 13.146, de 06 de julho de 2015. Institui a Lei Brasileira de Inclusão da pessoa com Deficiência (Estatuto da Pessoa com Deficiência). **Diário Oficial [da] União**: seção 1, Brasília, DF, n. 127, p. 2, 07 jul. 2015. Disponível em: http://www.planalto.gov.br/ccivil_03/_ato2015-2018/2015/lei/l13146.htm. Acesso em: 16 abr. 2020.

BREKKE, K. M.; VON TETZCHNER, S. Co-construction in graphic language development. *In*: VON TETZCHNER, S.; GROVE, N. (org.). **Augmentative and alternative communication**: developmental issues. London, UK: Whurr, 2003. p. 176-210.

CAMPELO, L. D. *et al.* Autismo: um estudo de habilidades comunicativas em crianças. **Rev. CEFAC**, São Paulo, v. 11, n. 4, p. 598-606, 2009. Disponível em: http://www.scielo.br/scielo.php?pid=S1516-18462009000800008&script=sci_abstract&tlng=pt. Acesso em: 10 abr. 2019.

CONSELHO FEDERAL DE FONOAUDIOLOGIA. **Atuação do Fonoaudiógo Educacional**: guia norteador. Guias e manuais. Brasília: CFFa, 2016, 19p. Disponível em https://www.fonoaudiologia.org.br/cffa/index.php/guias-e-manuais/. Acesso em: 10 abr. de 2020.

CONSELHO FEDERAL DE FONOAUDIOLOGIA. **Resolução CFFa n.º 309/2005**. Dispõe sobre a atuação do Fonoaudiólogo na Educação Infantil, Ensino Fundamental, Médio, Especial e Superior. Brasília, DF: CFFa, 2005. Disponível em: www.fonoaudiologia.org.br. Acesso em: 10 abr. 2020.

CONSELHO FEDERAL DE FONOAUDIOLOGIA. **Resolução CFFa n. 387/2010**. Dispõe sobre as atribuições e competências do profissional especialista em Fonoaudiologia Educacional reconhecido pelo Conselho Federal de Fonoaudiologia, alterar a redação do artigo 1.º da Resolução CFFa n. 382/2010. Brasília, DF: CFFa, 2010. Disponível em: www.fonoaudiologia.org.br. Acesso em: 10 abr. 2020.

DELIBERATO, D. Comunicação alternativa na escola: possibilidades para o ensino do aluno com deficiência. *In:* ZABOROSKI, A. P.; OLIVEIRA. J. P. (org.). **Atuação da Fonoaudiologia na escola**: reflexões e práticas. 1. ed. Rio de Janeiro: WAK Editora, 2013, v.1. p. 71-90.

DELIBERATO, D. Linguagem, interação e comunicação: competências para o desenvolvimento da criança com deficiência não oralizada. *In:* NUNES, L. R. O. P.; SCHIRMER, C. R. (org.). **Salas Abertas**: formação de professores e práticas pedagógicas em Comunicação Alternativa e Ampliada nas salas de recursos multifuncionais. 1. ed. Rio de Janeiro: Ed UERJ, 2017. p. 287-299.

DELIBERATO, D. Questões a respeito da comunicação do aluno com deficiência. In: DELIBERATO, D.; MANZINI, E. J. (org.). **Instrumentos para avaliação de alunos com deficiência sem oralidade**. 1. ed. São Carlos: M&M Editora, 2015, v. 1. p. 11-22.

DELIBERATO, D. *et al.* Vocabulary comprehension and strategies in name construction among children using aided communication, **Augmentative and Alternative Communication,** v. 34, n. 1, p. 16-29, 2018. DOI: 10.1080/07434618.2017.1420691.

DELIBERATO, D.; MANZINI, E. J. Identification of the communicative abilities of Brazilian children with cerebral palsy in the family context. **Communication Disorders Quarterly**, v. 33, p. 195-201, 2012.

DELIBERATO, D.; NUNES, L. R. d'O. P. Use of Graphic Systems in the Routine of a Regular Classroom with a Disabled Student. **Arquivos Analíticos de Políticas Educativas / Education Policy Analysis Archives**, v. 23, n. 34, p. 1-26, 2015. Disponível em: https://eric.ed.gov/?id=EJ1070360. Acesso em: 10 abr. 2020.

DELIBERATO, D.; NUNES, L. R. O. P.; WALTER, C. C. F. Linguagem e comunicação alternativa: caminhos para a interação e comunicação. *In:* ALMEIDA, M. A.; MENDES, E. G. (org.). **A escola e o público-alvo da Educação Especial**: apontamentos atuais. São Carlos: ABPEE/ Marquezine & Manzini Editora, 2014. p.197-210.

IACONO, T. Editorial: Words. **Augmentative and Alternative Communication**, v. 18, p. 215–216, 2002.

LIGHT, J. C. Development of communicative competence by individuals who use AAC. *In:* LIGHT, J. C.; BEUKELMAN, D. R; REICHLE, J. (org.). **Communicative competence for individuals who use AAC**: from research to effective practice. Baltimore: Paul H. Brookes Publishing, 2003. p. 3-38.

LIGHT, J.; McNAUGHTON, D. Communicative Competence for Individuals who require Augmentative and Alternative Communication: A New Definition for a New Era of Communication? **Augmentative and Alternative Communication**, v. 30, n. 1, p. 1-18, 2014.

LIGHT, J.; MCNAUGHTON, D. Designing AAC Research and Intervention to Improve Outcomes for Individuals with Complex Communication Needs. **Augmentative and Alternative Communication**, v. 31, n. 2, p. 85-96, 2015.

LIGHT, J.; McNAUGHTON, D. Putting first: re-thinking the role of technology in augmentative and alternative communication intervention. **Augmentative and Alternative Communication**, v. 29, n. 4, p. 299-309, 2013.

LIGHT, J.; MCNAUGHTON, D.; CARON, J. New and emerging AAC technology supports for children with complex communication needs and their communication partners: State of the science and future research directions. **Augmentative and Alternative Communication**, v. 35, n. 1, p. 26-41, 2019.

LIGHT, J.C.; BEUKELMAN, D.R.; REICHLE, J. **Comunicative competence for individuals who use AAC**: from research to effective practice. Baltimorte: Paul H. Brook Publishing, 2003.

MENDES, E. G.; ALMEIDA, M. A.; TOYODA, C. Y. Inclusão escolar pela via da colaboração entre educação especial e educação regular. **Educar em Revista**, v. 41, n. 41, p. 80-93, 2011. Disponível em: http://www.scielo.br/scielo.php?pid=S0104-40602011000300006&script=sci_abstract&tlng=pt. Acesso em: 10 abr. 2019.

MURRAY, J. *et al.* Communicating the unknown: descriptions of pictured scenes and event presented on video by children and adolescents using aided communication and their peers using natural speech. **Augmmentative Alternative Communication**, v. 34, n. 1, p. 30-39, 2018.

NUNES, L. R. D'O. P *et al.* **Comunicar é preciso**: em busca das melhores práticas na educação do aluno com deficiência. Marília: ABPEE, 2011.

ONU. **Convenção sobre os direitos das pessoas com deficiência**. Portugal: Ministério Público, 2006. Disponível em: http://gddc.ministeriopublico.pt/sites /default/files/documentos/instrumentos/pessoas_deficiencia_convencao_sobre_direitos_pessoas_com_deficiencia.pdf. Acesso em: 10 abr. 2020.

ONU. **Declaração Universal dos Direitos Humanos**. 1948. Disponível em: https://nacoesunidas.org/direitoshumanos/declaracao/. Acesso em: 10 abr. 2020.

ROCHA, A. N. D. C. **Recursos e estratégias da tecnologia assistiva a partir do ensino colaborativo entre profissionais da saúde e da educação**. Orientador: Débora Deliberato. 2013. 210 f. Tese (Doutorado) – Faculdade de Filosofia e Ciências, Universidade Estadual Paulista, Marília, 2013.

SAMESHIMA, F. S. **Capacitação de Professores no Contexto de Sistemas de Comunicação Suplementar e Alternativa**. Orientador: Débora Deliberato. 2011. 173 f. Tese (Doutorado) – Faculdade de Filosofia e Ciências, Universidade Estadual Paulista, Marília, 2011.

SAMESHIMA, F. S.; DELIBERATO, D. A parceria entre especialistas, professor e família no processo de implementação da comunicação alternativa: uma condição necessária. *In:* CONGRESSO BRASILEIRO MULTIDISCIPLINAR DE EDUCAÇÃO ESPECIAL, 5., 2009, Londrina. **Anais** [...]. Londrina: ABPEE, 2009, v.1. p. 379 – 388.

SCHIRMER, C. R. A comunicação alternativa na escola: ensino, pesquisa e prática. *In:* NUNES, L. R. d'O. P; PELOSI, M.; WALTER, C. C. F. (ed.). **Compartilhando experiências:** ampliando a comunicação alternative. Marília: ABPEE, 2011. p. 183-196.

SISTEMAS DE CONSELHOS DE FONOAUDIOLOGIA. **Atuação do Fonoaudiólogo Educacional**: guia norteador, 2016. Disponível em: https://www.sbfa.org.br/portal2017/departamentos/3_fonoaudiologia-educacional. Acesso em: 10 abr. 2020.

SMITH, M. Language development of Individuals who require aided communication: reflections on state of the science and future research directions. **Augmmentative Alternative Communication**, v. 31 n. 3, p. 215-233, 2015.

SMITH, M. M. Environmental influences on aided language development: the role of partner adaptation. *In:* VON TETZCHNER, S.; GROVE, N (ed.). **Augmentative and alternative communication**: developmental issues. London: Whurr, 2003. p. 155-175

SOTO, G.; VON TETZCHNER, S. Augmentative and alternative communication development through participation in socio-cultural activities in shared educational settings. *In:* VON TETZCHNER, S.; GROVE, N. (ed.), **Augmentative and alternative communication:** developmental issues. London, UK: Whurr, 2003. p. 287-299.

TEALE, W.; SULZBY, E. Literacy acquisition in early childhood: the roles of acess and mediation in storybook telling. *In:* WAGNER, D. A. (ed). **The future of literacy in a changing world**. New York: Perganon Press, 1987. p. 1-15.

TOMASELLO, M. **Constructing a language: A usage based theory of language acquisition**. Cambridge: Harvard University Press, 2003.

VON TETZCHNER, S. Suporte ao desenvolvimento da comunicação suplementar e alternativa. *In:* DELIBERATO, D.; GONÇALVES, M. J.; MACEDO, E. C. (org.). **Comunicação alternativa**: teoria, prática, tecnologias e pesquisa. São Paulo: Memnon Edições Científicas, 2009. p. 14-27.

VON TETZCHNER, S. *et al.* Inclusão de crianças em educação pré-escolar regular utilizando comunicação suplementar e alternativa. **Revista Brasileira de Educação Especial**, v. 11, n. 2, p. 151-184, 2005.

VON TETZCHNER, S.; GROVE, N. The development of alternative languages forms. *In:* VON TETZCHNER, S.; GROVE, N. (ed.). **Augmentative and alternative communication**: developmental issues. London: Whurr, 2003. p. 1-27.

CAPÍTULO 20

O papel do Fonoaudiólogo Educacional na Inclusão de Escolares com Necessidades Especiais Educacionais

Cátia Crivelenti de Figueiredo Walter
Carolina Rizzotto Schirmer

Introdução

No Brasil, a formação continuada de professores tem revelado uma real necessidade de investimentos na mudança de paradigma, na qual a perspectiva inclusiva deve ser o ponto de partida para uma educação de qualidade para todos (PLETSCH, 2009;VELTRONE; MENDES, 2011; SCHIRMER, 2012; MANZINI, 2012; CORTELAZZO, 2012; CALHEIROS *et al.*, 2019; PINTO;AMARAL, 2019). Muitas pesquisas apontam a importância de uma equipe de apoio com a qual esses professores e alunos com necessidades especiais educacionais (NEE) possam contar, ou seja, de que exista uma atuação conjunta entre as áreas da Saúde e da Educação (PELOSI; NUNES, 2011; LOURENÇO 2012; NETTO, 2012; SOUZA, 2015; TOGASHI; WALTER 2016; CALHEIROS *et al.*, 2019; GIVIGI *et al.*, 2015; GIVIGI *et al.*, 2016).

A implementação dessa equipe de pessoas envolvidas com o movimento inclusivo, composta por fonoaudiólogos, terapeutas ocupacionais, psicólogos, professores especializados e outros profissionais, contribui para uma atitude mais sensível e positiva dos docentes em prol da inclusão, pois traz, para o contexto escolar, conhecimento a respeito das NEE do escolar e dos recursos e estratégias que podem potencializar as suas habilidades. As equipes podem auxiliar na formação desse professor, de outros profissionais que atuam dentro da escola e das famílias (RODRIGUES, 2010; PELOSI; NUNES, 2011; LOURENÇO 2012; SOUZA, 2015).

Sendo assim, a atuação do Fonoaudiólogo Escolar pode: representar uma oportunidade de debater sobre o processo e a importância da inclusão para todos; esclarecimentos sobre a linguagem, comunicação, fala e a interação no contexto escolar; apoio às famílias e, consequentemente, a valorização do espaço educacional, além do trabalho de conscientização com todos os alunos. Porém para que haja a compreensão da função do Fonoaudiólogo Escolar com esses educandos, é preciso ir para além das ações no processo de reabilitação, ou seja, precisa-se pensar em direcionar as ações ao processo de inclusão escolar (GIROTO, 2015). Assim, precisamos pensar quais são as necessidades funcionais (ler, escrever, comunicar, interagir, etc.) desse aluno com

NEE no ambiente da escola, pois os mesmos precisam sentir-se com competência de criar, fazer e aprender a partir da introdução, por exemplo, de recursos e estratégias de Tecnologia Assistiva (PELOSI; NUNES, 2009, 2011; CALHEIROS *et al.*, 2019; GIVIGI *et al.*, 2015; GIVIGI *et al.*, 2016). Nesse sentido, o Fonoaudiólogo Escolar poderá, a partir de uma avaliação fonoaudiológica educacional, organizar e planejar a ampliação do uso de recursos e estratégias efetivas, no sentido de incentivar e qualificar a aprendizagem, a comunicação e a interação do aluno com o grupo, além de ampliar sua participação nas atividades escolares. A complexidade das características dos alunos com NEE, que engloba não só as deficiências, mas também os transtornos e distúrbios, envolve a necessidade de se ter um trabalho de equipe para a estruturação e encaminhamento de uma proposta de um programa de ações e orientações (DELIBERATO, 2009).

As universidades têm sido incentivadas a buscar uma educação que, dentre outros atributos, reconheça a qualidade do ensino para todos e que estimule nos professores habilidades como as de resolução de problemas e colaboração (SCHIRMER, 2012). Vários autores reportam a necessidade de se romper com o modelo tradicional de formação e discutem o processo educacional no mundo contemporâneo. Eles são eloquentes em ressaltar a importância da mudança da postura do professor, o qual é considerado o responsável pela transmissão de informações, cabendo aos discentes o papel de indivíduos passivos, preocupados apenas em resgatar tais informações quando solicitados (VENTURELLI, 1997; CYRINO; TORALLES-PEREIRA, 2004; CANDAU, 2007). Esses autores descrevem ainda experiências inovadoras em uma disciplina ou entre disciplinas de um mesmo curso, que podem favorecer o aprimoramento do processo de ensino-aprendizagem nas instituições. A proposta é relacionar o conteúdo das disciplinas a conhecimentos prévios dos alunos, bem como aos seus interesses, exigindo deles a capacidade de atribuir significado próprio aos conteúdos que assimilam e requisitando aos professores tarefas que favoreçam esta aprendizagem (CUNHA *et al.*, 2001; CYRINO; TORALLES-PEREIRA, 2004).

Ao buscar alternativas metodológicas que possibilitam desenvolver as competências, anteriormente descritas, refletir sobre as práticas pedagógicas no processo de formação inicial, é que chegamos às metodologias problematizadoras, consultoria colaborativa e autoscopia[4]. Assim, o objetivo deste capítulo é auxiliar o leitor na compreensão da área da Fonoaudiologia Educacional na inclusão de escolares com NEE, por meio de relatos de experiência de duas professoras fonoaudiólogas que atuam na Faculdade de Educação e desenvolvem pesquisas na área de formação inicial e continuada. Esperamos que, através de nossa vivência, possamos trazer contribuições teóricas e práticas que consolidem a importância da formação tanto de Fonoaudiólogos como de professores para a inclusão escolar, problematizando também questões como o potencial da Tecnologia Assistiva (TA) e as abordagens educacionais que têm sido utilizadas na Faculdade de Educação da Universidade do Estado do Rio de Janeiro (UERJ) para a capacitação profissional na área.

---

[4] A autoscopia é um procedimento de coleta de dados conhecido como confrontação de si na tela: são realizadas sessões de gravação do comportamento do sujeito (Ex.: relações em sala de aula) e, após edição da fita, o sujeito é colocado em uma situação para observar o material gravado, sendo estimulado verbalmente pelo pesquisador para emitir comentários em função dos objetivos da pesquisa. (LEITE, 2012, p. 358).

A importância da formação inicial de futuros profissionais para a promoção da inclusão escolar

Muitas das dificuldades presentes nos relatos de professores envolvidos com o processo de inclusão de alunos com NEE são advindas das lacunas existentes na formação inicial dos discentes, fazendo com que a terrível frase "não estamos preparados" seja ecoada por muitos anos. A questão maior não é lidar com o desconhecido, mas sim, estar preparado para buscar novas práticas baseadas em evidências e assumir o papel de educador inclusivo.

O que atualmente é mais usual no processo inclusivo é a relação com a ausência de leis, que garantem o processo de inclusão, consequentemente buscando ações governamentais, em consonância à necessidade de indicadores nacionais, frente aos organismos internacionais, com o propósito de garantir a qualificação do ensino escolar (PLETSCH; MENDES, 2015).

Ao considerar-se o número crescente e significativo de alunos incluídos em todos os segmentos acadêmicos e a complexidade das atribuições desempenhadas pelos professores, tanto do Atendimento Educacional Especializado (AEE) como os regentes de salas comuns e dos agentes de relações estabelecidas no cotidiano escolar, se faz necessário o apoio de profissionais que possam colaborar para o desenvolvimento de alunos com NEE. Para tanto, deve-se investir na formação inicial de professores e profissionais da educação, já que estes deverão receber formação e informação sobre o processo complexo do desenvolvimento global de alunos com NEE. Desta forma, os cursos de bacharelado e licenciatura devem contribuir no processo de formação, assim como na capacitação de futuros professores e profissionais envolvidos em tal processo inclusivo e nos diversos níveis de ensino. Para tanto, as necessidades complexas de comunicação de alunos com diferentes deficiências vêm sendo evidenciadas e destacadas pelos professores e profissionais envolvidos na inclusão de alunos especiais como sendo um desafio essencial na garantia de promover a interação e aprendizado aos alunos com NEE (WALTER, 2017). Desta forma, é mister favorecer na formação inicial dos futuros professores o conhecimento prévio no uso da Comunicação Alternativa e Ampliada (CAA), como realizar adaptações pedagógicas, desenvolver um planejamento educacional especializado (PEI), saber criar atividades acessíveis e que garantam sua execução e avaliação, enfim, se faz necessária a formação que vise a promoção do educando com NEE e sua interação com todos na escola, a despeito de suas dificuldades comunicativas.

Descreveremos uma experiência de formação inicial que vem sendo realizada no Curso de Pedagogia da UERJ[5] que apresenta, em sua grade curricular, três disciplinas obrigatórias que abrangem a temática da Educação Especial e Inclusiva. São elas: Educação inclusiva e a Língua Brasileira de Sinais; Questões Atuais em Educação Especial (QAEE) e Educação Inclusiva e Cotidiano Escolar (EICE), formando um total de 150 horas. No rol das disciplinas eletivas encontra-se pelo menos uma disciplina da área da Educação Especial e Inclusiva, oferecida em cada turno por semestre. As disciplinas eletivas da área da Educação Especial e Inclusiva mais comumente ofertadas nos últimos anos foram Atendimento Escolar no Ambiente Hospitalar, Linguagem e Comunicação Alternativa, Portadores de Necessidades Educacionais Especiais

---

[5] Projeto de extensão – UERJ e Projeto de Pesquisa apoiado pelo Edital Jovem Cientista do Nosso Estado JCNE – FAPERJ (processo n.º E 26/203.216/2015), ambos coordenado pela Prof.ª Dr.ª Catia Crivelenti de Figueiredo Walter.

e seu Desenvolvimento em Contexto Sociocultural e LIBRAS. Vale ressaltar que a disciplina Linguagem e Comunicação Alternativa é a única que faz referência à Tecnologia Assistiva (TA) ao enfatizar e aprofundar a categoria da Comunicação Alternativa e Ampliada (CAA), dando a possibilidade para se discutir a adaptação de materiais pedagógicos e informática acessível (MEIRA; SCHIRMER, 2019).

Uma disciplina obrigatória que vem promovendo conhecimento amplo no processo de inclusão de alunos com NEE é a disciplina intitulada Pesquisa e Práticas Pedagógicas (PPP). Essa disciplina, na Universidade do Estado do Rio de Janeiro (UERJ), vem promovendo ações reflexivas sobre o processo inclusivo e "preparando" os discentes de Pedagogia. Tal disciplina é oferecida a partir do terceiro semestre, totalizando 240 horas, distribuídas em quatro semestres. Os objetivos principais dela são desenvolver e integrar diversos componentes curriculares e consolidar a formação inicial, por meio de formação teórica e experiências práticas de estágio curricular (SCHIRMER, 2012).

A disciplina PPP tem diferentes eixos eletivos, portanto o discente pode optar pela área da Educação Especial e Inclusiva, sendo essa a responsável pela reflexão no processo de inclusão escolar de alunos com diferentes deficiências. Ela é organizada da seguinte forma: nos dois primeiros semestres (PPP I e II) acontecem aulas teóricas, em que são apresentados os seguintes temas: TA, CAA, as alterações de aprendizagem e comunicação presentes nas deficiências, no Transtorno do Espectro Autista (TEA), entre outros. Ao final de cada semestre, é exigido um trabalho escrito pautado em pesquisa de campo e estudo de caso (PPPI e PPPII) e nos dois últimos períodos (PPP III e IV) nas experiências teórico-práticas, com base nas atividades desenvolvidas durante os atendimentos educacionais individualizados. Evidencia-se que os alunos com deficiência, TEA e outras NEEs, chegam na universidade para receberem o AEE, mediante a parceria que a disciplina tem com o projeto de extensão (AMARAL; WALTER, 2018).

Essa experiência de formação inicial tem garantido resultados promissores na atuação dos futuros "professores preparados", pois é assim que eles se intitulam ao final da disciplina e se declaram mais confiantes com os desafios da inclusão. Assim, o modelo da disciplina poderia ser replicado por outras universidades e outros cursos, incluindo o curso de Fonoaudiologia. Com essa experiência de formação inicial dos alunos de Pedagogia, no uso da CAA e nas práticas inclusivas, é possível garantir resultados promissores no processo inclusivo de alunos com NEE a fim de que estes desenvolvam uma melhor relação como os Fonoaudiólogos que atuam na Educação Inclusiva. Assim, eles podem enfrentar os desafios de assumirem salas de aula ou de AEE com alunos que apresentam necessidades complexas de comunicação, sem fala funcional e dificuldades de aprendizagem. A formação inicial também visa oferecer um novo olhar ao aluno "especial", pois promove um olhar diferenciado aos alunos com NEE, valoriza suas habilidades, interesses e promove a observação e avaliação baseada nas reais necessidades de cada aluno. Ao elaborar um PEI, que possibilita o desenvolvimento de estratégias adequadas ao desenvolvimento global de cada aluno com NEE, o profissional será capaz de promover melhor aprendizado acadêmico bem como priorizar a condição de comunicação e interação com seus pares e professores.

A formação inicial também estimula parcerias entre o aluno da graduação, o aluno especial, a família e os profissionais da escola, pois buscam a resolução dos problemas pela escuta dos alunos especiais e dos familiares, fato que promove a verdadeira inclusão escolar. Assim, ao desenvolver as habilidades de automonitorar, o processo de aprendizagem é posto em prova durante a atuação prática na disciplina PPP.

Com esta proposta, é possível promover o desenvolvimento das habilidades educativas e comunicativas dos alunos com NEE e promover formação inicial aos futuros professores e profissionais da inclusão. Dessa forma, esperamos que os cursos de Fonoaudiologia também possam promover uma formação inicial com vistas à promoção das melhores práticas em Fonoaudiologia Educacional, as quais visem um processo de inclusão colaborativo em todas as etapas da escolaridade dos educandos.

O Fonoaudiólogo Educacional tem que atuar em parceria com os alunos com NEE, com os professores, familiares e toda a comunidade escolar para que seja garantido o processo de inclusão desse alunado, mas também, seja possível garantir o desenvolvimento acadêmico e a aquisição de conceitos que garantem sua promoção e participação educacional e social. A seguir, apresentaremos uma experiência de formação continuada que conta com a experiência de diferentes profissionais, dentre eles, o Fonoaudiólogo Educacional.

A formação continuada dos professores na promoção da inclusão escolar mediada pelo Fonoaudiólogo Educacional

Segundo dados da Secretaria Municipal de Educação do Rio de Janeiro (SME RJ), em 2016, a rede possuía cerca de 1013 escolas de Ensino Fundamental e 514 Unidades de Educação Infantil distribuídas em 11 áreas de abrangência, chamadas de Coordenadorias Regionais de Educação (CRE). Estavam matriculados, aproximadamente, 650 mil alunos, sendo que destes, 13 mil eram acompanhados pela Educação Especial. Deste total, quase 9 mil educandos estavam incluídos em classes comuns e eram atendidos por 474 Salas de Recursos Multifuncionais (SRM) (LARRATE *et al.*, 2017). Nessa organização da SME RJ, atualmente, não existe o profissional da Fonoaudiologia Escolar e quando os professores necessitam de alguma orientação mais específica, solicitam apoio da Secretaria Municipal de Saúde ou da Secretaria Municipal da Pessoa com Deficiência.

O Laboratório de Tecnologia Assistiva/Comunicação Alternativa (LATECA) é um espaço concebido pelo Grupo de Pesquisa Linguagem e Comunicação na Pessoa com Deficiência, vinculado ao Programa de Pós-Graduação em Educação da UERJ (PROPEd UERJ) para fins de pesquisa, ensino e extensão. Nesse espaço, crianças, jovens e adultos com deficiência e Transtorno do Espectro Autista (TEA) recebem dos alunos de Graduação e Pós-graduação, em formação inicial e continuada, atendimento especializado **em** Comunicação Alternativa e Ampliada (CAA) e Informática Acessível (IA) (NUNES; SCHIRMER, 2017). Há duas décadas que o LATECA atua em parceria com a SME RJ no desenvolvimento de pesquisas e, nos últimos anos, tem se dedicado especialmente à formação docente. Fazem parte do grupo de pesquisa profissionais de várias áreas incluindo a Fonoaudiologia. E é dessa atuação do Fonoaudiólogo junto a equipe de pesquisa e professores que viemos contar.

Trata-se de uma pesquisa concluída em 2018[6] que envolveu a efetivação de um programa de formação continuada em serviço de docentes da rede municipal de ensino do RJ para atuação

[6] Pesquisa coordenada por Prof.ª Dr.ª Leila Nunes, financiada pelo Bolsa Cientista do Nosso Estado para Leila Regina d´Oliveira de Paula Nunes (FAPERJ Proc. 102.319/2013) e Prof.ª Dr.ª Carolina Rizzotto Schirmer, financiada com Bolsa de Pós-doutorado (CNPq Proc. 501388/2013-3).

nas Salas de Recursos Multifuncionais de Referência (SRMR). Essas SRMR atuariam como agentes difusores das intervenções de formação de professores da Oficina Vivencial de Ajudas Técnicas para Ação Educativa (OVATAE)[7] (NUNES; SCHIRMER, 2017). Durante a pesquisa, os docentes foram instruídos a planejar, implementar e avaliar recursos, estratégias e serviços da Tecnologia Assistiva (TA) nas áreas relacionadas ao contexto escolar como CAA, IA e atividades e materiais pedagógicos adaptados para atender alunos da Educação Infantil, Ensino Fundamental e Educação de Jovens e Adultos que apresentassem necessidades complexas de comunicação, como os alunos com paralisia cerebral, TEA, deficiência intelectual e deficiência múltipla.

As ações educativas, colocadas em prática nessa formação continuada em serviço, foram baseadas na abordagem denominada Problematização (BERBEL, 1998), segundo a qual os conteúdos de ensino não são oferecidos aos alunos (no caso as professoras da SRM) em sua forma final. Os problemas são extraídos da realidade e as relações devem ser exploradas e construídas pelo discente que recompõe o material e adapta-o à sua estrutura cognitiva prévia para descobrir relações, leis ou conceitos que precisará aprender (CYRINO, TORALLES-PEREIRA, 2004; SCHIRMER, 2012; NUNES *et al.* 2017). A metodologia da problematização também é descrita como o método do Arco, proposto por Charles Maguerez (1989), e presume cinco fases interligadas que se desenvolvem a partir da realidade social ou um recorte da realidade, são elas: a Observação da Realidade, os Pontos-chave, a Teorização, as Hipóteses de Solução e a Aplicação à Realidade (BORDENAVE; PEREIRA, 2000; PRADO *et al.*, 2012). Neste ciclo, Oliveira e Schier (2013) destacam a importância da postura profissional do Fonoaudiólogo na instituição escolar:

> Essa postura deve transmitir disponibilidade articulada com aspectos de interdisciplinaridade, de acordo com a estrutura e a rotina, encontradas na escola. É importante lembrar que essa instituição possui uma dinâmica própria e a equipe escolar deve estar envolvida em qualquer mudança que possa ocorrer nessa dinâmica. A metodologia da problematização possibilita o conhecimento da instituição escolar e a proposição de intervenções que sejam condizentes com essa realidade (OLIVEIRA; SCHIER, 2013, p. 729).

A pesquisa que apresentamos foi conduzida também por Fonoaudiólogos, que foram ao *lócus* do trabalho docente e que conduziram as fases da metodologia de forma interligada e colaborativa, o que possibilitou um trabalho articulado, no qual um momento está conectado ao outro e se complementam, objetivando o aprofundamento dos estudos pelos docentes e o reconhecimento das possibilidades de transformação na prática (DARIUS; STANGE LOPES, 2017). Essa metodologia tem se mostrado como uma alternativa pertinente para os cursos que têm como objetivo a prestação de serviços à comunidade (OLIVEIRA; SCHIER, 2013).

Participaram da pesquisa, que iniciou em 2013 e finalizou em 2018, em média 18 professoras de SRM, quatro professoras especializadas da OVATAE, três pesquisadoras (duas fonoaudiólogas e uma psicóloga) e três auxiliares de pesquisa da UERJ. O grande desafio, enquanto fonoaudiólogas e pesquisadoras, foi o de conceder às professoras um papel ativo no processo ensino-aprendizagem e de favorecer que estas realizassem um trabalho em colaboração conosco

---

[7] A OVATAE é um serviço do Instituto Helena Antipoff ligado à SME RJ, e destina-se aos educandos com deficiência e TEA e seus professores. O seu trabalho é voltado para a difusão de estratégias e recursos - TA - que ampliem a participação desses alunos no contexto escolar (LARRATE *et al.*, 2017).

e com as colegas ou com as pessoas envolvidas na pesquisa; além de oportunizar a aplicação teórico-prática relacionadas à realidade do que vivenciam na escola (NÓVOA, 1992; DUEK; MARTINS; 2010, RODRIGUES; ROSE, 2010).

O projeto na íntegra se constituiu em uma pesquisa quali-quantitativa, com muitos objetivos específicos e um conjunto de vários procedimentos. Toda a pesquisa envolveu uma série de ações, a saber: aplicação de questionários para conhecer o perfil e as concepções acerca da deficiência; TA e CAA das professoras de SEM; informações sobre os alunos atendidos no AEE; entrevistas acerca do relacionamento dessas docentes com as professoras das salas comuns; oferta de capacitação com metodologia problematizadora; construção de estudos de caso pelas docentes; oferecimento de aulas com fonoaudiólogos acerca de Comunicação e Interação, CAA e Linguagem, PECS-Adaptado[8]. Também foram ofertadas oficinas práticas com *softwares de CAA* além de um estudo sobre a intervenção das docentes durante a sua atuação com alunos com deficiência e TEA por meio da autoscopia. Esta trata-se de uma técnica de pesquisa e de formação que se vale da filmagem de ações de um ou mais sujeitos, numa dada situação, visando à posterior autoanálise (NUNES *et al.*, 2017). Em sua especificidade, a autoscopia supõe dois momentos essenciais: "a videogravação propriamente dita da situação a ser analisada e as sessões de análise e reflexão" (SADALLA; LAROCCA, 2004, p. 421). E mais ao final da pesquisa, preparação e realização das chamadas Salas Abertas - oferta de palestras e oficinas aos demais professores de SRM da rede pelas professoras participantes desse estudo que se tornaram multiplicadoras do conhecimento (NUNES *et al.*, 2017).

Foram implementadas, em 2015 e 2016, quatro encontros de Salas Abertas que beneficiaram quase 400 professores da rede. As fonoaudiólogas participaram do planejamento das Salas Abertas, porém a escolha do tema, elaboração do material e estratégias foram pensadas pelas docentes para as colegas. Os procedimentos e as dinâmicas adotadas foram semelhantes aos utilizados pelas pesquisadoras. Ou seja, as etapas da problematização foram contempladas nas formações, observamos o uso de vídeos das professoras durante as atividades com os alunos, antes e após a intervenção educacional (para a verificação dos efeitos da TA na prática – que lembravam a autoscopia aplicada) e o material pedagógico adaptado produzido, para alunos com NEE e/ou TEA, de acordo com as necessidades presentes das professoras.

Por isso, acreditamos que para que haja garantia de acesso pelo aluno com deficiência e TEA ao conhecimento, ao ambiente e às trocas comunicativas é fundamental que os professores e Fonoaudiólogos, principais interlocutores e modelos, tenham compreensão e experiência sobre a Tecnologia Assistiva (TA) e especialmente sobre a Comunicação Alternativa e Ampliada (CAA). Porém, para que a TA e a CAA façam parte do cotidiano da escola, é essencial que os docentes e fonoaudiólogos que atuam com esse aluno sejam capazes não apenas de colocar em prática seus recursos, mas de trabalhar em cooperação com colegas, assim como com outros profissionais que atendem o aluno, além de favorecer interações comunicativas eficazes. Este conhecimento

[8] PECS-Adaptado é um sistema de comunicação alternativa que promove a comunicação e interação por troca de cartão de comunicação, destinado às pessoas com TEA. O sujeito aprende a fazer o intercâmbio do cartão, o qual pode ter um pictograma ou fotografia, com seu interlocutor para receber o objeto que deseja. Este sistema consiste numa adaptação do PECS [*Picture Exchange Communication System – Bondy; Frost 1994*] ao contexto brasileiro, ao Currículo Funcional Natural e possui versatilidade para os diferentes ambientes: escolar, familiar e clínico (WALTER, 2000; TOGASHI; WALTER, 2016; WALTER; 2017).

exige que, em sua formação, os profissionais sejam levados a examinar e a revisar sua prática, assim como atuar de forma colaborativa e inovadora (SCHIRMER, 2012). "Infelizmente, ainda persistem exemplos de ações equivocadas, restritas a ações prescritivas, informativas e impositivas na área fonoaudiológica em detrimento de ações colaborativas" (GIROTO, 2015, p. 115).

A prática de formação continuada de professores deve contemplar estudo e flexibilidade para o acolhimento das necessidades diversificadas dentro do contexto escolar, além do planejamento de propostas reflexivas que integram esses espaços de formação, sejam eles continuadas em serviço ou apenas oficinas. Uma escuta atenta do discurso dos docentes pode contribuir para a instauração de parcerias de qualidade, fortalecer tanto o debate de questões, quanto a proposta de caminhos que favoreçam o aprendizado de todos os alunos (CALHETA, 2015).

As diferentes atuações do Fonoaudiólogo Educacional na Educação Inclusiva de alunos com NEE

Segundo Garcia (2015), um consenso realizado pelo Conselho Regional de Fonoaudiologia – 2.ª Região - propôs que a atuação fonoaudiológica no contexto escolar classifique as ações de três tipos: consultoria, assessoria e gerenciamento. Em relação às ações de consultoria, espera-se que o Fonoaudiólogo verifique a necessidade da equipe que desempenha as atividades no espaço escolar e, a partir da observação das situações reais, discuta e estabeleça com a equipe escolar as estratégias, técnicas, metodologias e recursos que poderão produzir a resolução dos problemas educacionais listados por esta equipe. Destacamos aqui a importância de que o Fonoaudiólogo atue em colaboração com a equipe escolar, principalmente com o professor de sala comum e que, no caso dos alunos com deficiência ou TEA, as soluções não sejam pautadas apenas na inserção de recursos em sala de aula, mas também de estratégias e metodologias que visem a comunicação, interação e aprendizagem.

Quanto às ações de assessoria, espera-se que o Fonoaudiólogo possa dar suporte à equipe escolar a partir de seu conhecimento especializado, em um determinado assunto e permitir a elaboração de ações voltadas à demanda educacional. Lembrando que a atuação do Fonoaudiólogo no contexto escolar deve estar centrada na promoção da linguagem de todos os educandos, mesmo que estes não apresentem alterações (ou seja, tenham um desenvolvimento típico) ou que possuam necessidades complexas de comunicação (ausência da fala articulada e que necessitem de CAA), incentivando a apropriação e o domínio linguístico de cada aluno, assim como a aprendizagem, dentro das suas possibilidades (ZORZI, 1999; CÁRNIO *et al.*, 2012). Também, deve propiciar uma interação mais motivadora e eficaz entre estes e seus professores por meio de execução de ações organizadas em parceria colaborativa com os mesmos e com outros profissionais que atuam junto às escolas, alunos e suas famílias (CÁRNIO *et al.*, 2012). A política da educação inclusiva orienta sobre a necessidade de considerar as especificidades da diversidade de alunos presente na escola e de implementação de práticas que correspondam a essas singularidades. Portanto, existe a real necessidade de que a atuação fonoaudiológica no contexto escolar vença o caráter de homogeneização, que por muito tempo a caracterizou, e proponha ações que estejam harmonizadas com essa proposta da educação inclusiva e que reconheçam essas diferenças e ofereçam qualidade de educação para a diversidade de alunos (GIROTO, 2015).

Nas ações de gerenciamento, o Fonoaudiólogo participa do processo de elaboração e difusão de políticas, programas e projetos vinculados à educação ou de forma intersetorial. É preciso, nesse caso, aproximar as práticas da realidade dos serviços, mas, no caso da Fonoaudiologia Educacional, é essencial que se construa práticas colaborativas e pensadas especificamente para o contexto da escola de forma a qualificar a educação (GARCIA, 2015).

Considerações Finais

Estudos ressaltam a necessidade de investir na formação e sensibilização dos profissionais da Educação para que ocorra a redução da exclusão escolar (NUNES; SCHIRMER, 2017; AMARAL; WALTER, 2018). Deixar nas mãos do docente a responsabilidade integral de incentivar a inclusão dos estudantes com NEE não é o melhor caminho. Esta responsabilidade é de toda a equipe escolar e o Fonoaudiólogo é um protagonista essencial nesse processo. O trabalho em equipe, o conhecimento sobre o currículo, as adaptações, a organização do ensino e as possibilidades de reflexão sobre as práticas realizadas em sala de aula são demandas a serem trabalhadas por toda a equipe da escola.

Concluindo, nesse capitulo, buscamos compartilhar um pouco das nossas vivências na UERJ com professores e escolares com NEE em uma perspectiva inclusiva. Destacamos a necessidade de reflexão sobre a formação inicial dos Fonoaudiólogos que precisam compreender sua atuação no contexto escolar e a sua importância para que este contexto seja verdadeiramente inclusivo.

Para isso, não basta somente a informação sobre o que é uma escola inclusiva, os diferentes tipos de NEE, TA e CAA. É essencial uma compreensão sobre as competências que precisamos desenvolver nos futuros Fonoaudiólogos, com destaque, para a colaboração e a prática reflexiva, além de ações educacionais, gerenciamento de grupos e educação permanente, entre outras competências necessárias a estas ações (ZORZI, 2015). Ou seja, precisamos romper com o modelo tradicional de atuação do Fonoaudiólogo na educação e dar a ele as habilidades necessárias para que ele desempenhe um novo papel nesse contexto escolar inclusivo (GIROTO, 2015).

Referências

AMARAL, F.; WALTER, C. C. de F. Formação inicial: a importância de práticas inclusivas no processo de aprendizagem *In:* CONGRESSO BRASILEIRO DE EDUCAÇÃO ESPECIAL, 8., 2018, São Carlos. **Anais** [...]. São Carlos: Galoa e ABPEE, 2018. p. 1-13.

BERBEL, N.A.N. **Metodologia da problematização***:* experiências com questões de ensino superior, ensino médio e clínica. Londrina: Eduel, 1998.

BORDENAVE, J. D.; PEREIRA, A. M. **Estratégias de ensino aprendizagem**. Petrópolis: Vozes, 2000.

CALHEIROS, D. S. *et al.* Consultoria colaborativa a distância em tecnologia assistiva para professoras: planejamento, implementação e avaliação de um caso. **Pro-Posições,** Campinas, SP, v. 30, p.1-30, abr. 2019.

CALHETA, P. P. Atuação na formação continuada de professores. *In:* QUEIROGA, B. A. M.; ZORZI, J. L.; GARCIA, V. L. (org.). **Fonoaudiologia Educacional**: reflexões e relatos experiência. Brasília: Editora Kiron, 2015, p. 131-140.

CANDAU, V. M. F. Formação Continuada de professores: tendências atuais. *In:* REALI, A. M. M.; MIZUKAMI, M. G. N. (org.). **Formação de professores**: tendências atuais. São Carlos: EDUFSCar, 2007. p.139-182.

CÁRNIO, M. S. *et al.* Escola em tempo de inclusão: ensino comum, educação especial e ação do Fonoaudiólogo. **Distúrb Comun**, São Paulo, v. 24, n. 2, p. 249-256, set. 2012.

CORTELAZZO, I. B. C. Formação de professores para uma educação inclusiva mediada pelas tecnologias. *In*: GIROTO, C. R. M.; POKER, R.B.; OMOTE, S. (org.), **As tecnologias nas práticas pedagógicas inclusivas**. São Paulo: Cultura Acadêmica, 2012. p. 93-120.

CUNHA, M. *et al.* Inovações pedagógicas na formação inicial de professores. *In:* FERNANDES, C.M.B.; GRILLO, M. (org). **Educação superior***:* travessias e atravessamentos. Canoas: Ed. ULBRA, 2001. p. 33-90.

CYRINO, E. G.; TORALLES-PEREIRA, M. L. Trabalhando com estratégias de ensino--aprendizado por descoberta na área da saúde: a problematização e a aprendizagem baseada em problemas. **Cad. Saúde Pública**, Rio de Janeiro, v. 20 n. 3, p.780-788, maio/jun. 2004.

DARIUS, R.P.P.; STANGE LOPES, B. J. O uso da metodologia da problematização para o desenvolvimento de projeto integrador no curso de pedagogia. **Revista Ibero-Americana de Estudos em Educação**, v. 12, n. 2, p. 983-1004, 2017.

DELIBERATO, D. Comunicação Alternativa na escola: habilidades comunicativas e o ensino da leitura e escrita. *In:* DELIBERATO, D.; GONÇALVES, M. de J.; MACEDO, E. C. **Comunicação alternativa**: teoria, pratica, tecnologias e pesquisa. São Paulo: Memnom, 2009, v.1. p. 264-275.

DUEK, V. P.; MARTINS, L. A. R. Formação de professores para a Educação Inclusiva: Casos de ensino como instrumentos de análise da prática pedagógica. *In:* CONGRESSO BRASILEIRO DE EDUCAÇÃO ESPECIAL, 4., 2010, São Carlos. **Anais** [...]. São Carlos, 2010. p. 5286-5298.

GARCIA, V. L. Formação do Fonoaudiólogo e sua atuação na área Educacional. *In:* QUEIROGA, B. A. M.; ZORZI, J. L.; GARCIA, V. L. (org.). **Fonoaudiologia Educacional**: reflexões e relatos experiência. Brasília: Editora Kiron, 2015. p. 131-140.

GIROTO, C. R. M. A interface entre Fonoaudiologia e Educação Inclusiva: implicações na formação e profissionalização do fonoaudiólogo. *In:* QUEIROGA, B. A. M.; ZORZI, J. L.; GARCIA, V. L. (org.). **Fonoaudiologia Educacional**: reflexões e relatos experiência. Brasília: Editora Kiron, 2015. p. 111-129.

GIVIGI, R. C. N. *et al.* A avaliação da aprendizagem e o uso dos recursos de tecnologia assistiva em alunos com deficiências. **Educação: Teoria e Prática**, Rio Claro, v. 25, n. 48, p. 150-167, jan./abr. 2015.

GIVIGI, R. C. N. *et al.* O trabalho colaborativo na escola: o uso da tecnologia assistiva. **Revista de Educação Especial**, Santa Maria, v. 41, n. 2, p. 359-374, maio/ago. 2016.

LARRATE, J. *et al.* Salas de Recursos Multifuncionais de Referência em Comunicação Alternativa: caminhos possíveis de uma parceria entre instituição e universidade. *In:* NUNES, L.R.O.; SCHIRMER, C.R. (org.). **Salas abertas**: Formação de Professores e Práticas Pedagógicas em Comunicação Alternativa e Ampliada nas Salas de Recursos Multifuncionais. Rio de Janeiro: EDUERJ, 2017. p. 19-28.

LEITE, S. A. da S. Afetividade nas práticas pedagógicas. **Temas em Psicologia**, São Paulo v. 20, n. 2, p. 355-368, 2012.

LOURENÇO, G. F. **Avaliação de um programa de formação sobre recursos de Alta Tecnologia Assistiva e Escolarização**. Orientador: Eniceia Gonçalves Mendes. 2012. 258 f. Tese

(Doutorado em Educação) – Programa de Pós- Graduação em Educação Especial, Universidade Federal de São Carlos, São Carlos, 2012.

MANZINI, E. J. Formação do professor para trabalhar com recursos de tecnologia assistiva: um estudo de caso em Mato Grosso. **Educação e Fronteiras**, São Paulo, v. 2, n. 5, p. 98-113, maio/ago. 2012.

NETTO, M. M. F. C. *A* **Comunicação Alternativa favorecendo a aprendizagem de crianças com autismo, Asperger e Angelman**: formação continuada de profissionais de Educação e Saúde. Orientador: Leila Regina d'Oliveira de Paula Nunes. 2012. 412 f. Dissertação (Mestrado em Educação) – Programa de Pós-Graduação em Educação, Universidade do Estado do Rio de Janeiro, Rio de Janeiro, 2012.

NÓVOA, A. **Os professores e sua formação**. Lisboa: Publicações Dom Quixote, 1992.

NUNES, L.R.O. P.; SCHIRMER, C.R. (org.). **Salas abertas**: Formação de Professores e Práticas Pedagógicas em Comunicação Alternativa e Ampliada nas Salas de Recursos Multifuncionais. Rio de Janeiro: Eduerj, 2017.

NUNES, L.R.O. P.; SILVA, S. P. N.; SCHIRMER, C.R. Salas de recursos multifuncionais de referência no Rio de Janeiro: Análise de conteúdo das reuniões de pesquisa-2013- 2016. *In:* NUNES, L.R.O. P.; SCHIRMER, C.R. (org.). **Salas abertas**: Formação de Professores e Práticas Pedagógicas em Comunicação Alternativa e Ampliada nas Salas de Recursos Multifuncionais. Rio de Janeiro: Eduerj, 2017. p.29-62.

OLIVEIRA, J.P.; SCHIER, A.C. Suportes para a Atuação em Fonoaudiologia Educacional. **Rev. CEFAC.**, v. 15, n. 3, p. 726-730, maio/jun. 2013.

PINTO, L.M.F.; SCHIRMER, C.R. Formação dos graduandos de Pedagogia, Educação Inclusiva e Tecnologia Assistiva: o que pensam os futuros professores. **Revista Docência e Cibercultura. Redoc.**, Rio de Janeiro, v. 4, n. 1, p. 81-98, jan./abr. 2020.

PELOSI, M. B.; NUNES, L. R. O. P. Caracterização dos professores itinerantes, suas ações na área de tecnologia assistiva e seu papel como agente de inclusão escolar. **Rev. bras. educ. espec.**, v. 15, p. 141-154, 2009.

PELOSI, M. B.; NUNES, L.R.O. P. A ação conjunta dos profissionais da Saúde e da Educação na escola inclusiva. **Revista de Terapia Ocupacional da Universidade de São Paulo**, São Paulo, v. 22, n. 1, p. 52-59, jan./abr. 2011.

PINTO, G. U.; AMARAL, M. H. Formação docente continuada e práticas de ensino no atendimento educacional especializado. **Pro-Posições**, v. 30, e20180032, dez. 2019.

PLETSCH, M. D. A formação de professores para a educação inclusiva: legislação, diretrizes políticas e resultados de pesquisas. **Educ. rev.**, Curitiba, v. 33, p. 143-156, 2019.

PRADO, M. L. *et al.* Arco de Charles Maguerez: refletindo estratégias de metodologia ativa na formação de profissionais de saúde. **Esc. Anna Nery**, Rio de Janeiro, v. 16, n. 1, p. 172-177, mar. 2012.

RODRIGUES, M.R.C. Criança com Deficiência Visual e sua Família. *In:* SAMPAIO M.W.; HADDAD M.A.O.; FILHO H.A.C.; SIAULYS M.O.C. (org.). **Baixa Visão e Cegueira**: os ca minhos para a reabilitação, a educação e a inclusão. Rio de Janeiro: Cultura Médica, Guanabara Koogan, 2010. p. 283 -98.

RODRIGUES, C. L.; ROSE, T. M. S. Formação de professores: articulação teoria e prática no ensino sobre motivação para aprender. *In:* CONGRESSO BRASILEIRO DE EDUCAÇÃO ESPECIAL, 4., 2010, São Carlos. **Anais** [...]. São Carlos, 2010.

SADALLA, A. M. F. A.; LAROCCA, P. Autoscopia: um procedimento de pesquisa e de formação. **Educação e Pesquisa**, São Paulo, v. 30, n. 3, p. 419-433, 2004.

SCHIRMER, C. R. **Metodologia Problematizadora na formação de graduandos de Pedagogia em Comunicação Alternativa**. Orientador: Leila Regina d'Oliveira de Paula Nunes. 2012. 207 f. Tese (Doutorado em Educação) – Programa de Pós-Graduação em Educação, Faculdade de Educação, Universidade do Estado do Rio de Janeiro, Rio de Janeiro, 2012.

SOUZA, V. L. V. S. **Ações colaborativa em Comunicação Alternativa para crianças com deficiência no Ensino Infantil**. Orientador: Leila Regina d'Oliveira de Paula Nunes. 2015. 348 f. Tese (Doutorado em Educação) – Programa de Pós-Graduação em Educação, Universidade do Estado do Rio de Janeiro, Rio de Janeiro, 2015.

TOGASHI, C. M.; WALTER, C. C.F. As Contribuições do Uso da Comunicação Alternativa no Processo de Inclusão Escolar de um Aluno com Transtorno do Espectro do Autismo. **Revista Brasileira de Educação Especial**, Marília, v. 22, n. 3, p. 351-366, jul./set. 2016.

VENTURELLI, J. **Educación médica: nuevos enfoques, metas y métodos**. Washington, DC: Organización Panamericana de la Salud/Organización Mundial de la Salud; 1997.

WALTER, C. C. F. **Os efeitos da adaptação do PECS associada ao curriculum funcional em pessoas com autismo infantil**. Orientador: Maria Amélia Almeida. 2000. 134 f. Dissertação (Mestrado em Educação Especial), Universidade Federal de São Carlos, São Carlos. 2000.

WALTER, C. C. F. PECS Adaptado na Sala de Atendimento Educacional Especializado *In:* NUNES, L.R.O. P.; SCHIRMER, C.R. (org.). **Salas abertas**: Formação de Professores e Práticas Pedagógicas em Comunicação Alternativa e Ampliada nas Salas de Recursos Multifuncionais. Rio de Janeiro: Eduerj, 2017. p. 297-316.

ZORZI, J. L. Fonoaudiologia e Educação: possibilidades de trabalho do fonoaudiólogo no âmbito escolar – educacional. **Jornal do Conselho Federal de Fonoaudiologia**, Brasília, v. 6, n. 2, p. 1417, 1999.

ZORZI, J. L. Educação: Questões para reflexão do Fonoaudiólogo Educacional frente aos desafios para ensinar a ler e escrever. *In:* QUEIROGA, B. A. M.; ZORZI, J. L.; GARCIA, V. L. (org.). **Fonoaudiologia Educacional**: reflexões e relatos experiência. Brasília: Editora Kiron, 2015, p. 11-44.

CAPÍTULO 21

O papel do Fonoaudiólogo Educacional na inclusão de escolares com transtornos do neurodesenvolvimento: Dislexia e TDAH

Marília Piazzi Seno
Thaís Contiero Chiaramonte

Introdução

Os transtornos do neurodesenvolvimento são um grupo de condições que se manifestam cedo no período de desenvolvimento, em geral antes de a criança ingressar na escola, sendo caracterizados por déficits que acarretam prejuízos no funcionamento pessoal, social, acadêmico ou profissional que variam desde limitações muito específicas na aprendizagem ou no controle de Funções Executivas até prejuízos globais em habilidades sociais ou inteligência. É frequente a ocorrência de mais de um transtorno diagnosticado no mesmo indivíduo, muitas crianças com transtorno do déficit de atenção/hiperatividade (TDAH), por exemplo, apresentam também um transtorno específico da aprendizagem, conforme descrito no Manual Diagnóstico e Estatístico de Transtornos Mentais (DSM-5 - American Psychiatric Association, APA, 2014, p. 31). Neste capítulo, vamos abordar especificamente o papel do Fonoaudiólogo Educacional na inclusão de escolares com Dislexia e TDAH.

A inclusão escolar

Em 1996, a Lei de Diretrizes e Bases da Educação Nacional preconizou que os sistemas de ensino deviam assegurar aos estudantes currículo, métodos, recursos e organização específicos para atender as suas necessidades; porém, o Decreto n.º 7.611/2011, de 17 de novembro (BRASIL, 2011), que dispôs sobre a Educação Especial, o atendimento educacional especializado e deu outras providências, considerou como público-alvo da Educação Especial, em seu §1.º do Art. 1, pessoas com deficiência, transtornos globais do desenvolvimento e altas habilidades ou superdotação.

A partir dessa definição, uma proposta que visava beneficiar os alunos com necessidades diferenciadas acabou sendo excludente à medida em que ignorou os outrora denominados

Transtornos Funcionais Específicos (TFE) deixando-os às margens da legislação e os distanciando das propostas explicitamente apresentadas.

Segundo Lombardi *et al.* (2016), a Educação Inclusiva não tem ocorrido satisfatoriamente porque apenas um público alvo está sendo contemplado com os recursos definidos pelo Ministério da Educação (MEC). Os autores apontaram ainda, para alguns quadros clínicos (REY; OMIGBODUN, 2015; LOMBARDI; MENDES, 2013), cuja citação no documento do MEC não está clara, com margem para diferentes interpretações, entre eles, a Dislexia e o Transtonro do déficit de atenção e hiperatividade – TDAH.

De acordo com o relato de Pletsch (2011), no documento *Marcos Político-Legais da Educação Especial na Perspectiva da Educação Inclusiva* (BRASIL, 2010), apesar de os TFE terem sido mencionados (p. 20), não foram caracterizados como público-alvo da Educação Especial.

Há de se considerar que a denominada "Educação Especial" é apenas uma fatia dentro do contexto de inclusão escolar e que o termo "necessidades educacionais especiais" refere-se a todo e qualquer aluno que apresente carências relacionadas à área pedagógica associada ou não a um quadro de deficiência (DECLARAÇÃO DE SALAMANCA, 1994).

De acordo com Luiz *et al.* (2008), no Brasil, a Educação Inclusiva, que visa inserir as crianças com necessidades educacionais especiais no ensino regular, fundamenta-se na Constituição Federal de 1988, a qual garante a todos o direito à igualdade (art. 5.º). Em seu Artigo 205, trata do direito de todos à educação, visando o "pleno desenvolvimento da pessoa, seu preparo para o exercício da cidadania e sua qualificação para o trabalho" e no Artigo 206, inciso 1, coloca como um dos princípios para o ensino a "igualdade de condições de acesso e permanência na escola" (BRASIL, 2003).

Uma vez esclarecido que o direito à educação é de todos e que a exigência de um laudo não pode servir de pré-requisito para que a escola ofereça um ensino de qualidade, apresentaremos as possibilidades de atuação do Fonoaudiólogo Educacional nesse contexto.

O Fonoaudiólogo Educacional na inclusão escolar

O Conselho Federal de Fonoaudiologia reconheceu a Fonoaudiologia Educacional como uma especialidade em 2010, por meio da Resolução 387/10, estabelecendo suas atribuições e competências. A atuação deste profissional deve focar no desenvolvimento de capacidades, habilidades e possibilidades de auxiliar os profissionais da educação a executarem seu papel no contexto educacional (CONSELHO FEDERAL DE FONOAUDIOLOGIA, 2011).

Mesmo anteriormente a esta resolução e reconhecimento da Fonoaudiologia Educacional como uma especialidade, a atuação do Fonoaudiólogo foi sendo cada vez mais solicitada e necessária no contexto educacional ao decorrer dos anos. Já em 1999, Vila e Thousand publicaram um artigo relatando sobre o aumento de crianças com os mais diversos tipos de deficiência que estavam sendo matriculadas nas salas de aulas regulares, o que gerou preocupação em torno da inclusão que deveria ocorrer com essas crianças para que elas fizessem parte daquele grupo escolar e também sobre como a educação dessas crianças seriam realizadas, uma vez que deveriam receber as mesmas oportunidades de aprendizagem que as demais crianças daquele grupo escolar.

As crianças que apresentam diagnósticos de deficiência ou outras condições orgânicas que interferem, direta ou indiretamente, em sua aprendizagem e desenvolvimento devem ser assistidas por profissionais da Saúde e estes devem amparar os profissionais da Educação sobre como lidar em determinadas situações, obtendo-se uma boa articulação e complementariedade de ambas as áreas para que esta criança obtenha um melhor desenvolvimento global e uma melhor qualidade de vida (GLAT, 2007).

Segundo o Conselho Federal de Fonoaudiologia (SISTEMA DE CONSELHOS DE FONOAUDIOLOGIA, 2018), dentre as ações que o Fonoaudiólogo deve desenvolver em interface com a educação estão:

> Assessorar e prestar consultoria aos profissionais da equipe de inclusão, desenvolver ações intersetoriais entre educação, saúde, assistência social e cultura; sugerir estratégias,recursos e adaptações curriculares de sua competência que favoreçam a aprendizagem; planejarações inclusivas em conjunto com os profissionais envolvidos no acompanhamento dos alunos com necessidades educativas especiais, para garantir a flexibilização, a adaptação e a temporalidade curricular; acompanhar o processo educacional.

Considerando que os alunos com Dislexia e/ou TDAH apresentam barreiras na aprendizagem, que persistirão por toda sua vida, decorrentes de uma condição neurobiológica, é fundamental que o Fonoaudiólogo desenvolva ações junto à equipe escolar no sentido de compartilhar estratégias que visem facilitar seu processo de transição pela vida acadêmica minimizando as possíveis dificuldades que encontrarão nesse percurso.

Transtorno Específico de Aprendizagem – Dislexia

A definição da Dislexia ainda é discutida, atualmente, na literatura, existindo definições advindas de diversas vertentes teóricas. Aqui, colocaremos algumas das definições mais atuais e utilizadas por renomados pesquisadores da área.

Lyon, Shaywitz e Shaywitz (2003) e Germano, Pinheiro e Capellini (2013) descrevem a Dislexia como um transtorno específico neurobiológico que acarreta prejuízos na leitura e na escrita, levando o escolar a apresentar manifestações como dificuldade na decodificação e soletração de palavras e, consequentemente, dificuldades na fluência de leitura. Segundo esses autores, os escolares com Dislexia apresentem tais dificuldades supracitadas por consequência de *déficits* fonológicos, cognitivo-linguísticos e em habilidades motoras e visomotoras.

Reid (2016) publicou que a Dislexia pode apresentar diferenças nos processamentos cognitivos, fonológicos e/ou visuais, apresentando manifestações como dificuldades na alfabetização e, consequentemente, comprometimento na decodificação, codificação e escrita ortográfica.

O DSM-5 (*American Psychiatric Association*, APA, 2014, p. 66-67) traz como critérios diagnósticos para os Transtornos Específicos da Aprendizagem:

A. dificuldades na aprendizagem e no uso de habilidades acadêmicas, conforme indicado pela presença de ao menos um dos sintomas [...] que tenha persistido por pelo menos 6 meses, apesar da provisão de intervenções dirigidas a essas dificuldades;

B. as habilidades acadêmicas afetadas estão substancial e quantitativamente abaixo do esperado para a idade cronológica do indivíduo, causando interferência significativa no desempenho acadêmico ou profissional ou nas atividades cotidianas, confirmada por meio de medidas de desempenho padronizadas administradas individualmente e por avaliação clínica abrangente [...];

C. as dificuldades de aprendizagem iniciam-se durante os anos escolares, mas podem não se manifestar completamente até que as exigências pelas habilidades acadêmicas afetadas excedamas capacidades limitadas do indivíduo [...];

D. as dificuldades de aprendizagem não podem ser explicadas por deficiências intelectuais, acuidade visual ou auditiva não corrigida, outros transtornos mentais ou neurológicos, adversidade psicossocial, falta de proficiência na língua de instrução acadêmica ou instrução educacional inadequada.

Ainda segundo o DSM-5 (APA, 2014, p. 67), o Transtorno Específico de Aprendizagem com prejuízo na leitura (F81.0) pode utilizar, como termo alternativo, a nomenclatura "Dislexia" quando está em referência a um

> [...] padrão de dificuldades deaprendizagem caracterizado por problemas no reconhecimento preciso ou fluente de palavras, problemas de decodificação e dificuldades de ortografia. Se o termo dislexia for usado para especificar esse padrão particular de dificuldades, é importante também especificar quaisquer dificuldades adicionais que estejam presentes, tais como dificuldades na compreensãoda leitura ou no raciocínio matemático.

"A prevalência do Transtorno Específico da Aprendizagem [em indivíduos em idade escolar] é de 5 a 15% em diferentes culturas e idiomas, enquanto nos adultos a prevalência estimada é de cerca de 4%" (DSM-5, APA, 2014, p. 70). Contudo, não há estudos que comprovem a prevalência nos adultos, sendo utilizada essa estimativa.

Recentemente foi aprovada a Lei n.º 14.254 de 30 de Novembro de 2021, que "dispõe sobre o acompanhamento integral para educandos com dislexia ou Transtorno do Déficit de Atenção com Hiperatividade (TDAH) ou outro transtorno de aprendizagem" (BRASIL, 2021). Essa Lei foi o resultado de muita luta para apoiar o estudo de indivíduos com tais transtornos, estando em trâmite por alguns anos até a sua aprovação.

A Lei n.º 14.254, sancionada em 01 de dezembro de 2021, que ampara os escolares com Dislexia, outros Transtornos de Aprendizagem e TDAH, prevê, no parágrafo único do Art. 1.º:

> [...] o acompanhamento integral previsto no *caput* deste artigo compreende a identificação precoce do transtorno, o encaminhamento do educando para diagnóstico, o apoio educacional na rede de ensino, bem como o apoio terapêutico especializado na rede de saúde (BRASIL, 2021).

Referente à instrução prevista em Lei, podemos, a partir de agora, buscar que os professores estejam tendo a oferta sobre o que são esses Transtornos e como lidar com as suas dificuldades, bem como estar com as escolas abertas para ações e projetos que preconizam a identificação precoce das dificuldades de aprendizagem, podendo ser desenvolvido o Modelo de Resposta à Intervenção – RTI (ANDRADE; ANDRADE; CAPELLINI, 2013; FOX *et al.*, 2010), que tem como proposta realizar a identificação e a intervenção precoce nos escolares com riscos para problemas de aprendizagem e, assim, providenciar o encaminhamento para o setor de Saúde realizar a avaliação clínica e diagnóstica para que, em conjunto, realizem discussões sobre a melhor maneira de ajudar essa população em suas dificuldades, promovendo as adaptações curriculares e efetivando sua real inclusão.

Assim sendo, o Fonoaudiólogo Educacional pode, junto com a equipe pedagógica, formular estratégias que trabalhem a oralidade e a elaborar materiais para estimular a leitura e a escrita destes escolares com dificuldades na aprendizagem. O Fonoaudiólogo pode também participar do planejamento escolar, propiciando atividades promotoras da linguagem (seja ela oral ou escrita); promover análises, em contexto escolar, que proporcionem sondagem de leitura e escrita em grupo e orientar o professor nas estratégias para com estes escolares; atuar com a equipe pedagógica e do Atendimento Educacional Especializado focando na inclusão dos escolares com necessidades especiais (SISTEMAS DE CONSELHOS DE FONOAUDIOLOGIA, 2018).

A seguir, serão apresentadas algumas orientações que podem ser oferecidas aos escolares com Dislexia para otimizar seu aprendizado. As orientações foram elaboradas pelas autoras a partir dos conhecimentos práticos da Fonoaudiologia Educacional em contexto escolar no apoio aos professores e gestores com alunos disléxicos e também com base nas orientações da *International Dyslexia Association* – IDA (2017):

- Sempre que oferecer algo impresso ao escolar, opte por fonte Arial, tamanho 12, com espaçamento duplo;
- Utilizar esquemas, desenhos e cores diferentes para melhor compreensão do material;
- Evitar frases longas (tanto faladas quanto escritas);
- Dar instruções passo a passo, transformar uma atividade grande em várias atividades menores;
- Incentivar a revisão frequente do conteúdo;
- Variar nos formatos de apresentação das atividades (estímulos auditivos, visuais, conversa entre os colegas e apresentações orais);
- Permitir mais tempo nas avaliações e nas atividades em classe;
- Alterar a forma de desenvolver as atividades, ou seja, permitir ao aluno acesso à esquema impresso com os assuntos que serão trabalhados naquele dia em sala e, ao final da aula, oferecer outro impresso com o resumo dos conteúdos trabalhados;
- Posicionar a carteira do escolar próximo ao professor;
- Realizar a avaliação em salas com pequenos grupos;
- Diminuir os estímulos distratores visuais e auditivos o quanto possível;
- Incentivar o uso de agendas para registros de atividades a serem realizadas em casa;
- Permitir respostas orais, uso de dicionários para correções ortográficas;
- Oferecer folha quadriculada para resolução de cálculos matemáticos.

O Transtorno do Déficit de Atenção e Hiperatividade – TDAH

De acordo com o Manual Diagnóstico e Estatístico de Doenças Mentais – DSM-5 (*American Psychiatric Association*, 2013), o TDAH é um transtorno do neurodesenvolvimento com início na infância, que interfere no funcionamento ou no desenvolvimento do indivíduo.

A incidência é de 5% na população infantil sendo mais frequente no sexo masculino, numa proporção de 2:1 com relação ao sexo feminino, no qual há maior probabilidade de estarem presentes as características de desatenção.

O TDAH pode ser classificado em três subtipos de acordo com a manifestação dos sintomas: predominantemente desatento, predominantemente hiperativo/impulsivo ou combinado. A desatenção manifesta-se comportamentalmente como divagação em tarefas, falta de persistência, dificuldade de manter o foco e desorganização. A hiperatividade refere-se à atividade motora excessiva (remexer-se, batucar ou conversar em excesso). A impulsividade está relacionada a ações precipitadas com elevado potencial de dano à pessoa; podem ocorrer por intromissão social e/ou tomada de decisões importantes sem considerações acerca das consequências no longo prazo.

As manifestações devem estar presentes em mais de um ambiente como, por exemplo, em casa e na escola e persistirem por mais de seis meses. Quanto à gravidade é definida por níveis: leve, moderado ou grave de acordo com a persistência e severidade dos sintomas apresentados.

O diagnóstico é clínico baseando-se na análise dos comportamentos observados (CIASCA *et al.*, 2007; SOUZA; INGBERMAN, 2000) associado à inexistência de comprovação por testes físicos, neurológicos ou psicológicos (GRAEFF; VAZ, 2008) e, por isso, com o risco de erro "falso positivo" (BARKLEY, 1998; ROHDE *et al.*, 2004).

Segundo Peixoto e Rodrigues (2008), em função da complexidade do diagnóstico, recomenda-se que os profissionais utilizem em seu julgamento clínico os critérios do DSM-5 juntamente com informações obtidas com os pais e professores, buscando conhecer o comportamento da criança em diferentes contextos, seu desempenho acadêmico, seu rendimento escolar em relação à sua idade cronológica e série escolar, suas relações sociais e familiares, seus interesses, suas habilidades, sua autonomia e independência na rotina diária do lar.

O TDAH pode acarretar prejuízo na comunicação social; limitações funcionais na comunicação efetiva, na participação social e/ou no sucesso acadêmico. O tratamento deve ser realizado por meio de intervenções multidisciplinares que devem envolver abordagens psicossociais e psicofarmacológicas, dependendo do grau de apresentação dos sintomas (MISSAWA; ROSSETTI, 2014).

Com relação à escola, Benczik (2000) referiu que um bom desempenho acadêmico depende da criança permanecer sentada e quieta, de longos períodos de concentração e de fazer as lições escolares. Para atender às exigências desse ambiente e responder satisfatoriamente a essas demandas, a criança necessita ter controle e ajustar seu comportamento (CIASCA, 2003); o que é improvável num quadro de TDAH.

Portanto, para que o aluno com o transtorno tenha a oportunidade de acessar o conteúdo da mesma forma que seus pares, serão indispensáveis ajustes na dinâmica de sala de aula, que deverão considerar tanto suas dificuldades como suas habilidades.

Em 2010, Seno (2010) realizou um estudo pesquisando o conhecimento dos professores sobre o TDAH e concluiu que "apesar do educador não ter conhecimento teórico suficiente para discorrer com propriedade sobre o TDAH, sua prática escolar lhe permite observar, analisar, levantar hipóteses e adaptar sua metodologia independentemente do que o sistema lhe oferece; possibilitando que esse aluno tenha suas diferenças respeitadas e seja realmente incluído na sala de aula regular" (p. 342).

Com o objetivo de orientar as ações escolares de maneira que venham ao encontro às propostas preconizadas pela legislação, no que diz respeito ao acolhimento e atendimento educacional de alunos com necessidades diferenciadas (BRASIL, 1990, 1996), seguem algumas sugestões de adequação no ambiente educacional, propostas pelas autoras, que possibilitarão sua integração:

- Nos dias de prova, aplique-as no início da aula;
- Explique individualmente para o aluno quais comportamentos podem trazer prejuízos para o grupo, dessa forma ele poderá ficar mais atento;
- A professora pode criar sinais combinados entre os dois para utilizar de forma discreta nos momentos em que precisa chamar sua atenção como, por exemplo, quando vai explicar um conteúdo novo ou passar um recado;
- Ensine o aluno a montar mapas mentais e o incentive a estudar por eles. O conteúdo será menos denso e visualmente mais atrativo facilitando a leitura e memorização;
- Apresente formas alternativas de estudar cada disciplina. Ex: assistir a filmes sobre o assunto, acessar vídeos em redes sociais, montar maquetes, desenhar, etc;
- Certifique-se de que lembretes importantes, datas de provas e tarefas tenham sido anotadas corretamente na agenda;
- Auxilie o aluno a montar um cronograma de estudos para que possa antecipar os acontecimentos e melhor se organizar nas tarefas diárias. Pode ser elaborado um calendário semanal;
- Oriente os pais quanto à organização do seu espaço de estudos em casa. O ambiente deve evitar excessos de materiais e de estímulos distratores. Os horários das tarefas devem ser combinados e divididos em alguns períodos mais curtos para que não seja cansativo e se torne desmotivador;
- Da mesma forma, na sala de aula devem ser evitados estímulos auditivos e visuais desnecessários. Atente-se para o lugar em que a carteira do aluno se posiciona; um liugar indicado para sentar-se é na primeira carteira ao lado da parede, pois diminui as possibilidades de distração para conversar ou virar-se para o lado;
- Para evitar que ruídos externos atrapalhem o aluno é importante avaliar a localização da sala de aula dentro da escola. Deve-se privilegiar um local mais silencioso e preservado considerando a passagem de pessoas pelo corredor, o ruído do pátio nos momentos de recreio alternado, o barulho dos carros passando pela rua. E, preferencialmente, as carteiras devem estar posicionadas de costas para a porta;
- As instruções passadas pelo professor devem ser claras e objetivas, assim como os enunciados dos parágrafos nas provas ou exercícios;
- Para assegurar-se que uma informação foi compreendida solicite que o aluno a repita em voz alta;
- Elogie com frequência os avanços do aluno e o incentive a persistir;
- Propicie situações em que o aluno possa levantar-se solicitando que leve um recado, entregue algum material na sala de coordenação, etc. O professor também pode fazer combinados prévios de deixá-lo sair para beber água durante a aula em horários acordados. Sabendo que terá permissão para se levantar poderá conseguir conter sua agitação de forma mais positiva aguardandoa oportunidade;
- Existem carteiras adptadas específicas para alunos que apresentam um comportamento hiperativo mais evidenciado possibilitando que eles fiquem em pé, pedalem ou se sentem sobre bolas de pilates. Nestes casos, é melhor posicioná-los atrás da sala para que não distraiam os demais colegas e movimentem-se à vontade, desde que não prejudique o andamento da aula;

- O contato frequente com a família e os terapeutas é extremamente importante e possibilita a troca de informações sobre o desenvolvimento do aluno.

Considerações Finais

Diante do exposto acima, é possível afirmar que o apoio do Fonoaudiólogo Educacional aos profissionais da escola é de fundamental importância no que diz respeito ao manejo de crianças com dificuldades na aprendizagem.

Especificamente em relação às crianças com Dislexia e/ou TDAH, mesmo que esse grupo não esteja explicitamente caracterizado na legislação como público alvo do Atendimento Educacional Especializado, é necessário que se ofereça uma rede de apoio aos educadores com propostas de ações que visem auxiliá-los a lidar com as especificidades desses alunos. Nesse contexto, o Fonoaudiólogo Educacional deve estar apto e disponível para compartilhar seus conhecimentos com a equipe escolar por meio de formações e capacitações sobre os temas, auxiliando na identificação dos riscos para os transtornos em sala de aula, orientando a elaboração do plano de ensino e discutindo as melhores formas de abordagem do conteúdo programático que deverá ser elaborado de forma diferenciada, coniserando as individualidades de cada caso.

O Fonoaudiólogo Educacional não atua diretamente com os alunos, mas ele deve observá-los no contexto educacional como um todo e, por meio de ações conjuntas com gestores e professores, realizar as adequações necessárias perante as dificuldades, além de participar das reuniões de pais para orientá-los sobre como ajudar as crianças nas atividades em casa sem gerar angústias ou pressão sobre o aprendizado.

Referências

AMERICAN PSYCHIATRIC ASSOCIATION *et al.* **DSM-5**: Manual Diagnóstico e Estatístico de Transtornos Mentais. Porto Alegre: Artmed Editora, 2014.

ANDRADE, O. V.; ANDRADE, P. E.; CAPELLINI, S. A. Identificação precoce do risco para transtorno da atenção e da leitura em sala de aula. **Psicologia: teoria e pesquisa**, v. 29, n. 2, p. 167-176, 2013.

BARKLEY, R. A. Attention-deficit hyperactivity disorder. **Scientific American**, v. 279, n. 3, p. 66-71, 1998.

BENCZIK, E. B. P. **Transtorno de déficit de Atenção.** São Paulo: Casa do Psicólogo, 2000.

BRASIL. Lei n.º 8.069, de 13 de julho de 1990. Dispõe sobre o Estatuto da Criança e do Adolescente e dá outras providências. **Diário Oficial [da] União:** seção 1, Brasília, DF, ano 128, n. 135, p. 13563, v. 1, 16 jul. 1990.

BRASIL. Lei n.º 9.394/1996, de 20 de dezembro de 1996. Estabelece as Diretrizes e Bases da Educação Nacional. **Diário Oficial da União:** seção 1, Brasília, DF, p. 8, 23 dez. 1996.

BRASIL. **Projeto de Lei PL 8.489/2017.** Dispõe sobre as condições de realização de provas para pessoas com dislexia comprovada por meio de laudo médico. Brasília: Câmara dos Deputados, 2017.

Disponível em: http://www.camara.gov.br/proposicoesWeb/prop_mostrarintegra?codteor=1601841. Acesso em: 26 mar. 2020. Texto Original.

BRASIL. **Constituições Brasileiras**: 1988. Brasília: Senado Federal e Ministério da Ciência e Tecnologia, Centro de Estudos Estratégicos, 2003.

BRASIL. Ministério da Educação. Secretaria de Educação Especial. **Marcos político-legais da educação especial na perspectiva da educação inclusiva**. Brasília: MEC/SEESP, 2010.

BRASIL. Nota Técnica n.º 62/ 2011, 08 de dezembro de 2011. **Orientações aos Sistemas de Ensino sobre o Decreto n.º 7.611/2011**. Brasília: Ministério da Educação, 2011. Disponível em: http://www.crianca.caop.mp.pr.gov.br/arquivos/File/download/nota_tecnica_62.pdf. Acesso em: 15 fev. 2013.

BRASIL, Lei n.º 14.254, de 30 de novembro de 2021. Dispõe sobre o acompanhamento integral para educandos com dislexia ou Transtorno do Deficit de Atenção com Hiperatividade (TDAH) ou outro transtorno de aprendizagem. **Diário Oficial da União:** seção 1, Brasília, DF, p. 5, 01 dez. 2021.

CIASCA, S. M. *et al.* Transtorno de déficit de atenção com hiperatividade: abordagem neurobiológica. **Revista brasileira de neurologia**, p. 11-13, 2007.

CIASCA, S. M. **Distúrbios de Aprendizagem: Proposta de**. São Paulo: Casa do Psicólogo, 2003.

CONSELHO FEDERAL DE FONOAUDIOLOGIA. **Resolução n.º 387 de 18 de setembro de 2010.** Dispõe sobre as atribuições e competências do profissional especialista em Fonoaudiologia Educacional reconhecido pelo Conselho Federal de Fonoaudiologia, alterando a redação do artigo 1.º da Resolução CFFa n.º 382/2010 e dá outras providências. Brasília: Cffa, 2010.

CONSELHO REGIONAL DE FONOAUDIOLOGIA. Consulta n.º 06/11 de 14 de março de 2011. **Documento Fonoaudiologia na Educação**: Políticas Públicas e Atuação do Fonoaudiólogo. São Paulo: Conselho Regional de Fonoaudiologia, 2011. Disponível em: http//www.fonosp.org.br. Acesso em: 20 jun. 2019.

DECLARAÇÃO DE SALAMANCA. Necessidades Educativas Especiais–NEE. *In:* **Conferência Mundial sobre Necessidades Educativas Especiais**: Acesso e Qualidade. Salamanca/Espanha: UNESCO, 1994.

FOX, Lise *et al.* Response to intervention and the pyramid model. Infants & **Young Children**, v. 23, n. 1, p. 3-13, 2010.

GERMANO, G. D.; PINHEIRO, F. H.; CAPELLINI, S. A. Desempenho de escolares com dislexia: programas de intervenção metalinguístico e de leitura. **Psicologia Argumento**, v. 31, n. 72, 2017.

GLAT, R. Apresentação. *In:* FERREIRA, C. A. M.; RAMOS, M. I. B. (org.). **Psicomotricidade**: educação especial e inclusão social. Rio de Janeiro: Wak, 2007. p.13-14.

GRAEFF, R. L.; VAZ, C. E. Avaliação e diagnóstico do transtorno de déficit de atenção e hiperatividade (TDAH). **Psicologia USP**, v. 19, n. 3, p. 341-361, 2008.

INTERNATIONAL DYSLEXIA ASSOCIATION. IDA. **Dyslexia in the classroom:** what every teacher needs to know. 15 pages, International Dyslexia Association, 2017. Disponível em: https://dyslexiaida.org/wp-content/uploads/2015/01/DITC-Handbook.pdf. Acesso em: 01 jun. 2020.

LOMBARDI, A. B. *et al.* As inconsistências na legislação sobre o atendimento educacional especializado (AEE): uma observação que demanda atenção interdisciplinar e intersetorial da Educação e da Saúde. **Polêm!ca**, v. 16, n. 4, p. 1-13, 2016.

LOMBARDI, A. B.; MENDES, A. O. A criança e a escola: promoção da saúde e a abordagem das dificuldades escolares. *In:* LEÃO, E. *et al.* **Pediatria Ambulatorial**. 5. ed. Belo Horizonte: Coopmed, 2013. p. 253-268.

LUIZ, Flávia Mendonça Rosa *et al.* A inclusão da criança com Síndrome de Down na rede regular de ensino: desafios e possibilidades. **Revista Brasileira de Educação Especial**, v. 14, n. 3, p. 497-508, 2008.

LYON, G. R.; SHAYWITZ, S. E.; SHAYWITZ, B. A. A definition of dyslexia. **Annals of dyslexia**, v. 53, n. 1, p. 1-14, 2003.

MISSAWA, D. D. A.; ROSSETTI, C. B. Psicólogos e TDAH: Possíveis caminhos para diagnóstico e tratamento. **Construção psicopedagógica**, v. 22, n. 23, p. 81-90, 2014.

PEIXOTO, A. L. B.; RODRIGUES, M. M. P. Diagnóstico e tratamento de TDAH em crianças escolares, segundo profissionais da saúde mental. **Aletheia**, n. 28, p. 91-103, 2008.

PLETSCH, M. A dialética da inclusão/exclusão nas políticas educacionais para pessoas com deficiências: um balanço do governo Lula (2003-2010). **Revista Teias**, v. 12, n. 24, p. 17, 2011.

REID, G. **Dyslexia**: A practitioner's handbook. Malden-MA/USA: John Wiley & Sons, 2016.

REY, J. M.; OMIGBODUN, O. O. International dissemination of evidence-based practice, open access and the IACAPAP textbook of child and adolescent mental health. **Child and adolescent psychiatry and mental health**, v. 9, n. 1, p. 1-6, 2015.

ROHDE, L. A. *et al.* Transtorno de déficit de atenção/hiperatividade na infância e na adolescência: considerações clínicas e terapêuticas. **Archives of Clinical Psychiatry**, São Paulo, v. 31, n. 3, p. 124-131, 2004.

SENO, M. P. Transtorno do déficit de atenção e hiperatividade (TDAH): o que os educadores sabem? **Revista Psicopedagogia**, v. 27, n. 84, p. 334-343, 2010.

SISTEMA DE CONSELHOS DE FONOAUDIOLOGIA. **Cartilha Fonoaudiologia na Educação**. Brasília, DF, 2018. Disponível em: http://www.fonosp.org.br/images/Campanhas/Final_Cartilha-Fono-na-Educacao.pdf. Acesso em: 22 fev. 2020.

SOUZA, E. M. L. de; INGBERMAN, Y. K. Transtorno de Déficit de Atenção e Hiperatividade: características, diagnóstico e formas de tratamento. **Interação em Psicologia**, v. 4, n. 1, 2000.

VILLA, R. A.; THOUSAND, J. S. Colaboração dos alunos: um elemento essencial para a elaboração de currículos no século XXI. *In*: STAINBACK, S.; STAINBACK, W. **Inclusão**: Um guia para educadores. Trad. Magda França Lopes. Porto Alegre: Artes Médicas Sul, 1999. p. 200-222.

CAPÍTULO 22

O papel do Fonoaudiólogo Educacional na inclusão de escolares surdos

Maria Cecília de Moura
Kathryn Marie Pacheco Harrison
Sandra Regina Leite de Campos

O surdo tem sua história marcada no decorrer dos tempos por diferentes formas de ser percebido, o que implicou diretamente na sua educação e, principalmente, a partir do século passado, no trabalho voltado a ele, dito "reabilitativo" que foi encampado pela Fonoaudiologia (MOURA, 2018).

É importante se observar que a respeito da nomenclatura a ser utilizada neste capítulo, Moura (2000) e Sacks (2010) usam o termo "surdo" para a pessoa que toma a surdez como uma experiência visual do mundo, que se traduz pela construção de uma identidade baseada no uso de uma língua visoespacial, a Língua de Sinais. Neste texto, utilizaremos o termo "surdo" sem relação com o grau de perda auditiva, embora saibamos ser o termo "Deficiente Auditivo" largamente utilizado na Fonoaudiologia e na área médica.

Outro fator que impactou de forma decisiva a questão do surdo, já no final do século XX, e mais fortemente no século XXI, foi a introdução da inclusão como elemento importante para o seu desenvolvimento e participação na sociedade. A inclusão educacional vista aí como o reconhecimento de direitos para que as pessoas com deficiência (incluídas aí as pessoas surdas/deficientes auditivas) tenham a possibilidade de ter acesso completo ao currículo escolar (GARRUTTI-LOURENÇO, 2017). Esta inclusão pressupõe que todos os estudantes com deficiência frequentem a mesma escola daqueles que não apresentam uma deficiência e que uma rede de apoio seja fornecida para que uma inclusão real (ainda que nem sempre esta seja a realidade) aconteça. Nesta rede está incluído o Fonoaudiólogo Educacional.

Ao nos propormos a apresentar nossa visão a respeito do papel do Fonoaudiólogo Educacional na inclusão de escolares surdos, pensamos ser importante iniciar pela constatação de que muitas mudanças ocorreram no contexto da educação brasileira em razão da política inclusiva determinada pelo governo federal, como visto acima. Há décadas, nossos governos acompanham tendência mundial iniciada com o estabelecimento pela Organização das Nações Unidas (ONU) do ano de 1981, como o Ano Internacional da Pessoa Deficiente[9]. Em seguida, aconteceram a

[9] "A 37.ª Sessão Plenária Especial sobre Deficiência da Assembleia Geral da Organização das Nações Unidas, realizada em 14 de outubro de 1992, adotou o dia 3 de dezembro como Dia Internacional das

Convenção sobre os Direitos da Criança (ONU, 1988), a Declaração Mundial sobre Educação para Todos (ONU, 1989) que culminou com a Convenção sobre os Direitos das Pessoas com Deficiência (ONU, 2007). Esta última determina que os Estados signatários devem assegurar um sistema de educação inclusiva em todos os níveis de ensino, em ambientes que maximizem o desenvolvimento acadêmico e social compatível com a meta da plena participação e inclusão, adotando as medidas necessárias para garanti-la. Em seu Artigo 24, que trata da Educação, há dois itens específicos dirigidos aos alunos surdos:

> [...] 2. Facilitação do aprendizado da língua de sinais e promoção da identidade linguística da comunidade surda;
>
> 3. Garantia de que a educação de pessoas, inclusive crianças cegas, surdocegas e surdas, seja ministrada nas línguas e nos modos e meios de comunicação mais adequados às pessoas e em ambientes que favoreçam ao máximo seu desenvolvimento acadêmico e social (ONU, 2006, p. 55).

A essa tendência mundial seguiu-se o estabelecimento de política educacional brasileira de inclusão, com a promulgação de leis e decretos como, por exemplo, a Lei de Diretrizes e Bases da Educação Nacional (Lei n.º 9394 de 1996) que entende a Educação Especial como a modalidade de educação escolar, oferecida preferencialmente na rede regular de ensino, para educandos portadores[10] de necessidades especiais (art. 58), assegurando aos alunos currículo, métodos, recursos e organização específicos para atender às suas necessidades (art. 59, inciso I), o Decreto n.º 3.298/99, que define a Educação Especial como uma modalidade transversal a todos os níveis e modalidades de ensino e enfatiza a atuação complementar da Educação Especial ao ensino regular ou a Resolução CNE/CEB (n.º 2/2001, art. 2.º), ao determinar que:

> Os sistemas de ensino devem matricular todos os alunos, cabendo às escolas organizarem-se para o atendimento aos educandos com necessidades educacionais especiais, assegurando as condições necessárias para uma educação de qualidade para todos (BRASIL, 2001, p. 1).

Como se pode observar nas citações anteriormente colocadas, a escola comum é o local preferencial para a educação de crianças, jovens e adultos com necessidades educacionais especiais, entre elas as crianças e os jovens surdos. Além disso, o termo "educação especial" teve sua significação ampliada.

No sentido de estabelecer o contexto em que ocorre a inclusão escolar de crianças e jovens surdos no Brasil, vários documentos oficiais foram estabelecidos como norma, por exemplo, a Política Nacional de Educação Especial na Perspectiva Inclusiva (BRASIL, 2008), o Decreto de Lei n.º 7.611, que dispõe sobre a Educação Especial e o atendimento educacional especializado (BRASIL, 2011) e, mais recentemente, a Lei n.º 13.146, que institui a Lei Brasileira de Inclusão da Pessoa com Deficiência (BRASIL, 2015).

Pessoas com Deficiência.»*In:* https://www.cut.org.br/noticias/3-de-dezembro-dia-internacional-das-pessoas-com-deficiencia 4927#:~:text=A%2037%C2%AA%20Sess%C3%A3o%20Plen%C3%A1ria%20 Especial, Internacional%20das%20Pessoas%20com%20Defici%C3%AAncia. Acesso em: 10 out. 2020.

[10] O termo "portador de" está aqui colocado de acordo com o artigo de lei. Este termo não é mais utilizado por denotar situação transitória do problema, o que não ocorre com as pessoas com deficiência.

No entanto, não basta somente conhecer as leis e respeitá-las. Mais do que isso, é preciso reflexão e posicionamento frente à criança ou ao jovem surdo em relação à escola que frequenta ou frequentará. Em relação a isso, Garrutti-Lourenço (2017, p. 60) pontua que:

> Mais do que o acesso às escolas, os sujeitos precisam ter suas necessidades básicas de aprendizagem satisfeitas em vista da democratização do saber. Uma rede de apoio deve se estabelecer, que envolva desde o atendimento educacional especializado, formação de professores, participação da família e da comunidade escolar como um todo, acessibilidade arquitetônica, nos transportes, nos mobiliários e nas comunicações, criação de uma cultura escolar inclusiva que se sustente nas relações de interdependência onde tanto profissionais como alunos possam ter a cooperação como fundamento de suas ações, à articulação intersetorial [...].

Moura, Harrison e Campos, a partir de seus papéis como professoras universitárias ou como Fonoaudiólogas clínicas, defendem (MOURA, 2000, 2018; BELTRAME; MOURA, 2015; HARRISON; MOURA, 2013; CAMPOS, 2017) que os Fonoaudiólogos e demais profissionais deem "voz" e possam "ouvir" a "voz" que provem da comunidade surda quanto à sua experiência visual de estar no mundo, que se traduz pelo uso da Língua de Sinais. Nesse sentido, Garrutti-Lourenço (2017) prossegue, tocando em um ponto importante para os Fonoaudiólogos, tendo em vista nossa formação ter se dado, em muitos casos, sob perspectiva predominantemente na reabilitação. Vamos a suas palavras:

> Especificamente em relação ao público surdo, após um longo período histórico de ocultamente das vozes surdas, melhor dizendo, da Língua Brasileira de Sinais (Libras), em uma perspectiva que, ao preconizar a relação direta entre linguagem, língua oral e cognição, direcionava massivamente esforços para reabilitação oral, atualmente, o bilinguismo é um direito conquistado pelo público surdo. (GARRUTTI-LOURENÇO, 2017, p. 60).

Podemos refletir que, a partir dessa constatação, a inclusão para as crianças e jovens surdos deve considerar a Libras de maneira séria, sob a perspectiva do bilinguismo, de forma a buscar garantir a todos as condições de acesso, permanência e aprendizagem. Esse movimento deve englobar todos os participantes das equipes escolares, como também o fonoaudiólogo, tanto clínico, quanto educacional.

A Educação Bilíngue, ou seja, educação que envolva as duas línguas, Língua Portuguesa e Libras, se ocorrer em escolas comuns, envolve o ensino escolar na Língua Portuguesa e na Língua de Sinais; o ensino da Língua Portuguesa como segunda língua na modalidade escrita para estudantes surdos; os serviços de tradutor/intérprete de Libras e Língua Portuguesa; o ensino da Libras para os demais estudantes da escola e para as famílias com filhos surdos; assim como a orientação para que outros alunos surdos estejam em mesmas turmas. Esta última orientação, favorece, por um lado, que haja entendimento, por parte dos alunos ouvintes, sobre a diversidade linguística existente na sala, respeito aos colegas e ao intérprete. Por outro lado, para os estudantes surdos, reconhecerem-se pertencentes a um grupo e não alunos isolados e privados de trocas entre si.

Nas escolas bilíngues para surdos, todo o ensino é organizado com base na Libras como língua de instrução e a Língua Portuguesa, na modalidade escrita, como segunda língua. Essa foi uma conquista da comunidade surda, após décadas de lutas conjuntas com estudiosos da fonoaudiologia, da educação, da linguística. Mais do que a relação de duas línguas dentro da escola, torna-se:

> [...] importante ressaltar que a proposta de educação bilíngue no contexto da educação de pessoas surdas não se restringe ao ensino de duas línguas, trata-se de algo muito mais amplo. O bilinguismo não só respeita a língua dos sujeitos surdos, como também considera outros aspectos que influenciam diretamente na educação desses sujeitos, como a construção de uma identidade saudável e uma cultura pautada na língua em uso, promovendo um ambiente educacional e um ensino-aprendizagem acessíveis e com melhores condições (SOUSA, 2014, p. 43).

Um autor de grande importância à educação brasileira, Paulo Freire, deixou uma frase em seus escritos que cabe muito bem na presente discussão: "A leitura do mundo precede a leitura da palavra" (FREIRE,1988, p. 9). Essa frase, relaciona-se à maneira pela qual uma pessoa ouvinte, pois Freire não se referia a crianças e jovens surdos, mas a qualquer ser humano que adquire a capacidade de ler. Há necessidade de ler o mundo, interno e externo, para poder ler um texto, do tamanho que for.

Assis e Batista (2014) traçam uma reflexão que vai ao encontro do que escreveu Freire ao afirmarem que:

> [...] Acreditamos que não se apropria de uma língua quem, apenas, memoriza o léxico dessa língua e, sim, quem dela faz uso nos diversos contextos sociais, é a isso se chama letramento. Letrar o aprendiz surdo é conduzi-lo às diversas formas de produção escrita, às quais ele poderá recorrer nas variadas situações sociais de que necessitar.
>
> [...] Bem, então, como o aprendiz surdo compreenderá que as palavras produzem as mais variadas significações a depender do contexto de uso? Em primeiro lugar, estamos certos de que o aprendiz deverá ser conduzido em sua língua, a língua de sinais, e o professor recorrer aos variados aportes ou recursos visuais de que dispuser em sala de aula visando à compreensão do texto visual. Em segundo, o professor deverá recorrer ao ensino pragmático da Língua Portuguesa, apresentando os significados que as palavras podem conter a depender das necessidades contextuais. (ASSIS; BATISTA, 2014, p. 53).

O que procuramos mostrar com esses relatos é que, para o aluno surdo que use a língua de sinais, a palavra escrita não guarda relação alguma com o som da palavra falada, ao sistema fonológico da língua oral, mas a um sinal, ou seja, a uma configuração de mãos, a um ponto de articulação, a um movimento de mãos e braços, a expressão facial e corporal. Dessa forma, a maneira de abordar a leitura e a escrita precisam ser diferentes daquelas utilizadas com as crianças ouvintes. As professoras prosseguem relato com algumas de suas experiências com a alfabetização da seguinte maneira:

> Nas primeiras etapas de aprendizado de uma língua há estratégias de ensino que utilizam as palavras associadas às imagens correspondentes. São estratégias que conduzem o aprendiz surdo, nas fases iniciais de aquisição de uma língua, associando o significado a um significante, sem que necessariamente o significante seja uma imagem acústica, apenas uma imagem (ASSIS; BATISTA, 2014, p. 53).

As discussões que propusemos até esse momento procuraram oferecer subsídios para refletir a respeito do papel do Fonoaudiólogo Educacional na inclusão de escolares surdos, em especial relacionado a dois aspectos: o conhecimento dos processos envolvidos na alfabetização e no letramento de crianças e jovens surdos e o domínio da Libras, que defendemos ser essencial para o fonoaudiólogo que trabalhe nessa área.

Ao se pensar no desempenho em leitura e escrita de alunos surdos no Brasil, dificilmente se encontram dados como, por exemplo, o resultado médio dos alunos surdos por faixa etária ou ano escolar. Há, em geral, falta de instrumentos que forneçam esses resultados. Na busca de respostas para esse vazio, começaram a ser elaborados protocolos de avaliação da escrita de alunos surdos, como o desenvolvido por Di Donato (2013) com o PADEPAS – Protocolo de Avaliação de Escrita de Palavras por Surdos. A autora desenvolveu um instrumento que considerou as especificidades do aprendiz surdo na relação cultural da visualidade na apreensão de mundo. Esse protocolo foi aplicado em clínicas e escolas em surdos de todas as idades e níveis de escolaridade que completaram o 3.º ano do Ensino Fundamental 1, sinalizadores de Libras, com perda auditiva de severa a profunda bilateral. O instrumento se apresentou consistente, com alto grau de confiabilidade, para o grupo amostral, com 99,5% como bem classificado por análise estatística com técnica alfa de Cronbach e 100% de aprovação na validação do conteúdo por juízes surdos e ouvintes, obtendo resultados para padronização em materiais impressos e digitais. Dessa forma, foi dado um passo inaugural para a criação de outros instrumentos de avaliação da escrita que possam servir de balizas para o desempenho de alunos surdos.

Em relação ao segundo aspecto mencionado anteriormente, aquele relacionado ao conhecimento e domínio da Libras por parte do Fonoaudiólogo, Barbosa e Lichtig (2014) elaboraram um protocolo, o Protocolo do Perfil das Habilidades de Comunicação de Crianças Surdas, no qual estabelecem parâmetros do que podem ser considerados adequados para uma criança surda ter adquirido, **em Libras** (grifo das autoras), de forma que o Fonoaudiólogo possa avaliar se a aquisição e o desenvolvimento da Libras está condizente com o esperado. Após validação deste protocolo, passou-se a aplicá-lo em crianças surdas de escolas bilíngues consideradas, por seus professores, como tendo alterações em seus domínios de Libras. Os resultados pareceram apontar para um desenvolvimento atípico da Libras, definido por Barbosa (2016, p. 95) como: "A língua de sinais atípica é a expressão de uma disfunção de ordem linguística que se expressa no processamento da linguagem de surdos podendo comprometer a compreensão e/ou a produção da língua de sinais".

Com esses resultados preliminares, os autores apresentaram um instrumento validado para que Fonoaudiólogos proficientes em Libras pudessem não só avaliar o processo de aquisição de linguagem em Libras, o nível de desenvolvimento de linguagem alcançado, como também construir seus planos terapêuticos singulares.

Qual profissional deve avaliar o processo de aquisição e desenvolvimento de linguagem e de construir um plano de ação para abordar os problemas encontrados? O Fonoaudiólogo, com certeza. E, em especial, o Fonoaudiólogo Educacional, que transita entre os processos de aquisição e desenvolvimento de linguagem e os processos de ensino e aprendizagem.

Debruçaremo-nos agora sobre as questões ligadas à aquisição da língua e o papel do Fonoaudiólogo nesta aquisição no que se refere às línguas de sinais dentro de ambientes não clínicos.

A aquisição de uma língua é o ponto determinante para o desenvolvimento do sujeito surdo em todos os seus aspectos cognitivo, emocional, interacional e de aprendizagem. No entanto, o período optimal de desenvolvimento de linguagem vem sendo negligenciado pelas instituições educacionais que recebem estes indivíduos. Poucos são os programas que atendem a bebês surdos, reforçando a tese de que o período crítico só será proveitoso para o desenvolvimento da fala e deixando de lado a questão do desenvolvimento de linguagem como um todo.

Pesquisas científicas sobre o desenvolvimento do cérebro (CAINE; CAINE, 1990; RAMOS, 2002) definem que este tem seu melhor período de desenvolvimento entre os 0 e 3 anos e defendem a perspectiva de que os estímulos auditivos devem ser intensificados neste período, desconsiderando qualquer outra possibilidade de *input*. Ainda que a neuroplasticidade tenha evidenciando que o cérebro está sempre pronto para ao desenvolvimento, para o bebê que não escuta, para muitos pesquisadores, o ato de se desenvolver está sempre ligado à orelha e às suas funções, as quais têm um período crítico bastante delimitado. No entanto, é necessário se levar em consideração que o desenvolvimento de linguagem também necessita acontecer o mais precocemente possível (MAYBERRY, 2007) e pode se dar por meio da exposição da criança à Libras. Mas, como pode se dar este desenvolvimento?

É importante se observar, como enfatizam Bartoszeck e Bartoszeck (2012), que o contexto social no qual a criança está inserida pode ser determinante para o seu desenvolvimento global, incluindo-se aí o desenvolvimento de linguagem.

Um dos aspectos mais importantes a ser considerado, quando se refere à criança surda na questão linguística, diz respeito aos pais. Para isto, estabelecer uma relação entre os profissionais, enfatizando-se aqui o Fonoaudiólogo, e os pais pode ser a chave para que eles percebam que ainda que criança desejada não tenha chegado, seu filho tem uma perspectiva de vida para além de suas orelhas.

Para Pino (2005, p. 152, grifo nosso):

> O desenvolvimento cultural da criança é o processo pelo qual ela deverá apropriar-se, pouco a pouco, nos limites de suas ***possibilidades reais***, das significações atribuídas pelos homens às coisas (mundo, existência e condições de existência humana).

Por que "possibilidades reais" é um aspecto importante? Para se ressaltar que, em se tratando de uma criança surda, sua realidade física não deve ser separada de sua realidade subjetiva. Ainda que exista o desejo dos pais de que esta criança se aproxime da sua realidade, não podemos negligenciar a sua condição auditiva, ao impor a ela condições de desenvolvimento que sua realidade auditiva não consegue abarcar. E as famílias devem ser conscientizadas desta realidade.

A atuação com bebês surdos, geralmente, destina-se à habilitação auditiva em que, na maioria das vezes, a família não está envolvida, sendo este trabalho circunscrito à ação terapêutica. O que, na verdade, o nascimento de um bebê surdo provoca nas famílias? A necessidade imperiosa de se reabilitar a audição traz que tipo de sentimentos e provoca quais ações?

É essencial atentar à saúde mental dos familiares, uma vez que estão expostos a uma situação inédita e pouco aceita socialmente: o nascimento de um filho surdo, reconhecido pela sociedade como deficiente.

A escuta à família permite não somente a oferta de serviços que atendam às possibilidades reais de seu filho/a para além de sua condição auditiva, como também à consideração de sua condição social, econômica e emocional, dentre outras. Só assim se poderá elaborar um plano de trabalho que considere as possibilidades da criança, promova uma ampliação nos desejos da família, para além da busca da "normalidade", procure oferecer condições de que ela esteja informada de todas as possibilidades de seu filho.

A Educação Bilíngue lida com a realidade de receber famílias cuja única informação que têm ou tiveram sobre seus filhos é aquela sobre a sua deficiência auditiva. Estas informações, ainda que não intencionalmente, promovem sofrimento e é nesta condição que muitas decisões são tomadas. Assim, o cuidado com a família não pode ser esquecido e nem tão pouco pensado separadamente de todas as outras atenções que devem ser dispensadas aos bebês.

Este é um dos princípios, que acreditamos, norteador da organização de um serviço destinado aos bebês surdos que tenha como objetivo seu pleno desenvolvimento para além da estimulação da audição e da fala.

Ao se pensar no desenvolvimento infantil, podemos entender que ele não se limita à criança, pois engloba também seus pais, uma vez que eles estão diante de uma situação inédita e pouco partilhável socialmente. Até o momento do nascimento de um filho surdo, dificilmente uma família ouvinte imaginou ter um filho que não escutasse. Assim, estar amparada por uma equipe profissional, em que o Fonoaudiólogo, em geral, é a principal figura, é de fundamental importância para que o suporte deste grupo familiar não se limite aos aparatos tecnológicos.

O acolhimento fonoaudiológico não se dará somente para encaminhamentos considerados padrão, mas, sim, por uma escuta atenta que poderá acolher o sofrimento das famílias e, dentro do possível, sem julgamento. É importante mostrar-lhes os caminhos possíveis, para além dos prescritos do ponto de vista médico e puramente audiológico uma vez que, via de regra, os pais já estão informados que seus filhos devem ser protetizados, seja por AASI (Aparelho de Amplificação Sonora Individual), seja pelo IC (Implante Coclear). Um dos aspectos mais importantes a ser esclarecido aos pais ou responsáveis se refere ao fato de que a aquisição da Libras não implica na não aquisição da fala ou no atraso de seu desenvolvimento.

Numa proposta bilíngue, pela força da lei e pelos constructos teóricos, tanto a Língua de Sinais quanto a Língua Portuguesa devem ser contempladas. Informar as famílias sobre as capacidades de seus filhos poderem transitar pelas duas línguas é uma ação para a qual o Fonoaudiólogo está habilitado a ser protagonista, uma vez que sua formação possibilita caminhar por espaços diferenciados de conhecimentos, sejam eles da linguagem, da audiologia, da família, do desenvolvimento humano, entre outros.

Além disto, o conhecimento do Fonoaudiólogo neste contexto é de extrema valia, uma vez que pode ser um contraponto importante, quando confrontado com as outras informações disponibilizadas para os familiares por outros profissionais.

Desta forma, enquanto Fonoaudiólogo, o profissional deve formar-se e informar-se sobre as necessidades das famílias com bebês surdos que procuram a Educação Bilíngue para seus filhos, bem como atentar para o fato de que a equipe deve ser formada também por adultos surdos usuários de Libras. Assim, na perspectiva deste trabalho, será o Fonoaudiólogo o mediador entre a família e os adultos surdos, não funcionando como intérprete, mas como um facilitador do processo, aquele que apresentará um componente novo a um grupo e terá o papel de mediar e conduzir o trabalho.

Esta intermediação deve ser negociada com ambas as partes, família e surdos adultos, uma vez que, pelo nosso contexto social, o papel dos surdos não é reconhecido, havendo sempre o medo de que o comportamento de não falante do surdo possa ser duplicado pelo bebê ou criança. Mas, sabe-se que um modelo de um usuário da língua (QUADROS, 2005) é o ponto de partida mais importante para a aquisição de linguagem e o seu aprendizado escolar futuro.

Assim, um programa destinado a bebês surdos deve ter como meta o desenvolvimento destas crianças, buscando compreender a dinâmica familiar da forma mais ampla possível e usar esta informação como premissa para o trabalho a ser desenvolvido.

Os encaminhamentos clínicos não precisam ser contrapostos, mas devem ser agregados e vice-versa: os encaminhamentos clínicos devem aceitar o encaminhamento para um trabalho bilíngue e este último deve coexistir com o trabalho clínico. Assim, a criança surda implantada não deve ser distanciada da Libras. A opção do implante foi feita pela família e isso ocorreu porque sua criança é surda e não para deixar de ser e, enquanto surda, ela será beneficiada pela aquisição da Libras e que, segundo Moura (2000), é a língua que a constituirá como sujeito.

O processo aqui proposto é complexo, mas possível, uma vez que abarca em um mesmo espaço de tempo a aquisição da Libras pelo bebê, enquanto os pais ou responsáveis aprendem esta língua. Esta proposta subverte a lógica da língua materna quando relacionada às línguas orais, para a qual a língua materna é aprendida dentro do núcleo familiar. Mas, nesta perspectiva – com a Língua de Sinais- não é a realidade vivida pela criança surda no contexto da maior parte das famílias.

Os bebês surdos não acessam as línguas orais de forma natural e, por essa razão, oferecer a eles a possibilidade de interagir em uma língua visogestual é a possibilidade de constituir-se na linguagem na época correta. Assim, as bases teóricas de Skutnabb-Kangas (1984) sobre língua materna oferecem bases sólidas para que a língua de sinais possa ser considerada a língua materna dos surdos, ainda que seja inicialmente desconhecida pelo seu núcleo familiar (MOURA, 2018).

Agregado a esse processo de aquisição e aprendizado da língua de sinais, a atenção aos familiares, por parte do Fonoaudiólogo, possibilita a elaboração de todas as mudanças ocorridas desde o diagnóstico do bebê fazendo com que a criança real seja talhada para além do filho desejado.

Assim, um Fonoaudiólogo, enquanto especialista na aquisição e no desenvolvimento de linguagem e um professor surdo, como representante da comunidade surda, serão os profissionais que atuarão em parceria para que o processo seja vivenciado pelos pais ou responsáveis com atenção para suas dores, para as delícias, para os obstáculos e para a sua transposição.

Em uma experiência desenvolvida por uma das autoras, em uma escola bilíngue para surdos, durante 15 anos, pode-se constatar que as representações sociais direcionadas aos filhos surdos, a maioria filhos de pais ouvintes, se constituem em um dos focos prioritários do trabalho com bebês surdos a ser realizado por um Fonoaudiólogo.

Segundo Moscovici (2003), o conceito de *themata* pode colaborar teoricamente nas nossas práticas. *Themata*, segundo o autor, é um sentido que sustenta as nossas práticas sociais, desde que ainda que as representações que temos sejam social e historicamente localizadas, elas guardam sentidos que ultrapassam o tempo/ espaço do grupo que o construiu. Desta forma, ainda que cientificamente provada as capacitações dos surdos e a potência de sua língua, ainda vamos lidar com as representações que a sociedade faz delas, independentemente do que se vivencia com elas.

Ouvir e conversar com esses pais e responsáveis nos possibilita desconstruir com eles os muros que são construídos entre eles e suas crianças, muro esse que tem como matéria-prima a imagem da deficiência, da incompetência e da ineficiência. Neste caminho, que não será curto, nem tampouco linear, pois os pais se mostrarão fortes e fracos, confiantes e desconfiados, conscientes e simplesmente alheios, para finalmente, na maioria dos casos, reconhecer seus filhos na integridade da sua constituição de pessoa surda.

Num trabalho dentro de uma escola, nas mais de 100 famílias atendidas, no decorrer desses 15 anos, alguns pontos em comum puderam ser discutidos e dentre tantos, pode-se verificar que o olhar do outro sempre foi o que causou a maior dor para os pais. O vizinho, a família, os terapeutas, os amigos, todos, pelo menos ao olhar de quem sofria, destacavam a incompetência da família de conceber um filho saudável. Isto se dava porque estes sujeitos por serem surdos são representados como doentes e, como tal, devem ser curados.

Agrega-se a este fato a questão de que a língua de sinais não é vista como aquela que cumpre o papel da cura, pois ela, aos olhos do outro e no início, dos próprios pais, explicita a falha, a falta e a incompetência, uma vez que, para a sociedade, a competência só é reconhecida pela fala. Cumpre aos profissionais, com destaque ao Fonoaudiólogo, que em um primeiro momento é o único que compartilha a língua dos pais, colaborar na desconstrução dessas noções cristalizadas de que ter sucesso é ser competente na língua portuguesa falada.

Neste processo, reconhecer o professor surdo como um modelo, aprender a língua de sinais e se reapropriar do próprio filho são objetivos a serem alcançados. Assim, todos devem ser assistidos, na medida de suas necessidades, pois esse pode ser o primeiro passo para uma vida acadêmica que pode começar como a de todas as crianças: com uma língua adquirida, uma estrutura subjetiva constituída como não deteriorada (MOURA, 2000), e o sentimento de pertinência ao seu grupo familiar e de amigos, construindo a expectativa de interagir com o resto do mundo.

Vimos, neste capítulo, que a atuação do Fonoaudiólogo Educacional na área da inclusão do indivíduo surdo/deficiente auditivo tem muitas vertentes e possibilidades. Ela vai além da inclusão percebida com a colocação da criança surda em escolas regulares. Esta função, que atravessa tantas áreas e caminhos quando se pensa no indivíduo surdo, é papel do Fonoaudiólogo, o qual ganha, em sua formação, subsídios para realizá-la de forma ampla e compreensiva.

Não se esgotam aqui as possibilidades de atuação do Fonoaudiólogo Educacional no trabalho com surdos, pois a intenção foi realizar um apanhado geral que situe o Fonoaudiólogo neste campo de trabalho cada vez mais importante para a Fonoaudiologia e a sociedade.

Referências

ASSIS, M. G. D.; BATISTA, M. Letramento em segunda língua: um desafio para Professores de surdos. *In:* FARIA, E. M. B. de *et al.* (org.). **Letramentos e inclusão - Pnaic Paraíba**. João Pessoa: Editora da UFPB, 2014. p. 63-84.

BARBOSA, F. V. L. I. Protocolo do perfil das habilidades de comunicação de crianças surdas. **Revista de Estudos da Linguagem**, 2014. v. 22, n. 1, p. 95-118, jun. 2014.

BARBOSA, F. V. A Clínica Fonoaudiológica Bilíngue e a Escola de Surdos na Identificação da Língua de Sinais Atípica. **Educação & Realidade**, v. 41, n. 3, p. 731-754, 2016.

BARTOSZECK, A. B.; BARTOSZECK, F. K. Neurociência dos seis primeiros anos: implicações educacionais, **Revista Educação: Temas e Problemas**, p. 59-71, 2012.

BELTRAME, C. M.; MOURA, M. C. de. A educação do surdo no processo de inclusão no Brasil nos últimos 50 anos (1961-2011). **REB: Revista Eletrônica de Biologia**, v. 8, p. 146-161, 2015. Disponível em: https://revistas.pucsp.br/reb. Acesso em: 10 ago. 2020.

BRASIL. Lei n.º 9.394/1996, de 20 de dezembro de 1996. Estabelece as Diretrizes e Bases da Educação Nacional. **Diário Oficial da União:** seção 1, Brasília, DF, p. 8, 23 dez. 1996. Disponível em: http://www.planalto.gov.br/ccivil_03/leis/l9394.htm. Acesso em: 13 set. 2020.

BRASIL. Decreto n.º 3.298, de 20 de dezembro de 1999. Regulamenta a Lei no 7.853, de 24 de outubro de 1989, dispõe sobre a Política Nacional para a Integração da Pessoa Portadora de Deficiência, consolida as normas de proteção, e dá outras providências. **Diário Oficial da União:** seção 1, Brasília, DF, n. 243, p. 10, 21 dez. 1999. Disponível em: http://www.planalto.gov.br/ccivil_03/decreto/d3298.htm. Acesso em: 13 set. 2020.

BRASIL. **Resolução n.º 02, de 11 de setembro de 2001**. Institui Diretrizes Nacionais para a Educação Especial na Educação Básica. Brasília: Ministério da Educação, 2001. Disponível em: http://portal.mec.gov.br/cne/arquivos/pdf/CEB0201.pdf. Acesso em: 13 set. 2020.

BRASIL. Decreto n.º 7.611/2011, de 17 de novembro de 2011. Dispõe sobre a educação especial, o atendimento educacional especializado e dá outras providências. **Diário Oficial da União:** seção 1, Brasília, DF, p. 5, 18 nov. 2011. Disponível em: http://www.planalto.gov.br/ccivil_03/_ato2011-2014/2011/decreto/d7611.htm. Acesso em: 13 set. 2020.

BRASIL. Lei n.º 13.146, de 06 de julho de 2015. Institui a Lei Brasileira de Inclusão da Pessoa com Deficiência (Estatuto da Pessoa com Deficiência). **Diário Oficial da União:** seção 1, Brasília, DF, n. 127, p. 1, 07 jul. 2015. Disponível em: http://www.planalto.gov.br/ccivil_03/_ato2015-2018/2015/lei/l13146.htm. Acesso em: 13 set. 2020.

CAINE, R. N.; CAINE, G. Understanding a brain-based approach to learning and teaching. **Educational Leadership**, v. 48, n. 1, p. 66-70, 1990.

CAMPOS, S. R. L. **A representação social dos professores de surdos sobre o ensino de Libras e Língua Portuguesa no Ensino Fundamental I**. 2017. 281 f. Orientador: Teresa Cristina Rego. Tese (Doutorado em Educação) – Faculdade de Educação, Universidade de São Paulo, São Paulo, 2017.

DI DONATO, A. **Desempenho da escrita de palavras do português por aprendizes surdos: construção e validação de protocolo**. 2013. 198 f. Orientador: Evangelina Maria Brito de Faria. Tese (Doutorado em Letras) – Programa de Pós-Graduação em Linguística, Universidade Federal da Paraíba, João Pessoa, 2013.

FREIRE, P. **A Importância do ato de ler**: em três artigos que se completam. 22. ed. São Paulo: Cortez, 1988.

GARRUTTI-LOURENÇO, E. A. Bilinguismo para surdos e inclusão escolar: a busca por um caminhar articulado. *In:* MARTINS, E.; CÂNDIDO, R.M. (org.). **Na trilha da inclusão**: deficiência, diferença e desigualdade na escola. São Paulo: Alameda Casa Editorial, 2017. p. 57-84.

HARRISON, K. M. P.; MOURA, M. C. A Escola para surdo - escolas em um novo contexto. *In:* CAMPIOTTO, A. R.; LEVY, C. C. A. C.; REDONDO, M. C.; ANELLI, W. (org.). **Novo tratado de fonoaudiologia**. São Paulo: Editora Manole, 2013. p. 321-324.

MAYBERRY, R. I. When timing is everything: age of first-language acquisition effects on second language learning. **Applied Psycholinguistics**, v. 28, p. 537-549, 2007.

MOSCOVICI, S. **Representações sociais**: investigações em psicologia social. Petrópolis: Editora Vozes, 2003.

MOURA, M. C. **O surdo**: caminhos para uma nova identidade. Rio de Janeiro: Revinter, 2000.

MOURA, M C. Libras e Fonoaudiologia: territórios a serem compartilhados. *In:* ARAÚJO, A. N.; QUEIROGA, B.; LUCENA, J.; STUDART, L. **Questões contemporâneas da clínica fonoaudiológica**. Pernambuco, UFPE: Editora Pulso, 2018. p. 215-225.

ONU. Organização das Nações Unidas. **Ano internacional das pessoas com deficiência**. 1981

ONU. **Convenção sobre os Direitos da Criança**. 1989. Disponível em https://www.unicef.org/brazil/convencao-sobre-os-direitos-da-crianca. Acesso em: 10 set. 2020.

ONU. **Declaração Mundial sobre Educação para Todos**. 1989. Disponível em http://www.dhnet.org.br/direitos/sip/onu/educar/todos.htm. Acesso em: 10 set. 2020.

ONU. **Convenção sobre os Direitos das Pessoas com Deficiência**. Protocolo Facultativo à Convenção sobre os Direitos das pessoas com Deficiência. Brasília, 2007. Disponível em: http://portal.mec.gov.br/index.php?option=com_docman&view=download&alias=424-cartilha--c&category_slug=documentos-pdf&Itemid=30192. Acesso em: 10 set. 2020.

PINO, A. **As marcas do humano**: as origens da constituição cultural da criança na perspectiva de Lev S. Vigotski. São Paulo: Cortez, 2005.

QUADROS, R. M. **O "Bi"'em bilinguismo na educação de surdo**: Surdez e bilinguismo. Porto Alegre: Mediação, 2005.

RAMOS, C. **O despertar do gênio-aprendendo com o cérebro inteiro**. Rio de Janeiro: Revinter, 2000.

SACKS, O. W. **Vendo Vozes**. São Paulo: Companhia das Letras, 2010.

SKUTNABB-KANGAS T. Linguistic Human Rights - A Prerequisite for Bilingualism. *In:* AHLGREN, I.; HYLTENSTAM, K. (ed.). **Bilingualism in Deaf Education**. International Studies on Sign Language and Communication of the Deaf. 27. Hamburg: Signum – Verl. 1994. p. 139-160.

SOUSA, W. P. A. Alfabetização de crianças surdas na perspectiva do letramento. *In:* FARIA, E. M. B. *et al.* (org.). **Letramentos e inclusão - Pnaic Paraíba**. João Pessoa: Editora da UFPB, 2014. p. 28-31.

CAPÍTULO 23

Contribuições Fonoaudiológicas para o Planejamento Pedagógico: currículo, metas de aprendizagem, adaptação curricular e estratégias de avaliação

Rosana Mendes Ribeiro

Introdução

O presente texto traz um estudo sobre as contribuições da Fonoaudiologia Educacional no contexto da Educação Inclusiva em redes regulares de ensino. Aborda conceitos fundamentais envolvidos nos processos de ensino e aprendizagem e ressalta quão significativa é a atuação de uma ciência especializada na comunicação humana que contribui para o universo educacional.

A heterogeneidade está cada vez mais presente nas salas de aula e os envolvidos precisam oportunizar e garantir a todos condições e possibilidades de aprendizagem. Partindo do pressuposto que parte da concretização da Inclusão se faz por meio das adaptações curriculares, este estudo teve por objetivos apresentar uma ação educacional pautada na interlocução entre a Saúde e a Educação; discutir e fomentar junto aos professores os três pilares da metodologia apresentada: formação, mapeamento de uma sala de aula seguido de intervenções remediativas inseridas no universo das adaptações e das adequações curriculares, garantindo oportunidade de aprendizagem para diferentes perfis, com impactos presentes desde as salas de aula aos indicadores de desempenho utilizados no âmbito estadual da rede pública de São Paulo. O estudo coloca em evidência as contribuições conscientes e diferenciadas do Fonoaudiólogo Educacional no planejamento pedagógico enquanto agente que promove educação em função de equidade.

Conceitos Básicos

É notório que a aprendizagem é um processo extremamente complexo, dinâmico e interativo com o mundo ao redor de nossas crianças e que envolve fatores biopsicossociais e que garante apropriação de conhecimentos resultantes da construção das experiências passadas que influenciam diretamente nas aprendizagens futuras. Trata-se de uma construção pessoal que resulta de processos experimentais, manifestadas por modificações de comportamento.

Diante disso, conclui-se que a aprendizagem se faz por um processo que se inicia na concepção da vida até a velhice. Vygotsky, por exemplo, afirma que a interação é ponto fundamental e regular no processo de aprendizagem e caracteriza-se tanto por meio do desenvolvimento real e potencial, quanto em relação à zona de desenvolvimento proximal (TABILE; JACOMETO, 2017).

Já para Bruner, em sua *Teoria da Instrução* (BRUNER, 1991), a aprendizagem é vista como um processo interno, mediado cognitivamente, que vai além de um produto direto do ambiente, ou seja, uma teoria cognitiva focada em processos centrais do pensamento, da organização do conhecimento, do processamento de informações, raciocínio e tomadas de decisão. Pontos em comum com a *Teoria Gestáltica* (PENNA, 2000) que valoriza o conceito de estrutura e o arranjo das ideias e ao considerar a existência de estágios do desenvolvimento cognitivo se aproxima, também, da *Teoria Piagetiana* (MACEDO, 1994).

Em um esboço das ideias básicas de Piaget, é possível afirmar que a aprendizagem está diretamente ligada à obtenção de respostas individuais em função das experiências vividas ao longo de toda uma vida, enquanto que o desenvolvimento é a constatação do aprendizado e, consequentemente, o responsável pela formação dos conhecimentos.

A aprendizagem é o processo por meio do qual estímulos internos ou externos produzem mudança no perfil de resposta de um indivíduo em um determinado contexto. Implica, portanto, em modificações transitórias ou permanentes de circuitos neurais; é um processo individual, evolutivo e contextualizado (PIRANA; FÁVERO, 2020).

Os processos de aprendizagem fazem parte de um tema bastante complexo e extenso e são estudados com profundidade e afinco por vários autores[11]; configuram-se como uma gama de associações e assimilações que envolvem processamento, integração sensorial, estímulo, experiência, afeto, emoção, ludicidade, motivação, atenção, memória, pensamento, cognição, inteligência, linguagem, motricidade, interação, ambiente, infância, escolarização, letramento, alfabetização, funcionamento e execução.

O processamento e a integração sensorial refletem a habilidade do sistema nervoso para receber, processar e organizar os estímulos do meio externo e traduzi-lo em respostas adaptativas. As experiências fortalecem ou enfraquecem redes neurais, produzindo modificações químicas (neurotransmissores) e estruturais (circuitaria sináptica) (COSENZA; GUERRA, 2011); já a afetividade está relacionada às emoções (com sua origem biológica), aos sentimentos e às vivências humanas – o afeto que educa e contribui para o desenvolvimento e a aprendizagem (GALVÃO, 1995). Nesse contexto, a ludicidade, o envolvimento e a motivação podem ser considerados partes fundamentais do aprendizado assim como a *atenção*, que influencia na formação de memórias, que por sua vez contribuem para desenvolver aspectos importantes como imaginação, percepção, raciocínio e linguagem. Segundo Nahas e Xavier (2006):

[11] Podemos citar, por exemplo: Jean Piaget, Lev Vygotsky, Maria Montessori, Célestin Freinet, Henry Wallon, Howard Gardner, Sylvia Maria Ciasca, Simone Aparecida Capellini, Jaime Luiz Zorzi, Alessandra Capovilla, Fernando Capovilla, Ramon M. Cosenza, Julio Cesar Furtado do Santos, Ângela Mathylde Soares, Vanessa Dias Moretti e Neusa T. Massoni.

> Para um organismo aprender ele deve ser capaz de perceber os estímulos ambientais, realizar associações entre estes estímulos e arquivar informações relevantes. No entanto, para associar estímulos, o organismo deve antes discriminar as diferenças entre esses estímulos e, para arquivar informações, o organismo necessita primeiramente decodificar e alocar a informação em uma ou mais das muitas localizações neuronais. A eficiência do aprendizado depende de fatores como motivação, atenção, memória e experiência prévia (NAHAS; XAVIER, 2006, p. 50).

Além disso, *a* motricidade constitui-se em fator fundamental para o aprendizado e é durante os primeiros anos de vida que o desenvolvimento motor estabelece a coordenação motora de nossas crianças. A motricidade é um conjunto de habilidades desenvolvidas gradativamente que envolve o ato motor em si, a percepção visual e sensorial, tônus, equilíbrio, lateralidade e emoção.

Quanto ao ambiente, podemos utilizar a teoria ecológica do desenvolvimento de Bronfenbrenner, segundo definição de Ferreira e Barrera (2010, p. 464), que "[...] enfatiza o estudo dos vários contextos ambientais nos quais o indivíduo está inserido e que exercem impacto sobre o crescimento psicológico em função dos papéis, atividades e interações sociais que neles se estabelecem".

A infância, descrita por Narodowski (NASCIMENTO; BRANCHER; OLIVEIRA, 2013), se caracteriza a partir da heteronomia, da dependência e da obediência ao adulto em troca de proteção.

Packer e Goicoechea (2000) abordam o processo de escolarização como construção de subjetividade, no qual as crianças assumem um papel social de estudantes através de processos de ensino e aprendizagem diversificados, a saber: apropriação da cultura escolar, inserção na cultura de pares e a apropriação da leitura e da escrita. Segundo eles, "[...] seres humanos são formados e transformados em relacionamentos com os outros, no desejo por reconhecimento, nas práticas de uma comunidade em particular, no modo como são divididas e iniciam a luta pela própria identidade" (NEVES *et al.*, 2017, p. 349).

Segundo Kleiman (2005), o letramento diz respeito a um processo de imersão que independe da idade, em um universo de textos escritos que compõe as diversas situações sociais; portanto, letrar é gerar condições de experiências ativas para quem aprende, mesmo que ele não seja alfabetizado. O processo de letramento viabiliza que crianças tenham contato com uma diversidade de textos identificando a função de cada um. Já o ser alfabetizado é o contrário de ser letrado e se caracteriza por um conjunto de habilidades que, uma vez atingidas, o aprendiz passa a saber ler e escrever e lhe é permitido interpretar textos, frases e palavras (QUEIROGA; ZORZI; GARCIA, 2015).

Conforme Zorzi (2015, *on-line*), "no letramento, se uma criança abre um livro, ela tenta 'ler' pelas ilustrações. Na alfabetização, a verdadeira leitura é transformar uma palavra escrita em uma oralidade, letras em sons, sons unidos em forma de palavras faladas".

E, por último, não podemos deixar de abordar as "funções executivas que correspondem a um conjunto de habilidades que, de forma integrada, permitem ao indivíduo direcionar comportamentos" (MARQUES; AMARAL; PANTANO, 2020, p. 6, grifo nosso) e metas, avaliar eficiência e a adequação" dos comportamentos, bem como priorizar ou abandonar estratégias, viabilizando a resolução de problemas e a autorregulação.

O desenvolvimento das Funções Executivas é de extrema importância para a adaptação social, ocupacional e mesmo para a saúde mental em etapas posteriores da vida (MARQUES; AMARAL; PANTANO, 2020).

Figura 1 – Estímulo e Aprendizagem

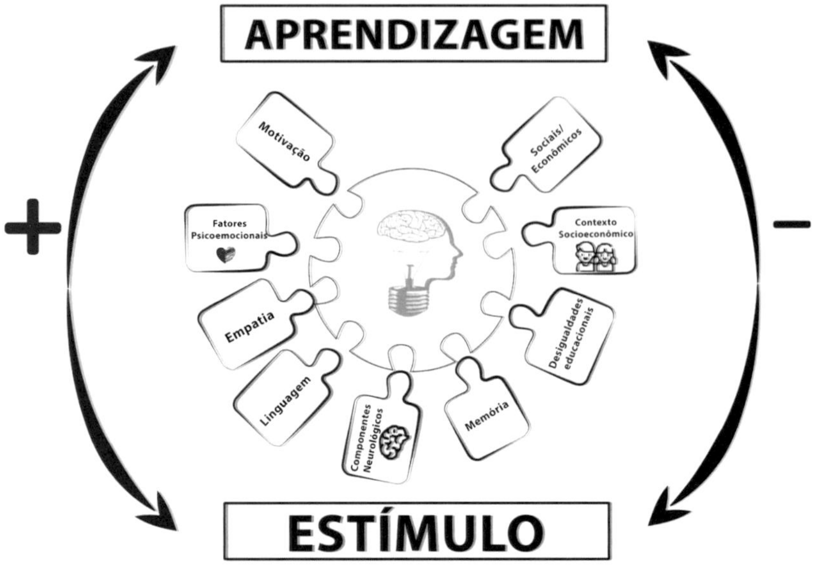

Fonte: Elaborada pela autora.

Não há como negar que todos os conceitos até aqui abordados estão diretamente envolvidos na comunicação humana e nos remetem à ciência aqui intencionalmente abordada, a Fonoaudiologia.

> Fonoaudiologia é a ciência que tem como objeto de estudo a comunicação humana em todas as suas dimensões. Seu campo de ação envolve o desenvolvimento, as dificuldades e o aperfeiçoamento das habilidades comunicativas.
>
> Preocupa-se com todos os aspectos relacionados à comunicação humana, tais como: a linguagem oral e escrita, a cognição, a função auditiva, a função vestibular (equilíbrio), a fluência e articulação da fala, a voz, as funções estomatognáticas (tais como sucção, mastigação e deglutição), os sistemas de comunicação alternativos, aumentativos ou suplementares, entre outros (SISTEMA DE CONSELHOS FEDERAL E REGIONAIS DE FONOAUDIOLOGIA, 2015, p. 5).

A Fonoaudiologia, cada vez mais, tem se estabelecido como a área que, com propriedade científica, estabelece uma conversa íntima e estreita entre as áreas da Saúde e da Educação. E para contemplar essa atuação, que tem crescido significativamente, o Conselho Federal de Fonoaudiologia (CFFa) reconheceu a especialidade denominada Fonoaudiologia Educacional.

O Conselho Federal de Fonoaudiologia, através da Resolução n.º 387/10, traz à tona como especialidade a Fonoaudiologia Educacional no âmbito da Educação Especial e/ou Inclusiva que visa "sensibilizar e capacitar educandos, educadores e familiares para a utilização de estratégias comunicativas que possam favorecer a universalização do acesso ao ambiente escolar, o aprendizado e a inclusão escolar e social" (SENO; CAPELLINI, 2019, p. 295).

O Fonoaudiólogo Educacional possui conhecimentos aprofundados sobre as habilidades cognitivas e linguísticas envolvidas na aprendizagem, podendo desenvolver, junto aos educadores, estratégias de flexibilização de currículo, metas de aprendizagem, estratégias de avaliação e de intervenções pedagógicas. Forma uma parceria que reflete sobre o desenvolvimento dos alunos, sobre as relações com familiares e viabiliza maior eficácia às ações pedagógicas. É um profissional de fundamental importância que acrescenta qualidade ao processo educacional, tornando-se um diferencial na escola em que atua (SISTEMA DE CONSELHOS FEDERAL E REGIONAIS DE FONOAUDIOLOGIA, 2015).

> O educador dotado de observação sutil não deixará de observar a capacidade de aprender de todos os seus alunos.
>
> Considero a atuação do Fonoaudiólogo Educacional em minha escola, realizada através da implantação da Metodologia CRA, uma ação inovadora que proporcionou formação, sensibilização de nosso corpo docente e, como consequência dessa abordagem, passamos a vislumbrar um caminho de sucesso para nossos alunos, sob a ótica da heterogeneidade, do respeito, além de nos possibilitar um planejamento preventivo para uma das situações mais graves de nossa educação, o acúmulo de defasagens pedagógicas (muitas vezes confundidas como transtornos e/ou deficiências).
>
> Reconhecer o direito de cada pessoa ser aquilo que é e oportunizar igualdade de condições para todos, utilizando diferentes estratégias, possibilitará o sucesso de muitos. (RIBEIRO, 2020, n.p.)

Da Teoria à Prática... Dos Direitos aos Deveres

O projeto CRA - *Classificação para Reenquadramento de Aprendizagem* (RIBEIRO, 2015) - insere-se na Fonoaudiologia Educacional e atualmente está validado como *Metodologia CRA* que venceu o *Prêmio Mário Covas 2016/2017* e também se destaca por sua atuação prática junto às equipes docentes.

É fato que o professor tem um importante papel no que concerne à observação de possíveis dificuldades que o aluno possa apresentar em seu desenvolvimento (RUFINO; SOUZA, 2012), já que pode intervir diretamente no processo de desenvolvimento e adotar ações que o aperfeiçoem. Neste sentido, é fundamental que o professor esteja instrumentalizado para preparar atividades que contribuam para o desenvolvimento completo da linguagem, tanto oral quanto escrita, em todas as fases do aprendizado, independentemente se a criança apresenta ou não dificuldades e/ou déficits de aprendizagem.

Para isso, ressalta-se a importância da ação e de depoimentos que serão explanados neste artigo, que contemplaram: formação dos professores, mapeamento dos alunos — coleta, tabulação e análise de dados, bem como avaliações diagnósticas, seguidas de Intervenções específicas para diferentes perfis de aprendizagem, três pilares que determinaram o diferencial da atuação da Fonoaudiologia Educacional, através da referida *Metodologia CRA*, hoje CDRA por seu viés digital. Sobre a *Metodologia CDRA* (RIBEIRO, 2015) e seus três pilares de atuação, veremos adiante.

1. Formação do Corpo Docente

Definido como processo formativo, na modalidade a distância (EaD), a formação do corpo docente considerou, em seu programa, três eixos básicos de conhecimentos necessários ao bom desempenho docente em relação aos seus grupos heterogêneos e aos aspectos da inclusão:

- **1.º Eixo**: Diversidade escolar atual; emissão de laudos e aprendizagem, vínculo e aprendizagem (formação teórica);
- **2.º Eixo**: Dificuldades e/ou déficits de aprendizagem; princípios básicos do desenvolvimento cognitivo; funcionamento executivo; anamnese para pais e professores na prevenção de possíveis problemas de aprendizagem; sondagens diagnósticas (formação teórico/prática);
- **3.º Eixo**: Metas de aprendizagem, flexibilização curricular; estratégias de avaliação e intervenção para diferentes níveis de aprendizagem (adequação e adaptação de atividades e provas escolares) - adaptação curricular (formação prática).

1.1 Depoimentos de professores sobre o pilar "Formação" — redes pública e privada[12]:

A seguir, apresentamos os depoimentos da equipe docente das escolas estaduais que participaram do projeto piloto para validação da Metodologia CDRA:

> ***Depoimento 01***: *"A formação me permitiu ter a certeza de que a aprendizagem é uma atividade conjunta e que o professor é o grande orquestrador".*
>
> ***Depoimento 02***: *"A formação deu uma grande importância ao papel do professor como impulsionador do desenvolvimento psíquico, me fez refletir, diariamente, sobre atividades que pudessem despertar maior interesse e entusiasmo".*
>
> ***Depoimento 03***: *"Com meus alunos entendi de forma diferenciada a complexidade do processo ensino e aprendizagem".*
>
> ***Depoimento 04***: *"Foi uma reflexão sobre as dificuldades de aprendizagem, suas causas e a importância do conhecimento do professor para lidar adequadamente com a situação auxiliando, assim, o seu aluno".*

2. Mapeamento/Sondagens Diagnósticas

Por meio do instrumento *Protocolo CDRA -anamnese pontuada para pais e questionário pontuado* (RIBEIRO, 2015) - aplicado para os pais no momento da matrícula ou na reunião de pais e posteriormente respondido pelos professores, foram coletados, tabulados e analisados dados pertinentes e relevantes ao desenvolvimento infantil e possíveis impactos para os processos de ensino e aprendizagem.

A pontuação do protocolo objetiva o reenquadramento dos alunos (RIBEIRO, 2015) em quatro níveis diferentes de aprendizagem destacados a seguir:

---

[12] Depoimentos recolhidos na pesquisa de satisfação do curso on-line "Formação CDRA", em aplicação junto a professores da Rede Pública e Privada do Estado de São Paulo, 2019-2020.

Figura 2 – Grupos de Classificação da Metodologia CDRA de Acordo com os Níveis de Aprendizagem

GRUPO I - CINZA - Aprendizagem Regularizada

GRUPO II - VERDE - Tendência a Dificuldades Escolares

GRUPO III - LARANJA - Tendência a Transtornos Funcionais

GRUPO IV - VERMELHO - Tendência a Déficit Intelectual

Fonte: Elaborada pela autora.

O reenquadramento dos alunos tem como objetivos ajustar expectativas e criar um ambiente positivo de aprendizagem (LINHARES; MARTINS, 2015) para, posterior e juntamente com o corpo docente, viabilizar a realização de sondagens diagnósticas já que, segundo estudos, escolas brasileiras não avaliam a aprendizagem, mas praticam provas, testes e exames escolares (CHUEIRI, 2008) desconsiderando processos contínuos, com necessidades consistentes para obtenção de resultados efetivos. Como afirma Caldeira (2000, p. 122), "A avaliação escolar é um meio e não um fim em si mesma [...]".

Corroborando, segundo Luckesi (2003), a avaliação diagnóstica deveria predominar em uma sala de aula, enquanto recurso primordial de reorientação e acompanhamento dos processos de ensino e aprendizagem.

Portanto as duas ações aplicadas (reenquadramento e sondagens diagnósticas) permitiram orientações preventivas e/ou remediativas específicas para o planejamento pedagógico dos alunos, além de orientarem familiares para possíveis e pertinentes encaminhamentos.

2.1 Depoimento da diretora sobre o pilar "Mapeamento" — rede pública[13]:

Abaixo, sobre o Mapeamento, segue depoimento de um membro da equipe docente das escolas estaduais que participaram do projeto piloto para validação da Metodologia CDRA:

> "[...] quando analisamos o trabalho efetuado junto ao Projeto CDRA, que, ao coletar, tabular e analisar dados pertinentes e relevantes ao desenvolvimento infantil, para posteriormente orientar escola e famílias para o itinerário pedagógico dos alunos, *reconfiguramos o processo pedagógico dos mesmos* [...]" (RIBEIRO, 2020, grifo do autor).

2.2 Resultados (fase mapeamento) da Metodologia CDRA

A primeira parte do Gráfico 1 (Antes do CDRA) representa a opinião dos professores no que tange aos números de alunos considerados deficitários, enquanto a segunda parte (Depois do CDRA) demonstra que, dos 31% assim considerados, tínhamos 25% com Dificuldades Escolares e apenas 6% considerados alunos com Transtornos e/ou Deficiências.

[13] Depoimento recolhido na pesquisa de satisfação do curso on-line "Formação/Mapeamento CDRA", em aplicação junto a professores da Rede Pública e Privada do Estado de São Paulo, 2019-2020.

Gráfico 1 – Mapeamento CDRA em escolas da rede pública e privada (2.492 alunos)

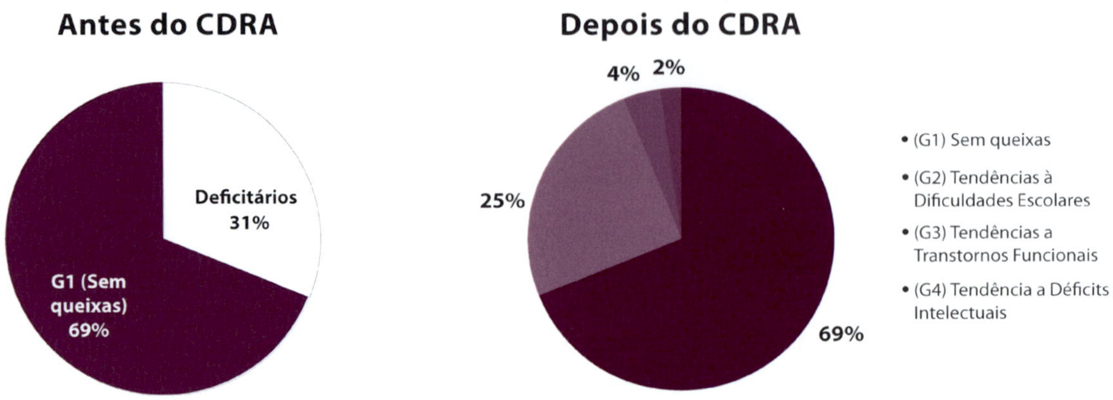

Fonte: Mapeamento realizado no projeto piloto da Metodologia CDRA.

2.2.1 A defasagem educacional evidenciada

Os resultados corroboram com a literatura e evidenciam um cenário educacional marcado pelas desigualdades e pelas políticas públicas educacionais, em consequência, falhas pedagógicas cada vez mais graves.

> Diante de tudo isso, pudemos perceber que os estudantes vivem um dilema: estão gostando das facilidades encontradas na escola, mas, ao mesmo tempo, sentem que estão saindo delas sem nenhuma base. Como dizem, estão "passando" sem saber (FERREIRA, 2004, p. 111).

2.2.2 A redução significativa dos encaminhamentos

A segunda torre do Gráfico 2 ilustra a atuação efetiva do Mapeamento da referida Metodologia, a partir da conscientização por parte dos professores em assumirem e atuarem nos casos reenquadrados como defasagens educacionais.

Gráfico 2 – Redução de encaminhamentos

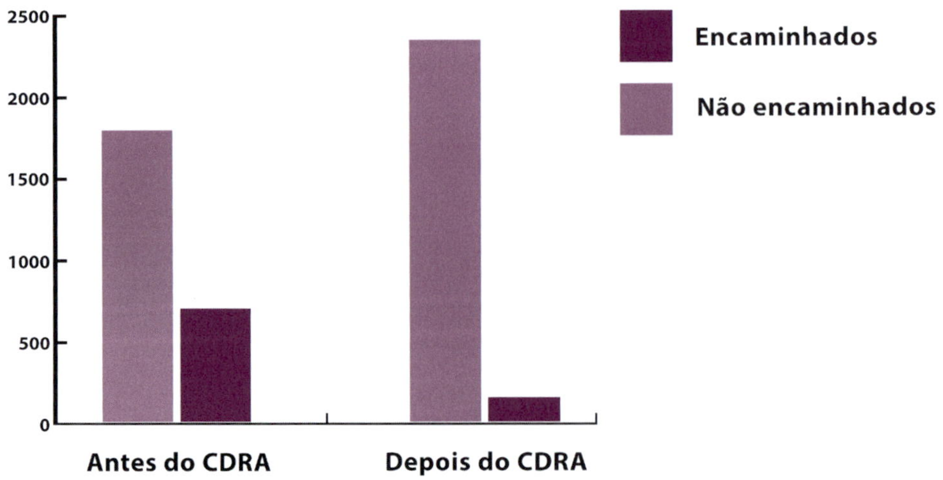

Fonte: Mapeamento realizado no projeto piloto da Metodologia CDRA.

3. Intervenção

Como terceiro e último pilar da referida Metodologia CDRA (RIBEIRO, 2015), destacamos o trabalho da Fonoaudiologia Educacional sobre as questões curriculares, especificamente referentes a adaptações e adequações destes. Após os processos de formação (o conhecimento pela educação) e mapeamento dos alunos (reconhecimento da diversidade da população escolar), os professores estavam aptos para a realização das intervenções (RIBEIRO, 2015) (respeito e atendimento *à* diversidade*)* e esse é o momento em que Saúde e Educação unem-se em conhecimentos para planejar a construção e a realização de adaptações e adequações curriculares coerentes, adequadas, responsáveis e principalmente remediativas que visam o equilíbrio do funcionamento executivo de seus alunos, oferecendo oportunidades de aprendizagem para todos e para as diferentes disciplinas curriculares.

As adaptações e as adequações curriculares preenchem lacunas como ferramentas a serem utilizadas, pois é uma linguagem ao alcance de todos. Ressalta-se um grave equívoco interpretá-las como estratégias utilizadas apenas para alunos com deficiência; ao contrário, é a materialização do conceito de Educação Inclusiva. Por isso, reitera-se: "... adaptações exigem que alguns critérios sejam rigorosamente seguidos para não se correr o risco de tornar precário o ensino que será ministrado aos alunos que delas possam necessitar" (LOPES, 2017, p.14).

Figura 3 – Modelos de questões adaptadas com a utilização das técnicas desenvolvidas pela Metodologia CDRA

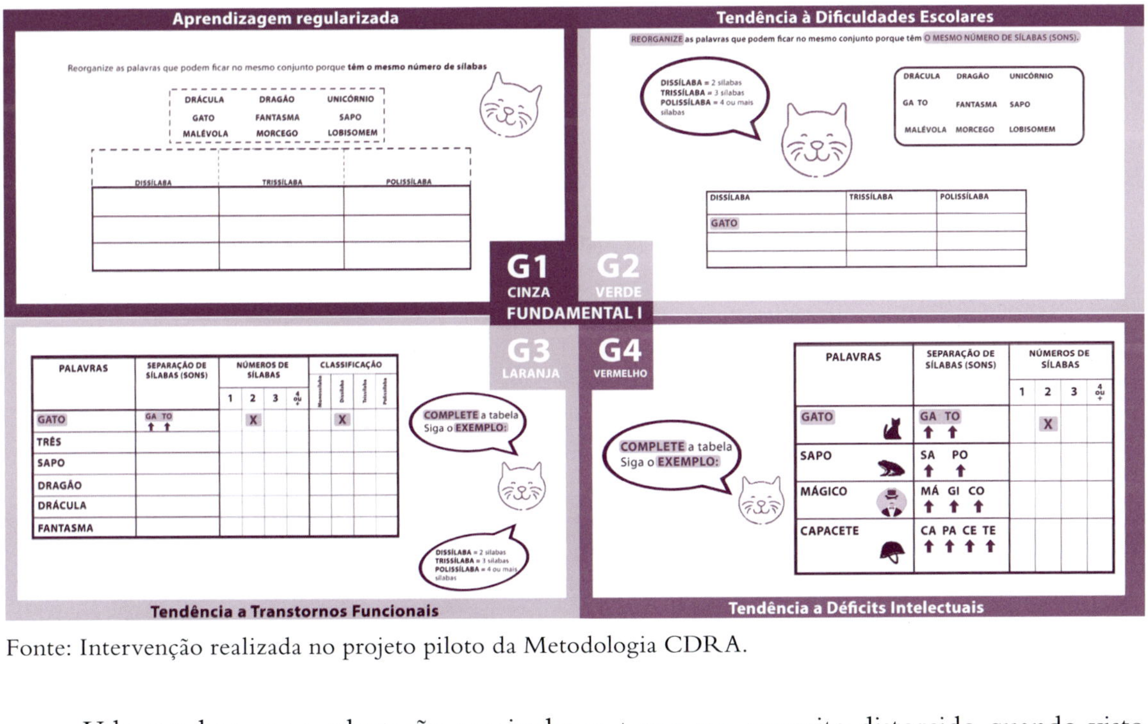

Fonte: Intervenção realizada no projeto piloto da Metodologia CDRA.

Vale ressaltar que a adaptação curricular se torna um conceito distorcido quando visto como uma mera atividade diferenciada, mediada ou ainda facilitada. Torna-se imprescindível discutir sobre esse assunto relevante, necessário e, além de tudo, um direito dos alunos previstos em várias legislações; um assunto que envolve currículo, conteúdo, diversidade, cognição, emoção, vínculo, metas e planejamento. Ademais, não há adaptação curricular sem conteúdo(s).

Um currículo que se baseia na diversidade desconstrói todo o modelo de hierarquização e de relações de poder que inferiorizam o diferente, dando lugar à pluralidade, ao reconhecimento das diferenças, à consciência do individual e ao mesmo tempo do todo, ou seja, o direito à igualdade de oportunidades e não de um modo igual de educar a todos (MIOTTO, 2010, p. 201).

A atuação da Fonoaudiologia Educacional na aplicação da Metodologia CDRA nos trouxe a experiência da adaptação e da adequação curricular como ferramentas de alta relevância para os processos de ensino, aprendizagem e organização das práticas educativas heterogêneas.

Alguns professores acham que estão ajudando a criança dando-lhes atividades de pintura e desenho, enquanto o restante da turma faz outro tipo de atividade. Porém, esse procedimento em nada contribui com a criança; ao contrário, na maior parte das vezes essa estratégia faz com que ela trabalhe isoladamente em atividades que não têm relação com aquelas realizadas pelo restante da turma, desencadeando na criança um efeito negativo, diminuindo seu interesse em aprender (CAPELLINI; RODRIGUES, 2009, p. 359).

Para Blanco e Duk (1997), as respostas às necessidades especiais dos alunos devem ser buscadas no currículo comum, providenciando-se ajustes e adaptações adequadas como caminho básico para que seja assegurada a igualdade de oportunidades.

3.1 Resultados (fase intervenção) da Metodologia CDRA

Quanto aos resultados (fase de intervenção), o Gráfico 3 ilustra os efeitos de aplicação da Metodologia CDRA — Classificação Digital para Reenquadramento de Aprendizagem sobre índices de alfabetização — estudo comparativo.

Gráfico 3 – Atuação da Metodologia CDRA com atividades adaptadas no momento denominado

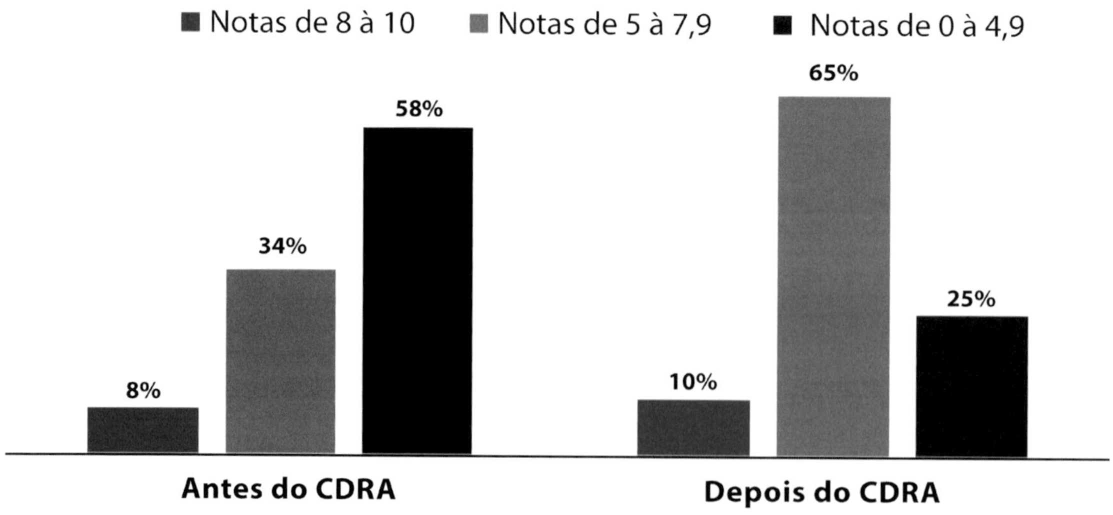

Fonte: Intervenção realizada no projeto piloto da Metodologia CDRA.

Para finalizar, um depoimento do Dr. José Renato Nalini, ex-secretário de Estado da Educação e ex-presidente do Tribunal de Justiça de São Paulo:

"Estamos em um momento em que o caos da Educação veio para que a escola repense sobre essa tendência à blindagem da educação formal em postulados de homogeneização como potencial perpetrador de injustiças. Transmitir conteúdo idêntico é exigir idêntica resposta de um universo heterogêneo. O ser humano é único, singular e irrepetível. Nem os gêmeos univitelinos são exatamente iguais. Não é sensato reclamar a um coletivo de pessoas, muito diverso de colmeias ou formigueiros, que reaja de maneira uniforme" (RIBEIRO e SOARES, 2021, p. 35).

Constata-se, portanto, a relevância da atuação da Fonoaudiologia Educacional conjunta com impactos nos índices estaduais.

Gráfico 4 – Evolução da Média IDESP no 5.º ano do Ensino Fundamental na Escola 1 (Com apoio do CDRA)

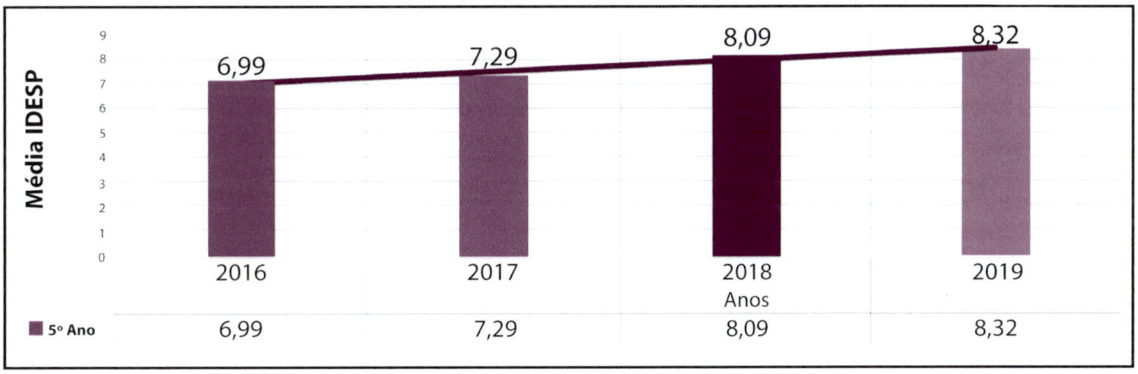

Fonte: Intervenção realizada no projeto piloto da Metodologia CDRA.

Considerações Finais

A Fonoaudiologia Educacional, atualmente reconhecida como área, tem se destacado por compreender cada vez mais que sua atuação no ambiente educacional se desvincula da sua atuação clínica, pois visa respeitar a escola enquanto instituição singular, dinâmica própria e com a responsabilidade sobre a construção do conhecimento.

O presente estudo traz contribuições importantes acerca da conscientização de formas coerentes de atuação do Fonoaudiólogo no ambiente educacional, "considerando não mais apenas manifestações fonoaudiológicas, mas, fundamentalmente, questões particulares dessa comunidade e da instituição, começando pela sua função" (OLIVEIRA; SCHIER, 2013, p. 727).

Referências

BLANCO, R.; DUCK, C. A integração dos alunos com necessidades especiais na região da América Latina e Caribe: situação atual e perspectivas. *In:* MANTOAN, M. T. E. **A integração de pessoas com deficiências:** contribuições para uma reflexão sobre o tema. São Paulo: Memnon Editora, SENAC, 1997. p. 184-195.

BRASIL. Conselho Federal de Fonoaudiologia (CFFa). **Resolução n.º 387 de 18 de setembro de 2010,** Brasília, 2010. Disponível em: https://www3.semesp.org.br/portal/pdfs/juridico2010/Resolucao/ResolucaoCFFa-N-387-18-09-10.pdf. Acesso em: 14 abr. 2020.

BRUNER, J. **O processo da educação geral**. 2. ed. São Paulo: Editora Nacional, 1991.

CALDEIRA, A. M. S. Avaliação e processo de ensino aprendizagem. **Presença Pedagógica**, Belo Horizonte, v. 3, p. 53-61, set./out. 1997.

CAPELLINI, V. L. M. F.; RODRIGUES, O. M. P. R. Concepções de professores acerca dos fatores que dificultam o processo da educação inclusiva. **Educação**, Porto Alegre, v. 32, n. 3, set/dez 2009.

CAPOVILLA, F. *et al.* Processos logográficos, alfabéticos e lexicais na leitura silenciosa por surdos e ouvintes. **Estudos de Psicologia (Natal)**, Natal, v. 10, n. 1, p. 15-23, abr. 2015.

CHUEIRI, M. S. F. Concepções sobre a avaliação escolar. **Estudos em avaliação educacional**, São Paulo, v. 19, n. 39, p. 49-64, 2008.

CIASCA, S. M. Distúrbios e dificuldades de aprendizagem: questão de nomenclatura. *In:* CIASCA, S. M. **Distúrbios de aprendizagem:** proposta de avaliação interdisciplinar. São Paulo: Casa do Psicólogo, 2003. p. 19-31.

COSENZA, R. M.; GUERRA, L. B. **Neurociência e educação:** como o cérebro aprende. Porto Alegre: Artmed, 2011.

FERREIRA, S. A. **Inclusão Social, Progressão Continuada, e Ciclos no Estado de São Paulo**: implicações e contradições [Dissertação de Mestrado para obtenção do Grau de Mestre em Educação]. São Carlos: Universidade Federal de São Carlos, 2004.

FERREIRA, S. H. D. A.; BARRERA, S. D. Ambiente familiar e aprendizagem escolar em alunos da educação infantil. **Psico**, São Paulo, v. 41, n. 4, p. 462-472, out./dez 2010.

GALVÃO, I. **Henri Wallon:** uma concepção dialética do desenvolvimento infantil. 2. ed. Petrópolis: Vozes, 1995.

KLEIMAN, A. B. **Preciso "ensinar" o letramento? Não basta ler e escrever? Linguagem e letramento em foco**. Campinas: Cefiel/IEL/Unicamp, 2005.

LINHARES, M. B. M.; MARTINS, C. B. S. O processo da autorregulação no desenvolvimento de crianças. **Estudos de Psicologia (Campinas)**, Campinas, v. 32, n. 2, p. 281-293, maio 2015.

LOPES, S. A. Adaptação curricular: O que é? Por quê? Para quem? E como fazê-la? **EBR - Educação Básica Revista**, São Carlos, v. 3, n. 1, p. 3-28, 2017.

LUCKESI, C. C. **Avaliação da aprendizagem na escola:** reelaborando conceitos e recriando a prática. Salvador: Malabares Comunicação, 2003.

MACEDO, L. D. **Ensaios construtivistas**. São Paulo: Casa do Psicologo, 1994.

MARQUES, A. P. P.; AMARAL, A. V. M.; PANTANO, T. **Treino de funções executivas e aprendizado**. Barueri: Editora Manole, 2020.

MIOTTO, A. C. F. O currículo prescrito para a educação inclusiva: a proposta curricular e a inclusão dos alunos com deficiência visual. **Revista Educação Especial**, Santa Maria, out. 2010.

NARAS, T. R.; XAVIER, G. F. Atenção: Mecanismos e Desenvolvimento. *In:* MELLO, C. D.; MIRANDA, M. C.; MUSZKAT, M. **Neuropsicologia do Desenvolvimento:** Conceitos e Abordagens. São Paulo: Memnon Edições Científicas, 2006. p. 77-100.

NASCIMENTO, C. T. D.; BRANCHER, V. R.; OLIVEIRA, V. F. A construção social do conceito de infância: algumas interlocuções históricas e sociológicas. **Revista Contexto & Educação**, v. 23, n. 79, p. 47-63, maio 2013.

NEVES, V. F. A. *et al.* Infância e Escolarização: a inserção das crianças no ensino fundamental. **Educação & Realidade**, Porto Alegre, v. 42, n. 1, jan./mar. 2017.

OLIVEIRA, J. P.; SCHIER, A. C. Suportes para a atuação em fonoaudiologia educacional. **Revista CEFAC**, São Paulo , v. 15, n. 3, p. 726-730, jun. 2013.

PACKER, M. J.; GOICOECHEA, J. Sociocultural and Constructivist Theories of Learning: Ontology, Not Just Epistemology. **Educational Psychologist**, v. 35, n. 4, p. 227- 241, 2000.

PENNA, A. G. **Introdução ao gestaltismo**. Rio de Janeiro: Imago, 2000.

PIRANA, S.; FÁVERO, M. L. **Tratado de foniatria**. Rio de Janeiro: Thieme Revinter Publicações, 2020.

QUEIROGA, B. A. M. D.; ZORZI, J. L.; GARCIA, V. (Eds.). **Fonoaudiologia educacional:** reflexões e relatos de experiência. Brasilia: Editora Kiron, 2015.

RIBEIRO, R. M. **CRA - Classificação para Reenquadramento de Aprendizagem**. São Paulo: Editora Desafio, 2015.

RIBEIRO, R. M. **Manual master de avaliativas adaptadas para Educação Inclusiva**. São Paulo: Editora Desafio, 2015.

RIBEIRO, R. M. Inclusão, educação para todos: apresentação de uma ação educacional. *In:* SOARES, Â. M.; SIMÃO, J. R. O. R.; NEVES, M. **Caminhos da aprendizagem e inclusão:** entretecendo múltiplos saberes. Belo Horizonte: Artesã, 2018. p. 449-458.

RIBEIRO, R. M. Famílias X Queixas recorrentes consideradas de risco para problemas de aprendizagem em escolares do 1.º ano do Ensino Fundamental. *In:* SOARES, Â. M. *et al.* **Neurociência e saúde educacional**, volume 1 - Inclusão e Educação. Rio de Janeiro: WAK Editora, 2020. p. 237-250.

RIBEIRO, R. M.; SOARES, Â. M. Inclusão, Educação para todos: apresentação de uma ação educacional. **Escola Particular**, São Paulo, v. 25, n. 275, p. 28-36, Fevereiro 2021.

RUFINO, D.; SOUZA, I. A. A. Dificuldades de aprendizagem na escola: o olhar do professor. **Revista Eventos Pedagógicos**, Sinop, v. 3, n. 3, p. 44-52, Ago-Dez 2012.

SANTOS, S. A. **Alfabetização infantil baseada em evidências científicas:** um estudo atual. 2011. 19 f.Trabalho de Conclusão de Curso – Licenciatura em Pedagogia. Maringa: Universidade Estadual de Maringá, 2011.

SENO, M. P.; CAPELLINI, S. A. Nível de informação dos professores da Educação Especial sobre a Fonoaudiologia Educacional. **Revista Psicopedagogia**, v. 36, n. 111, 2019.

SISTEMA DE CONSELHOS FEDERAL E REGIONAIS DE FONOAUDIOLOGIA. **Contribuiçoes do fonoaudiólogo educacional para seu município e sua escola:** perguntas frequentes de educadores e gestores educacionais. Brasilia: Conselho Federal de Fonoaudiologia, 2015.

SOARES, Â. M. **Por que vou ao psicopedagogo?** Belo Horizonte: Artesã, 2018.

TABILE, A. F.; JACOMETO, M. C. Fatores influenciadores no processo de aprendizagem: um estudo de caso. **Revista Psicopedagogia**, São Paulo, v. 34, n. 103, p. 75-86, 2017.

ZORZI, J. L. O que devemos saber a respeito da linguagem escrita e seus distúrbios: indo além da clínica. *In:* MARCONDES, E.; ANDRADE, C. R. F. D. **Fonoaudiologia em pediatria**. São Paulo: Sarvier, 2003. p. 120-132.

ZORZI, J. L. Fracasso na alfabetização é culpa da escola e não do aluno, diz pesquisador. [Entrevista concedida a]. **UOL Educação**, 2015. Disponivel em: https://educacao.uol.com.br/noticias/2015/12/22/fracasso-na-alfabetizacao-e-culpa-da-escola-e-nao-do-alunodiz-especialista.htm. Acesso em: 14 abr. 2020. Entrevista com Jaime Luiz Zorzi.

SEÇÃO 4

Caminhos da Fonoaudiologia Educacional no Brasil e no Mundo

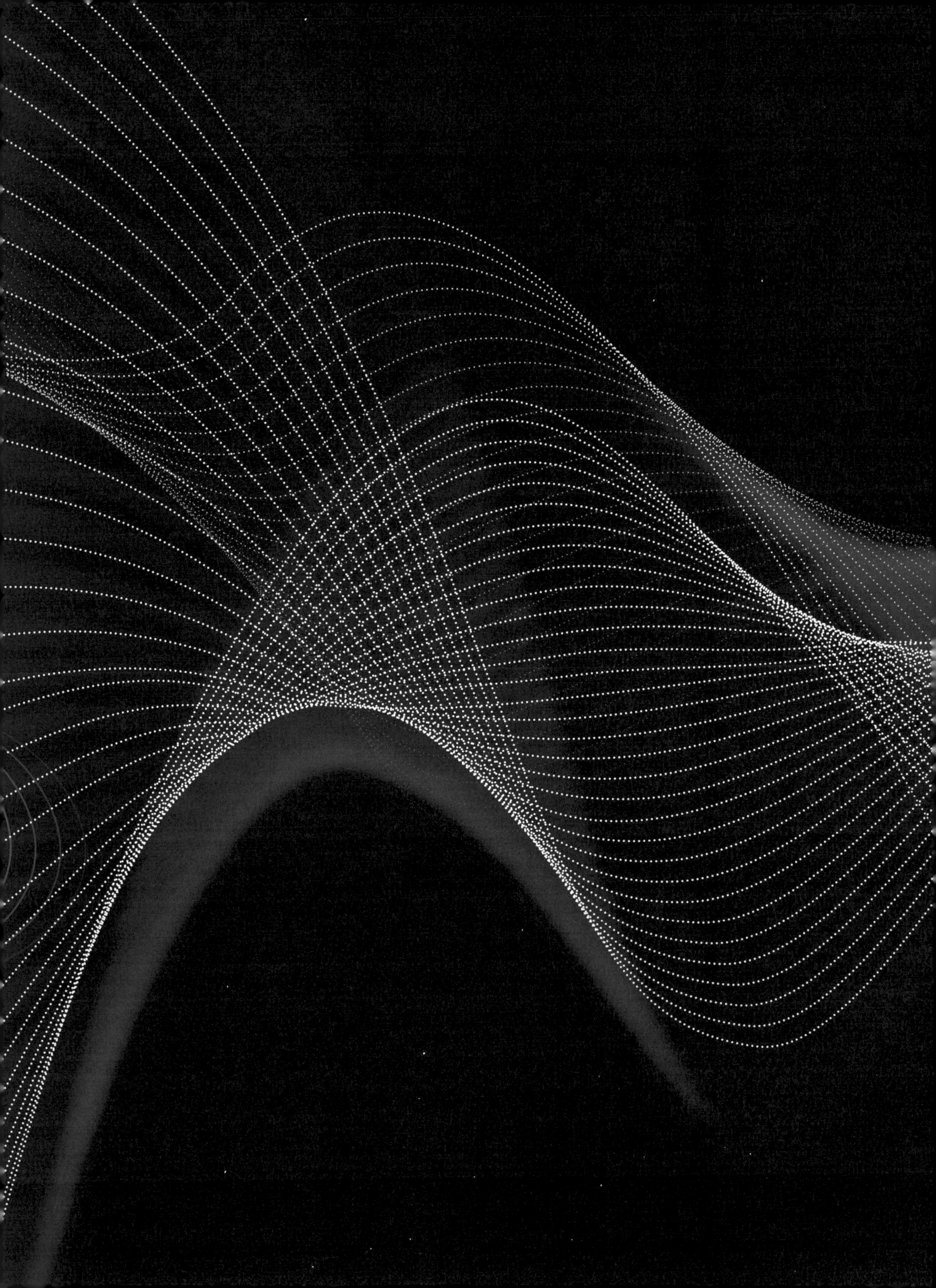

CAPÍTULO 24

Políticas públicas em Educação: a inserção do Fonoaudiólogo Educacional no Brasil e no mundo

Ana Luiza Navas
Taís Ciboto

Introdução

Desde a origem da Fonoaudiologia como profissão, houve um forte e essencial vínculo com a área da Educação. No Brasil, o marco histórico da Fonoaudiologia data do período Imperial e está ligado à educação de pessoas com deficiência, com o objetivo de detectar alterações e suprir demandas políticas e sociais. Em 1854, ocorre a fundação do Imperial Colégio, destinado ao ensino de meninos cegos e no ano seguinte, 1855, o Colégio Nacional é criado para educação de surdos (BRASIL; GOMES; TEIXEIRA, 2019; SISTEMA DE CONSELHOS DE FONOAUDIOLOGIA, 2018; AARÃO *et al.*, 2011). Na França, Borel-Maisonny aplicou seu método de aprendizagem da fala para melhorar o aprendizado da leitura e escrita (ALVES; CAPELLINI, 2014).

As origens da atuação da Fonoaudiologia em outros países como EUA, Canadá e Austrália são fortemente influenciadas pelas demandas da Educação, assim como ocorreu no Brasil. Dessa forma, embora a Fonoaudiologia seja uma profissão da área da Saúde, sua origem - bem como sua formação - está muito ligada à Educação e à aprendizagem. Por isso, esse profissional pode circular em ambas as áreas (SISTEMAS DE CONSELHOS FEDERAL E REGIONAIS DE FONOAUDIOLOGIA, 2015). Historicamente, e ao redor do mundo, as abordagens teórico-práticas têm sido diversas desde as puramente voltadas a ações clínicas de diagnóstico e reabilitação no contexto escolar, até ações de promoção da qualidade do ensino em parceria com a equipe educacional. Com relação aos espaços possíveis e ações a serem implementadas, há alguns estudos descritivos que nos ajudam a entender como cada país foi estruturando esta perspectiva de atuação na Educação.

No Brasil, o estudo de Celeste *et al.* (2017) descreveu o perfil dos Fonoaudiólogos que atuam na área da Fonoaudiologia Educacional, quanto a sua formação, atuação e experiência profissional. Em relação ao nível de ensino, a Educação Infantil e o Ensino Fundamental I concentram a maior atuação fonoaudiológica. Esse dado denota que há ainda um espaço importante para ampliação das ações do Fonoaudiólogo Educacional no Brasil em outros níveis de ensino, particularmente no Ensino Médio (EHREN, 2002) e na Educação de Jovens e Adultos (INSTITUTO PAULO MONTENEGRO; AÇÃO EDUCATIVA, 2016).

Este capítulo pretende descrever, do ponto de vista histórico, a discussão das políticas públicas em Educação que têm sido essenciais para a inserção do Fonoaudiólogo Educacional no Brasil e em outros países do mundo. Ao longo desses 39 anos de profissão, há avanços significativos na compreensão do papel relevante do Fonoaudiólogo Educacional no processo de ensino e aprendizagem. Entender como as políticas públicas podem ajudar a fortalecer e ampliar essa atuação faz parte da conquista da maturidade da profissão em nosso país.

Políticas públicas que favorecem e garantem a atuação da Fonoaudiologia Educacional no mundo

Um dos países com maior contingente de Fonoaudiólogos atuando em escolas é os Estados Unidos da América. Atualmente, as leis federais e estaduais americanas têm intensificado o foco em disponibilizar oportunidades educacionais apropriadas para estudantes de grupos culturais e linguísticos diversos para os oriundos de famílias de baixa renda e para aqueles que aprendem o inglês como segunda língua (ASHA, 2010). Os Fonoaudiólogos Educacionais exercem um papel essencial neste processo e têm sido convocados a atuar na promoção da estimulação de habilidades de linguagem para este perfil de alunos (ALLIANCE FOR EXCELLENT EDUCATION, 2009).

Uma tendência correspondente é atender às necessidades dos estudantes que podem estar em risco de fracasso acadêmico, antes de serem identificados pelo processo de avaliação abrangente tradicional como sendo um aluno com deficiência. Além disso, a legislação que prevê o apoio a crianças com necessidades especiais, *Individuals with Disabilities Education Act - IDEA,* reconhece a atuação do Fonoaudiólogo Educacional como parte integrante da equipe de profissionais que apoia os alunos com deficiência para ajudá-los a acessar o currículo acadêmico ou adaptações do mesmo (U.S. DEPARTMENT OF EDUCATION OFFICE OF SPECIAL EDUCATION PROGRAMS, 2006). Vale a ressalva de que esta política inclui como público-alvo na Educação os seguintes quadros: autismo, cegueira, surdez (surdo-cegueira), transtornos emocionais, deficiência auditiva, deficiência visual, deficiência intelectual, múltipla deficiência, deficiência física, transtornos do neurodesenvolvimento (incluindo Transtorno do Déficit de Atenção, Dislexia, Discalculia, Disgrafia), Transtorno do Desenvolvimento de Linguagem, Transtorno de Fala e alterações decorrentes de traumatismo craniano.

Muitos países têm também se preocupado com o baixo desempenho em leitura verificado por instrumentos de avaliação internacionais como o *Programme for International Student Assessment* - PISA (OCDE, 2018). Sendo assim, tem havido uma ampliação do foco de trabalho do Fonoaudiólogo Educacional, no sentido de apoiar gestores educacionais e professores em programas de aprimoramento de competência de leitura, escrita e habilidades matemáticas. A atuação engloba o planejamento, a implementação e o acompanhamento destes programas e pode incluir propostas de formação continuada de professores alfabetizadores. São inúmeras as contribuições científicas comprovando a relação entre linguagem, habilidades auditivas, fala e o processo de leitura e escrita (KAMHI; CATTS, 2012).

As propostas de legislação federal nos EUA apontam para a questão de que todas as crianças têm direito a aprender (U.S. DEPARTMENT OF EDUCATION, 2002), o que incentiva programas de estimulação precoce e o desenvolvimento de propostas de intervenção específicas para cada camada de perfil de aluno.

A abordagem de acompanhar o desenvolvimento e a aprendizagem das crianças desde o início da escolaridade, com verificações do desempenho e orientações de estimulação na escola, tem sido adotada em vários países como uma política pública e seu impacto tem sido amplamente favorável (KIM; LEE; ZUILKOWSKI, 2020). A proposta de muitos países tem se baseado na abordagem da Resposta à Intervenção (*Response to Intervention*), que envolve o trabalho do Fonoaudiólogo Educacional (NATIONAL ASSOCIATION OF STATE DIRECTORS OF SPECIAL EDUCATION, 2006; MESA *et al.*, 2020).

Políticas públicas que favorecem e garantem a atuação da Fonoaudiologia Educacional no Brasil

A atuação do Fonoaudiólogo na Educação está prevista desde a regulamentação da profissão no Brasil, no início da década de 1980. De acordo com a Lei n.º 6.965 (BRASIL, 1981), uma das competências do Fonoaudiólogo é "participar da Equipe de Orientação e Planejamento Escolar, inserindo aspectos preventivos ligados a assuntos fonoaudiológicos". Desde então, a concepção de Fonoaudiologia Educacional vem mudando, em consonância com a evolução científica da Fonoaudiologia e da Educação. Se no início seu papel era "transmitir conhecimentos específicos da área para os envolvidos no processo de desenvolvimento da criança" (CONSELHO FEDERAL DE FONOAUDIOLOGIA, 1999), tendo como principal instrumento as triagens dos aspectos auditivos, de linguagem, motricidade oral e voz, a visão atual do Fonoaudiólogo Educacional tem como marca o estabelecimento de parceria com os educadores em prol da otimização do processo de ensino e aprendizagem.

Essa mudança de paradigma começou a ficar mais evidente em 2005, quando o Conselho Federal de Fonoaudiologia publicou a Resolução 309, que dispõe sobre a atuação fonoaudiológica na Educação Infantil, Ensino Fundamental, Médio, Especial e Superior. Nessa determinação, observa-se que o Fonoaudiólogo sai da condição de transmissor de um conhecimento específico para ocupar o papel de favorecedor da promoção, do aprimoramento e da prevenção de questões fonoaudiológicas no contexto educacional. Sua especificidade deve estar a serviço agora da caracterização do perfil escolar coletivo a fim de que as ações educativas sejam mais efetivas e direcionadas dentro da própria escola. Este documento resgata ainda a importância da participação do Fonoaudiólogo no planejamento e nas práticas pedagógicas da instituição educacional, assim como a Lei 6.965 já havia atribuído como competência deste profissional em 1981.

Em 2010, a Fonoaudiologia Educacional passou a ser reconhecida como uma área de especialidade fonoaudiológica e teve suas atribuições e competências definidas na Resolução 387. Novamente, reafirma-se a concepção do trabalho desse profissional em conjunto com a escola, tendo como objetivo principal contribuir para a promoção do desenvolvimento e da aprendizagem do escolar. O Artigo 2.º desta Resolução define que o Fonoaudiólogo no âmbito educacional deve compor a equipe escolar "a fim de realizar avaliação e diagnóstico institucional de situações de ensino-aprendizagem relacionadas à sua área de conhecimento". Ressalta-se aqui uma vez mais o caráter institucional e não individualizado dessa atuação.

Nesse sentido, o Artigo 3.º, item 4, determina que o Fonoaudiólogo Educacional deve "participar do diagnóstico institucional a fim de identificar e caracterizar os problemas de aprendizagem, tendo em vista a construção de estratégias pedagógicas para a superação e melhorias no processo de ensino-aprendizagem." Essa resolução destaca ainda a necessidade da atuação fonoaudiológica estar em consonância com as políticas, os programas e os projetos educacionais públicos e privados vigentes.

Segundo o Relatório Brasil no PISA 2018 (INEP, 2019), a média de proficiência dos jovens brasileiros de 15 anos de idade, matriculados em escolas públicas e privadas, em leitura, foi de 413 pontos, o que corresponde a um desempenho de 74 pontos abaixo da média dos estudantes dos países participantes dessa avaliação. Destaca-se também que cerca de 50% dos estudantes brasileiros alcançaram o nível 2 em leitura no PISA 2018, enquanto a outra metade da amostra não apresentou o nível mínimo de proficiência em leitura. De acordo a OCDE, no nível 2 começa a ser observada nos estudantes a capacidade de usar habilidades de leitura para aquisição de conhecimento e resolução de problemas. Já aqueles que não alcançam esse nível, em geral, apresentam dificuldade em utilizar materiais que não sejam familiares ou de extensão e complexidade moderadas, precisando receber instruções mais explícitas antes de conseguirem se envolver com um texto.

Diante desse cenário, várias políticas públicas vêm sendo propostas na tentativa de melhorar os índices educacionais brasileiros. De 2010 a 2020, destacamos o Pacto Nacional pela Alfabetização na Idade Certa (PNAIC), as Diretrizes Curriculares Nacionais da Educação Básica (DCN), o Plano Nacional de Educação (PNE), a Base Nacional Comum Curricular (BNCC) e a Política Nacional de Alfabetização (PNA). Consideramos de suma importância que o Fonoaudiólogo esteja familiarizado com essas políticas e acompanhe seus desdobramentos para melhor atuar no âmbito educacional em seus diferentes níveis.

O PNAIC (BRASIL, 2012) constituiu-se em um compromisso estabelecido entre os governos federal, estaduais e municipais visando garantir que todos os estudantes dos sistemas públicos de ensino estivessem alfabetizados, em Língua Portuguesa e Matemática, até o final do 3.º ano do Ensino Fundamental, reduzindo-se assim a distorção idade/série na Educação Básica.

Já as DCNs (BRASIL, 2013) foram formuladas para sistematizar os princípios gerais da Educação Infantil, do Ensino Fundamental de 9 anos, do Ensino Médio, da Educação Profissional Técnica, do Atendimento Educacional Especializado, da Educação para Jovens e Adultos de modo geral e daqueles em situação de privação de liberdade nos estabelecimentos penais, da Educação Escolar Indígena e da Educação Escolar Quilombola.

Por sua vez, o PNE (BRASIL, 2014) apresenta vinte metas educacionais a serem alcançadas pelo Brasil no período de 2014 a 2024, sendo uma delas a de alfabetizar todas as crianças, no máximo, até o final do 3.º ano do Ensino Fundamental.

Em 20 de dezembro de 2017 foi homologada a BNCC (BRASIL, 2017) que define o conjunto de aprendizagens essenciais que todos os alunos devem desenvolver ao longo das etapas e modalidades da Educação Básica, norteando, assim, os currículos dos sistemas e redes de ensino, bem como as propostas pedagógicas de todas as escolas públicas e privadas de Educação Infantil, Ensino Fundamental e Ensino Médio, em todo o Brasil. Esse documento recebeu críticas de pesquisadores da Ciência Cognitiva da Leitura por não apresentar propostas claras para a alfabetização e deixar de lado evidências científicas que mostram a melhor forma de ensinar a ler em sistemas alfabéticos como o português.

Partindo de uma concepção teórica mais alinhada aos modelos cognitivos de aquisição de leitura, a nova Política Nacional de Alfabetização (PNA) foi instituída em abril de 2019 com o objetivo de elevar a qualidade da alfabetização e combater o analfabetismo em todo o território brasileiro.

Para tanto, determina que ocorra a ênfase no ensino de seis componentes considerados primordiais para a alfabetização: consciência fonêmica, instrução fônica sistemática, fluência em leitura oral, desenvolvimento de vocabulário, compreensão de textos e produção de escrita (BRASIL, 2019). Para a implementação de todas estas políticas nacionais, a participação do Fonoaudiólogo Educacional é não somente necessária, mas essencial.

Considerações Finais

É inegável a contribuição do Fonoaudiólogo na implantação e no sucesso das políticas educacionais aqui mencionadas. Ainda que sua participação não esteja expressamente citada e descrita nas legislações, entende-se que o conhecimento técnico e científico que esse profissional tem em sua formação, pode vir a somar muito para a promoção da aprendizagem e de melhores condições educacionais em nosso país.

Ressalta-se que a atuação fonoaudiológica educacional não se restringe ao trabalho com a linguagem escrita e nem deve ser confundida com a prática clínica nessa área. No ambiente educacional são requeridas ações de promoção e prevenção de saúde envolvendo as diferentes esferas da Fonoaudiologia como linguagem oral e escrita, motricidade orofacial, voz e audição. Portanto, um profundo conhecimento de como se dá a aquisição e o desenvolvimento da leitura e da escrita são imprescindíveis, mas um olhar atento aos demais aspectos fonoaudiólogos presentes na escola são igualmente necessários.

Também é válido reafirmar que o mercado de trabalho não se resume a escolas de Educação Infantil e Ensino Fundamental I. A contribuição do Fonoaudiólogo pode e deve ir muito além, contemplando questões linguísticas, auditivas e de aprendizagem direcionadas a adolescentes, jovens e adultos, nas modalidades regular e especial, do ensino presencial e a distância. Além disso, deve-se atender a ampla gama de situações de aprendizagem formais e não formais, tanto na Educação Básica como também no Ensino Superior.

Finalmente, quando se discute o essencial papel histórico das políticas públicas para a garantia de espaços de atuação para os profissionais da Fonoaudiologia, não devemos nos esquecer de nossa obrigação de participação ativa no processo de discussão e desenvolvimento destas mesmas políticas. As entidades representativas da profissão no Brasil, como o Conselho Federal de Fonoaudiologia, o Sistema de Conselhos e a Sociedade Brasileira de Fonoaudiologia, têm se empenhado para fortalecer essas discussões e assegurar novos espaços e melhores condições de atuação para os profissionais (CONSELHO FEDERAL DE FONOAUDIOLOGIA; SOCIEDADE BRASILEIRA DE FONOAUDIOLOGIA, 2015; SISTEMA DE CONSELHOS DE FONOAUDIOLOGIA 2016, 2018; CONSELHO REGIONAL DE FONOAUDIOLOGIA 2.ª REGIÃO/SÃO PAULO, 2010, 2013; SOCIEDADE BRASILEIRA DE FONOAUDIOLOGIA 2012). No entanto, o comprometimento de toda a classe e, principalmente, de pesquisadores e dos especialistas na área, deve se dar no sentido do aprimoramento em sua formação continuada, buscando sempre uma atividade profissional embasada em evidências científicas.

Referências

AARÃO, P. *et al.* Histórico da Fonoaudiologia: relato de alguns estados brasileiros. **Revista Médica de Minas Gerais**, v. 21, n. 2, p. 238-244, 2011. Disponível em: http://www.rmmg.org/artigo/detalhes/206. Acesso em: 25 out. 2020.

ALLIANCE FOR EXCELLENT EDUCATION. **Fact Sheet**: Adolescent Literacy. 2009. Disponível em: www.all4ed.org/publication_material/fact_sheets/AdLit_FactSheet. Acesso em: 25 out. 2020.

ALVES, L. M.; CAPELLINI, S. A. Diferentes panoramas de atuação em Fonoaudiologia Educacional. *In:* MARCHESAN, I. Q.; SILVA, H. J.; TOMÉ, M. C. **Tratado das especialidades em Fonoaudiologia**. São Paulo: Guanabara Koogan; 2014. p. 462-468.

ASHA. American Speech-Language-Hearing Association. **Roles and responsibilities of speech-language pathologists in schools**: Professional Issues Statement. 2010. Disponível em: www.asha.org/policy. Acesso em: 25 out. 2020.

BRASIL. Lei n.º 6.965, de 09 de dezembro de 1981. Dispõe sobre a regulamentação da profissão de fonoaudiólogo, e determina outras providências. **Diário Oficial da União:** seção 1, Brasília, DF, p. 23333, 10 dez. 1981. Disponível em: https://presrepublica.jusbrasil.com.br/legislacao/129429/lei-6965-81. Acesso em: 20 out. 2020.

BRASIL. Portaria n.º 867, de 4 de julho de 2012. Institui o Pacto Nacional pela Alfabetização na Idade Certa e as ações do Pacto e define suas diretrizes gerais. **Diário Oficial da União:** seção 1, Brasília, DF, n. 129, p. 22, 5 jul. 2012. Disponível em: http://download.inep.gov.br/educacao_basica/provinha_brasil/legislacao/2013/portaria_n867_4julho2012_provinha_brasil.pdf. Acesso em: 26 out. 2020.

BRASIL. Ministério da Educação. **Diretrizes Curriculares Nacionais Gerais da Educação Básica**. Secretaria de Educação Básica. Diretoria de Currículos e Educação Integral. Brasília: MEC, SEB, DICEI, 2013. Disponível em: http://portal.mec.gov.br/index.php?option=com_docman&view=download&alias=15548-d-c-n-educacao-basica-nova-pdf&Itemid=30192. Acesso em: 26 out. 2020.

BRASIL. Lei n.º 13.005, de 25 de junho de 2014. Aprova o Plano Nacional de Educação - PNE e dá outras providências. **Diário Oficial da União:** seção 1, Brasília, DF, ano 151, n. 120-A, p. 1, edição extra, 26 jun. 2014. Disponível em: http://pne.mec.gov.br/18-planos-subnacionais-de-educacao/543-plano-nacional-de-educacao-lei-n-13-005-2014 . Acesso em 26 out. 2020.

BRASIL. **Resolução CNE/CP n.º 2, de 22 de dezembro de 2017.** Institui e orienta a implantação da Base Nacional Comum Curricular, a ser respeitada obrigatoriamente ao longo das etapas e respectivas modalidades no âmbito da Educação Básica. Brasília: Ministério da Educação, 2017. Disponível em: http://portal.mec.gov.br/index.php?option=com_docman&view=download&alias=79631-rcp002-17-pdf&category_slug=dezembro-2017-pdf&Itemid=30192. Acesso em: 26 out. 2020.

BRASIL. Ministério da Educação. Secretaria de Alfabetização. **PNA:** Política Nacional de Alfabetização. Brasília: MEC, SEALF, 2019. Disponível em: http://portal.mec.gov.br/images/banners/caderno_pna_final.pdf. Acesso em: 26 out. 2020.

BRASIL, B. C.; GOMES, E.; TEIXEIRA, M. R. F. O ensino de Fonoaudiologia no Brasil: retrato dos cursos de graduação. **Trab. educ. Saúde**, v. 17, n. 3, e0021443, 2019. Disponível em: https://www.scielo.br/scielo.php?pid=S1981-77462019000300501&script=sci_arttext#B2. Acesso em: 25 out. 2020.

CELESTE, L. C. *et al.* Mapeamento da Fonoaudiologia Educacional no Brasil: formação, trabalho e experiência profissional. **CoDAS**, São Paulo, v. 29, n. 1, e20160029, 2017. Disponível em: https://doi.org/10.1590/2317-1782/20172016029. Acesso em: 26 out. 2020.

CONSELHO FEDERAL DE FONOAUDIOLOGIA. CFFa. **Resolução n.° 232, de 01 de agosto de 1999 (REVOGADA)**. Dispõe sobre a atuação do Fonoaudiólogo em escolas e dá outras providências. Brasília, DF, 1999. Disponível em: https://www.fonoaudiologia.org.br/resolucoes/resolucoes_html/CFFa_N_232_99.htm. Acesso em: 26 out. 2020.

CONSELHO FEDERAL DE FONOAUDIOLOGIA. CFFa. **Resolução n.° 309, de 1.° de abril de 2005**. Dispõe sobre a atuação do Fonoaudiólogo na educação infantil, ensino fundamental, médio, especial e superior, e dá outras providências. Brasília, DF, 2005. Disponível em: https://www.fonoaudiologia.org.br/resolucoes/resolucoes_html/CFFa_N_309_05.htm. Acesso em: 26 out. 2020.

CONSELHO FEDERAL DE FONOAUDIOLOGIA. **Resolução n.° 387, de 18 de setembro de 2010**. Dispõe sobre as atribuições e competências do profissional especialista em Fonoaudiologia Educacional reconhecido pelo Conselho Federal de Fonoaudiologia, alterar a redação do artigo 1.° da Resolução CFFa n.° 382/2010, e dá outras providências. Brasília, DF, 2010, Disponível em: https://www.fonoaudiologia.org.br/resolucoes/resolucoes_html/CFFa_N_387_10.htm. Acesso em: 26 out. 2020.

CONSELHO FEDERAL DE FONOAUDIOLOGIA; SOCIEDADE BRASILEIRA DE FONOAUDIOLOGIA. QUEIROGA, B. A. M.; ZORZI, J. L.; GARCIA, V. L. (org.). **Fonoaudiologia Educacional:** reflexões e relatos de experiências. Brasília: Editora Kiron, 2015. Disponível em: http://www.sbfa.org.br/portal/pdf/livrofonoeducacional_cffa_sbfa2015.pdf Acesso em: 26 out 2020.

CONSELHO REGIONAL DE FONOAUDIOLOGIA. 2.ª Região/São Paulo. **Fonoaudiologia na Educação**: políticas públicas e atuação do fonoaudiólogo. São Paulo, 2010.

CONSELHO REGIONAL DE FONOAUDIOLOGIA. 2.ª Região/São Paulo. **Fonoaudiologia na Educação**: a inclusão em foco. São Paulo: Expressão e Arte Editora, 2013.

EHREN, B. J. Speech-language pathologists contributing significantly to the academic success of high school students: a vision for professional growth. **Topics in Language Disorders**, v. 22, n. 2, p. 60–80, 2002. Disponível em: https://eric.ed.gov/?id=EJ641016. Acesso em: 26 out. 2020.

INSTITUTO NACIONAL DE ESTUDOS E PESQUISAS EDUCACIONAIS ANÍSIO TEIXEIRA. Ministério Da Educação. **Relatório Brasil no Pisa 2018**: versão preliminar. Brasília: INEP/MEC, 2019. Disponível em: http://download.inep.gov.br/acoes_internacionais/pisa/documentos/2019/relatorio_PISA_2018_preliminar.pdf. Acesso em 26 out. 2020.

INSTITUTO PAULO MONTENEGRO; AÇÃO EDUCATIVA. **Indicador de Alfabetismo Funcional-INAF**: Estudo especial sobre alfabetismo e mundo do trabalho. São Paulo, 2016. Disponível em: http://acaoeducativa.org.br/wp-content/uploads/2016/09/INAFEstudosEspeciais_2016_Letramento_e_Mundo_do_Trabalho.pdf. Acesso em: 25 out. 2020.

KAMHI, A. G; CATTS, H. W. **Language and Reading Disabilities**. 3. ed. Boston: Pearson, 2012.

KIM, Y. S. G., LEE, H.; ZUILKOWSKI, S. S. Impact of literacy interventions on reading skills in low and middle-income countries: a meta-analysis. **Child Dev**, v. 91, p. 638-660. 2020. Disponível em: https://doi.org/10.1111/cdev.13204. Acesso em: 25 out. 2020.

MESA, C. *et al.* The effects of reading and language intervention on literacy skills in children in a remote community: an exploratory randomized controlled trial. **International Journal of Educational Research**, v. 100, n. 101535, 2020. Disponível em: https://doi.org/10.1016/j.ijer.2020.101535. Acesso em: 26 out 2020.

NATIONAL ASSOCIATION OF STATE DIRECTORS OF SPECIAL EDUCATION. **Response to Intervention**: policy considerations and implementation. Alexandria, VA: NASDSE Inc, 2006.

OCDE. **PISA:** Programme for International Student Assessment. 2018. Disponível em: https://www.oecd.org/pisa/. Acesso em 26 out. 2020.

SISTEMA DE CONSELHOS DE FONOAUDIOLOGIA. **Atuação do Fonoaudiólogo Educacional**: guia norteador. Brasília: CFFa, 2016. Disponível em: http://www.fonoaudiologia.org.br/cffa/wp-content/uploads/2013/07/guia-norteador.pdf. Acesso em: 26 out. 2020.

SISTEMA DE CONSELHOS DE FONOAUDIOLOGIA. **Fonoaudiologia na Educação.** CFFa, 2018. Disponível em: https://www.fonoaudiologia.org.br/cffa/wp-content/uploads/2013/07/documentofonoaudiologianaeducacao.pdf. Acesso em: 25 out. 2020.

SISTEMA DE CONSELHOS FEDERAL E REGIONAIS DE FONOAUDIOLOGIA. **Contribuições do Fonoaudiólogo Educacional para seu município e sua escola:** perguntas frequentes de educadores e gestores educacionais. 2015. Disponível em: http://www.fonoaudiologia.org.br/cffa/wp-content/uploads/2015/04/cartilha-fonoeducacional-20151.pdf. Acesso em: 25 out. 2020.

SOCIEDADE BRASILEIRA DE FONOAUDIOLOGIA. Departamento de Fonoaudiologia Educacional. **Respostas para perguntas frequentes na área Fonoaudiologia Educacional.** 2012. Disponível em: https://www.sbfa.org.br/portal2017/themes/2017/departamentos/artigos/materiais_23.pdf . Acesso em 26 out 2020.

U.S. DEPARTMENT OF EDUCATION. **No Child Left Behind.** Elementary and Secondary Education Act (ESEA). 2002. Disponível em: https://www2.ed.gov/nclb/landing.jhtml. Acesso em 25 out. 2020.

U.S. DEPARTMENT OF EDUCATION OFFICE OF SPECIAL EDUCATION PROGRAMS. **IDEA regulations**: Identification of specific learning disabilities. 2006. Disponível em: http://idea.ed.gov. Acesso em 25 out. 2020.

CAPÍTULO 25

Panorama da Fonoaudiologia Educacional no Brasil

Luciana Mendonça Alves
Graziela Zanoni de Andrade
Letícia Correa Celeste

Introdução

A Fonoaudiologia Educacional foi oficialmente reconhecida como uma especialidade no Brasil em 2010, por meio da Resolução do Conselho Federal de Fonoaudiologia (CFFa) n.º 382, de 20 de março de 2010. No entanto, independentemente do reconhecimento ou concessão de título de especialista, trata-se de um dos campos de atuação mais antigos da Fonoaudiologia. Foi nas escolas que muitas práticas fonoaudiológicas tiveram início no Brasil nas primeiras décadas do século XX. As ações clínicas e educacionais que aconteciam nos espaços escolares naquela época foram amadurecendo e se transformando na profissão e, aos poucos, na especialidade (CAVALHEIRO, 1999; ALVES; CAPELLINI, 2014).

Da mesma forma, a visão das práticas profissionais unicamente centradas no modelo clínico-médico foram se abrindo para concepções mais abrangentes, considerando-se os diferentes contextos e conexões interprofissionais envolvidos nos processos e práticas fonoaudiológicas. Inicialmente, as práticas eram centradas no tratamento dos quadros patológicos já instalados. Deste ponto, evoluiu-se para a abordagem preventiva de tais quadros, mas ainda centrada nas patologias. A partir de uma visão mais ampla, entendendo-se a maior abrangência da atuação da Fonoaudiologia no âmbito educacional, passa-se a noção de promoção de saúde no ambiente educacional, ao se propor ações de promoção de saúde voltadas a todos os atores envolvidos no processo de construção do conhecimento. Ao se avançar mais neste caminho, chega-se a visão do trabalho fonoaudiológico como uma forma de potencialização da comunicação no ambiente educacional (ALVES; CAPELLINI, 2014; CÉSAR; CALHETA, 2005).

Nesta perspectiva, não se vincula o trabalho à presença de quadros patológicos, ou a possibilidade de aparecimento ou prevenção dos mesmos. Estas ações podem sim, ser incluídas, mas a abordagem é ainda mais abrangente e visa otimizar os processos de comunicação e construção da aprendizagem dentro do ambiente escolar de forma a ajudar aqueles que não conseguem acompanhar e ao mesmo tempo otimizar o desempenho daqueles que já seguem sem dificuldades. Tal abordagem sintoniza com a perspectiva do Desenho Universal, a partir da qual procura-se conceber um ambiente inclusivo e funcional para todos, de forma que todos os participantes do contexto escolar sejam beneficiados pelas ações propostas. A Figura 1 sintetiza a trajetória apresentada.

Figura 1 – Evolução das práticas em Fonoaudiologia Educacional

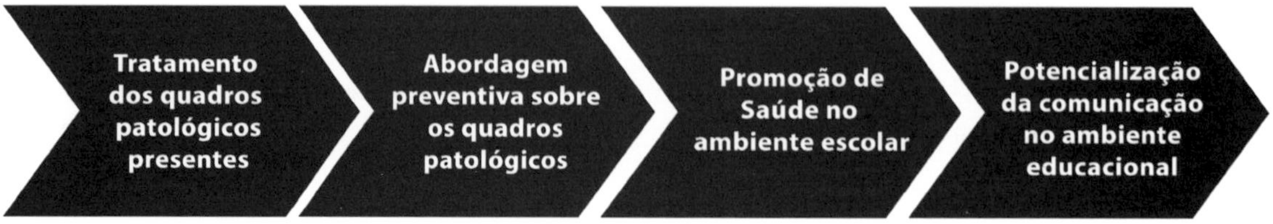

Fonte: Elaborado pelas autoras.

É relevante alertar para a realidade da Fonoaudiologia Educacional no Brasil, um país com dimensões territoriais enormes e gigantesca diversidade. A desigualdade de realidades, ambientes, recursos e demandas nos força a considerar tal disparidade em ações no ambiente educacional. Há algumas formas de se entrar em contato com tal realidade. Uma delas é a atenção aos indicadores educacionais. Temos indicadores de referência mundial como o PISA (*Programme for International Student Assessment* ou Programa Internacional de Avaliação de Estudantes). Temos indicadores nacionais de qualidade do aprendizado, como o Ideb (Índice de Desenvolvimento da Educação Básica), que estabelecem metas para a melhoria do ensino. E temos para escolas e municípios, o Sistema de Avaliação da Educação Básica, o Saeb (INEP, 2016; 2020). Além destes recursos, um estudo prévio do contexto no qual a escola está inserida e suas características é fundamental para que se estabeleça uma análise ampla e contextualizada da situação institucional. Ao agir desta forma, evita-se a replicação de modelos que não se ajustam a realidade da Instituição em questão.

Importante manter-se atualizado quanto à legislação vigente dos órgãos que regulamentam a profissão como o Conselho Federal de Fonoaudiologia. As recomendações mais importantes são apresentadas a seguir.

O objetivo deste capítulo é apresentar o perfil dos Fonoaudiólogos que atuam em Fonoaudiologia Educacional no Brasil, assim como a legislação e diretrizes atuais que norteiam as ações desta importante especialidade.

Legislação e abrangência de atuação

A Educação é um direito constitucional assegurado e o investimento nesta área é uma das garantias de proporcionar justiça, dignidade e equidade às pessoas, contribuindo para o desenvolvimento humano (BRASIL, 1988; CFFa, 2018). Espera-se que a educação vá além da universalização de acesso e garanta uma qualidade real tanto do ensino quanto da aprendizagem. Contrariamente, observa-se que não há a mesma qualidade esperada em todo o território nacional. Por vários anos, a educação brasileira, comparada com os índices de qualidade em nível internacional, tem se mantido em um patamar ainda muito baixo.

A Fonoaudiologia tem muito a colaborar nesse cenário, enquanto profissão de atuação interdisciplinar, tanto na área da saúde quanto da educação. Por transitar nestas discussões e propor estratégias que visem a melhoria por meio da atuação Educacional, a Fonoaudiologia se assenta neste eixo. Busca, desta forma, conhecer, comprovar e consolidar cada vez mais seu papel e contribuir em um panorama tão complexo.

As ações da Fonoaudiologia Educacional são reguladas no Brasil por meio de Resoluções do Conselho Federal de Fonoaudiologia. A primeira resolução sobre o tema, a Resolução N.° 232 (revogada), foi editada em 1999. Essa foi reformulada e nova normativa, a Resolução N.° 309/2005, foi editada, publicada e encontra-se em vigor até o momento. Em 2010, foi publicada a Resolução N.° 382 que passou a reconhecer a Fonoaudiologia Educacional como uma área de especialidade. Logo em seguida, foi editada a Resolução CFFa N.° 387/2010, especificando as atribuições e competências deste especialista e consolidando a nomenclatura da especialidade.

É de extrema importância que o Fonoaudiólogo inserido nesta especialidade leia rigorosamente a legislação em vigor e fique atento às edições e novas resoluções disponíveis no site do Conselho Federal de Fonoaudiologia.

De acordo com documentos do Sistema de Conselhos de Fonoaudiologia, as ações desenvolvidas pelo Fonoaudiólogo Educacional envolvem etapas como acolhimento de demandas, análise da situação institucional, proposição de estratégias, implantação de propostas e monitoramento de ações (A Figura 2 descreve os eixos de ações propostos pelo documento do Conselho Federal de Fonoaudiologia). Suas ações podem estar voltadas para a gestão, pesquisa e ainda ocorrer por meio de ações intersetoriais (CFFa, 2016). Descrevem também locais de atuação e possíveis ações do profissional a serem desenvolvidas dentro das escolas, com as equipes gestoras, no Atendimento Educacional Especializado (AEE), entre outros (CFFa, 2015 e 2018). A legislação em vigor (Resolução N.° 309/2005) ressalta que o Fonoaudiólogo não deve realizar atendimento clínico-terapêutico dentro das Instituições de ensino e que, quando encaminhar para tais atendimentos, deve oferecer uma lista de três ou mais indicações profissionais.

Figura 2 – Ações desenvolvidas em Fonoaudiologia Educacional segundo os cinco eixos propostos pelo Conselho Federal de Fonoaudiologia

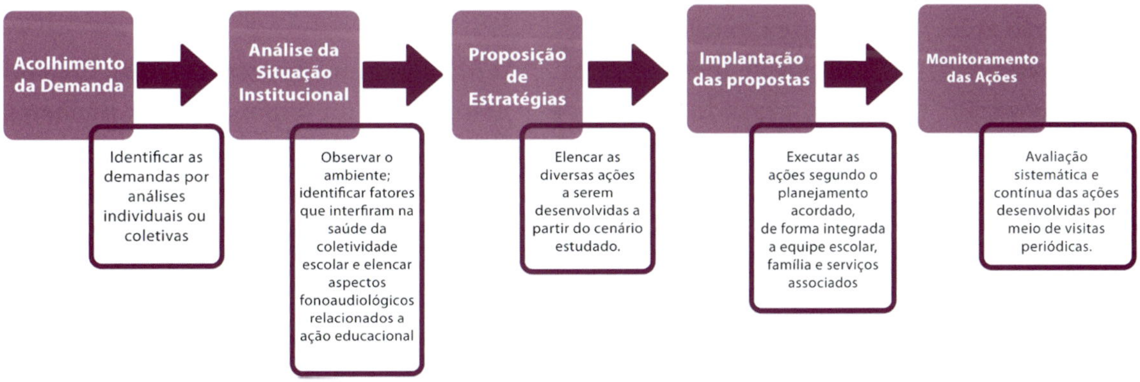

Fonte: Adaptado de CFFa (2016).

Registra-se que para desempenhar bem o papel de Fonoaudiólogo Educacional, tanto o profissional deve apropriar-se do conhecimento do contexto educacional e das práticas pedagógicas, quanto o educador deve apropriar-se da atuação fonoaudiológica. Essa troca gera um ambiente propício para colaboração e procura atos mais assertivos dentro da educação. O

Fonoaudiólogo deve potencializar as práticas pedagógicas e fazer parte na contribuição para a melhoria da qualidade da educação brasileira.

O cenário nacional: quem são os Fonoaudiólogos que trabalham com Fonoaudiologia Educacional no Brasil? Como eles têm atuado?

Será apresentada, a seguir, uma pesquisa referente ao cenário nacional da Fonoaudiologia Educacional com dados coletados no ano de 2016. Trata-se de análise de banco de dados secundário, de caráter retrospectivo, com dispensa de aplicação de Termo de Consentimento Livre e Esclarecido e aprovado por um comitê de ética em pesquisa sob protocolo CAAE 41787314.9.0000.0030.

O banco de dados utilizado refere-se a um questionário com perguntas objetivas e descritivas que foi utilizado e liberado para esta pesquisa pelo Sistema de Conselhos – Conselho Federal de Fonoaudiologia. Para coleta do material, o Sistema de Conselhos construiu e disponibilizou um questionário *on-line* que, entre outros tópicos, continha questões referentes ao perfil, procedimentos e local de atuação dos fonoaudiólogos que atuam na área escolar. O intuito final foi compreender e mapear os fonoaudiólogos que atuam na área escolar no Brasil.

Foram realizadas medidas de estatística descritivas (N e porcentagem) e teste de hipótese sobre uma e duas proporções, adotando-se o nível de significância de 5%. Com o resultado do teste de proporção, foi apresentada uma matriz com o valor de p e com uma proposta de divisão dos procedimentos com base no quantitativo de respostas e valores de p. Assim, os procedimentos foram divididos em blocos com base no valor de p e seguindo uma tendência de maior para menor realização. O divisor para separação entre grupos foi a comparação com o procedimento de maior ocorrência dentro do bloco.

Os resultados parciais desta pesquisa foram publicados por Celeste *et al.* (2017) e novos dados serão apresentados neste capítulo.

Atenderam aos critérios de inclusão e exclusão 312 questionários respondidos. Quanto à caracterização da amostra, a grande maioria dos questionários foi respondida por mulheres, com 93,3% de representatividade e, do total, 21% encontra-se na faixa etária de 21 a 29 anos, 46% de 30 a 39 anos, 20% de 40 a 49 anos, 10% de 50 a 59 anos e 3% com 60 anos ou mais.

Com relação ao perfil destes profissionais, conforme já apresentado em Celeste *et al.* (2017), destacam-se os seguintes resultados:

- **Continuidade de estudo após a Graduação:** a maior parte deu continuidade e optou pela especialização, sendo a maioria nas áreas da Fonoaudiologia, seguido pela Educação. As especialidades cursadas mais relatadas da Fonoaudiologia foram audiologia (19%), motricidade orofacial (16%), linguagem (15,7%) e voz (11,8%).
- **Experiência profissional**: quase 50% dos participantes estão a menos de 6 anos trabalhando com Fonoaudiologia Educacional e trabalham mais expressivamente em serviço público (especialmente municipal – 50%) e na área privada (48%). Como forma de contratação, 28% declararam ser autônomos, 36% contratados e 36% concursados.

Estes profissionais relataram a atuação da seguinte forma:

- **Nível de ensino a que direcionavam a sua atuação**: a Educação Infantil e o Ensino Fundamental 1 foram os níveis de ensino com maior atuação fonoaudiológica na área.
- **Carga horária de trabalho**: os resultados mostram uma tendência de concentração na faixa de 11 a 20 horas semanais.

Os resultados que apresentamos a seguir são inéditos e apresentam de que forma os profissionais relataram atuar nas escolas. Na opção sobre os procedimentos realizados em sua atuação com Fonoaudiologia Educacional, cada Fonoaudiólogo poderia marcar mais de uma opção, a depender das funções desempenhadas no ambiente escolar. O resultado da análise por meio de medidas descritivas e, com base nelas, a comparação por meio do teste de proporções para os procedimentos encontram-se nas tabelas 1, 2 e 3. Como é possível verificar, são 9 principais blocos de procedimentos.

Tabela 1 – Procedimentos realizados por mais de 50% dos Fonoaudiólogos em ambiente escolar no Brasil (2016) com frequência e teste de hipótese sobre uma proporção, com nível de significância de 5%

Questões		N	%	1	2	3	4	5	6	7	8	9
1	Orientações aos professores	280	89,7		0,8	0,008	0,000	0,000	0,000	0,000	0,000	0,000
2	Orientações aos pais	278	89,1	0,8		0,02	0,000	0,000	0,000	0,000	0,000	0,000
3	Encaminhamentos	257	82,4	0,008	0,02		0,02	0,000	0,000	0,000	0,000	0,000
4	Palestras e/ou grupos aos professores	234	75,0	0,000	0,000	0,02		0,08	0,02	0,004	0,000	0,000
5	Orientações aos alunos	214	68,6	0,000	0,000	0,000	0,08		0,6	0,3	0,02	0,000
6	Triagem	208	66,7	0,000	0,000	0,000	0,02	0,6		0,6	0,08	0,000
7	Palestras e/ou grupos aos pais	201	64,4	0,000	0,000	0,000	0,004	0,3	0,6		0,3	0,002
8	Avaliação	187	59,9	0,000	0,000	0,000	0,000	0,02	0,08	0,3		0,06
9	Observações no contexto escolar	164	52,6	0,000	0,000	0,000	0,000	0,000	0,000	0,002	0,06	

Fonte: Elaborado pelas autoras.

Legenda: os números de 1 a 9 da primeira linha correspondem aos procedimentos listados com a mesma numeração na primeira coluna. A divisão de cores mostra os procedimentos sem diferença estatística entre eles.

Fonte: Elaborado pelas autoras.

Observa-se na Tabela 1, com os procedimentos que foram declarados realizados por mais de 50% dos Fonoaudiólogos, que orientações aos pais e professores são os mais mencionados. Procedimentos de avaliação, triagem e encaminhamentos estão também presentes como os mais realizados. As palestras mencionadas são direcionadas aos professores e pais. As observações no contexto escolar aparecem por último dentre as mais frequentes.

Tabela 2 – Procedimentos realizados por um número moderado de Fonoaudiólogos (menor que 50% e maior que 16%) em ambiente escolar no Brasil (2016) com frequência e teste de hipótese sobre uma proporção, com nível de significância de 5%

Questões		N	%	10	11	12	13	14	15	16	17	18	19	20	21	22	23	24
10	Capacitação do professor	153	49,0		0,7	0,1	0,09	0,04	0,02	0,02	0,002	0,001	0,000	0,000	0,000	0,000	0,000	0,000
11	Ações no ambiente que favoreçam condições para o processo de ensino e aprendizagem	148	47,4	0,7		0,3	0,2	0,09	0,04	0,04	0,007	0,004	0,002	0,000	0,000	0,000	0,000	0,000
12	Planejamento, desenvolvimento e execução de programas fonoaudiológicos	134	42,9	0,1	0,3		0,9	0,6	0,4	0,4	0,1	0,09	0,05	0,001	0,000	0,000	0,000	0,000
13	Participação no planejamento e práticas pedagógicas da instituição	132	42,3	0,09	0,2	0,9		0,7	0,5	0,5	0,2	0,1	0,007	0,002	0,000	0,000	0,000	0,000
14	Campanhas – voz, audição, respiração oral ou outras	127	40,7	0,04	0,09	0,6	0,7		0,7	0,7	0,3	0,3	0,2	0,007	0,000	0,000	0,000	0,000
15	Acompanhamento e discussão pedagógica para os alunos com deficiência	123	39,4	0,02	0,04	0,4	0,5	0,7		1	0,5	0,4	0,3	0,002	0,001	0,000	0,000	0,000
16	Elaboração de informativos	122	39,1	0,02	0,04	0,4	0,5	0,7	1		0,5	0,4	0,3	0,002	0,001	0,000	0,000	0,000
17	Reabilitação ou atendimento clínico - no contraturno, fora da escola	115	36,9	0,002	0,01	0,1	0,2	0,3	0,5	0,5		0,9	0,7	0,09	0,02	0,004	0,000	0,000
18	Oficinas de estimulação	113	36,2	0,001	0,004	0,09	0,1	0,3	0,4	0,4	0,9		0,8	0,1	0,02	0,007	0,000	0,000
19	Estimulação de linguagem, habilidades auditivas e/ou visuais na sala de aula	110	35,3	0,000	0,002	0,05	0,007	0,2	0,3	0,3	0,7	0,8		0,2	0,03	0,02	0,001	0,000
20	Atividades de promoção de saúde e prevenção de agravos à equipe multiprofissional	95	30,4	0,000	0,000	0,001	0,002	0,01	0,002	0,002	0,09	0,1	0,2		0,4	0,3	0,04	0,000
21	Sondagem da escrita em grupo (em sala de aula)	85	27,2	0,000	0,000	0,000	0,000	0,000	0,001	0,001	0,02	0,02	0,03	0,4		0,8	0,2	0,004
22	Participação no AEE	82	26,3	0,000	0,000	0,000	0,000	0,000	0,000	0,000	0,004	0,007	0,02	0,3	0,8		0,4	0,009
23	Organização de eventos (cursos, conferências)	72	23,1	0,000	0,000	0,000	0,000	0,000	0,000	0,000	0,000	0,000	0,001	0,04	0,2	0,4		0,09
24	Atuação com grupos de estimulação precoce	55	17,6	0,000	0,000	0,000	0,000	0,000	0,000	0,000	0,000	0,000	0,000	0,000	0,004	0,01	0,09	

Fonte: Elaborado pelas autoras.

Legenda: os números de 10 a 24 da primeira linha correspondem aos procedimentos listados com a mesma numeração na primeira coluna. A divisão de cores mostra os procedimentos sem diferença estatística entre eles.

Na Tabela 2, os procedimentos realizados por um número moderado de Fonoaudiólogos (relatado entre 50% e 16% dos profissionais pesquisados) são elencados. A capacitação ao professor é o procedimento mais mencionado. A promoção de campanhas diversas como de voz, audição e motricidade orofacial são mencionadas assim como a elaboração de informativos. A organização de eventos no ambiente educacional, como cursos e conferências, foi um dos procedimentos citados. Aparecem nesta lista os procedimentos relacionados à inclusão, como participação no AEE e acompanhamento e discussão pedagógica para alunos com deficiência. Algumas ações de intervenção são mencionadas, a saber: oficinas e atuação com grupos de estimulação precoce, sondagem coletiva da escrita, estimulação de linguagem, habilidades auditivas e/ou visuais na sala de aula. A reabilitação ou atendimento clínico - no contraturno, fora da escola foi também elencada. Um ponto muito importante, citado por 42% dos profissionais, foi a participação no planejamento e práticas pedagógicas da instituição.

Tabela 3 – Procedimentos realizados por um número pequeno de Fonoaudiólogos (menor que 16%) em ambiente escolar no Brasil (2016) com frequência e teste de hipótese sobre uma proporção, com nível de significância de 5%

Questões		N	%	25	26	27	28	29	30	31	32	33	34	35	36	37
25	Gerenciamento de situação alimentar em crianças com disfagia	48	15,4		0,7	0,3	0,2	0,1	0,06	0,05	0,02	0,007	0,002	0,002	0,001	0,000
26	Elaboração de propostas para as políticas públicas, avaliação da rede municipal, coordenação de projetos	44	14,1	0,7		0,6	0,3	0,2	0,1	0,1	0,06	0,03	0,03	0,01	0,004	0,000
27	Atendimento em grupo: trabalho para uso da prancha com comunicação alternativa	39	12,5	0,3	0,6		0,7	0,4	0,5	0,6	0,2	0,1	0,1	0,05	0,02	0,003
28	Análise de dados da rede de ensino e proposição de políticas públicas	36	11,5	0,2	0,3	0,7		0,8	0,7	0,5	0,4	0,2	0,2	0,1	0,05	0,01
29	Curso e Assessoria fonoaudiológica na área de comunicação suplementar e alternativa	34	10,9	0,1	0,2	0,4	0,8		0,8	0,7	0,5	0,4	0,4	0,2	0,09	0,02
30	Ministra aulas em cursos de pós-graduação em Educação (Psicopedagogia, Educação Infantil e outros)	32	10,3	0,06	0,1	0,5	0,7	0,8		0,9	0,7	0,5	0,5	0,3	0,2	0,04
31	Matriciamento e capacitações	31	9,9	0,05	0,1	0,6	0,5	0,7	0,9		0,8	0,6	0,6	0,4	0,4	0,05
32	Participação em projetos intersecretariais de redes de proteção à criança, ensino e monitoramento da alimentação	29	9,3	0,02	0,06	0,2	0,4	0,5	0,7	0,8		0,8	0,8	0,5	0,3	0,09

Questões		N	%	25	26	27	28	29	30	31	32	33	34	35	36	37
33	Capacitação da equipe administrativa sobre técnicas de comunicação para melhor atendimento ao cliente	27	8,7	0,01	0,03	0,1	0,2	0,4	0,5	0,6	0,8		1	0,7	0,3	0,2
34	Outros procedimentos ou complementações	27	8,7	0,01	0,03	0,1	0,2	0,4	0,5	0,6	0,8	1		0,7	0,3	0,2
35	Orienta pós-graduandos que desenvolvem pesquisas na área de Educação	24	7,7	0,002	0,01	0,05	0,1	0,2	0,3	0,4	0,5	0,7	0,7		0,8	0,3
36	Assessoria à interpretação de LIBRAS nas escolas e desenvolvimento de adaptação curricular como facilitador	22	7,1	0,001	0,004	0,02	0,05	0,09	0,2	0,4	0,3	0,3	0,3	0,8		0,5
37	Coordenação de centro de inclusão	18	5,8	0,000	0,000	0,003	0,01	0,02	0,04	0,05	0,09	0,2	0,2	0,3	0,5	

Fonte: Elaborado pelas autoras.

Legenda: os números de 25 a 37 da primeira linha correspondem aos procedimentos listados com a mesma numeração na primeira coluna. A divisão de cores mostra os procedimentos sem diferença estatística entre eles.

Os procedimentos que foram relatados por menos de 16% dos Fonoaudiólogos são apresentados na Tabela 3, que apresenta situações diversas de ação em Fonoaudiologia Educacional. Ações extremamente importantes são referenciadas, como análise de dados da rede de ensino e proposição de políticas públicas; coordenação de centro de inclusão; trabalho com comunicação alternativa; gerenciamento de situação alimentar; assessoria à interpretação de LIBRAS nas escolas e desenvolvimento de adaptação curricular como facilitador; participação em projetos intersecretariais de redes de proteção à criança e capacitações.

Os procedimentos de maior a menor ocorrência de acordo com as Tabelas 1, 2 e 3 foram esquematizados na Figura 3, segundo a pesquisa realizada.

Figura 3 – Procedimentos realizados na atuação em Fonoaudiologia Educacional no Brasil (2016)

1
- Orientações aos professores
- Orientações aos pais

2
- Encaminhamentos

3
- Palestras e / ou grupos aos professores
- Orientações aos alunos

4
- Triagem
- Palestras e / ou grupos aos pais
- Avaliação

5
- Observações no contexto escolar
- Capacitação do profesor
- Ações no ambiente que favoreçam condições para o processo de ensino e aprendizagem

6
- Planejamento, desenvolvimento e execução de programas fonoaudiológicos
- Participação no planejamento e práticas pedagógicas da instituição
- Campanhas - voz, audição, respiração oral ou outras
- Acompanhamento e discussão pedagógica para os alunos com deficiência
- Elaboração de informativos
- Reabilitação ou atendimento clínico - no contraturno, fora da escola
- Oficinas de estimulação
- Estimulação de linguagem, habilidades auditivas e/ou visuais na sala de aula

7
- Atividades de promoção de saúde e prevenção de agravos à equipe multiprofissional
- Sondagem da escrita em grupo (em sala de aula)
- Participação no AEE

8
- Organização de eventos (cursos, conferências)
- Atuação com grupos de estimulação precoce

9
- Gerenciamento de situação alimentar em crianças com disfagia
- Elaboração de propostas para as políticas públicas, avaliação da rede municipal, coordenação de projetos
- Atendimento em grupo: trabalho para uso da prancha com comunicação alternativa
- Análise de dados da rede de ensino e proposição de políticas públicas
- Curso e Assessoria fonoaudiológica na área de comunicação suplementar e alternativa
- Ministra aulas em cursos de pós-graduação em Educação (psicopedagogia, Educação Infantil e outros)
- Matriciamento e capacitações

10
- Participação em projetos intersecretariais de redes de proteção à criança, ensino e monitoramento da alimentação
- Capacitação da equipe administrativa sobre técnicas de comunicação para melhor atendimento ao cliente
- Outros procedimentos ou complementações
- Orienta pós-graduandos que desenvolvem pesquisas na área da Educação
- Assessoria à interpretação de LIBRAS nas escolas e desenvolvimento de adaptação curricular como facilitador
- Coordenação de centro de inclusão

Fonte: Elaborado pelas autoras.

Conforme podemos constatar a partir dos dados apresentados, a ação do Fonoaudiólogo nas escolas é bastante ampla e diversificada. Contempla e extrapola as ações previstas nos documentos do Conselho Federal de Fonoaudiologia.

Ressalta-se a grande importância da realização de um bom diagnóstico institucional para o adequado planejamento do trabalho a ser desenvolvido. Tal diagnóstico deve ser realizado em consonância com o contexto (macro e micro) previamente estudado, as demandas apresentadas por todos os envolvidos no processo (gestores, professores, pais, escolares e demais atores) e as observações coletadas a partir de laboratório de observação prévio ao início dos trabalhos. Conforme destaca Lima *et al.* (2015), um bom diagnóstico institucional contribui para melhor conhecimento do funcionamento, instalações e organização da escola, das dificuldades enfrentadas, além de promover maior vínculo entre os profissionais da Fonoaudiologia e a equipe educacional.

Perfil do Fonoaudiólogo Educacional

O perfil generalista é requerido para as ações em Fonoaudiologia Educacional, dada a grande diversidade de demandas que podem emergir das ações, relacionadas as diferentes especialidades da Fonoaudiologia, conforme foi evidenciado pelos dados levantados.

O Fonoaudiólogo Educacional deve ter um perfil diferenciado, de forma a atender as demandas e desafios do trabalho neste rico contexto biopsicoeducacional. De acordo com as diretrizes da *American Speech-Language-Hearing Association* (ASHA, 2010), o Fonoaudiólogo deve procurar oferecer ação em todos os níveis de ensino; prover informações sobre todos os tipos de dificuldades de comunicação; garantir a relevância educacional das suas ações; assegurar a adequada exploração da linguagem em suas ações e prestar serviços culturalmente competentes.

Segundo a Resolução n.° 387 de 2010, o Fonoaudiólogo Educacional deve, dentre as suas competências, e como área do conhecimento, conhecer as políticas públicas de educação assim como os programas, projetos e ações relacionados ao processo de ensino-aprendizagem. Neste contexto, deve atuar em parceria com os educadores e integrar os conhecimentos fonoaudiológicos aos métodos de ensino-aprendizagem na educação regular e processos de inclusão.

Portanto, para se alcançar este perfil, é imprescindível que o Fonoaudiólogo Educacional invista em educação continuada e esteja sempre atento às publicações do Conselho Federal de Fonoaudiologia, do Ministério da Educação, além das leis e políticas públicas do seu município, estado e país. As ações devem ser sempre cientificamente fundamentadas e norteadas pelas políticas públicas educacionais vigentes. Documentos como a Base Nacional Comum Curricular (BNCC), Política Nacional de Alfabetização (PNA), as diretrizes do AEE, dentre outros, são leituras obrigatórias para os Fonoaudiólogos que atuam nesta especialidade. Logicamente, a leitura de tais documentos deve ser sempre crítica e pautada em evidências científicas atualizadas.

Considerações Finais

A Fonoaudiologia Educacional no Brasil apresenta um rico e variado contexto de atuação. A grande heterogeneidade do cenário educacional do Brasil representa um grande desafio e também uma rica oportunidade de trabalho e integração da Fonoaudiologia com a Educação. O Brasil tem na Fonoaudiologia Educacional um vasto e promissor campo de atuação. Cabe ao Fonoaudiólogo se capacitar, aprofundar os seus estudos em políticas públicas de educação e usar as suas bases em Fonoaudiologia para contribuir sempre por meio de ações cientificamente fundamentadas.

Referências

ALVES, L. M.; CAPELLINI, S. A. Diferentes panoramas de atuação em Fonoaudiologia Educacional. *In:* MARQUESAN, I. Q.; SILVA, H. J.; TOMÉ, M. C. **Tratado das Especialidades em Fonoaudiologia**. São Paulo: Guanabara Koogan, 2014. p. 462-468.

ASHA. American Speech-Language-Hearing Association. **Roles and Responsibilities of Speech--Language Pathologists in Schools**. Ad Hoc Committee on the Roles and Responsibilities of the School-Based Speech-Language Pathologist. 2010. Disponível em: https://www.asha.org/policy/PS2010-00318/. Acesso em: 01 abr. 2020.

BRASIL. [Constituição (1988)]. **Constituição da República Federativa do Brasil de 1988**. Brasília, DF: Presidência da República, 1988. Disponível em: http://www.planalto.gov.br/ccivil_03/constituicao/constituicao.htm. Acesso em: 01 abr. 2020.

BRASIL. Instituto Nacional de Estudos e Pesquisas Educacionais Anísio Teixeira. **Relatório Nacional PISA 2015**. Brasília, DF: Inep, 2016. Disponível em: http://download.inep.gov.br/acoes_internacionais/pisa/resultados/2015/pisa2015. Acesso em: 10 mar. 2020.

BRASIL. Instituto Nacional de Estudos e Pesquisas Educacionais Anísio Teixeira – Inep. **Consulta ao Índice de Desenvolvimento da Educação Básica**. Disponível em: http://ideb.inep.gov.br/. Acesso em: 10 mar. 2020.

BRASIL. Ministério da Educação. Secretaria de Educação Básica. **Base Nacional Comum Curricular**. Versão revista. Brasília, DF: MEC/SEB, 2018. Disponível em: http://basenacionalcomum.mec.gov.br/images/BNCC_EI_EF_110518_versaofinal_site.pdf. Acesso em: abr. 2020.

BRASIL. Ministério da Educação. Secretaria de Alfabetização. **PNA Política Nacional de Alfabetização/Secretaria de Alfabetização**. Brasília: MEC, SEALF, 2019. Disponível em: http://portal.mec.gov.br/images/banners/caderno_pna_final.pdf. Acesso em: 10 abr.2020.

CAVALHEIRO, M. T. P. Reflexões sobre a relação entre a Fonoaudiologia e a Educação. *In:* Giroto, C. R. M. G. **Perspectivas atuais da Fonoaudiologia na escola**. São Paulo: Plexus, 1999. p. 11-23.

CELESTE, L. C. *et al.* Mapeamento da Fonoaudiologia Educacional no Brasil: formação, trabalho e experiência profissional. **CoDAS**, São Paulo, v. 29, n. 1, e20160029, 2017. Disponível em: https://doi.org/10.1590/2317-1782/20172016029. Acesso em: 10 abr. 2020.

CÉSAR, C. P. H. A. R; CALHETA, P. P. **Assessoria e Fonoaudiologia**: perspectivas de ação. Rio de Janeiro: Revinter, 2005.

CONSELHO FEDERAL DE FONOAUDIOLOGIA. **História da Fonoaudiologia**. Disponível em: https://www.fonoaudiologia.org.br/cffa/index.php/historia-da-fonoaudiologia/. Acesso em: 10 abr. 2020.

CONSELHO FEDERAL DE FONOAUDIOLOGIA. **Resolução CFFa n.º 232 de 01 de agosto de 1999**. Dispõe sobre a atuação do fonoaudiólogo em escolas e dá outras providências. 1999 (revogada). Disponível em: https://www.fonoaudiologia.org.br/resolucoes/resolucoes_html/CFFa_N_232_99.htm. Acesso em: 10 abr. 2020.

CONSELHO FEDERAL DE FONOAUDIOLOGIA. **Resolução CFFa n.º 309 de 01 de abril de 2005**. Dispõe sobre a atuação do fonoaudiólogo na Educação Infantil, Ensino Fundamental, Médio, Especial e Superior, e dá outras providências. Diário Oficial da União; 20 abril. 2005. Disponível em: https://www.fonoaudiologia.org.br/resolucoes/resolucoes_html/CFFa_N_309_05.htm. Acesso em: 10 abr. 2020.

CONSELHO FEDERAL DE FONOAUDIOLOGIA. **Resolução CFFa n.º 382, de 20 de março de 2010**. Dispõe sobre o reconhecimento das especialidades em Fonoaudiologia Escolar/Educacional e Disfagia pelo Conselho Federal de Fonoaudiologia, e dá outras providências Diário Oficial da União; Brasília; 22 abril. 2010. Disponível em: https://www.fonoaudiologia.org.br/resolucoes/resolucoes_html/CFFa_N_382_10.htm/. Acesso em: 10 abr. 2020.

CONSELHO FEDERAL DE FONOAUDIOLOGIA. **Resolução CFFa n.º 387, de 18 de setembro de 2010**. Dispõe sobre as atribuições e competências do profissional especialista em Fonoaudiologia Educacional reconhecido pelo Conselho Federal de Fonoaudiologia, alterar a redação do artigo 1.º da Resolução CFFa n.º 382/2010, e dá outras providências Diário Oficial da União; Brasília; 14 out. 2010. Disponível em: https://www.fonoaudiologia.org.br/resolucoes/resolucoes_html/CFFa_N_387_10.htm. Acesso em: 10 abr. 2020.

CONSELHO FEDERAL DE FONOAUDIOLOGIA. **Contribuições do Fonoaudiólogo Educacional para seu Município e sua Escola – Perguntas Frequentes de Educadores e Gestores Educacionais**. Brasília, 2015. Disponível em: https://www.fonoaudiologia.org.br/cffa/wp-content/uploads/2015/04/cartilha-fono-educacional-20151.pdf. Acesso em: 10 abr. 2020.

CONSELHO FEDERAL DE FONOAUDIOLOGIA. **Atuação do Fonoaudiólogo Educacional**: guia Norteador. Brasília, 2016. Disponível em: https://www.fonoaudiologia.org.br/cffa/wp-content/uploads/2013/07/guia-norteador.pdf. Acesso em: 10 abr. 2020.

CONSELHO FEDERAL DE FONOAUDIOLOGIA. **Fonoaudiologia na Educação**. Brasília, 2018. Disponível em: http://www.fonoaudiologia.org.br/cffa/wp-content/uploads/2013/07/documentofonoaudiologianaeducacao.pdf. Acesso em: 10 abr. 2020.

LIMA, I. L. B. *et al.* Contribuições da realização do diagnóstico institucional para a atuação fonoaudiológica em escolas. **Distúrbios da Comunicação**, São Paulo, v. 27, n. 2, p. 213-224, 2015.

CAPÍTULO 26

Panorama da Fonoaudiologia Educacional no Chile

Tonchy Vrsalovic

Apesar de sua evidente relação com a Saúde, a Fonoaudiologia no Chile tem um amplo e garantido polo de desenvolvimento no nível educacional. A íntima relação histórica e paradigmática entre deficiência, saúde e Educação Especial (MESA TÉCNICA DE EDUCACIONAL ESPECIAL, 2015), assim como várias iniciativas legais, decretos e mandatos técnicos nos últimos anos, têm colocado o Fonoaudiólogo na escola como um profissional de saúde indispensável para o apoio educacional de estudantes com Necessidades Educativas Especiais NEE dentro da Educação Especial.

Através desta ponte, o sistema educacional tornou-se o principal campo de trabalho do Fonoaudiólogo no Chile (Vega Rodríguez *et al.*, 2017), mostrando que de um total estimado de 13.593 profissionais (MINISTÉRIO DA SAÚDE [MINSAL], 2020), atualmente 8.477 deles trabalham no sistema educacional chileno (MINISTÉRIO DA EDUCAÇÃO [MINEDUC], 2020).

Educação Especial e Fonoaudiologia

A Educação Especial no Chile é uma modalidade do sistema educacional que desenvolve sua ação de forma transversal tanto em estabelecimentos de Educação Especial como de ensino regular e procura assegurar uma aprendizagem de qualidade para crianças, jovens e adultos que têm maiores necessidades de apoio. Os estudantes que têm acesso à Educação Especial são aqueles que necessitam de apoio adicional e especializado para progredir no currículo nacional que, de acordo com os regulamentos atuais de 2009, têm Necessidades Educacionais Especiais Transitórias (NEET) ou Necessidades Educacionais Especiais Permanentes (NEEP).

Os alunos que possuem um destes dois tipos de NEE no Chile podem optar sem exclusão por 3 alternativas: salas de aula ou escolas hospitalares, EE ou estabelecimentos de ensino regular com PIE. As duas últimas modalidades são as que apresentam o maior número de estabelecimentos e estudantes matriculados na Educação Especial.

Para compreender a presença maciça do Fonoaudiólogo nesta modalidade educacional, é imperativo reconhecer a interpretação que possui o sistema educacional chileno do conceito SEN e barreiras ao aprendizado. Apesar da natureza interativa, dinâmica e dependente da interação entre o estudante e o meio ambiente (COCHRAN-SMITH; DUDLEY-MARLING, 2012), as barreiras ao aprendizado nas regulamentações chilenas são interpretadas de forma operacional, dicotômica e totalizante (VARELA *et al.*, 2015) na presença de deficiência ou dificuldades específicas de aprendizado nos estudantes.

Da mesma forma, as características destes diagnósticos definem a periodicidade necessária do apoio educacional. Especificamente, aqueles estudantes que diagnosticaram deficiências como Transtorno do Espectro do Autismo (TEA) ou Deficiência Visual (DEA), entre outros, são estudantes com NEEP, ou seja, necessitam de apoio escolar especializado permanente ou durante toda a sua trajetória educacional. Enquanto os estudantes com diagnósticos como Transtorno do Déficit de Atenção (TDH), Dificuldades Específicas de Aprendizagem (Dislexia, Discalculia, Disortografia ou Disgrafia) e Transtorno Específico da Linguagem (TEL) são classificados como NEET, ou seja, os suportes serão implantados em uma base temporária ou em um período de tempo específico dentro da carreira escolar.

Esta interpretação do conceito dinâmico de barreiras ao aprendizado a partir de uma visão clínico-biomédica (Varela *et al.*, 2015), também tem uma correlação direta no envolvimento dos profissionais de apoio necessários aos estudantes com o NEE. Assim, apesar da evidente e documentada relação entre a presença de alterações linguístico-comunicativas e outras dimensões do desenvolvimento (BISHOP *et al.*, 2017), o Fonoaudiólogo tem ação específica e quase exclusiva com alunos diagnosticados com TEL dentro das escolas (que são classificados como alunos com NEET), mandatados através de um Decreto de Lei particular que detalha as ações do Fonoaudiólogo (Decreto Supremo n.º 1300/02, 2002).

A referida interpretação do conceito NEE e o efeito sobre a presença e a ação fonoaudiológica no contexto educacional chileno tem sido propiciada sob a proteção de uma cascata de dispositivos legais surgidos desde 1990. O Projeto de Integração Escolar (PIE) (Decreto Supremo n.º 170/09, 2009) e o Decreto n.º 1.300 de 2002 (Decreto Supremo n.º 1300/02, 2002) são os principais órgãos e mandatos legislativos que apoiam a presença da Fonoaudiologia no sistema educacional chileno.

De um ponto de vista geral, o PIE é implementado em estabelecimentos educacionais sob a estrutura de uma estratégia inclusiva que procura fornecer apoio especializado e adicional a todos os estudantes com NEET e NEEP dentro do contexto educacional regular, incluindo estudantes com TEL. Enquanto o Decreto n.º 1.300 estabelece planos e programas educacionais especificamente para estudantes com diagnóstico de TEL e é implementado nas Escolas Especiais de Línguas (ELL) e em estabelecimentos educacionais com Educação Infantil e Ensino Fundamental com PIE.

Escola Especial de Línguas (EEL) e Projeto de Integração Escolar (PIE)

Como mostrado na Figura 1, as EELs fazem parte de 7 tipos de escolas especiais que existem na legislação chilena, sendo a única que recebe estudantes com NEET de 3 anos de idade a 5 anos 11 meses. O PIE, por sua vez, está imerso em escolas regulares Infantil, Fundamental e Médio no Chile, e recebe estudantes entre 6 e 14 anos de idade com NEET e NEEP. Assim, é possível apreciar que o Fonoaudiólogo é encontrado na maior parte da trajetória educacional do sistema educacional chileno.

Figura 1 – Sistema Educacional Chileno. Número de Estabelecimentos e distribuição entre a Educação Regular e a Educação Especial-2018

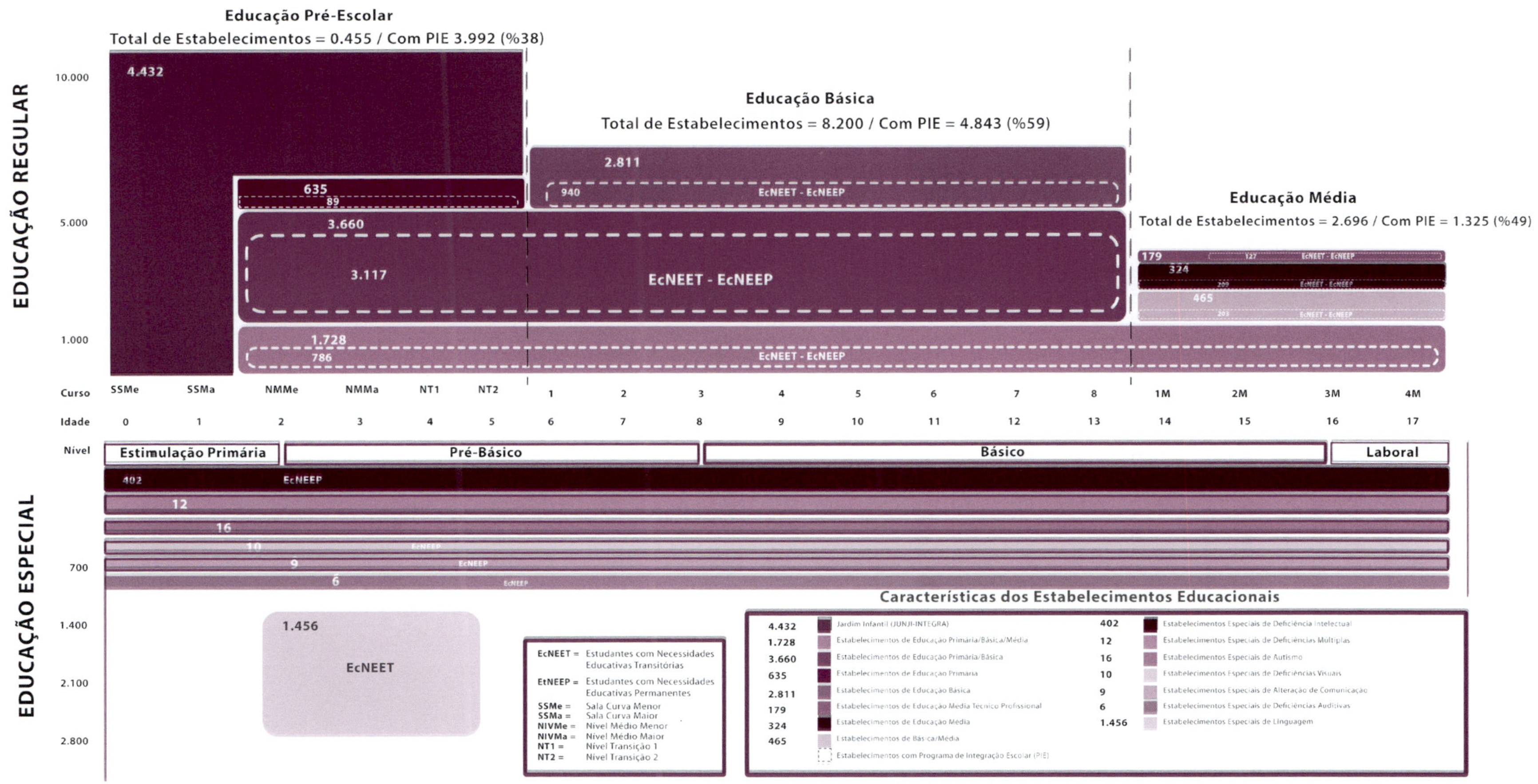

Fonte: Elaboração própria com base no MINEDUC, Base de Dados do Diretório Oficial de Estabelecimentos 2018.

Sob estas modalidades educacionais, como mostrado na Fig. 2, de um total de 8.477 Fonoaudiólogos no sistema educacional chileno, 20,03% estão na EEL, enquanto 46,66% estão na PIE, ambas representando 67% do número total de fonoaudiólogos atualmente presentes.

Ambas as alternativas têm distinções no escopo da prática fonoaudiológica na educação. Em termos gerais, o Decreto n.º 1.300 delimita o papel dos Fonoaudiólogos no contexto educacional com maior tendência e garantias administrativas para o trabalho clínico, enquanto o PIE tem uma estrutura educacional de ação mais ampla que pretende e garante, com maior ênfase, ações pedagógicas próprias da perspectiva inclusiva, tais como colaboração ou trabalho colaborativo, diversificação do ensino e ensino colaborativo entre profissionais de apoio e professores regulares em sala de aula.

Figura 2 – Dimensionalidade e distribuição dos Fonoaudiólogos no Sistema Educacional Chileno-2019[14]

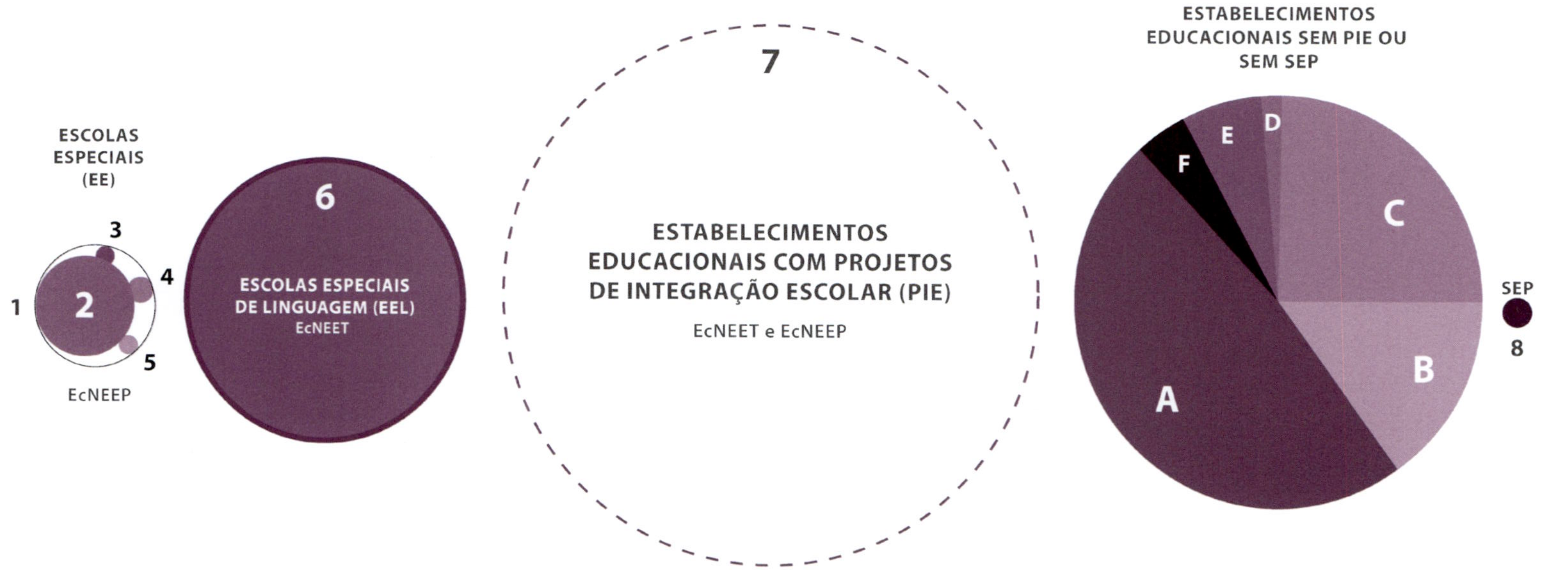

EcNEET = Estudantes com Necessidades Educativas Transitórias
EtNEEP = Estudantes com Necessidades Educativas Permanentes
SEP = Subsídio Escolar Preferencial

	Características dos Estabelecimentos Educacionais	Quantidade de Fonoaudiólogos	%
1	Todas as Escolas Especiais, exceto Escolas Especiais de Linguagem	360	4,24%
2	Escolas Especiais de Deficiência Intelectual	314	
3	Escolas Especiais de Autismo	24	
4	Escolas Especiais de Alteração de Comunicação	13	
5	Escolas Especiais de Deficiência Auditiva	24	
6	Escolas Especiais de Linguagem	1.698	20,03%
7	Estabelecimentos Educacionais com PIE	3.955	46,66%
8	Estabelecimentos Educacionais à Lei de Subsídio Escolar Preferencial	110	1,29%
*	Estabelecimentos Educacionais de Ensino Básico/Primário/Médio/Técnico Profissional s/ PIE-SEP	2.354	27,76%
	A B C D E F — TOTAL	8.477	100%

Fonte: Elaboração própria baseada no MINEDUC, Banco de Dados de Assistentes Educacionais 2020.

[14] Não foi possível encontrar dados específicos sobre a distribuição de Fonoaudiólogos nesses estabelecimentos, então optou-se por estimar a distribuição dos dados com o número de estabelecimentos que não são aderentes ao PIE ou SEP, mas não pertencem ao EE. EI. O tipo de contrato está relacionado à dependência do estabelecimento (Municipal, Serviços Educacionais Locais ou Indivíduos Subsidiados)

Escolas Especiais de Línguas (EEL) e Decreto Supremo N.º 1.300

Desde a promulgação do Decreto n.º 1.300 de 2002, as escolas especiais de línguas (ELL) são responsáveis pelo processo educacional de crianças diagnosticadas com TEL no jardim de infância ou pré-escola, incorporando o fonoaudiólogo e o educador especial como profissionais-chave de apoio para seu funcionamento.

Os planos e programas para estudantes diagnosticados com TEL, promulgados em 2002, têm um amplo escopo de atuação na trajetória educacional, sendo implementados tanto na EEL como em estabelecimentos regulares de Educação Básica com PIE. Como resultado, a partir deste marco legislativo, o Fonoaudiólogo, assim como o educador especial, é o profissional competente para o diagnóstico e atendimento pedagógico/terapêutico dos estudantes com TEL em ambas as fases educacionais (Decreto Supremo n.º 1300/02, 2002).

Em geral, o papel do Fonoaudiólogo nesta modalidade tem componentes terapêuticos, ligados ao apoio direto aos estudantes previamente diagnosticados no processo de avaliação, componentes educacionais de coordenação com o educador especial e a unidade educacional, assim como ações de gestão administrativa.

Trajetória das melhorias do trabalho fonoaudiológico no âmbito das EELs e do Decreto n.º 1.300

É importante mencionar que os ELLs, e consequentemente a Fonoaudiologia, apesar de terem obtido uma ordem técnico-pedagógica valiosa e clara desde a promulgação deste mandato, não têm estado livres de dificuldades e críticas durante sua operação.

No contexto, o Chile é um dos poucos países que tem EELs em seu sistema educacional (ACOSTA *et al.*, 2010) e com a implementação do decreto em 2002 a 2013, a presença de EELs teve um crescimento anormalmente exponencial que, nas palavras de Varela, San Martín e Villalobos (2015), "foi anômalo com relação à taxa de crescimento dos estabelecimentos do país no mesmo período" (p. 6). Especificamente, em termos do número de escolas, os ELLs representam atualmente 71% de todas as escolas especiais no Chile (ver Figura 2) e de sua matrícula que cresceu desde 1996 de aproximadamente 8.000 para mais de 100.000 matrículas até 2012.

Isto gerou diferentes mecanismos de controle e esclarecimento por parte do governo entre 2004 e 2012 em relação à legibilidade, requisitos e fortalecimento dos processos de avaliação, diagnóstico e apoio aos estudantes com TEL. Destes, destacam-se especificamente as orientações técnico-pedagógicas relativas aos procedimentos e profissionais associados à avaliação diagnóstica compreensiva específica para estudantes com TEL e outros gerais para estudantes com NEE (Decreto Supremo n.º 170/09, 2009).

Entretanto, apesar da maior cautela e refinamento das políticas que administram as EELs, sua expansão e proliferação no âmbito das reformas educacionais com fins inclusivos é reconhecida como uma incoerência direta para o desenvolvimento de um sistema educacional mais compacto e integrado, com salas de aula mais inclusivas (VARELA *et al.*, 2015; RAMOS; MUÑOZ, 2014) e aberto à incorporação de crianças com NEE no ensino regular. Neste sentido, painéis de especialistas têm enfatizado que as EELs devem repensar sua função educacional, buscar maior sincronia com o desejo de inclusão através de uma transformação progressiva em direção a creches ou jardins de infância inclusivos (RAMOS; MUÑOZ, 2014; COMISSÃO DE ESPECIALISTAS EM EDUCAÇÃO ESPECIAL, 2004) e assim expandir suas matrículas para além dos alunos diagnosticados com TEL, afastando-se do paradigma da segregação (SUBSECRETARÍA DE EDUCACIÓN, 2008).

Por outro lado, a Fonoaudiologia também tem enfrentado questões e melhorias em suas práticas desde o surgimento das EELs. Uma das primeiras dimensões do trabalho fonoaudiológico que foi questionada foi a eficácia dos testes diagnósticos. O relatório final de avaliação de 2008 sobre Educação Especial mostrou que as construções normativas dos testes padronizados utilizados para o diagnóstico de TEL estavam desatualizadas há mais de 20 anos (Subsecretaría de Educación, 2008, p. 10). Como resultado, os 3 testes abrangentes e expressivos foram atualizados em etapas durante 2008, 2012 e 2013 e, posteriormente, incorporados aos regulamentos técnicos descritos acima.

Da mesma forma, com relação à legibilidade ou especificidade do diagnóstico de TEL em estudantes, por um lado, foi eliminada a possibilidade de considerar crianças menores de 3 anos com referência clínica de atraso no desenvolvimento da linguagem e crianças com fissura palatina como tendo TEL. Por outro lado, fortaleceu-se a avaliação multiprofissional através de uma avaliação de saúde realizada por um médico, reforçando os critérios de exclusão para o diagnóstico de TEL (Decreto Supremo n.º 170/09, 2009).

Outro elemento importante para o avanço do papel fonoaudiológico nas escolas foi a incorporação do diagnóstico para além dos 6 anos de idade a partir de 2014. Devido à ausência de testes padronizados que cobrem estas faixas etárias e, em coerência com a literatura sobre a presença do TEL além desta idade (BISHOP *et al.*, 2017), o Ministério da Educação, em conjunto com um grupo de pesquisa da Universidade de Valparaíso em 2014, desenvolveu um teste padronizado com a norma chilena para a avaliação do TEL em idade escolar, gerando uma extensão da gama de ação fonoaudiológica no contexto educacional, que estendeu o processo de diagnóstico e apoio até 10 anos para estes estudantes com TEL.

Principais aspectos em conflito nas práticas fonoaudiológicas dentro das escolas

À luz das informações expostas, é evidente reconhecer que a ação fonoaudiológica no contexto educacional durante os últimos 20 anos tem mostrado uma consolidação e melhoria de suas práticas, entretanto, esta consolidação e desenvolvimento têm sido abertamente inclinado para o papel fonoaudiológico da saúde, focalizado em uma tendência manifesta de fortalecimento das ações clínicas/patológicas próprias do processo de avaliação e diagnóstico.

Mesmo dentro da dimensão clínico-terapêutica, a análise da qualidade, eficácia, resultados e coerência da intervenção fonoaudiológica no contexto educacional têm estado ausentes da discussão, gerando uma controvérsia racional sobre o efeito das EELs e da intervenção fonoaudiológica na melhoria das habilidades e habilidades das crianças com TEL (VARELA *et al.*, 2015), especialmente diante das evidências mostradas nos últimos anos sobre os benefícios de gerenciar uma ampla gama de formatos de intervenção em contextos educacionais, especialmente aqueles com uma ética inclusiva (KENT, 2016; ACOSTA *et al.*, 2012; ACOSTA *et al.*, 2010; ASHA, 1996).

A presença intensa de diretrizes de avaliação/diagnóstico e suas delimitações técnicas, somadas à aplicação irrestrita de enclaves específicos contratuais existentes nos mandatos legislativos não só eclipsaram o reflexo dos processos terapêuticos nos estudantes com TEL, mas também relegaram a escolha dos aspectos da eficácia terapêutica, quase que exclusivamente, à lógica da gestão contratual e administrativa.

Especificamente, a interpretação absolutista do regulamento relativo ao contrato mínimo de 4 horas cronológicas para cada 15 alunos (Decreto Supremo N.°1300/02, 2002, art. 11, p. 8; Instrução 610/05, 2005, p. 5) gerou que apoiadores ou administradores educacionais considerem isto como um padrão totalitário, evidenciado pelo fato de que um Fonoaudiólogo com um contrato de tempo integral (44 horas por semana) pode ter uma agenda terapêutica de 165 estudantes com TEL por semana, o que gera uma carga de casos impossível de administrar sob parâmetros de qualidade (ASHA, 2016).

Um segundo elemento consolida a gestão dos serviços fonoaudiológicos nas escolas sob a perspectiva contratual e maximização da cobertura, tornando impossível a seleção de formatos terapêuticos mais relevantes. O apoio à Fonoaudiologia é fornecido principalmente em modalidades de grupo de 2 a 3 alunos em sessões de 30 minutos, forçando as alternativas referidas no regulamento (MINEDUC, 2013, p.15; Decreto Supremo n.° 170/09, 2009, art. 88, p. 23; Instrução 610/05, 2005, p.6; Decreto Supremo n.° 1300/02, 2002, art. 4, p. 3) a fim de otimizar o número de alunos atendidos por um período de tempo.

Estes enclaves contratuais e suas interpretações sob a perspectiva da administração de recursos limitaram a prestação de serviços fonoaudiológicos a práticas padrão e em larga escala, deslocando à força o princípio da elaboração de estruturas e modalidades terapêuticas pertinentes ao perfil particular das necessidades dos estudantes para apenas uma declaração que carece de garantias operativas que se cristalizam na prática. Isto não só afeta a qualidade do apoio prestado aos estudantes com TEL, que tende à homogeneização e não à personalização, mas também, no processo, desestabiliza a coerência da ação fonoaudiológica dentro da estrutura de respeito, valorização e atenção à diversidade da perspectiva inclusiva (MINEDUC, 2019a).

Em resumo, uma relação contratual exclusiva baseada na carga de processos, a grande dimensão destes casos e uma abordagem administrativa da cobertura em gestão terapêutica têm mostrado uma tendência quase exclusiva para cumprir com as ações da dimensão clínico-terapêutica, em detrimento das dimensões educacional e administrativa. Como resultado, a ação fonoaudiológica na escola carece de reuniões de colaboração com a equipe pedagógica ou com a unidade educacional, impedindo o desenvolvimento sinérgico e interdisciplinar entre os profissionais da Educação e da Fonoaudiologia dentro da escola, levando ao fato de que a maioria das ações fonoaudiológicas são mobilizadas e gerenciadas a partir de uma racionalidade sanitária e clínico-terapêutica, sem coerência curricular, relevância pedagógica e sinergia colaborativa ou, em outras palavras, de uma abordagem educacional inclusiva.

Projeto de Integração Escolar (PIE): uma oportunidade para o desenvolvimento da Fonoaudiologia Educacional

A inclinação das políticas educacionais nos últimos 10 anos, para um raciocínio cada vez mais centrado em processos educacionais/pedagógicos em vez de clínicos/diagnósticos (LÓPEZ *et al.*, 2014), tem sido a tendência no sistema educacional chileno à luz da experiência internacional (FUNDACIÓN CHILE-CENTRO DE INNOVACIÓN EN EDUCACIÓN, 2013).

O PIE é composto por vários profissionais da saúde e da Psicologia educacional que, na busca de promover a participação e a realização dos objetivos de aprendizagem dos estudantes com NEET e NEEP dentro do sistema educacional, operam como uma equipe multidisciplinar que incentiva o trabalho em equipe e o desenvolvimento de estratégias inclusivas para os atores da escola e da sala de aula (MINEDUC, 2017).

Desde seu fortalecimento em 2009 (Decreto Supremo n.º 170/09, 2009), mas, especialmente desde a promulgação de marcos legais que consolidam o trabalho colaborativo, a cátedra compartida, o ensino em equipe (MINEDUC, 2013) e a diversificação do ensino (MINEDUC, 2017; MINEDUC, 2015), o PIE têm tentado a cultura e as práticas pedagógicas tradicionais de dentro das escolas, começando a dialogar com maior consistência com a perspectiva inclusiva. O desafio de administrar estas ações na escola é liderado por membros da equipe PIE, educadores especiais e assistentes educacionais (psicólogos, psicopedagogos, fonoaudiólogos, terapeutas ocupacionais e assistentes sociais), que juntamente com os professores regulares da sala de aula formarão a Equipe da Sala de Aula (EA).

O EA é um dispositivo profissional interdisciplinar que procura melhorar a qualidade do ensino para todos os alunos em sala de aula, incluindo os alunos com NEE, e tem em seu núcleo o trabalho colaborativo (MINEDUC, 2017). Este dispositivo instala uma perspectiva inclusiva mais ampla do que apenas a atenção dos estudantes com NEE, estabelecendo a incorporação de uma gestão curricular diversificada ou baseada no Projeto Universal para Aprendizagem (MINEDUC, 2017a) antes da detecção de NEE. Em outras palavras, a ação pedagógica que aborda o currículo em sala de aula de maneira diversificada é a primeira ação inclusiva na escola, proporcionando uma resposta educacional da sala de aula regular que valoriza as diferentes formas de aprendizagem de todos os alunos (ROSE; MEYER, 2002). Com isto, desde o início do processo de ensino (planejamento), o objetivo é reduzir as barreiras de aprendizagem inerentes à prática pedagógica tradicional, ligadas a padrões pedagógicos intensamente relacionados ao texto, à oralidade e à unidirecional do protagonismo pedagógico (ROSE; MEYER, 2002) a fim de observar, pesquisar e desenvolver estratégias para aqueles estudantes que, apesar da diversificação do ensino, não conseguem progredir no currículo (estudantes com NEE).

Esta diversificação do ensino - nascida da colaboração da EA - cristaliza seu planejamento e prática na sala de aula comum utilizando a estratégia do ensino colaborativo (MINEDUC, 2013), ou seja, a participação de duas ou mais pessoas envolvidas na responsabilidade de ensinar em conjunto um grupo de estudantes. Assim, o ensino colaborativo abre a participação dos profissionais da equipe PIE ao processo de ensino/aprendizagem na sala de aula comum, reconhecendo-os como agentes educacionais além das bases clínico-disciplinares de cada profissão e expandindo seu raio de ação a todos os estudantes.

A gestão eficiente de competências, crenças, relacionamento de confiança, horizontalidade e compromisso mútuo dentro das AE reflete o desafio mais importante para alcançar o máximo potencial desta estratégia (RODRÍGUEZ; OSSA, 2014), entretanto, é igualmente importante garantir seu funcionamento através de políticas contratuais claras.

Em contraste com os regulamentos anteriormente descritos, as EAs têm enclaves contratuais e administrativos de gestão explícitos que dão vida a estas ações pedagógicas inclusivas através do PIE (MINEDUC, 2018; MINEDUC, 2013; MINEDUC, 2010; Decreto Supremo n.º 170/09,

2009). Dentro desta estrutura, não apenas o Fonoaudiólogo geralmente tem maior participação educacional estabelecida pelas estratégias descritas acima dentro da EA, mas o regulamento estabelece que o Fonoaudiólogo terá um mínimo de 1 hora para cada curso que tenha alunos com NEE (MINEDUC, 2010, p. 10). O acima exposto revela uma mudança notável em relação ao papel educacional dos assistentes educacionais ou profissionais de Saúde e, no caso particular da Fonoaudiologia, esta mudança expande o leque de ações além dos estudantes com TEL através de sua inserção em práticas pedagógicas que contribuem diretamente para a educação e inclusão.

Dificuldades para a incorporação da cultura colaborativa das escolas

Apesar do acima exposto, e da sincronia sem precedentes proposta entre Educação Especial e Educação Regular através de práticas inclusivas, a promulgação destas políticas no sistema educacional chileno durante os últimos 10 anos evidenciou uma resistência profunda e intensa entre os atores escolares envolvidos (RODRÍGUEZ; OSSA, 2014). Há uma dualidade entre a instalação eficiente de práticas de avaliação e diagnóstico para estudantes com NEE e uma manifesta fraqueza na organização e planejamento de ações que respondem à diversidade em sala de aula (FUNDACIÓN CHILE-CENTRO DE INNOVACIÓN EN EDUCACIÓN, 2013).

Da mesma forma, segundo a reflexão realizada pela Mesa Técnica de NEE em 2019, os tempos estabelecidos para a coesão e coordenação da EA não são suficientes (MINEDUC, 2019, p.18) para sustentar e manter a complexidade envolvida no desenvolvimento do trabalho colaborativo na cultura pedagógica da escola, já que isto requer enfrentar uma inércia tradicional da prática escolar que repousa no individualismo, sem reconhecer o valor da colaboração (VILLA *et al.*, 2008).

A cultura escolar, que sustenta e envolve as práticas e políticas escolares (URBINA *et al.*, 2017), é mais profunda do que o simples exercício de novas práticas orientadas por políticas. O desafio subjacente a qualquer processo de mudança, melhoria e inovação educacional se reflete em um conflito interno entre a segurança do tradicional e o impulso instável para fazer algo novo (Fernández, 2012), bem como em uma ameaça inerente à identidade profissional tensa pela transformação perturbadora e amplitude do papel (COCHRAN-SMITH; DUDLEY--MARLING, 2012).

Um momento crucial para a Fonoaudiologia educacional no Chile

Estas tensões são igualmente experimentadas pela Fonoaudiologia Escolar, que tem uma intensa tradição clínica voltada para a abordagem do déficit, pois o trabalho individual cristalizado na terapêutica está intimamente ligado a atividades fora da sala de aula e o conhecimento disciplinar tem uma forma encapsulada e isolada de se racionalizar através do diagnóstico e reabilitação (MINEDUC, 2019a). A mobilização de cada uma destas dimensões constituintes da cultura fonoaudiológica implica uma profunda reflexão sobre o papel mais coerente e harmonioso que estas devem exercer na estrutura inclusiva, e a partir daí, observar cada uma delas com uma perspectiva intrigante e crítica de mudança.

Assim, o termo que melhor descreve os serviços fonoaudiológicos que dialogam com o contexto educacional atual são práticas inclusivas (ACOSTA; MORENO; AXPE, 2012; ASHA, 1996), já que estabelecem uma ampla gama de modalidades na prestação de apoio diretamente ligadas à colaboração e às necessidades educacionais dinâmicas do estudante. Especificamente, serviços fonoaudiológicos envolvendo ações em sala de aula para todos os alunos, consultorias/assessoria técnicas à EA e ações ligadas à comunidade educacional em geral vêm para fortalecer os serviços diretos tradicionais ao aluno com NEE (KENT, 2016; ASHA, 1996).

De fato, a literatura mostra que a combinação entre uma abordagem linguística analítica da linguagem fornecida pelo Fonoaudiólogo e os conhecimentos e habilidades ligados ao currículo e à pedagogia dos professores são habilidades extraordinariamente complementares para a abordagem diversificada do currículo (GLOVER; MCCORMACK; SMITH-TAMARAY, 2015), gerando uma nova abordagem que tem como efeitos a transferência e o intercâmbio de conhecimentos e habilidades entre profissionais, além da sinergia entre o educacional e o terapêutico (MESA TÉCNICA DE EDUCACIÓN ESPECIAL, 2015; BERMEOSOLO, 2014). Assim, embora a abordagem inclusiva não deva ser adaptada em termos absolutos, e que em muitas ocasiões a ação fonoaudiológica mais eficaz terá de combinar estas modalidades (ACOSTA; MORENO; AXPE, 2012; ACOSTA *et al.*, 2010), a Fonoaudiologia deve orientar suas práticas a partir da colaboração, assegurando inicialmente o apoio aos estudantes nos contextos menos restritivos possíveis e onde a participação social é encorajada (ASHA, 1996) e depois o acesso, de acordo com uma avaliação dinâmica das necessidades educacionais dos estudantes, a uma gama de alternativas de apoio que possam satisfazer sua participação e progresso no currículo, incluindo a prática terapêutica tradicional.

Finalmente, descapsular e integrar a linguagem e a comunicação ao processo de aprendizagem, valorizando-a como base funcional do processo de transmissão cultural e desenvolvimento do pensamento e do intelecto das pessoas (FLORES, 2004), e considerando-a o principal mediador da leitura e da escrita (ASHA, 2001), pode gerar uma necessidade profissional e ética imperativa de participar com maior destaque no contexto da escola, reconhecendo a amplitude e o verdadeiro alcance que tem o conhecimento disciplinar da Fonoaudiologia no nível educacional.

À luz das reformas educacionais, mandatos legais, vários decretos e instruções relacionadas às melhorias do sistema educacional chileno nos últimos 20 anos, é imperativo e exigente a manifestação do grêmio sobre a influência dessas mudanças em nossas próprias concepções e práticas dentro das escolas. O valor, os conflitos éticos e disciplinares que existem ao sustentar apenas práticas clínicas em contextos educacionais e, acima de tudo, a falha em prover serviços fonoaudiológicos com base educacional-curricular nos estudantes, geram o cenário perfeito para esclarecer, expandir e reajustar o papel fonoaudiológico na escola e, com ele, gerar a mudança para a construção da nova Fonoaudiologia Educacional no Chile.

Referências

ACOSTA, V. *et al.* Apoyo al desarrollo de habilidades narrativas en niños con TEL en contextos inclusivos. **Revista de Logopedia, Foniatría y Audiología**, v. 30, p. 194-203, 2010.

ACOSTA, V.; MORENO, A; AXPE, M. La acción inclusiva para la mejora de habilidades de lenguaje oral y de lectura inicial en niños con Trastorno Específico del Lenguaje (TEL*)*. **Revista De Educación**, v. 359, p. 332-356, 2012. DOI https://doi.org/10-4438/1988-592X-RE-2010-359-097.

BERMEOSOLO, J. Educación e inclusión: El aporte del profesional de la salud. **Revista Médica Clínica Las Condes**, v. 25, n. 2, p. 363-371, 2014. DOI https://doi.org/10.1016/s0716-8640(14)70048-3.

BISHOP, D. *et al.* Phase 2 of CATALISE: a multinational and multidisciplinary Delphi consensus study of problems with language development: Terminology. **Journal Of Child Psychology And Psychiatry**, v. 58, n. 10, p. 1068-1080, 2017.

CHILE. **Decreto n.º 1300/02, de 30 de diciembre de 2002**. Aprueba planes y programa de estudio para alumnos con transtornos específicos del lenguaje. Santiago: Ministerio de Educación, 2002.

CHILE. **Decreto n.º 170/09, de 14 de mayo de 2009**. Fija normas para determinar los alumnos con necesidades educativas especiales que serán beneficiarios de las subvenciones para educación especial. Santiago: Ministerio de Educación, 2009.

CHILE. **Ley n.º 20.201 – Decreto n.º 170, de octubre de 2010**. Orientaciones para la implementación del Decreto n.º 170 en Programas de Integración Escolar. Santiago: Ministerio de Educación, 2010.

CHILE. **Decreto n.º 610, de 19 de abril de 2005**. Instructivo sobre Atención de Alumnos con Trastornos Específicos del Lenguaje. Santiago: Ministerio de Educación, 2005

CHILE. **Orientaciones Técnicas para Programas de Integración Escolar (PIE)**. Santiago: Ministerio de Educación, 2013.

CHILE. **Decreto n.º 83/2015, de junio de 2015**. Aprueba criterios y orientaciones de adecuación curricular para estudiantes con necesidades educativas especiales de educación Parvularia y educación básica. Santiago: Ministerio de Educación, 2015.

CHILE. **Orientaciones sobre estrategias diversificadas de enseñanza para educación básica en el marco del decreto 83/2015**. Santiago: Ministerio de Educación, 2017.

CHILE. **Orientaciones sobre Programa de Integración Escolar**. Santiago: Ministerio de Educación, 2018.

CHILE. **Bases de datos de Directorio Oficial de Establecimientos**. Santiago: Ministerio de Educación, 2018a.

CHILE. **Mesa técnica por las Necesidades Educativas Especiales**: "Para que ningún niño se quede atrás y alcance su máximo potencial". Santiago: Ministerio de Educación, 2019.

CHILE. **Orientaciones acerca del rol y funciones de las y los profesionales asistentes de la educación que participan en los programas de integración escolar (PIE)**. Santiago: Ministerio de Educación, 2019a.

CHILE. **Bases de datos de Asistentes de la Educación del Ministerio de Educación**. Santiago: Ministerio de Educación, 2020.

COCHRAN-SMITH, M.; DUDLEY-MARLING, C. Diversity in Teacher Education and Special Education: The Issues That Divide. **Journal of Teacher Education**, v. 63, n. 4, p. 237-244, 2012.

COMISIÓN DE EXPERTOS DE EDUCACIÓN ESPECIAL. **Nueva perspectiva y visión de la educación especial**. Santiago: Ministerio de Educación, 2014.

EEUU. AMERICAN SPEECH-LANGUAGE-HEARING ASSOCIATION [ASHA]. **Inclusive practices for children and youths with communication disorders [Technical Report]**. 1996. Disponível em: www.asha.org/policy. Acesso em: 15 set. 2020.

EEUU. ASHA. **Roles and responsibilities of speech-language pathologists with respect to reading and writing in children and adolescents.** 2001. Disponível em: http://brooklynletters.com/wp-content/uploads/2010/03/10-ASHA-2001-Reading-and-Writing_Technical Report.pdf. Acesso em: 15 set. 2020.

EEUU. ASHA. **Report***:* SLP caseload characteristics. 2016. Disponível em: http://www.asha.org/uploadedFiles/2016-Schools-Survey-SLP-Caseload-Characteristics.pdf. Acesso em: 15 set. 2020.

FLORES, R. **El lenguaje en la educación, una perspectiva fonoaudiológica**. Bogotá: Universidad Nacional de Colombia, 2004.

FUNDACIÓN CHILE-CENTRO DE INNOVACIÓN EN EDUCACIÓN. **Análisis de la implementación de los programas de Integración Escolar (PIE) en establecimientos que han incorporado estudiantes con necesidades educativas especiales transitorias (NEET)**. Santiago de Chile: Ministerio de Educación, 2013.

GLOVER, A.; MCCORMACK, J.; SMITH-TAMARAY, M. Collaboration between teachers and speech and language therapists: Services for primary school children with speech, language and communication needs. **Child Language Teaching and Therapy**, v. 31, n. 3, p. 363-382, 2015.

KENT, R. Inclusion Models for Children with Developmental Disabilities. *In:* KENT, R. **The MIT Encyclopedia of Communication Disorders**. Cambridge: MIT Press, 2016. p. 307-311.

MESA TÉCNICA DE EDUCACIÓN ESPECIAL. **Propuesta para avanzar hacia un sistema educativo inclusivo en Chile**: un aporte desde la educación especial. 2015.

MINSAL. **Estadísticas de Prestadores Individuales en Salud**. Santiago: Superintendencia de Salud, 2020.

RAMOS, L.; MUÑOZ, P. **El derecho a una educación inclusiva y de calidad para estudiantes en situación de discapacidad en Chile**. En Centro de Derechos Humanos UDP. Informe anual sobre Derechos Humanos en Chile. Santiago: Universidad Diego Portales, 2014.

RODRÍGUEZ, F.; OSSA, C. Colaborative Work's Valuation among Teachers of Primary Schools of Tomé, Chile. **Estudios pedagógicos (Valdivia)**, v. 40, n. 2, p. 303-319, 2014. DOI https://dx.doi.org/10.4067/S0718-07052014000300018

ROSE, D.; MEYER, A. **Teaching every student in the digital age: Universal Design for Learning**. Alexandria, VA: Association for supervision and curriculum development, 2002.

SUBSECRETARIA DE EDUCACIÓN. **Informe final de evaluación programa de educación especial diferencial**. Santiago, 2008. Disponível em: https://especial.mineduc.cl/wpcontent/uploads/sites/31/2016/08/201304151205480.doc_Informe_Final_Evaluacion.pdf. Acesso em: 15 set. 2020.

VARELA, C.; SAN MARTÍN, C.; VILLALOBOS, C. Opciones educativas para alumnos que presentan NEE en el sistema educativo actual: ¿Coherencia con una reforma hacia la educación inclusiva? **Informes para la Política Educativa**, n. 9. p. 1-12, 2015. Centro de Políticas Comparadas de Educación, Universidad Diego Portales.

VEGA, Y., TORRES, A., y DEL CAMPO, M. Análisis del Rol del Fonoaudiólogo(a) en el Sector Salud en Chile. **Ciencia & trabajo**, v. 19, n. 59, p. 76-80, 2017. DOI https://dx.doi.org/10.4067/S0718-24492017000200076.

CAPÍTULO 27

Panorama da Fonoaudiologia Educacional nos Estados Unidos

Stacey Wallen
Luciana Lessa Rodrigues

Introdução

A profissão de Fonoaudiólogo nos Estados Unidos (EUA) é intitulada *Speech-Language Pathology*. Como muitos sabem, nos EUA, as áreas de "fono" e "audiologia" correspondem às carreiras de *Speech-Language Pathologists* e *Audiologists*, e são reguladas pela mesma associação, a *American Speech-Language and Hearing Association* (ASHA).

Neste capítulo, os termos Fonoaudiologia e Fonoaudiólogos fazem referência, respectivamente, à profissão de *Speech-Language Pathology* e ao profissional *Speech-Language Pathologist*. Nos EUA, Fonoaudiólogos atuam, tradicionalmente, nas áreas de educação, hospitalar ou clínica. Como o título deste capítulo já indica, o tópico a ser abordado é a atuação do Fonoaudiólogo na área educacional nos EUA. Mais especificamente, este capítulo detalha o sistema que estrutura o trabalho do fonoaudiólogo nas escolas.

Fonoaudiólogos Educacionais correspondem a aproximadamente 51% dos fonoaudiólogos em prática nos Estados Unidos (ASHA, 2020b). Embora essa área de atuação seja algumas vezes vista como "menos prestigiosa" do que a do Fonoaudiólogo que atua na área hospitalar ou em clínicas particulares, os Fonoaudiólogos Educacionais têm um papel fundamental no sucesso acadêmico de estudantes com problemas de comunicação.

Nas escolas, o Fonoaudiólogo Educacional faz parte da equipe de profissionais da Educação Especial. Nessa equipe, o Fonoaudiólogo é o profissional que diagnostica e promove o tratamento de distúrbios da comunicação em estudantes dos três aos 21 anos de idade, e também oferece consultoria e serviços de apoio para estudantes que tenham fatores de risco para distúrbios da comunicação.

Dentro de um distrito específico, o Fonoaudiólogo Educacional pode atuar em escolas regulares, nos níveis de educação Pré-escolar, Fundamental, Médio, Colegial, em escolas de Educação Especial (*special day schools*), Colégios Internos (*residential/boarding schools*) e escolas alternativas de centros de detenção. Muitos Fonoaudiólogos trabalham em distritos onde eles transitam por esses diferentes contextos educacionais.

1. O papel do Fonoaudiólogo Educacional e suas responsabilidades

Fonoaudiólogos Educacionais atuam na prevenção, avaliação e tratamento de distúrbios da comunicação. De acordo com as Diretrizes da ASHA (2010), ele desempenha papéis variados e têm muitas responsabilidades para garantir resultados efetivos para os estudantes sob seus cuidados. Seu conhecimento permite que ele determine se as dificuldades de um estudante em compreender conteúdos curriculares estão conectadas a distúrbios ou diferenças de comunicação.

O trabalho desenvolvido contempla todos os níveis de aprendizado e se estende por uma gama de distúrbios (articulação, linguagem oral e escrita, fluência, voz e ressonância, e distúrbios da deglutição), num esforço de prover esses serviços por meio de uma abordagem culturalmente competente. O Fonoaudiólogo Educacional é responsável pela criação de um plano de atuação em um ambiente menos restritivo (*Least Restrictive Environment* – LRE)[15], documentando progressos e determinando os próximos passos com base nesses progressos. Frequentemente, o Fonoaudiólogo deve desempenhar seu papel e suas responsabilidades em colaboração com outras partes envolvidas como os estudantes, familiares, professores, paraprofissionais, administradores escolares, psicólogos e outros terapeutas, como terapeuta ocupacional, fisioterapeuta, audiologistas, etc. (ASHA, 2010).

1.1. Leis e Regulamentações

A prática do Fonoaudiólogo nas escolas públicas nos EUA é determinada por leis e regulamentações da educação implementadas nos níveis federal, estadual e local. Algumas dessas determinações são resultado de decisões judiciais ou contestações de leis e regulamentações prévias. Outras são relacionadas a reformas educacionais que objetivam preparar os estudantes para mudanças que estão em curso no campo de trabalho. O Quadro a seguir fornece um resumo das regulamentações que afetam o papel e responsabilidades do Fonoaudiólogo Educacional (ASHA, 2010).

Quadro 1 – Resumo das leis e regulamentações que determinam os padrões da educação pública nos Estados Unidos e que afetam a prática do Fonoaudiólogo Educacional

Brown v. Board of Education (1954)	Decisão judicial histórica da Suprema Corte dos EUA. Estados não podem negar educação a alguns estudantes enquanto provê a outros.
PARC v. Commonwealth of PA (1971)	Decisão judicial histórica da Suprema Corte dos EUA. Estudantes com deficiências devem ter acesso irrestrito à educação pública.
Section 504 of the Rehabilitation Act of 1973	Legislação Federal de Direitos Civis. Estudantes que se enquadram na seção 504 têm garantida uma educação definida como "a provisão de educação regular ou especial e subsídios e serviços relacionados que ... são planejados para atender as necessidades individuais de pessoas com deficiência de forma tão adequada quanto as necessidades de pessoas sem deficiência são atendidas..." [34 C.F.R. § 104.33(b)(1)]

[15] No contexto da lei IDEA, *Least Restrictive Environment* (ambiente menos restritivo) corresponde à sala de aula regular. Quando serviços de Educação Especial precisam ser providos em um ambiente alternativo, o time de profissionais da Educação Especial deve documentar os motivos que demandam tal prática (SCHRAEDER, 2017).

Education for All Handicapped Children's Act of 1975 (PL 94-142)	Legislação Federal da Educação. Todos estudantes devem ter acesso a uma educação pública gratuita e apropriada (FAPE) no ambiente menos restritivo (LRE) [Sec. 300.101(c)(1)]
PL 99-457: 8 de outubro de 1986. Education for all Handicapped Children's Act Amendments	Legislação Federal da Educação que expandiu serviços para crianças que precisam de educação especial, do nascimento aos cinco anos de idade. PL 99-457, emenda incluída na PL 94-142 (20 U.S.C. §§ 1400, 1411–1420, e 1471–1485).
Individuals with Disabilities Education Act Amendments de 1997 (IDEA, 1997 [PL 105-17]) Individuals with Disabilities Education Improvement Act de 2004 (IDEA 2004 [PL 108-446])	Legislação Federal da Educação reautorizando a PL 94-142 como IDEA 1997, e posteriormente como IDEA 2004, aumentando e ampliando as exigências em prol de estudantes com deficiências, incluindo • participação e sucesso no currículo de educação regular [Sec. 300.324(a)(4)(ii)]; • avaliações não discriminatórias, multidisciplinares e que determinem a deficiência, ao invés de determinar a elegibilidade a serviços de Educação Especial com base na falta de instrução em leitura ou matemática ou proficiência limitada de inglês (Sec. 300.304 até 300.311); • provimento de serviços de intervenção precoce [Sec. 300.226(a)]; • identificação apropriada e serviços de apoio para aprendizes do inglês e estudantes de minoria para o alcance de seu potencial [Sec. 300.304(c)(i)(ii)]; • preparação para educação nos próximos níveis, trabalho, ou vida independente (Sec. 300.346); • subsídios suplementares e serviços em disciplinas da educação regular, em outras disciplinas relacionadas a educação, e em ambientes não acadêmicos (Sec. 300.42); • provimento de serviços para crianças com atrasos no desenvolvimento ou deficiências do nascimento aos cinco anos de idade. (IDEA Part C).
No Child Left Behind Act de 2001 (NCLB; PL 107-110)	Uma revisão do Elementary and Secondary Education Act, No Child Left Behind possui quatro grandes áreas de reformulação: (1) aumento dos deveres dos estados, distritos escolares e escolas (Title I, Part A; Title I, Part E, Sec. 1501–1503); (2) maior participação e escolha para pais/guardiões e alunos, particularmente aqueles frequentando escolas de baixo desempenho (Title I, Part A, Sec. 101); (3) mais flexibilidades para os estados e agências educacionais locais no uso de recursos financeiros para a educação vindos do nível federal (Title I, Part E, Sec. 1501–1503); (4) ênfase no uso de práticas educacionais embasadas cientificamente que sejam eficazes, especialmente na área de leitura (Title I, Part A, Sec. 101).
Leis e regulamentações estaduais decretadas para implementar os mandatos federais	Para qualificar para fundos federais, os estados devem garantir que seus padrões satisfaçam ou excedam os padrões federais.

Fonte: ASHA (2010, tradução nossa).

É dever das escolas públicas acatarem a essas leis e regulamentações. Isso faz com que essas escolas sejam obrigadas a oferecer intervenção fonoaudiológica e, como afirmado acima, o Fonoaudiólogo que trabalha em escolas públicas deve orientar sua prática de acordo com tais leis e regulamentações. Escolas particulares não são obrigadas a seguir essas diretrizes. Quando os estudantes de escolas particulares precisam de avaliação e terapia fonoaudiológica, esses estudantes são geralmente assistidos pela escola pública do mesmo distrito. Alternativamente, a escola particular pode ter um Fonoaudiólogo contratado que provê esses serviços, mas isso não é uma obrigatoriedade. Existe outro tipo de escolas, as escolas "*charter*", que recebem financiamento público mas são administradas de forma autônoma e independente. Essas escolas são obrigadas a oferecer serviços de Educação Especial, mas tipicamente recorrem aos recursos disponíveis nas escolas públicas (dentro do mesmo distrito), ou contratam uma agência responsável por prover esses serviços.

1.2. O Modelo de Resposta à Intervenção (RTI)

Nas escolas públicas, o Fonoaudiólogo Educacional é parte integral do time de apoio educacional que assegura que todas as crianças tenham acesso a uma educação apropriada (ASHA, 2010). Esse time de apoio acompanha o progresso dos estudantes por meio de um sistema de múltiplas camadas de apoio (*Multi-Tiered System of Support* – MTSS), o Modelo de Resposta à Intervenção (*Response to Intervention* – RTI).

O modelo RTI é usado como base para as decisões sobre como e com que intensidade auxiliar os estudantes que apresentam dificuldades acadêmicas. Ele é estruturado em três camadas (ou níveis), T1 (*Tier* 1), T2 (*Tier* 2) e T3 (*Tier* 3), que são usadas como parâmetro para determinar o nível de apoio que os estudantes necessitam (SCHRAEDER, 2017). De acordo com Harlacher, Sanford, Nelson (2014), a característica essencial desse modelo é a diferença da intensidade das intervenções em cada nível. Os estudantes no nível T3 recebem mais tempo, atenção e recursos do que os estudantes do nível T2, e os estudantes no nível T2 recebem mais tempo, atenção e recursos do que os estudantes do nível T1.

De modo geral, o RTI inclui triagem universal para todos os estudantes, instrução de alta qualidade baseada em evidência, intervenções baseadas nas necessidades de cada estudante, frequente monitoramento do progresso de estudantes identificados como tendo dificuldades com o conteúdo do currículo escolar, e decisões educacionais baseadas em dados sobre as respostas do estudante à intervenção (ASHA, 2016). A Figura 1 a seguir mostra um resumo do nível de intervenção de cada camada.

Figura 1 – Diagrama ilustrativo dos níveis de intensidade de intervenção do Programa de Resposta à Intervenção

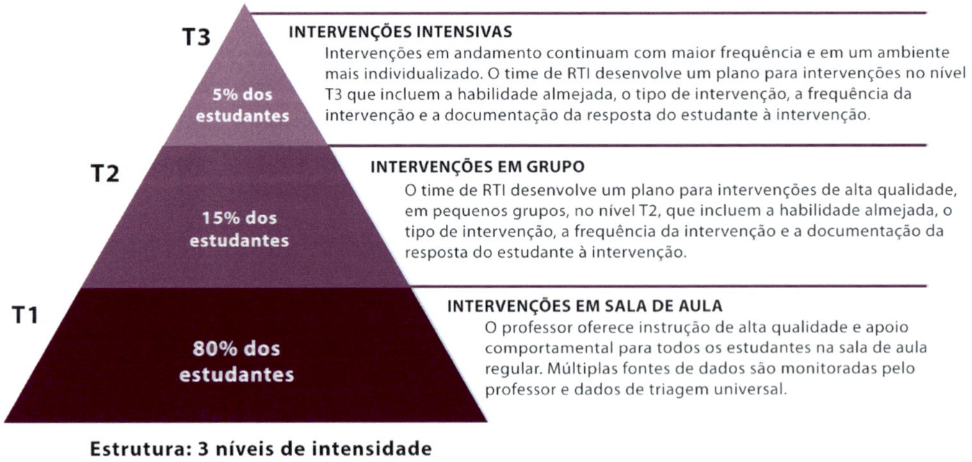

Fonte: SMCISD (2019, tradução nossa).

Todos os estudantes da classe regular fazem automaticamente parte do nível T1. Nesse nível, a parte central da instrução corresponde ao uso, por parte do professor, de métodos de ensino de leitura e matemática que sejam baseados em evidência e, portanto, tenham eficácia comprovada cientificamente (DENTON, 2008). Existe um esforço por parte dos professores para planejarem as instruções de acordo com as habilidades de cada estudante, mas há limitações quanto à extensão com que isso pode ser implementado nesse nível. O desempenho dos estudantes é monitorado com base nas tarefas de casa, testes, e outras formas de avaliação que ajudam a determinar se o estudante está apresentando dificuldades. Se esse for o caso, o estudante passa para o nível T2.

O nível T2 corresponde ao primeiro nível de apoio adicional. O objetivo principal é reforçar os conceitos ensinados no nível T1, oferecendo aos estudantes mais tempo e mais oportunidades para o aprendizado de tais conceitos. Nesse nível, o trabalho é realizado em grupos de cinco a oito estudantes, embora alguns estudos apontem que algumas escolas realizam as atividades do nível T2 em grupos de cinco a 15 estudantes (HARLACHER; SANFORD; NELSON, 2014). Assim como no nível T1, as atividades realizadas no nível T2 acontecem em sala de aula e são consideradas estratégias de prevenção (CENTER ON RESPONSE TO INTERVENTION AT AIR, 2015).

Quando o estudante não responde às estratégias implementadas no nível T2, ele passa para o nível T3. O nível T3 corresponde a intervenções intensivas, explícitas e que focam na remediação de habilidades. Nesse nível, as estratégias são mais individualizadas e as sessões acontecem em grupos de um a três estudantes. Embora a intervenção seja mais específica de acordo com as necessidades de cada estudante, ela precisa ser coordenada com os conteúdos do currículo regular e não deve substituir tais conteúdos, uma vez que isso pode causar possíveis lacunas no processo educacional do estudante (HARLACHER; SANFORD; NELSON, 2014).

De acordo com Harlacher, Sanford, Nelson (2014), é comum encontrar informações discrepantes na literatura sobre as diferenças entre os níveis T2 e T3. Esses autores estruturaram os fatores que diferenciam esses níveis com base em três categorias: organização, avaliação e instrução. A Quadro 2 é uma versão reduzida da tabela apresentada por Harlacher, Sanford, Nelson (2014), com a seleção de alguns dos fatores dentre aqueles identificados pelos autores:

Quadro 2 – Versão reduzida da tabela "Resumo de fatores que ilustram as diferenças entre os níveis T2 e T3"

FATORES	NÍVEL DE APOIO DE INSTRUÇÃO	
Categoria Organização	*Tier* 2 (T2)	*Tier* 3 (T3)
Tempo de instrução	30 minutos, de três a cinco vezes na semana	45 a 120 minutos, cinco vezes na semana
Tamanho do grupo	5 a 8 estudantes	1 a 3 estudantes
Duração da intervenção	De 8 a 15 semanas	Mais de 20 semanas
Profissional envolvido	Professor regular ou especialista na área da intervenção necessária	Professor de educação especial, especialista na área de intervenção necessária, ou especialista no conteúdo sendo enfatizado
Categoria Avaliação	*Tier* 2 (T2)	*Tier* 3 (T3)
Contexto da avaliação diagnóstica[16]	Avaliação em grupo	Avaliação individual

[16] Nesse contexto do processo de RTI, o termo diagnóstico se refere ao processo de diagnosticar a conjuntura das instruções e habilidades do estudante com o objetivo de planejar as intervenções de modo adequado a tais condições (HARLACHER; SANFORD; NELSON, 2014).

FATORES	NÍVEL DE APOIO DE INSTRUÇÃO	
Intensidade do monitoramento de progresso	Quinzenal ou mensalmente	Duas vezes por semana ou semanalmente
Categoria Instrução	*Tier* 2 (T2)	*Tier* 3 (T3)
Foco da instrução	Revisão e reforço do conteúdo curricular, com base nas necessidades do grupo	Programas de intervenção voltadas à remediação de habilidades, com base em necessidades individuais
Correção de erros	Estimula o estudante a corrigir os próprios erros	Oferece um apoio mais direto de correção dos erros

Fonte: Harlacher, Sanford e Nelson (2014, tradução nossa).

O Fonoaudiólogo Educacional pode estar envolvido em todas as camadas do processo de Resposta à Intervenção. Seu papel pode ser interativo, no sentido de interagir diretamente com os estudantes no processo de RTI, colaborativo, trabalhando em conjunto com outros profissionais da equipe de Educação Especial, ou de consultoria. De acordo com a ASHA (2016), o Fonoaudiólogo é responsável por tarefas que se relacionam com dificuldades acadêmicas apresentadas por estudantes que são associadas a distúrbios da comunicação, tais como:

- auxiliar na seleção de triagens e intervenções que são baseadas na comunicação (incluindo fala, linguagem oral e linguagem escrita);
- auxiliar os professores em triagens universais;
- interpretar os resultados de triagens e de dados de monitoramento de progresso;
- aconselhar os professores para que as necessidades de aprendizado e linguagem escrita sejam consideradas;
- colaborar com professores para prover os serviços e suportes necessários.

Quando o estudante ascende nos níveis de RTI e requer intervenções mais diretas e intensivas (nível T3), o papel do Fonoaudiólogo muda de um papel voltado à prevenção para um papel voltado à intervenção. É nesse momento que o fonoaudiólogo, como parte da equipe de Educação Especial, cria e mantém um plano educacional individualizado (IEP) ou um plano 504 para o estudante em questão.

1.3. Plano Educacional Individualizado (PEI)

Quando um estudante é identificado como tendo dificuldades escolares, ele é encaminhado para um processo de avaliação para determinar sua elegibilidade para receber serviços de educação especial. Caso seja elegível para esses serviços, o estudante passa a ter um plano educacional individualizado, chamado de PEI (*Individualized Education Plan*), que deve ser seguido pela escola como forma de garantir que o estudante tenha acesso a uma educação apropriada para suas necessidades.

O encaminhamento para essa avaliação pode ser feito por qualquer profissional que interaja com a criança o suficiente para ter oportunidades de detectar tal necessidade. Os pais ou guardiões legais do estudante devem receber uma notificação informando que tal encaminhamento está sendo feito (SCHRAEDER, 2017). A propósito, os pais ou guardiões legais também têm o direito de submeter o pedido de avaliação (LEE, 2015).

A avaliação para determinar a elegibilidade para o PEI é conduzida por uma equipe de profissionais da Educação Especial que inclui um representante do distrito escolar que tem domínio sobre as leis que regulam esse processo e conhece os recursos disponíveis no distrito, os pais ou guardiões legais do estudante, um professor da educação regular, um professor da Educação Especial, um profissional que tenha capacitação para examinar as implicações para a didática do ensino com base nos resultados da avaliação (pode ser o próprio professor de Educação Especial, ou um psicólogo educacional) e, a depender das necessidades específicas de cada avaliação, especialistas como fonoaudiólogos, fisioterapeutas, terapeutas ocupacionais, especialistas em distúrbios da visão, dentre outros. Além disso, caso necessário, um intérprete também pode fazer parte da equipe e, quando apropriado, o próprio estudante (tipicamente estudantes do colegial) pode fazer parte da equipe (SCHRAEDER, 2017).

Um requerimento básico para que o Fonoaudiólogo possa oferecer tratamento a um estudante na escola é provar que a dificuldade de comunicação prejudica esse aluno academicamente. Para isso, como membro da equipe de PEI, o Fonoaudiólogo realiza avaliações e testes diagnósticos que auxiliam na determinação da elegibilidade do estudante para serviços fonoaudiológicos.

Uma vez que o processo de avaliação é finalizado e o time de PEI se encontra satisfeito com o conjunto de dados coletados, o representante do distrito escolar notifica os pais ou guardiões legais do estudante sobre os achados da avaliação e, em seguida, sobre a reunião com a equipe de PEI com ao menos duas semanas de antecedência. Durante a reunião, a equipe determina se as dificuldades apresentadas pelo estudante resultam de uma deficiência, e se a deficiência o torna elegível para receber serviços de Educação Especial (SCHRAEDER, 2017). Os pais ou guardiões legais têm o direito de questionar qualquer parte do processo de avaliação e providenciar informações de acordo com o que eles conhecem de seu filho. Caso não possam estar presentes, eles podem autorizar que a reunião aconteça sem eles ou solicitar que sua participação aconteça via telefone.

Com base no relatório de avaliação e no que foi discutido durante a reunião, a equipe de IEP cria um documento intitulado PLAAFP[17], que "inclui as habilidades, interesses, estilo de aprendizagem e necessidades (ou dificuldades) do estudante" (SCHRAEDER, 2017, p. 66, tradução nossa). Esse documento deve deixar claro como as dificuldades do estudante interferem em seu progresso acadêmico, uma vez que, para a construção do Plano Educacional Individualizado (PEI), a equipe deve criar objetivos específicos para cada uma das necessidades identificadas (SCHRAEDER, 2017).

O PLAAFP, portanto, é usado como base na criação de um plano de intervenção para apoiar o aluno em seu sucesso acadêmico, o Plano Educacional Individualizado (PEI). De acordo com o time de profissionais da ONG Understood (2015), o PEI inclui:

- o que o estudante pode fazer atualmente, tanto acadêmica como funcionalmente (habilidades funcionais);
- os objetivos educacionais anuais em conjunto com um plano de monitoramento de progresso;

[17] PLAAFP é a sigla para *Present Levels of Academic Achievement and Functional Performance* (SCHRAEDER, 2017).

- os serviços aos quais o estudante terá acesso;
- a frequência e duração desses serviços;
- acomodações que serão feitas no ambiente de aprendizado do estudante, como parte do plano 504;
- modificações no currículo do estudante;
- a participação do estudante em testes padronizados;
- o modo de participação do estudante na sala de aula regular e outras atividades escolares, cumprindo a exigência de que o estudante deve receber instruções num ambiente menos restritivo (LRE).

Assim que o Plano Educacional Individualizado (PEI) é finalizado, todos os membros da equipe recebem uma cópia dos serviços e acomodações que o estudante receberá. Os PEIs devem ser revisados anualmente para determinar os progressos alcançados e reavaliados a cada três anos para determinar se os serviços ainda serão garantidos.

Estudantes que têm um PEI e são elegíveis para o plano 504, que garante as acomodações ou apoios necessários a pessoas com deficiência, geralmente têm essas acomodações ou apoios detalhados no PEI. Em alguns casos, estudantes podem ser elegíveis para o plano 504 embora não se qualifiquem para um PEI. Por exemplo, crianças com TDAH sem deficiências associadas que as qualifiquem para um plano educacional individualizado recebem acomodações por meio do plano 504 que garante acomodações durante a realização de provas, prazos estendidos, flexibilidade em termos de presença, dentre outras.

Dependendo da categoria de eligibilidade para serviços de Educação Especial, o Fonoaudiólogo Educacional pode ser o provedor primário ou secundário de serviços. Essas categorias são definidas pela lei IDEA (*Individuals with Disabilities Education Act*) e correspondem a: autismo, surdo-cegueira, surdez, distúrbios emocionais, deficiência auditiva, deficiência intelectual, deficiências múltiplas, deficiência ortopédica, distúrbios específicos de aprendizagem, distúrbios de fala ou linguagem, traumatismo cranioencefálico, deficiência visual, e outras deficiências de saúde (IDEA, 2018).

2. Áreas de intervenção

De acordo com o NCES (2020), aproximadamente 3% dos estudantes de escolas públicas recebem atendimento fonoaudiológico em decorrência de distúrbios de fala ou linguagem. Isso não inclui estudantes que recebem atendimento fonoaudiológico em decorrência de outras categorias de elegibilidade para serviços de educação especial, como deficiência intelectual, deficiência auditiva, distúrbios específicos de aprendizagem, ou autismo.

Com base na pesquisa escolar desenvolvida pela ASHA, em 2018, as áreas de intervenção mais comumente atendidas pelo Fonoaudiólogo Educacional incluem: distúrbios de linguagem que afetam a semântica, morfologia e sintaxe (90,8%); transtorno do espectro autista (90,2%); distúrbios da fala (89,9%); e transtorno da comunicação social/pragmática (84,8%). Já distúrbios da fluência (67,4%), distúrbios da voz (18,6%) e disfagia (10,5%) corresponderam a distúrbios não regularmente presentes no típico número de casos atendidos pelo Fonoaudiólogo semanalmente (ASHA, 2018a).

3. Número de casos e carga horária de trabalho de Fonoaudiólogos Educacionais

O número de casos semanais atendidos pelo um Fonoaudiólogo Educacional varia dependendo do estado e do distrito onde trabalha. Por exemplo, o número máximo de casos semanais no estado da Georgia é 55, enquanto que no estado da Virgínia é 68 (ASHA, 2018d).

De acordo com a Tabela de Orientações sobre o Número de Casos por Estado de 2018 da ASHA, a maioria dos estados não determina um número mínimo ou máximo de casos. Dos estados que possuem um número máximo de casos determinado, tais números variam a depender da idade dos estudantes ou da composição dos casos atendidos pelo Fonoaudiólogo (o nível de suporte que eles necessitam).

Por exemplo, na Califórnia, se os casos correspondem a crianças entre três e cinco anos de idade (pré-escolares e pré-*kindergarten*), o número máximo de casos semanais é 40; se os casos correspondem a crianças entre seis e 21 anos de idade (Ensino Fundamental I e II, Médio), o número máximo de casos semanais é 55. No Novo México, os números máximos são de 60 quando os casos correspondem a estudantes com PEIs que incluem uma quantidade pequena de serviços de Educação Especial e 35 quando correspondem a estudantes que requerem uma quantidade moderada de serviços. Em Ohio, os números máximos são de 50 quando os casos correspondem a crianças pré-escolares e 80 quando os casos correspondem a crianças em idade escolar (ASHA, 2018d). De modo geral, a média do número de casos semanais fica entre 50 a 55 estudantes.

Atualmente, a ASHA não fornece recomendações específicas sobre a quantidade mínima ou máxima de casos. Isso é porque o papel e responsabilidades do Fonoaudiólogo Educacional variam imensamente de acordo com as necessidades específicas de intervenção dos casos em atendimento. Dessa forma, a ASHA recomenda que os Fonoaudiólogos usem cálculos de carga horária de trabalho para auxiliar na determinação do número de estudantes que farão parte de seus casos semanais. Esses cálculos incluem tempo despendido no processo de intervenção fonoaudiológica, nas avaliações e monitoramento de progresso que fazem parte do sistema de Resposta à Intervenção (RTI), preenchendo documentação, participando de reuniões e realizando outras tarefas que podem não estar diretamente relacionada à prática do fonoaudiólogo, como serviços relacionados ao ônibus escolar, monitoramento de corredores, substituição de professor (ASHA, 2018).

Os Fonoaudiólogos também podem ser contratados pelos distritos escolares como profissionais autônomos. Isso requer que eles abram uma empresa e sejam contratados pelo distrito escolar ou por agências que possuem contratos com escolas públicas ou com escolas "charter". Em contrapartida, os Fonoaudiólogos autônomos possuem mais flexibilidade na sua carga horária e mais independência para trabalhar em locais variados além da escola, como clínica particular ou área hospitalar (CHESNEY, 2019).

4. Fonoaudiólogos Assistentes nas escolas

Muitos distritos escolares têm uma escassez de Fonoaudiólogos para prover os serviços necessários (ASHA, 2020b). Essa realidade é particularmente evidente em distritos escolares de áreas rurais e escolas de baixa renda em distritos escolares de áreas urbanas. Devido a isso, alguns desses distritos contratam Fonoaudiólogos Assistentes (*Speech-Language Pathology Assistants* – SLPA) para auxiliar o trabalho do Fonoaudiólogo Educacional.

A ASHA regula a prática dos Fonoaudiólogos Assistentes e recomenda qualificações mínimas para esses profissionais, como ter completado um curso técnico em um programa de SLPA (oferecido em algumas universidades), um curso de graduação em Distúrbios da Comunicação, ou um curso de graduação equivalente que requer que os alunos completem disciplinas relacionadas à aquisição de linguagem, fonética e fonologia, etc[18]. Além disso, esse profissional deve completar 100 horas de experiência supervisionada e demonstrar competências nas habilidades requeridas ao fonoaudiólogo assistente (ASHA, 2019b).

Os Fonoaudiólogos Assistentes podem realizar atividades que são determinadas, direcionadas e supervisionadas por um Fonoaudiólogo certificado pela ASHA, com experiência profissional de pelo menos dois anos após a obtenção da certificação. Tais atividades incluem, por exemplo, serviços administrativos, coleta de dados e documentação, além de atividades voltadas à prevenção e promoção dos direitos dos estudantes (ASHA, 2019b).

Esses profissionais não podem ter seus próprios casos. Embora as leis estaduais que regulamentam os serviços do Fonoaudiólogo Assistente sejam vairadas, as regulamentações da ASHA indicam que esse profissional, sob a supervisão de um fonoaudiólogo certificado pela ASHA, pode auxiliar na implementação de triagens e avaliações; implementar/seguir o plano de tratamento determinado pelo Fonoaudiólogo; documentar o progresso dos estudantes em terapia e reportar esses dados ao Fonoaudiólogo responsável; oferecer orientação à família; auxiliar na tradução durante avaliações e sessões de terapias de estudantes bilíngues (ASHA, 2019b).

O Fonoaudiólogo Assistente não pode se apresentar como um Fonoaudiólogo, e não pode realizar algumas atividades que requerem um maior nível de conhecimento, experiência e habilidades técnicas como, por exemplo, testes diagnósticos, avaliações, interpretação de resultados de avaliações, desenvolvimento ou modificação de planos de terapia, realização de encaminhamentos a outros profissionais, dentre outras (ASHA, 2019b).

É importante destacar que, de acordo com as recomendações da ASHA (2019b), Fonoaudiólogos certificados não podem supervisionar mais do que o equivalente a dois assistentes que trabalhem em jornada integral. De acordo com a pesquisa escolar desenvolvida pela ASHA em 2018, 46% dos Fonoaudiólogos que supervisionam Fonoaudiólogos Assistentes afirmaram que isso aumenta suas responsabilidades e carga horária de trabalho e 36% relataram que ter um Fonoaudiólogo Assistente reduz o número de casos pelos quais eles são responsáveis semanalmente (ASHA, 2018b).

5. Desafios para o Fonoaudiólogo Educacional

Os Fonoaudiólogos Educacionais devem ser bem instruídos e informados, flexíveis, criativos e organizados para realizar seu trabalho de forma eficiente e efetiva. O contexto escolar

[18] Cabe lembrar que, nos EUA, a certificação do Fonoaudiólogo só é conferida após o término de um programa de mestrado na área, término da *Clinical Fellowship* (CF), que requer um mínimo de 1260 horas e 36 semanas de experiência em tempo integral, e aprovação na prova de aptidão (ASHA, 2020a).

impõe um conjunto específico de desafios que afetam a qualidade potencial do trabalho do Fonoaudiólogo. Esses desafios incluem limitações nos recursos financeiros disponíveis, o modo de prestação de serviços fonoaudiológicos e as necessidades do corpo estudantil.

5.1. Recursos financeiros

Um dos maiores desafios no provimento de serviços de qualidade para estudantes nas escolas é a falta de materiais, instrumentos de avaliação e tecnologia (ASHA, 2018c). A maior parte dos distritos escolares não possui um plano específico sobre como os recursos financeiros serão atribuídos para tais materiais. Como resultado, as necessidades de material de avaliação e tratamento do Fonoaudiólogo Educacional nem sempre são atendidas.

Deve-se considerar que, nos Estados Unidos, as escolas são obrigadas a seguir determinações estabelecidas por leis e regulamentações governamentais quanto, por exemplo, à didática utilizada no ensino de leitura e matemática, ao apoio a alunos com deficiências (o que requer a presença da equipe de profissionais da Educação Especial na escola), ao apoio a alunos cuja primeira língua não é o inglês, ao apoio a alunos provenientes de família de baixa renda, etc. Esses requerimentos acrescentam consideravelmente o valor dos recursos financeiros necessários para manter tais programas funcionando de forma eficiente.

Fontes de recursos financeiros dos distritos escolares

Nos Estados Unidos, a educação pública é financiada por meio de três fontes principais: recursos municipais, estaduais e federais. Os governos estaduais e municipais investem aproximadamente 80 a 90% do dinheiro recebido pelas escolas e o governo federal suplementa esses recursos, investindo aproximadamente 10% desse dinheiro (NCES, 2020). Esses recursos são distribuídos às escolas com base em um cálculo por estudante.

Com base nos dados do *National Center for Education Statistics* (2018), os Estados Unidos investiram 13.298 dólares por estudante para serviços educacionais no ano escolar de 2015-2016. Isso inclui os recursos financeiros municipais, estaduais e federais.

O governo federal começou a investir em escolas públicas em 1965, quando a lei *Elementary and Secondary Education Act* (ESEA) foi implementada. Essa lei oferece recursos a escolas públicas que devem ser destinados a recursos bibliotecários, livros e outros materiais didáticos para crianças provenientes de famílias de baixa renda. A maioria desses recursos vai diretamente para as escolas que atendem esses alunos. Em 2002, a lei *No Child Left Behind* (NCLB) expandiu o apoio do governo federal enfatizando as exigências que as escolas devem cumprir no processo de educação de seus estudantes (U.S. DEPARTMENT OF EDUCATION, 2005).

Os programas que são financiados pelo governo federal incluem lei IDEA, que provê subsídios para as escolas para a educação de crianças com deficiências; *Title* I, que provê subsídios para que escolas possam auxiliar a performance acadêmica de estudantes provenientes de família de baixa renda; *English Language Acquisition*, que provê subsídios para que escolas possam auxiliar estudantes cuja primeira língua não é o inglês a ter um bom desempenho em avaliações de nível estadual; *Reading First*, que provê recursos que auxiliam as escolas a implementar programas de leitura baseados em evidência; *Improving Teacher Quality Grants*, que subsidia estados e municípios para o oferecimento de programas de treinamento e desenvolvimento profissional de professores;

além de outros programas vinculados ao NCLB, que fornecem subsídios para o apoio de escolas "charter", para melhorias na educação em nível colegial, e para o apoio a estudantes de origem indígena ou migrantes (U.S. DEPARTMENT OF EDUCATION, 2005).

Fontes adicionais de recursos financeiros

Além dos recursos financeiros provenientes dos governos municipais, estaduais e federais, as escolas públicas utilizam dinheiro de outras fontes para ajudar no apoio às necessidades de seus estudantes, como o Medicaid. Esse programa foi estabelecido em 1965 como parte da Lei *Social Security Act* e financia assistência médica a americanos de baixa renda (ANNETT, 2002).

Em 1988, os recursos do Medicaid começaram a ser usados para reembolsar distritos escolares por gastos com serviços associados aos requerimentos da lei IDEA que sejam considerados como "medicamente necessário" como serviços fonoaudiológicos. Isso permite que os distritos escolares solicitem recursos financeiros advindos do Medicaid para cobrir o custo de tais serviços elegíveis antes de usar os recursos financeiros advindos diretamente do financiamento da lei IDEA. Em cada distrito, essa escolha é geralmente influenciada pelas necessidades de arrecadação financeira e pelo número de crianças que são consideradas de baixa renda e, portanto, podem receber auxílio via Medicaid (MACPAC, 2018; BREY *et al.*, 2019).

Cobrar recursos financeiros do Medicaid requer que o Fonoaudiólogo seja registrado como um provedor certificado pelo Medicaid e documente o progresso do estudante mais frequentemente do que o necessário para um estudante que não recebe recursos do Medicaid. Embora isso permita que a cobrança pelos serviços seja submetida, não existe garantia de que tais serviços serão reembolsados. Se o Fonoaudiólogo Escolar cobrar o Medicaid por um serviço oferecido a um estudante que também vai a um Fonoaudiólogo particular, existe a possibilidade de que o serviço não será pago. Caso o Medicaid pague pelo serviço, não existe garantia de que esse dinheiro será destinado especificamente ao estudante que recebeu tais serviços ou mesmo para o departamento de Educação Especial da escola que o estudante frequenta. Quando esses recursos de fato são recebidos, a tendência é que sejam usados para a compra de materiais (por exemplo, testes e materiais de terapia) e para o pagamento de funcionários da escola (ANNETT, 2002).

5.2. Desafios relacionados à prestação de serviços

O processo de prestação de serviços fonoaudiológicos nas escolas deve levar em conta os seguintes fatores: o ambiente (sala de aula, sala de terapia, ou outros locais da escola), se a sessão é individual ou em grupos, a duração e a frequência das sessões de terapia, além do tempo de duração esperado para o tratamento (ASHA, 2017b).

As condições do processo de prestação de serviço são determinadas durante a reunião sobre o Plano Educacional Individualizado (PEI) e são tipicamente estipuladas para o tempo de um ano (a não ser que uma reunião seja feita nesse meio tempo que altere o PEI). Os ambientes disponíveis para as sessões de terapia e variações no formato (se individual ou em grupo) são limitados no contexto escolar. A duração e frequência das sessões e o tempo total do tratamento variam mais, de acordo com as necessidades de cada estudante e com a carga horária de trabalho do Fonoaudiólogo (ASHA, 2017b).

Os Fonoaudiólogos Educacionais frequentemente usam três modelos de prestação de serviços, no que se refere ao ambiente do processo de tratamento e formato:

- Tradicional (*pull-out*): o Fonoaudiólogo realiza os atendimentos fora da sala de aula, em sessões individuais ou em pequenos grupos, o que permite a realização de um trabalho mais direto, intensivo e individualizado e, também, com menos distrações (MORIN, 2015?).
- Apoio em sala de aula (*push-in*): o Fonoaudiólogo realiza atividades em colaboração com o professor da Educação Regular ou um professor da Educação Especial. Isso permite que o estudante tenha oportunidades de praticar e desenvolver habilidades específicas no ambiente menos restritivo (LRE), o que é considerado uma prática da educação inclusiva (MORIN, 2015). Por exemplo, o Fonoaudiólogo pode oferecer apoio a pequenos grupos de estudantes quanto a habilidades de consciência fonológica enquanto o professor ensina conteúdos do currículo regular a todos os alunos da sala de aula (ARCHIBALD, 2017).
- Consultoria: o Fonoaudiólogo demonstra a outros membros da equipe de IEP como utilizar estratégias que promovem o desenvolvimento de habilidades específicas (ARCHIBALD, 2017). Por exemplo, o Fonoaudiólogo pode demonstrar a outros profissionais que interagem com estudantes que usam sistemas de comunicação alternativa estratégias que promovem um modelo aos estudantes sobre o uso desses sistemas de comunicação.

Esses modelos de prestação de serviços podem ser implementados de modo individual ou com grupos de estudantes (BRANDEL; LOEB, 2011). Conforme as responsabilidades do Fonoaudiólogo aumentam, a possibilidade de oferecer serviços de forma efetiva aos estudantes que são atendidos semanalmente se torna um desafio.

Responsabilidades do Fonoaudiólogo Educacional quanto ao número de casos

Importante observar que os Fonoaudiólogos Educacionais indicam o número excessivo de casos semanais e outras responsabilidades do Fonoaudiólogo no ambiente escolar como um dos maiores desafios desse trabalho (ASHA, 2018c). De acordo com a ASHA (2018c), os Fonoaudiólogos Educacionais oferecem serviços a estudantes que se enquadram nas seguintes categorias:

- estudantes em idade escolar cuja "deficiência primária", dentre as 13 categorias da lei IDEA, é associada a distúrbios de fala e/ou linguagem;
- estudantes em idade escolar que recebem tratamento fonoaudiológico como um serviço secundário, associado a outra deficiência (que não seja primariamente relacionada à fala e/ou linguagem) dentro das categorias da lei IDEA;
- estudantes que recebem acomodações, apoios ou outros serviços do plano 504;
- estudantes pré-escolares cuja "deficiência primária" seja relacionada à fala e/ou linguagem;
- estudantes que são encaminhados para receber intervenções voltadas à prevenção no processo de RTI.

As responsabilidades excessivas no provimento de serviços a esses grupos de estudantes podem levar o Fonoaudiólogo a alterar a forma de prestação de serviços com o objetivo de administrar seu tempo e acomodar a necessidades dos estudantes. Essas mudanças podem resultar no Fonoaudiólogo oferecer sessões em pequenos grupos quando a situação ideal seria a de sessões individuais ou a prestação de serviços em sala de aula, ao invés da sala de terapia, além de reduções nas durações e frequências das sessões de terapia.

Documentação

Os Fonoaudiólogos Educacionais indicam que a grande quantidade de documentação é o maior desafio desse trabalho (ASHA, 2018c). A maioria da papelada requerida é relacionada à documentação do progresso dos estudantes e à prestação de contas em relação às exigências que o Fonoaudiólogo deve satisfazer ao prestar serviços relacionados a IEPs e planos 504. Somado a isso, a necessidade de preencher relatórios relacionados ao monitoramento de progresso no modelo RTI e as cobranças submetidas ao *Medicaid* aumentam a frequência com que fonoaudiólogos precisam despender tempo no preenchimento de papelada (ASHA, 2017a).

Além disso, caso o Fonoaudiólogo seja responsável por supervisionar um Fonoaudiólogo Assistente ou estudantes em processo de estágio profissional, ele precisa preencher relatórios adicionais, relacionados com o processo de instrução e supervisão (ASHA, 2017a). Consequentemente, o tempo disponível para a prestação de serviços direta aos estudantes é comprometido.

5.3 Desafios relacionados à diversidade cultural e linguística

O conjunto demográfico de estudantes nos Estados Unidos é diverso. De acordo com o Brey *et al.* (2019), em 2017, crianças em idade escolar se enquadraram nas seguintes categorias étnico-raciais: brancos (51%), hispânicos (25%), negros (14%), asiáticos (5%), duas ou mais categorias étnico-raciais (4%), indígenas americanos (1%) e advindos das Ilhas Pacíficas (menos de 1%).

Aprendizes do Inglês

De acordo com o NCES (2019), em 2016, aproximadamente 10% dos estudantes nos Estados Unidos foram considerados como Aprendizes da Língua Inglesa. Na Tabela 3, abaixo, estão listados os 10 idiomas falados em casa mais comuns para essa população de estudantes. As porcentagens não somam 100% porque nem todos os idiomas falados em casa estão listados. Além disso, quando o inglês é reportado como um idioma falado em casa por falantes aprendizes do inglês, isso corresponde a situações de estudantes que residem em lares multilíngues ou foram adotados de outros países e criados falando outro idioma:

Tabela 3 – Número e porcentagem de distribuição de estudantes aprendizes da língua inglesa em escolas públicas e número de estudantes aprendizes da língua inglesa como uma porcentagem do total de estudantes matriculados em escolas públicas, apresentados de acordo com os 10 idiomas falados mais comumente em casa: Outono **de 2016**

Idioma falado em casa	Número de estudantes aprendizes da língua inglesa	Porcentagem dentre estudantes aprendizes da língua inglesa	Número de estudantes aprendizes da língua inglesa como uma porcentagem do total de estudantes matriculados em escolas públicas
Espanhol, Castelhano	3.790.949	76,6	7,7
Árabe	129.386	2,6	0,3
Chinês	104.147	2,1	0,2
Vietnamita	78.732	1,6	0,2
Inglês	70.014	1,4	0,1
Somali	38.440	0,8	0,1
Russo	34.843	0,7	0,1
Hmong	33.059	0,7	0,1
Haitiano, Crioulo Haitiano	31.608	0,6	0,1
Português	28.214	0,6	0,1

Fonte: NCES (2019, tradução nossa)

Essas diferenças étnico-raciais, culturais e linguísticas impactam consideravelmente o processo de diagnóstico e tratamento de distúrbios da comunicação. O Princípio I do Código de Ética da ASHA (2016, tradução nossa) declara que Fonoaudiólogos devem "honrar sua responsabilidade em assegurar como fundamental o bem estar dos indivíduos a quem eles servem profissionalmente ou que sejam participantes de pesquisa e atividades acadêmicas". A regra C desse princípio do Código de Ética estabelece especificamente que se deve evitar discriminação na prestação de serviços e atividades de pesquisa. Para isso, os Fonoaudiólogos devem demonstrar competência cultural e linguística.

A competência cultural e linguística se refere a "um conjunto de comportamentos, atitudes e políticas congruentes que interagem em um sistema, agência, ou entre profissionais e que permite um trabalho efetivo em situações que atravessam culturas diversas" (ASHA, 2017, tradução nossa). Um aspecto fundamental de um Fonoaudiólogo cultural e linguisticamente competente é a aceitação dessas diferenças e o reconhecimento de que tais diferenças não correspondem a distúrbios de fala e/ou linguagem. Isso requer que o Fonoaudiólogo compreenda o impacto que suas experiências pessoais podem causar na sua própria percepção dessas diferenças. Isso permite que o Fonoaudiólogo respeite e seja receptivo a padrões linguísticos, valores culturais e preferências de diversos grupos (ASHA, 2017).

A maioria dos instrumentos de avaliação e terapia usados por Fonoaudiólogos foi criado para estudantes que fazem parte da sociedade dominante, que vêm de lares de etnia branca da classe média. Esses materiais são raramente normatizados para grupos que são culturalmente e linguisticamente diferentes do grupo dominante. A demonstração de competência cultural e linguística assegura que os Fonoaudiólogos considerem essas diferenças e usem com mais frequência procedimentos de avaliação dinâmicos, que possibilitam um olhar clínico para o paciente, seu contexto, realidade e história que os procedimentos de avaliação formais geralmente não permitem. Logo, Fonoaudiólogos que não dominam o processo de desenvolvimento de fala e linguagem bilíngues, ou normas de desenvolvimento para variados grupos linguísticos e culturais, correm o risco de diagnosticar excessivamente ou subdiagnosticar crianças desses grupos. (ASHA, 2017)

Em um mundo ideal, a área da Fonoaudiologia seria composta por Fonoaudiólogos de diversas origens linguísticas e culturais. No entanto, atualmente, os membros da ASHA ainda representam uma população majoritariamente de etnia branca e falantes monolíngues do inglês. Apenas 8,3% dos membros da ASHA se identificam como membros de minorias étnico-raciais. O maior número desses Fonoaudiólogos (5,8% do total) se identifica como hispânicos ou latinos (ASHA, 2019a).

A ASHA tem se esforçado para aumentar a diversidade de Fonoaudiólogos em termos culturais e linguísticos, ao mesmo tempo que também se esforça para aumentar a competência cultural e linguística de Fonoaudiólogos de origens majoritárias (etnia branca e falantes monolíngues do inglês). De acordo com Keshishian e Wiseheart (2015), parte desse esforço deve ser concentrado no recrutamento de profissionais em áreas com alta concentração de população imigrante, como uma estratégia de atrair para a profissão falantes bilíngues, informando essa população sobre a possibilidade de direcionar sua formação acadêmica para a área da Fonoaudiologia.

Status socioeconômico baixo

Embora o valor dos recursos financeiros investidos por estudante nos Estados Unidos possa ser considerado alto, existem diferenças entre os valores direcionados a escolas em distritos onde a população é predominantemente branca versus distritos onde a população é formada por outros grupos étnico-raciais. De acordo com Meckler (2019, tradução nossa), essa diferença é "em grande medida, resultado da dependência das escolas dos recursos financeiros municipais advindos de impostos sobre propriedades como fonte primária de arrecadação". Áreas, em que a maioria da população atendida tem renda elevada e é de etnia branca, tendem a ser compostas por propriedades com alto valor imobiliário. Como resultado, os residentes dessas áreas pagam impostos sobre propriedade mais altos do que residentes de áreas em que a população atendida recebe baixos salários e, portanto, residem em propriedades de baixo valor imobiliário.

Em 2017, cerca de 18% de crianças em idade escolar foram classificadas como vivendo em condições de pobreza nos Estados Unidos (BREY *et al.*, 2019). Na comparação de grupos étnico-raciais, a taxa de pobreza intragrupo foi mais alta para crianças negras (32%) e de origem indígena (32%), seguidas de crianças hispânicas (26%) e crianças advindas das Ilhas Pacíficas (26%). Essas crianças são categorizadas como de baixa renda (BREY *et al.*, 2019). O Departamento de Educação dos Estados Unidos classifica estudantes como sendo de "baixa renda" quando eles se qualificam para receber almoços gratuitos ou com preço reduzido (FRPL), como parte do *National School Lunch Program* (Programa Nacional do Almoço Escolar).

As categorias seguintes são usadas para descrever o *status* socioeconômico das escolas (BREY *et al.*, 2019):

- Escolas de baixa pobreza: escolas públicas onde 25% ou menos dos estudantes se qualificam para o FRPL.

- Escolas de pobreza médio-baixa: escolas públicas onde entre 25,1% e 50% dos estudantes se qualificam para o FRPL.
- Escolas de pobreza médio-alta: escolas públicas onde entre 50,1% e 75% dos estudantes se qualificam para o FRPL.
- Escolas de alta pobreza: escolas públicas onde mais de 75% dos estudantes se qualificam para o FRPL.

De acordo com Brey *et al.* (2019), em 2016, a porcentagem de crianças em situação de pobreza foi mais alta para crianças negras (31%), seguidas de hispânicas (26%). As crianças de etnia branca corresponderam a 10% de crianças em situação de pobreza, assim como crianças de origem asiática (10%).

O Fonoaudiólogo Escolar que trabalha em escolas de alta pobreza enfrenta desafios relacionados ao acesso dos estudantes a nutrição adequada, serviços de saúde e oportunidades de educação (ROSEBERRY-McKIBBIN, 2001). Esses desafios requerem que o Fonoaudiólogo determine se o que ele observa é o resultado de acesso/exposição limitada a fatores como os mencionados acima, o que garantiria a esses estudantes algum tipo de apoio na prevenção de possíveis distúrbios ou se é o resultado de fato de um distúrbio que garante intervenção via um Plano Educacional Individualizado.

5.4. Profissionais não qualificados

Por fim, um outro desafio para os Fonoaudiólogos Educacionais e para a ASHA foi uma mudança introduzida na última revisão da lei IDEA (IDEA 2004). De acordo com a ASHA (2006), a lei IDEA de 1997 estabelecia que as qualificações de profissionais atuando em serviços de Educação Especial nas escolas devem satisfazer os requerimentos definidos por cada classe profissional. Entretanto, a lei IDEA '04 (em vigor) retirou esse requerimento, com o argumento de que esses padrões exagerados acabam levando à escassez desses profissionais nas escolas. A nova lei permite que cada estado determine os requerimentos de qualificação para cada classe profissional.

Na área da Fonoaudiologia, alguns estados permitem a contratação de profissionais tipicamente entitulados como "*Speech Teachers*". Esses profissionais podem atuar como Fonoaudiólogos apenas nas escolas públicas. O requerimento comum é que eles tenham completado um curso de graduação em Distúrbios da Comunicação ou área relacionada e possuam uma certificação profissional cujos padrões são definidos por cada estado.

A ASHA posiciona-se contra a contratação de profissionais não qualificados no âmbito escolar por considerar que a Certificação de Competência Clínica (CCC) conferida pela associação é o requerimento mínimo para a prática fonoaudiológica independentemente da área de atuação (ASHA, 2006). Conforme previamente afirmado em nota, tal certificação requer o término de um programa de mestrado na área (certificado pela ASHA), término da *Clinical Fellowship* (CF), e aprovação no exame *Praxis* em Fonoaudiologia.

Como foi explicado anteriormente, a ASHA aprova a ação de Fonoaudiológos Assistentes desde que satisfaçam os requerimentos mínimos para tal função, sejam supervisionados por Fonoaudiólogos certificados, e tenham seu papel claramente definido e diferenciado em relação ao papel do Fonoaudiólogo. Essa é uma das soluções indicadas pela associação para lidar com o problema da escassez de profissionais.

Referências

ANNETT, M. **Billing Medicaid for School-Based Services**. Rockville (MD): The ASHA Leader, 2002. Disponível em: https://leader.pubs.asha.org/doi/10.1044/leader.SCM.07072002.1. Acesso em: 24 abr. 2020.

ARCHIBALD, L. M. D. SLP-educator classroom collaboration: A review to inform reason-based practice. **Autism & Developmental Language Impairments**, v. 2, p. 1-17, jan. 2017. Disponível em: https://doi.org/10.1177/2396941516680369. Acesso em: 24 abr. 2020.

ASHA. American Speech-Language-Hearing Association. **Frequently Asked Questions: Qualified Providers in Schools**. 2006. Disponível em: https://www.asha.org/SLP/QualifiedProvidersSchoolsFAQ/. Acesso em: 16 abr. 2020.

ASHA. American Speech-Language-Hearing Association. **Roles and responsibilities of speech-language pathologists in schools**. 2010. Disponível em: https://www.asha.org/policy/PI2010-00317/. Acesso em: 10 abr. 2020.

ASHA. American Speech-Language-Hearing Association. **Code of Ethics**. 2016. Disponível em: www.asha.org/policy. Acesso em: 21 abr. 2020.

ASHA. American Speech-Language-Hearing Association. **Response to intervention (RTI)**. 2016. Disponível em: https://www.asha.org/slp/schools/prof-consult/RtoI/. Acesso em: 15 abr. 2020.

ASHA. American Speech-Language-Hearing Association. **Issues in Ethics**: Cultural and Linguistic Competence. 2017. Disponível em: https://www.asha.org/Practice/ethics/Cultural-and-Linguistic-Competence/. Acesso em: 24 abr. 2020.

ASHA. American Speech-Language-Hearing Association. **Documentation in Schools**. 2017a. Disponível em: https://www.asha.org/Practice-Portal/Professional-Issues/Documentation-In-Schools/. Acesso em: 24 abr. 2020.

ASHA. American Speech-Language-Hearing Association. **School-Based Service Delivery in Speech-Language Pathology.** 2017b. Disponível em: https://www.asha.org/SLP/schools/School-Based-Service-Delivery-in-Speech-Language-Pathology/. Acesso em: 10 abr. 2020.

ASHA. American Speech-Language-Hearing Association.**Caseload and Workload**. 2018. Disponível em: https://www.asha.org/practice-portal/professional-issues/Caseload-and-Workload/. Acesso em: 18 abr. 2020.

ASHA. American Speech-Language-Hearing Association. **2018 Schools survey**: SLP Caseload and Workload Characteristics. 2018a. Disponível em: https://www.asha.org/uploadedFiles/Schools-2018-SLP-Caseload-and-Workload-Characteristics.pdf. Acesso em: 18 abr. 2020.

ASHA. American Speech-Language-Hearing Association. **2018 Schools survey**: SLP Workforce and Work Conditions. 2018b. Disponível em: https://www.asha.org/uploadedFiles/2018-Schools-Survey-Workforce-Report.pdf. Acesso em: 18 abr. 2020.

ASHA. American Speech-Language-Hearing Association. **Survey Summary Report**: Numbers and Types of Responses, SLP. 2018c. Disponível em: https://www.asha.org/uploadedFiles/2018-Schools-Survey-Summary-Report.pdf. Acesso em: 18 abr. 2020.

ASHA. American Speech-Language-Hearing Association. **2018 State-Issued Guidance for Caseload Chart.** 2018d. Disponível em: https://www.asha.org/uploadedFiles/ASHA/Practice_Portal/Professional_Issues/Caseload_and_Workload/State-Caseload-Chart.pdf. Acesso em: 18 abr. 2020.

ASHA. American Speech-Language-Hearing Association. **Annual Demographic & Employment Data**. 2019a. Disponível em: https://www.asha.org/uploadedFiles/2019-Member-Counts.pdf. Acesso em: 24 abr. 2020.

ASHA. American Speech-Language-Hearing Association. **Speech-language pathology assistant scope of practice.** 2019b. Disponível em: https://www.asha.org/policy/SP2013-00337/. Acesso em: 10 abr. 2020.

ASHA. American Speech-Language-Hearing Association. **Standards and Implementation Procedures for the Certificate of Clinical Competence in Speech-Language Pathology**. 2020a. Disponível em: https://www.asha.org/Certification/2020-SLP-Certification-Standards/. Acesso em: 21 abr. 2020.

ASHA. American Speech-Language-Hearing Association. **Supply and demand resource list for speech language pathologists**. 2020b. Disponível em: https://www.asha.org/uploadedFiles/Supply-Demand-SLP.pdf. Acesso em: 21 abr. 2020.

BRANDEL, J; LOEB, D. Program Intensity and Service Delivery Models in the Schools: SLP Survey Results. Language, Speech, and Hearing Services in Schools. **ASHA Wire**, v. 42, p. 461-490, oct. 2011. Disponível em: https://pubs.asha.org/doi/10.1044/0161-1461%282011/10-0019. Acesso em: 21 abr. 2020.

BREY, C. *et al*. **Status and Trends in the Education of Racial and Ethnic Groups 2018**. Washington (DC): National Center for Education Statistics, 2019. Disponível em https://nces.ed.gov/pubs2019/2019038.pdf. Acesso em: 24 abr. 2020.

CENTER ON RESPONSE TO INTERVENTION AT AMERICAN INSTITUTES FOR RESEARCH (AIR). **What is Response to Intervention (RTI)?** Washington (DC), 2015. Disponível em: https://rti4success.org/sites/default/files/RTI_Placemat_2015.pdf. Acesso em: 15 abr. 2020.

CHESNEY, S. **Independent Contractors or Employees?** Rockville (MD): The ASHA Leader, 2019. Disponível em: https://leader.pubs.asha.org/doi/10.1044/leader.IPP.24032019.42. Acesso em: 15 abr. 2020.

DENTON, C.A. **Classroom reading instruction that supports struggling readers**. RTI Action Network, 2008. Disponível em: http://www.rtinetwork.org/essential/tieredinstruction/tier1/effectiveteaching. Acesso em: 15 abr. 2020.

HARLACHER, J. E.; SANFORD, A. K.; NELSON, N. **Distinguishing Between Tier 2 and Tier 3 Instruction in Order to Support Implementation of RTI**. RTI Action Network, 2014. Disponível em: http://www.rtinetwork.org/essential/tieredinstruction/tier3/distinguishing-between-tier-2-and-tier-3-instruction-in-order-to-support-implementation-of-rti. Acesso em: 16 abr. 2020.

INDIVIDUALS WITH DISABILITIES EDUCATION ACT (IDEA). **Sec. 300.8 Child with a disability.** 2018. Disponível em: https://sites.ed.gov/idea/regs/b/a/300.8. Acesso em: 15 abr. 2020.

KESHISHIAN, F.; WISEHEART, R. Bilingual and Monolingual Students' Perceptions of the CSD Major: A Qualitative Study. Perspectives on Issues in Higher Education. **ASHA Wire**, v. 18, p. 16-31, jun. 2015. Disponível em: https://doi.org/10.1044/ihe18.1.16. Acesso em: 24 abr. 2020.

LEE, ANDREW M. I. **Evaluation Rights**: What You Need to Know. New York (NY): Understood. 2015. Disponível em: https://www.understood.org/en/school-learning/your-childs-rights/evaluation-rights/evaluation-rights-what-you-need-to-know. Acesso em: 15 abr. 2020.

MECKLER, L. **Report finds $23 billion racial funding gap for schools**. The Washington Post, 2019. Disponível em: https://www.washingtonpost.com/local/education/report-finds-23-billion-racial-funding-gap-for-schools/2019/02/25/d562b704-3915-11e9-a06c-3ec8ed509d15_story.html. Acesso em: 24 abr. 2020.

MEDICAID AND CHIP PAYMENT AND ACCESS COMMISSION (MACPAC). **Medicaid in Schools**. Issue Brief, 2018. Disponível em: https://www.macpac.gov/wp-content/uploads/2018/04/Medicaid-in-Schools.pdf Acesso em 24 abr. 2020.

MORIN, A. **The Difference Between Push-In and Pull-Out Services**. New York (NY): Understood, 2015. Disponível em: https://www.understood.org/en/school-learning/special-services/special-education-basics/the-difference-between-push-in-and-pull-out-services. Acesso em: 24 abr. 2020.

NATIONAL CENTER FOR EDUCATION STATISTICS (NCES). **Table 236.75. Total and current expenditures per pupil in fall enrollment in public elementary and secondary schools, by function and state or jurisdiction**: 2015-16. Digest of Education Statistics, 2018. Disponível em: https://nces.ed.gov/programs/digest/d18/tables/dt18_236.75.asp. Acesso em: 21 abr. 2020.

NATIONAL CENTER FOR EDUCATION STATISTICS (NCES). **English Language Learners in Public Schools**. 2019. Disponível em: https://nces.ed.gov/programs/coe/indicator_cgf.asp. Acesso em: 23 abr. 2020.

NATIONAL CENTER FOR EDUCATION STATISTICS (NCES). **Students with disabilities**. Fast Facts, 2020. Disponível em: https://nces.ed.gov/fastfacts/display.asp?id=64. Acesso em: 23 abr. 2020.

NATIONAL CENTER FOR EDUCATION STATISTICS (NCES). **Public School Revenue Sources**. 2020. Disponível em: https://nces.ed.gov/programs/coe/indicator_cma.asp. Acesso em: 23 abr. 2020.

ROSEBERRY-MCKIBBIN, C. **Serving children from the culture of poverty**: practical strategies for speech-language pathologists. Rockville (MD): The ASHA Leader, 2001. Disponível em: https://doi.org/10.1044/leader.FTR1.06202001.4. Acesso em: 23 abr. 2020.

SAN MARCOS CONSOLIDATED INDEPENDENT SCHOOL DISTRICT (SMCISD). **RTI Process**. San Marcos (TX): Teaching, Learning & Assessments Department, 2019. Disponível em: https://www.smcisd.net/Page/997. Acesso em: 12 abr. 2020.

SCHRAEDER, T. **A Guide to School Services in Speech-Language Pathology**. 3. ed. San Diego (CA): Plural Publishing, Inc, 2017.

THE UNDERSTOOD TEAM. **The Difference Between IEPs and 504 Plans**. New York (NY): Understood, 2015? Disponível em: https://www.understood.org/en/school-learning/special-services/504-plan/the-difference-between-ieps-and-504-plans. Acesso em: 15 abr. 2020.

U.S. DEPARTMENT OF EDUCATION. **10 Facts About K-12 Education Funding**. Washington (DC), 2005. Disponível em: https://www2.ed.gov/about/overview/fed/10facts/index.html#chart1. Acesso em: 22 abr. 2020.

CAPÍTULO 28

Panorama da Fonoaudiologia Educacional na Inglaterra

Natália Fusco

História da Fonoaudiologia no Reino Unido

No Reino Unido, o interesse nos problemas de comunicação é um assunto que pode ser encontrado na literatura desde o século XIX (*Royal College of Speech and Language Therapists* – RCSLT, 2018a). No ano de 1984, John Wyllie publicou um artigo sobre os distúrbios da fala, responsável por trazer ampla publicidade ao crescente campo. Os Fonoaudiólogos praticantes do século XX eram em grande parte autodidatas e provinham de dois grupos principais: os interessados em oratória, que trabalhavam como professores com foco na correção da fala/ discurso e médicos com interesse em distúrbios da fala resultantes de causas orgânicas (RCSLT, 2018a).

O ensino formal do Fonoaudiólogo foi introduzido gradualmente no Reino Unido. Registros da *Royal College of Speech and Language Therapists* (RCSLT, 2018b) mostram que muitos professores de oratória eram oriundos de teatros ou da área educacional e receberam treinamento de fala corretiva pela *Central School of Speech Training and Dramatic Art (Central School)*, que estabeleceu um Departamento de Fonoaudiologia em 1925. As escolas hospitalares de terapia da fala e linguagem foram estabelecidas em Londres em 1926 e 1932 e a formação de Fonoaudiólogos começou em Glasgow em 1928, formalizando-se como a *Glasglow School of Speech Therapy,* em 1935 (RCSLT, 2018a). A partir de 1945, através do *College of Speech Therapists,* em Londres, e com uma qualificação de três anos, foi estabelecido o ensino formal da Fonoaudiologia em todo o Reino Unido (RCSLT, 2018a).

Os Fonoaudiólogos dessa época trabalhavam principalmente em consultórios voluntários ou particulares (RCSLT, 2018a). Ao longo do século XX, gradualmente passaram a ser empregados por autoridades educacionais, hospitais e escolas de educação especial, bem como pelo *National Health Service* (NHS).

Duas organizações profissionais foram formadas na década de 1930, representando os dois principais tipos de Fonoaudiólogos da época. *A Association of Speech Therapists* que representou o grupo artístico, enquanto que a *British Society of Speech Therapists* representou o grupo médico. Embora tivessem opiniões diferentes sobre o papel da terapia da fala e da linguagem, esses dois órgãos mantiveram a prática competente no centro de sua identidade profissional e concordaram em se unir após a Segunda Guerra Mundial (RCSLT, 2018b). A faculdade de Fonoaudiologia foi inicialmente conhecida como *The College of Speech Therapist* (CST) e criada no ano de 1945. Ela foi renomeada por *The College of Speech and Language Therapists* em 1991 e, em 1995, recebeu o título real, tornando-se o *The Royal College of Speech and Language Therapists* reconhecido até os dias atuais.

A Fonoaudiologia teve uma ligação estreita com a Família Real do Reino Unido, que foi muito bem conhecida graças ao livro e filme *O discurso do rei* (2010). O vínculo paciente-terapeuta entre o rei George VI e seu Fonoaudiólogo, o australiano Lionel Logue, perdurou entre as décadas de 1920 e 1940, o que tornou-se uma relação de estreita amizade e confiança (SHAWCROSS, 2010). O autor ainda descreve que o então rei George VI concedeu a Logue a honra de comandante da *Royal Victoria Ordem* por seus serviços. Logue foi um dos membros fundadores do *The College of Speech Therapist* e pediu ao rei George VI que se tornasse seu patrono real no ano de 1948 (SHAWCROSS, 2010; RCLT, 2018a). Após a morte do rei, sua viúva, a rainha Elizabeth, a rainha mãe, tornou-se patrona em 1959. Sua Alteza Real, a Condessa de Wessex, sucedeu à rainha Elizabeth em 2003 (SHAWCROSS, 2010).

A prática da Fonoaudiologia mudou significativamente desde o início do século XX, em grande parte devido às inovações e à aplicação de novas evidências em disciplinas que sustentam a prática da terapia da fala e linguagem, incluindo medicina, psicologia e linguística (RCSLT, 2018a). Para a instituição, mudanças sociais externas como políticas governamentais de saúde, educação e desenvolvimentos em tecnologia também contribuíram para o desenvolvimento da profissão.

Jois Stansfield (2020), em uma publicação de comemoração do 75.° aniversário da Fonoaudiologia pela RCSLT, revelou o quão promissora tem sido a profissão. Conforme o mesmo autor, entre os anos de 1945 e 1969, foram formados apenas cerca de 200 fonoaudiólogos na instituição e o mais recente dado de 2019 revela o número de 17.422 membros associados.

Necessidades de fala, linguagem e comunicação no Reino Unido

As necessidades de fala, linguagem e comunicação, traduzido para *speech, language and communication needs* (SLCN), é o termo geral utilizado para se referir a uma variedade de distúrbios nos quais o indivíduo pode ter dificuldade para ouvir, compreender e se comunicar, e quase 20% da população pode ter dificuldades de comunicação em algum nível, em algum momento de sua vida (SCOTTISH EXECUTIVE SOCIAL RESEARCH, 2007).

As SLCN são o tipo mais comum de necessidade educacional especial em escolares de 4 a 11 anos (ENDERBY *et al.*, 2013). Em algumas regiões carentes, mais da metade dos estudantes podem iniciar a vida escolar já com limitações em suas habilidades de fala, linguagem e comunicação (GASCOIGNE, 2012).

O atraso de linguagem causa danos significativos a escolares e suas famílias. Sem intervenção apropriada e oportuna, estes correm maior risco de alcançarem resultados negativos no decorrer da vida, incluindo desempenho escolar, perspetivas de emprego, comportamento, envolvimento no sistema judiciário, além dos aspectos sociais, emocionais, sociais e de saúde mental (ROULSTONE *et al.*, 2011).

Pesquisas sugerem que cerca de 5 a 8% dos escolares no Reino Unido possam ter dificuldades de fala e/ ou linguagem (DENNIS; LAW; CHARLTON, 2017). A prevalência para meninos é mais alta que para meninas, com 8% e 6%, respectivamente (BROOMFIELD; DODD, 2004). No Reino Unido, entre 85.000 a 90.000 escolares na faixa etária de 2 a 6 anos de idade são encaminhados para fonoaudiólogos a cada ano e 18 a 31% destes, na faixa etária de 19 a 21 meses, vivem em situação desfavorecida (NORBURY *et al.*, 2016).

Seguindo dados oficiais do Departamento de Educação, nos ensinos primário, secundário e escolas especiais financiadas pelo Estado na Inglaterra, um total de 58.177 criancas apresentavam dificuldades de aprendizagem e de fala, linguagem e comunicação identificadas como um tipo de necessidade educacional especial (DEPARTMENT FOR EDUCATION, 2018). Mais de 10% de todos os escolares (1,4 milhão no Reino Unido) possuem algum grau de SLCN em longo prazo (ICAN; RCSLT, 2018). Estudos demonstraram que as habilidades de baixo vocabulário no ingresso à escola podem gerar prejuízos de alfabetização e na fase adulta podem se manifestar negativamente em vários aspectos como na empregabilidade e na saúde mental (LAW *et al.*, 2009), gerando um impacto subsequente no *National Health Service* (NHS).

Norbury *et al.* (2016) realizaram uma das mais recentes pesquisas na área, com mais de 7.000 escolares de 4 a 5 anos, conduzidas em Surrey, Inglaterra. Essa triagem estimou a prevalência de SLCN em menos de 10% dos estudantes, sendo que menos de 8% destes eram de origem desconhecida e mais de 2% associados à deficiência intelectual e/ ou diagnóstico médico existente (NORBURY *et al.*, 2016).

De acordo com dados da RCSLT (2018b), 7% dos escolares com cerca de cinco anos possuem distúrbios específicos de fala e linguagem e outros 1,8% possuem SLCN ligadas a outras condições como dificuldade de aprendizagem, paralisia cerebral, distúrbios do espectro do autismo, entre outras não mencionadas pelo autor.

O desenvolvimento da linguagem na infância é um grande problema de desigualdades socioeconômicas no Reino Unido. Cerca de 50% dos escolares nas áreas de maior desvantagem social iniciam a escola com atraso de linguagem ou outro SLCN identificado (LAW *et al.*, 2013). Goldstein, Vatalaro e Yair (2017) destacaram que 18 a 31% dos escolares na faixa etária entre 19 a 21 meses, que vivem em comunidades desfavorecidas, possuem atraso de linguagem e necessitam de encaminhamento para avaliação fonoaudiológica.

O papel do Fonoaudiólogo na escola

No Reino Unido, não há a especialidade de Fonoaudiólogo Escolar, mas o profissional pode se tornar um especialista por meio do *Continuing Professional Development* (CPD), cuja tradução é Desenvolvimento Profissional Contínuo, isto significa todo profissional deve realizar ao longo de sua carreira atividades/cursos para desenvolvimento e aprimoramento de suas habilidades de interesse, além do método tradicional de cursar Pós-graduação (RCSLT, 2017).

De acordo com Karas *et al.* (2020), as escolas podem, de forma privada, custear os serviços de Fonoaudiologia para atender uma necessidade específica identificada pelo núcleo gestor. As escolas também podem trabalhar com a presença do profissional já inserido em sua equipe ou se beneficiar desse suporte através do serviço público financiado pelo *National Health Service* (NHS) e autoridade local/ distrital, em caso de elegibilidade do escolar para as necessidades especiais.

Todos os escolares necessitam estar presentes em um ambiente que apoie o desenvolvimento de habilidades de fala, linguagem e comunicação; esse é um fator determinante para o aperfeiçoamento de tais habilidades que serão preditoras para o sucesso na vida acadêmica dos estudantes com desenvolvimento típico e com SLCN (LAW *et al.*, 2009).

De acordo com a Organização *The Communication Trust* (2020), o Fonoaudiólogo é o principal parceiro das escolas, das autoridades locais e da rede de ensino infantil e são os responsáveis na implementação e no desenvolvimento das medidas listadas abaixo:

- Estabelecer um ambiente escolar e de sala de aula favoráveis à comunicação, oferecendo capacitação em diversos aspectos aos professores e ensino conjunto sobre questões específicas inerentes à linguagem e comunicação, como, por exemplo, acompanhamento em atividades de sala de aula para garantir que os escolares compreendam o vocabulário;
- Apoiar os líderes gestores para garantir práticas de apoio à comunicação em toda a escola ou ambiente;
- Apoiar o planejamento em longo prazo para escolares com SLCN;
- Aplicar avaliação:
    - » Rastreio em escolares para identificação precoce de problemas de linguagem e comunicação. O Fonoaudiólogo pode treinar outras pessoas como os professores para realizarem este rastreio.
    - » Avaliação formal de escolares para identificar áreas específicas em defasagem e estratégias para apoiar o desenvolvimento das mesmas.
    - » Avaliação formal de escolares com SLCN.
- Oferecer programas de intervenção individuais e/ ou grupos:
    - » Entrega de programas nacionais de treinamento e programas locais de intervenção de acordo com a necessidade do escolar.
    - » Apoiar os escolares no acesso ao currículo, por exemplo, através do uso de ensino de vocabulário estruturado, esquemas visuais, treinamento de professores e assistentes de ensino.
- Trabalhar em estreita colaboração com as famílias e profissionais da equipe multidisciplinar:
    - » Assessorar e capacitar pais, equipe escolar e autoridades locais.
    - » Fornecer treinamento e suporte de modelagem para outros profissionais que estarão em contato com o escolar com SLCN.
    - » Apoiar as boas práticas em sala de aula.
    - » Estabelecer metas educacionais.
    - » Oferecer oficinas de aprendizagem para os funcionários da escola, que consistem em sessões curtas e práticas sobre diferentes tópicos que abordam a temática em questão.
- Desempenhar um papel vital no trabalho direto com a criança com SLCN, apoiar os professores e assistentes de ensino para diferenciar o currículo adequadamente e fornecer o treinamento necessário.
- Desenvolver ações e atividades que apoiem as metas educacionais e o desempenho acadêmico para os pais, escolas e profissionais do ensino infantil realizarem no contexto escolar ou *homeschooling*.

O diagrama abaixo ilustra o espectro das SLCN e o potencial foco do serviço de Fonoaudiologia em cada nível.

Figura 1 – Pirâmide de implementação para serviço de atendimento infantil integrado

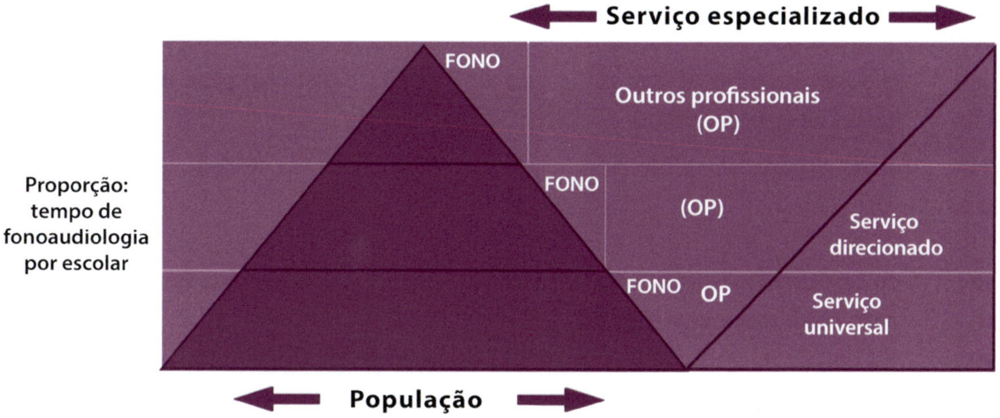

Fonte: Adaptado de Gascoigne (2006, tradução das autoras).

SLCN e as Políticas Públicas

No ano de 2008, foi divulgado o Relatório Bercow, que consistiu em uma revisão dos serviços para crianças e jovens na faixa etária de 0 a 19 anos com SLCN que destacou a necessidade de maior visibilidade, atenção e recursos financeiros direcionados por parte do governo para atender as necessidades específicas desse público (BERCOW, 2008).

Em 2018, houve a publicação do Bercow: Ten Years On (ICAN; RCSLT, 2018) marcando uma década do relatório The Bercow Report (2008), o qual reuniu opiniões e evidências de mais de 2.500 participantes incluindo escolares, pais e responsáveis, fonoaudiólogos e outros profissionais. Esse documento gerou recomendações ao governo acerca de medidas necessárias para que crianças e escolares com SLCN obtivessem o apoio necessário. Foram destacados cinco principais temas:

1. A comunicação é crucial - Todos devem entender melhor as necessidades de fala, linguagem e comunicação.

- A Saúde Pública da Inglaterra deve desenvolver mensagens e informações claras para pais e responsáveis;
- O governo deve reconhecer que o apoio à fala, linguagem e comunicação é essencial para melhorar:
    - mobilidade social
    - desigualdade de saúde

2. Estratégias para mudança de sistema - Uma mensagem clara e unificada é essencial para que a mudança ocorra.

- O governo deve desenvolver uma nova estratégia intergovernamental para escolares com fala, linguagem e comunicação em sua essência;

- O governo deve fortalecer suas propostas para transformar a provisão para saúde mental de escolares para reconhecer a importância da fala, linguagem e comunicação, inclusive garantindo que:
    - » Os serviços de saúde mental para escolares incluam Fonoaudiólogos.
    - » Disponibilizar fundos adicionais para pesquisas sobre o impacto das intervenções fonoaudiológicas em escolares com necessidades de saúde mental.
- O governo deve estabelecer um grupo de liderança do sistema para impulsionar as recomendações desse relatório;
- NHS e outros órgãos de saúde devem usar as evidências da revisão para informar seu trabalho.

3. Um serviço acessível e igualitário - Escolares com SLCN devem receber o apoio que precisam, onde quer que morem.

- Utilização da base de dados Fingertip, ferramenta disponível no sistema de saúde para possíveis consultas e estudos comparativos;
- Realização de inspeções por órgãos competentes;
- Programa de treinamento financiado para as equipes que trabalhem com escolares com SLCN.

4. Suporte que faz a diferença - As decisões sobre o suporte aos escolares com SLCN devem ser tomadas com base em medidas já aprovadas e de excelência.

- O governo deve apoiar o desenvolvimento de vias de atendimento integradas e baseadas em evidências para escolares com SLCN;
- NHS e as equipes devem trabalhar com provedores e usuários de serviços para identificar o que precisa ser medido como um indicador de sucesso;
- Procurar parcerias em instituição que apoiem a educação, universidades e organizações não governamentais com o intuito de financiar, elaborar e desenvolver programas de avaliação, intervenção e modelos inovadores de apoio ao escolar;
- NHS deve apoiar os provedores de saúde na coleta de dados sobre a qualidade e os resultados da avaliação e intervenção.

5. Identificação e intervenção precoces - É essencial que os sinais do SLCN sejam identificados precocemente.

- O entendimento da fala, da linguagem e da comunicação deve ser incorporado às qualificações iniciais e ao desenvolvimento profissional contínuo de vários profissionais, incluindo:
- Professores do Ensino Fundamental
- Professores do Ensino Infantil
- Profissionais de Saúde
- Profissionais do Sistema Judiciário
- Os Fonoaudiólogos e provedores devem garantir que exista um sistema para monitorar a frequência dos escolares durante o acompanhamento.

De acordo com o artigo, intitulado *Precisamos conversar: acesso à terapia da fala e da linguagem* (WEALE, 2019), entre os anos de 2018-19, foi estimado um gasto total de 166 milhões de libras em serviços de Fonoaudiologia, equivalente a pouco mais de 10 libras por criança.

Weale (2019) ainda destaca que o governo aumentou os investimentos em 8,5 milhões de libras nos serviços locais de educação infantil e 50 milhões voltados ao ensino infantil para escolares desfavorecidos, 26 milhões na criação de redes de apoio e centros educacionais de treinamentos e 20 milhões de libras no desenvolvimento profissional dos educadores infantis. Segundo o diretor de políticas da Associação Nacional de Professores, "As habilidades iniciais de fala e linguagem em escolares são os fundamentos sobre os quais toda aprendizagem futura é construída. Se os escolares ficarem para trás nos primeiros anos, pode ser difícil, muitas vezes impossível, para elas alcançarem mais tarde, mesmo com ajuda adicional" (WEALE, 2019, *on-line*).

Além disso, quanto à área de formação, o governo anunciou que, a partir de setembro de 2020, será disponibilizada uma bolsa de caráter universal no valor de 5000 libras por ano a todos os estudantes de graduação e pós-graduação em cursos da área de saúde, incluindo Fonoaudiologia (CITY UNIVERSIRTY OF LONDON, 2020). Essa iniciativa tem por objetivo incentivar com que mais pessoas se interessem e optem pela formação na área.

Considerações Finais

Com 126 anos da primeira publicação sobre aos distúrbios da comunicação humana, e 94 anos da primeira instituição dedicada à formação da Fonoaudiologia, o Reino Unido foi um dos primeiros países da Europa a reconhecer a ciência que, durante mais de um centenário de evolução, pesquisa e dissemina conhecimento, esteve sempre a frente do seu tempo servindo de exemplo nas áreas de pesquisa, prevenção, promoção e intervenção na Fonoaudiologia, além do incentivo à formação de profissionais por meio de bolsas de estudos financiados pelos órgãos públicos.

As SLCN são tratadas no âmbito de saúde pública, sendo de grande interesse e preocupação para a sociedade e os governantes, que sempre atentos solicitam pesquisas e estudos em crianças e escolares em geral, com um olhar de especial atenção àqueles em situação vulnerável e de áreas não favorecidas.

A Fonoaudiologia atuante nas escolas do Reino Unido realiza triagem, avaliação, intervenção, treinamento a professores, assistentes, voluntários, suporte e orientação a pais e responsáveis e se destaca nas estratégias de identificação precoce dos sinais de SLCN. De acordo com tais medidas concretas e eficazes, o Fonoaudiólogo visa transformar a vida de escolares com o intuito de diminuir os impactos negativos gerado pelas SLCN e que possam afetar em âmbito do bem-estar individual, saúde mental, qualidade de vida e desvantagem social.

Referências

BERCOW, J. **The Bercow Report**: A Review of Services for Children and Young People (0-19) With Speech, Language and Communication Needs. DCSF: Nottingham, [S.I.], 2008. Disponível em: https://webarchive.nationalarchives.gov.uk/20130321005340/https://www.education.gov.uk/publications/standard/publicationdetail/page1/DCSF-00632-2008. Acesso em: 28 mar. 2020.

BROOMFIELD, J.; DODD, B. Children with speech and language disability: caseload characteristics. **International Journal of Language and Communication Disorders**, London, v. 3, n. 39, p. 303-24, 2004.

CITY UNIVERSIRTY OF LONDON. **Funding update**: Non-repayable grants of at least £5,000. [S.I.], 2020. Disponível em: https://www.city.ac.uk/about/schools/health-sciences/about-the-school/language-and-communication-science. Acesso em: 10 abr. 2020.

DENNIS, J., LAW, J. CHARLTON, J. Speech and language therapy interventions for children with primary speech and/or language disorders: (Protocol). **Cochrane Database of Systematic Reviews**, London, v. 1 [S.I.], p. 1-21, 2017. Disponível em: https://doi.org/10.1002/14651858.CD012490. Acesso em: 10 abr. 2020.

DEPARTMENT FOR EDUCATION. **Special educational needs in England**. [S.I.] 2018. Department for Education. Disponível em: https://assets.publishing.service.gov.uk/government/uploads/system/uploads/attachment_data/file/729208/SEN_2018_Text.pdf. Acesso em: 07 nov. 2020.

ENDERBY, P. *et al.* **Beyond the Anecdote Examining the need for, and provision of, AAC in the United Kingdom**. [S.I.] 2013. Communication Matters. Disponível em: http:// www.communicationmatters.org.uk/beyond-the-anecdote. Acesso em: 01 abr. 2020.

GASCOIGNE M.T. **Supporting children with speech, language and communication needs within integrated children's services**. RCSLT Position Paper, RCSLT: London, 2006.

GASCOIGNE, M. T. (ed.). **Better communication**: shaping speech, language and communication services for children and young people. London: RCSLT, 2012. Disponível em: https://www.bettercommunication.org.uk/Better%20Communication%20low%20res%20file.pdf. Acesso em: 08 de abr. 2020.

GOLDSTEIN, K.; VATALARO, A.; YAIR, G. Parent-based early childhood interventions do make a difference! A rebuttal to See and Gorard (2015a). **Journal of children's service**, [S.I.], v. 12, n. 4, p. 224-238, 2017.

ICAN; ROYAL COLLEGE OF SPEECH AND LANGUAGE THERAPISTS. **Bercow**: Ten Years on an Independent Review of Provision for Children and Young People With Speech, Language and Communication Needs in England, London, [S.I.], 2018. Disponível em: https://www.bercow10yearson.com/wp-content/uploads/2018/03/337644-ICAN-Bercow-Report-WEB.pdf . Acesso em: 28 mar. 2020.

KARAS, M. *et al.* Continuing professional development requirements for UK health professionals: a scoping review. **BMJ Open**, London, v. 10, n. 3, e032781, mar. 2020. DOI 10.1136/bmjopen-2019-032781. Disponível em: https://bmjopen.bmj.com/content/bmjopen/10/3/e032781.full.pdf. Acesso em: 28 mar. 2020.

LAW, J. *et al.* **Early Language Delays in the UK**. Save the Children, London, 2013. Disponível em: https://pdfs.semanticscholar.org/30e6/c0ad200eed0147a92f98b664cef2b7fbec96.pdf. Acesso em: 01 abr. 2020._

LAW, J. *et al.* Modeling Developmental Language Difficulties From School Entry Into Adulthood: Literacy, Mental Health, and Employment Outcomes. **Journal of Speech Language and Hearing Research**, London, v. 6, n. 52, p. 1401-16, Dec. 2009.

NORBURY, C. F. *et al.* The impact of nonverbal ability on prevalence and clinical presentation of language disorder: evidence from a population study. **Journal of Child Psychology and Psychiatry**, Wiley-Blackwell, v. 11, n. 57, 1247-1257, 2016.

O DISCURSO do rei. Produção de Lain Canning, Emile Sherman, Gareth Unwin. Roteiro de David Seidler. Direcao de Tom Hooper. Paris Filmes, 2010.

ROULSTONE, S. *et al.* **Investigating the role of language in children's early educational outcomes**. London: Department for Education (DFE), 2011.

ROYAL COLLEGE OF SPEECH AND LANGUAGE THERAPISTS. **Continuing professional development**: A toolkit for speech and language therapists and assistants. London: RCSLT 2017. Disponível em: https://www.rcslt.org/-/media/Project/RCSLT/cpd-toolkit-updated-june-2017.pdf. Acesso em: 01 abr. 2020.

ROYAL COLLEGE OF SPEECH AND LANGUAGE THERAPISTS. **A brief history of speech and language therapy in the UK**. London: RCSLT, 2018a. Disponível em: https://www.rcslt.org/-/media/Project/RCSLT/a-brief-history-of-speech-and-language-therapy-in-the-uk.pdf?la. Acesso em: 22 de mar. 2020.

ROYAL COLLEGE OF SPEECH AND LANGUAGE THERAPISTS. **Introducing the RCSLT**. London: RCSLT, 2018b. Disponível em: https://www.rcslt.org/about-us. Acesso em: 8 de abr. 2020.

SCOTTISH EXECUTIVE SOCIAL RESEARCH. **Communication support needs**: A review of the literature, London: Blackwell's Bookshop, 2007. Disponível em: http://tinyurl.com/qzqzkpp. Acesso em: 02 abr. 2020.

SHAWCROSS, W. **Queen Elizabeth the Queen Mother**: The Official Biography. 1. ed. London: Pan Macmillan, 2010.

STANSFIELD, J. **Giving voice**: an oral history of speech and language therapy. International Journal of language and communication disorders. London, 2020. Disponível em: https://www.rcslt.org/get-involved/75years#section-1. Acesso em: 09 abr. 2020.

THE COMMUNICATION TRUST. **Working with speech and language therapist**. London: RCSLT, 2020. Disponível em: https://www.thecommunicationtrust.org.uk/media/167275/s1_working_with_speech_and_language_therapists_final_jb.pdf. Acesso em: 27 mar. 2020.

WEALE, S. Children in need of speech and language therapy face postcode lottery. **The Guardian**, [S.I.], jun. 2019. Disponível em: https://www.theguardian.com/education/2019/jun/11/speech-and-language-therapy-children-postcode-lottery. Acesso em: 29 mar. 2020.

WYLLIE, J. The Disorders of Speech. **Edinburgh Medical Journal**, Edinburgh, v. 7, n. 41, p. 577–595, 1894.

CAPÍTULO 29

Panorama da Fonoaudiologia Educacional em Portugal

Lídia Fontes Pinto
Cristiane Lima Nunes

Introdução

A Fonoaudiologia ou Terapia da Fala é uma ciência com um grande espetro de abrangência de atuação e surgiu em Portugal há cerca de 50 anos, através da antiga Escola de Reabilitação de Alcoitão (SPT, 2014), enquanto profissão autônoma, que corresponde à interseção entre as ciências médicas e psicológicas, à linguística e à educação (CPLOL, 2013).

O Fonoaudioólogo é o profissional responsável pela prevenção, avaliação, intervenção e estudo científico das perturbações da comunicação humana, englobando não apenas todas as funções associadas à compreensão e expressão da linguagem oral e escrita, mas também outras formas de comunicação não verbal. Este profissional avalia e intervém em indivíduos de todas as idades, visa otimizar as capacidades de comunicação e/ou deglutição do indivíduo, melhorando, assim, a sua qualidade de vida (ASHA, 2007).

Em Portugal, o Fonoaudiólogo pode exercer as sua funções em Instituições de prestação de cuidados primários de saúde, diferenciados e continuados (centros de saúde, hospitais, centros de medicina de reabilitação), instituições particulares de solidariedade social, instituições de reinserção social, centros de dia e lares de idosos, creches e jardins de infância, escolas do ensino básico e secundário e em estabelecimentos de ensino particular e cooperativo, área da pesquisa e/ou docência, unidades de investigação, universidades públicas e privadas, consultórios/gabinetes/clínicas privadas, domicílio dos usuários e empresas de cuidados ao domicílio (https://www.aptf.org/o-terapeuta-da-fala).

No domínio educacional, e no âmbito da implementação do Decreto Lei n.º 3/2008 (PORTUGAL, 2008) e posterior restabelecimento do regime jurídico da Educação Inclusiva, pelo Decreto Lei n.º 54/2008, o Fonoaudiólogo integra comumente a equipe multidisciplinar que atua em estabelecimentos de ensino, ora por contratação direta dos diretores, ora por subcontratação pelos Centro de Recursos para a Inclusão (LOPES, 2017). Os Fonoaudiólogos pertencentes aos CRI realizam a sua intervenção em contexto escolar com crianças entre os

6 e 18 anos de idade, cuja atuação difere de acordo com o serviço, conforme explicaremos no decorrer deste capítulo.

Assim, nosso objetivo é explicar a lei que regulamenta o apoio a crianças com dificuldades de aprendizagem e a atuação do Fonoaudiólogo com base na legislação atual em Portugal.

A Educação Inclusiva e o Decreto Lei 54/2018 de 6 de julho

No âmbito do programa do XXI Governo Constitucional de Portugal, surge o Decreto Lei n.º 4/2018 de 6 julho, que visa estabelecer como prioridade a educação inclusiva na qual todos e cada um dos alunos, independentemente da sua situação pessoal e social, possam encontrar educação e formação promotoras da sua plena inclusão social. Desta forma, cada aluno tem o direito a uma educação inclusiva que responda às suas potencialidades, expectativas e necessidades em função de um projeto educativo comum e plural que proporcione a todos a participação e o sentido de pertença em efetivas condições de equidade, contribuindo assim para maiores níveis de igualdade social (Diário da República n.º 129/2018, Série I de 2018-07-06).

A Educação Inclusiva surge como parte integrante do processo que visa responder à diversidade de necessidades dos alunos, através do aumento da participação de todos na aprendizagem e na vida escolar. No centro da atividade escolar estão o currículo e a aprendizagem dos alunos. Assim, neste pressuposto, o DL 54/2018 tem como eixo central a necessidade de cada escola reconhecer a diversidade dos seus alunos, encontrar formas de lidar com essa diferença, adequar os processos de ensino às características e condições individuais de cada aluno e mobilizar os meios para que todos aprendam e participem na vida da comunidade educativa. Isto implica uma maior autonomia das escolas e dos seus profissionais, sobretudo através da intervenção dos docentes de Educação Especial, enquanto parte ativa das equipes pedagógicas na definição de estratégias e no acompanhamento da diversificação curricular. Mesmo quando são identificadas barreiras à aprendizagem do aluno, cabe a cada escola encontrar estratégias para ultrapassá-las e assim permitir o acesso ao currículo e à aprendizagem.

Este Decreto-Lei consolida-se no Desenho Universal para a Aprendizagem (DUA) que é geralmente atribuído a David Rose, Anne Mayer e seus colegas do *Center for Applied Special Technology* (CAST) (NUNES; MADUREIRA, 2015; EDYBURN, 2010; ALVES, RIBEIRO; SIMÕES, 2013) e corresponde a um conjunto de princípios e estratégias relacionadas com o desenvolvimento curricular (CAST, 2014) que procura reduzir as barreiras ao ensino e à aprendizagem (DOMINGS, CREVECOEUR; RALABATE, 2014; RAPP, 2014; *CIT IN* NUNES; MADUREIRA 2015). Baseia-se também em uma abordagem multinível no acesso ao currículo com modelos curriculares flexíveis, no acompanhamento e monitorização sistemáticos da eficácia do contínuo das intervenções implementadas, no diálogo dos docentes com os pais ou encarregados de educação e na opção por medidas de apoio à aprendizagem, organizadas em diferentes níveis de intervenção, de acordo com as respostas educativas necessárias para cada aluno adquirir uma base comum de competências, além de valorizar as suas potencialidades e interesses.

Procura-se garantir que os objetivos pautados no Ensino Básico sejam atingidos por todos, ainda que através de percursos diferenciados, os quais permitem a cada um progredir no currículo com vista ao seu sucesso educativo.

Ademais, para a visão integrada e contínua da abordagem educativa que se preconiza, são essenciais:

- Um processo de avaliação da aprendizagem que considera aspetos acadêmicos, comportamentais, sociais e emocionais do aluno, além dos fatores ambientais;
- A atribuição de equipes multidisciplinares no processo de identificação das medidas de suporte à aprendizagem e à inclusão, em função das características de cada aluno, no acompanhamento e no monitoramento da eficácia da aplicação dessas mesmas medidas, reforçando o envolvimento dos docentes, dos técnicos, dos pais ou encarregados de educação e do próprio aluno;
- A introdução de alterações na forma como a escola e as estruturas de apoio se encontram organizadas para a identificação das medidas de suporte à aprendizagem e à inclusão ao longo da escolaridade obrigatória. Estas medidas são definidas tendo por base três níveis de intervenção:
  - » As medidas universais: respostas educativas disponíveis para todos os alunos, não excluindo a possibilidade de o aluno ter outro tipo de medidas.
  - » As medidas seletivas: contemplam necessidades de suporte à aprendizagem às quais as medidas universais se demonstram insuficientes e são atribuídas e acompanhadas por uma equipe multidisciplinar. Incluem-se o apoio tutorial e os percursos curriculares diferenciados e adaptados.
  - » As medidas adicionais: surgem quando as medidas universais e seletivas se provam escassas para as necessidades apresentadas. Estas medidas têm como exemplos o Plano de Ensino Individualizado (com os objetivos a serem trabalhados com cada aluno, ao longo de cada ano letivo, tendo em consideração o seu perfil e as adaptações curriculares significativas e, assim, com as medidas anteriores, estas são identificadas pela equipe multidisciplinar no relatório técnico-pedagógico.
- A Unidade Especializada é transformada num modelo de Centro de Apoio à Aprendizagem, que aglutina o primeiro, transformando-se num espaço dinâmico, plural e agregador dos recursos humanos e materiais, mobilizando para a inclusão os saberes e competências existentes na escola;
- O papel dos pais ou responsáveis pelo aluno é reforçado, sendo-lhes atribuído um conjunto de direitos e deveres que levem ao seu envolvimento em todo o processo educativo dos seus educandos.

Os Centros de Recurso para a inclusão à luz do Decreto Lei n.º 54/2018

Com vista à promoção de uma Educação Inclusiva, são mobilizados recursos humanos, organizacionais e específicos presentes na comunidade para facilitar a aprendizagem e a inclusão.

Nos recursos humanos estão incluídos os docentes de Educação Especial, os técnicos especializados, incluindo os Fonoaudiólogos e assistentes operacionais, de preferência com formação especifica.

Os recursos organizacionais são compostos pela equipe multidisciplinar de apoio à Educação Inclusiva; as escolas de referência no domínio da visão; as escolas de referência para a educação bilingue; as escolas de referência para a intervenção precoce na infância e os centros de recursos de tecnologias de informação e comunicação para a Educação Especial.

Os recursos específicos presentes na comunidade para a aprendizagem e inclusão são compostos pelas Equipes Locais de Intervenção (ELI); as Equipes de Saúde Escolar do ACES/ULS; as Comissões de Proteção de Crianças e Jovens(CPCJ); os Centros de Recursos para a Inclusão (CRI); as instituições da comunidade, designadamente os serviços de atendimento e acompanhamento social do Sistema de Solidariedade e Segurança Social, os serviços de emprego e formação profissional e os serviços de administração local e os estabelecimentos de Educação Especial com acordo de cooperação com o Ministério da Educação.

Os Centros de Recursos para a Inclusão (CRI)

Os CRI são serviços especializados existentes na comunidade, realizados pelo Ministério da Educação, que apoiam e intensificam a capacidade da escola na promoção do sucesso educativo de todos os alunos e que são reconhecidos como um pilar essencial para a implementação do modelo de Educação Inclusiva dos alunos (SOUSA *et al.*, 2014).

O objetivo destes Centros de Recursos é apoiar a inclusão das crianças e alunos com necessidade de mobilização de medidas adicionais de suporte à aprendizagem e à inclusão, através do acesso ao ensino, à formação, ao trabalho, ao lazer, à participação social e à vida autônoma, promovendo o máximo potencial de cada aluno, em parceria com as estruturas da comunidade.

Os CRI atuam numa lógica de trabalho de parceria pedagógica e de desenvolvimento com as escolas, prestando serviços especializados como facilitadores da implementação de políticas e de práticas de Educação Inclusiva (PORTUGAL, 2018). São compostos por técnicos especializados, normalmente psicólogos, fonoaudiólogos, terapeutas ocupacionais e fisioterapeutas que trabalham numa lógica de promoção da Educação Inclusiva nos agrupamentos de escola dos quais são parceiros.

O papel do Fonoaudiólogo do CRI no contexto escolar

O Fonoaudiólogo é o profissional que integra a equipe pedagógica e de apoio ao aluno, tendo por base uma abordagem centrada no aluno e na interação entre este e os ambientes nos quais participa, objetivando adequar o seu potencial de aprendizagem e o seu desenvolvimento integral, promovendo desta forma, a inclusão.

Este profissional assume uma relevância significativa na Educação Inclusiva, tendo em consideração a estreita relação das competências comunicativas e linguísticas com as aprendizagens acadêmicas e a interação (ASHA, 2010).

Desta forma, no contexto escolar, como elementos de equipe de um CRI, este profissional contribui para a definição e implementação de medidas de apoio à aprendizagem, tendo sempre em consideração as potencialidades, expectativas e necessidades do aluno, da família e da escola, bem como os fatores ambientais que se representam como facilitadores ou barreiras à participação do aluno ao nível da interação, comunicação, linguagem e fala (CRPG, 2015b).

Em contexto escolar, o Fonoaudiólogo é um agente promotor da inclusão do aluno, contribuindo no seu processo educativo, nomeadamente na fase da avaliação, do planejamento e da intervenção neste contexto, conforme se demonstra no esquema:

Figura 1 – Atuação do Fonoaudiólogo em contexto escolar

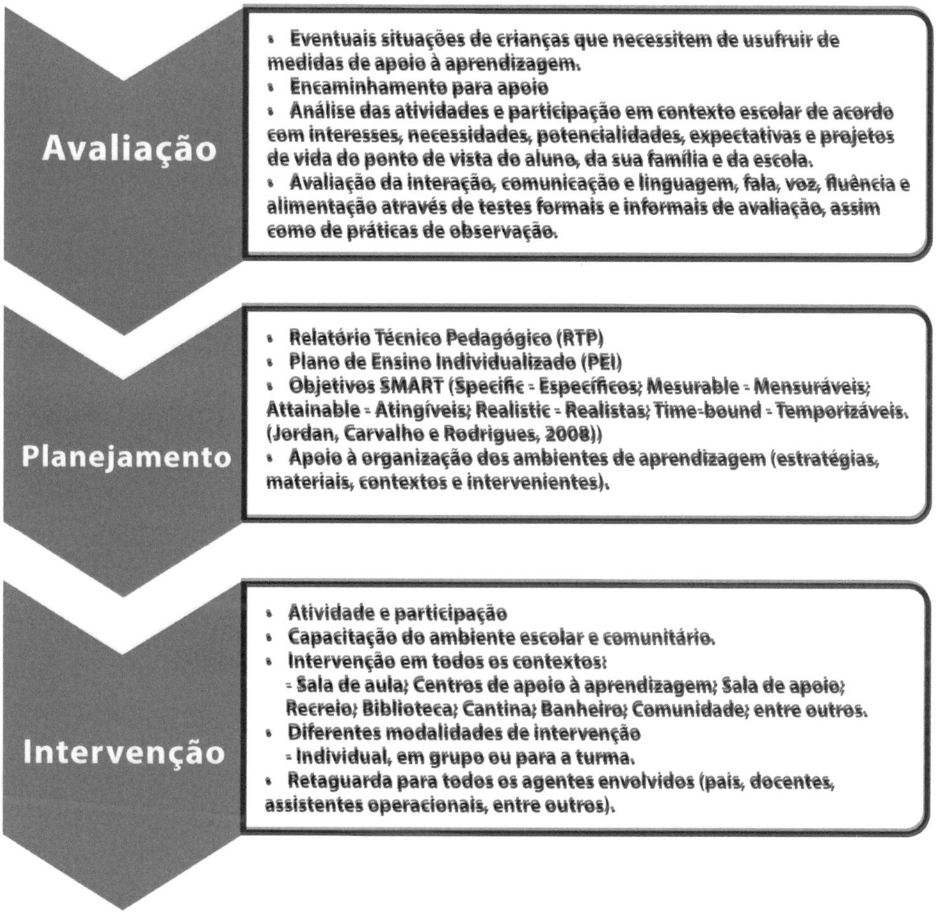

Fonte: Adaptado de CRPG (2015b).

A avaliação, o planejamento e a intervenção, nos reais contextos de vida do aluno, asseguram uma melhor compreensão das suas potencialidades, facilitam a generalização das aprendizagens e a eliminação de barreiras, assim como garantem a universalidade das estratégias facilitadoras ao nível da comunicação, linguagem, fala, alimentação, entre outros. As práticas inclusivas são, de fato, uma abordagem efetiva de intervenção da Fonoaudiologia (MILLS, 2004).

A intervenção do Fonoaudiólogo, num contexto escolar que se prevê inclusivo, decorre não só da intervenção direta com o aluno mas, sobretudo, da capacitação do ambiente, isto é, da criação de suporte e oportunidades de participação (ex.: estratégias de ensino, atitudes, interação e relacionamentos, produtos e tecnologias de apoio) nos vários espaços escolares, assim como na comunidade (CRPG, 2015b). A intervenção deste profissional poderá ser desenvolvida em três modalidades distintas e ocorrer em diversos contextos dentro da escola.

Figura 2 – Modalidades e contextos de intervenção do Fonoaudiólogo

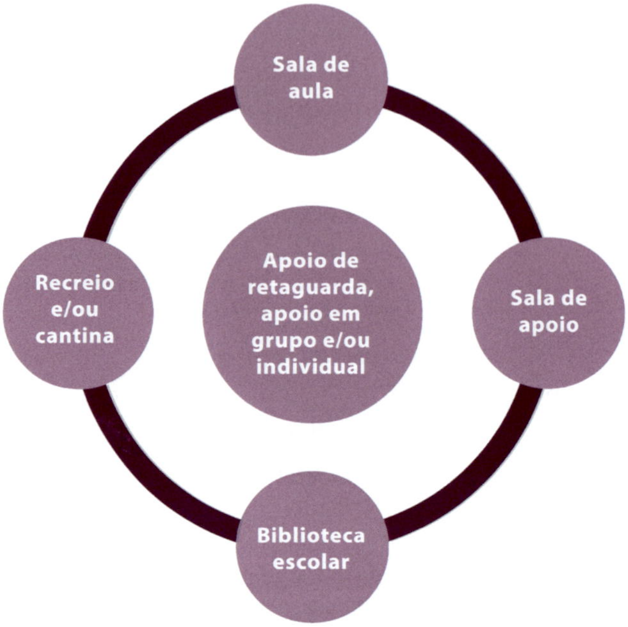
Sala de aula
Apoio de retaguarda, apoio em grupo e/ou individual
Recreio e/ou cantina
Sala de apoio
Biblioteca escolar

Fonte: Adaptado de CRPG (2015b).

Para que estas modalidades de intervenção sejam colocadas em prática e, tendo em consideração o paradigma da Educação Inclusiva, preconiza-se a realização de um trabalho em equipe afim de que sejam alcançados os objetivos definidos em comum, tanto no âmbito educativo como pela família do aluno. Sempre que possível, o aluno fará também parte desta equipe, envolvendo-se na definição de objetivos e estratégias (CRPG, 2015b).

Em contexto escolar, a equipe pedagógica é formada pelos professores que trabalham diretamente com o aluno, assim como pelos técnicos que lhe dão suporte, visando otimizar a eficácia da intervenção junto ao escolar, objetivando o seu pleno desenvolvimento. Isto porque não há nenhum técnico que saiba tudo sobre uma criança, pois os diferentes olhares e saberes dos diversos especialistas promovem um conhecimento mais diversificado que, articulado de forma transversal, conduz a um conhecimento mais completo (VIEGAS, 2017). Pretende-se aplicar práticas transdisciplinares, nas quais a criança não está necessariamente no centro, sendo que o foco é a mesma no seu contexto. Os profissionais têm áreas de sobreposição da sua atividade e de partilha do seu conhecimento. Deve ocorrer o reconhecimento de competências comuns e áreas partilhadas no que se refere a objetivos, propostas de intervenção, formas de avaliar, entre outros (FRANCO, 2015, CIT IN VIEGAS, 2017).

Plano de ação numa escola do norte de Portugal

A Associação do Porto de Paralisia Cerebral (2020) é uma Instituição Particular de Solidariedade Social de e para pessoas com deficiência, constituída por pais, amigos, técnicos e pessoas com deficiência, existe desde 1975 e desenvolve a sua ação de uma forma abrangente, procurando diversificar tanto quanto possível a resposta a qualquer que seja a faixa etária da população com deficiência.

A APPC possui vários serviços e projetos, entre eles o Centro de Recursos para a Inclusão (CRI) que é constituído por uma equipe de vários profissionais como fonoaudiólogos, terapeutas ocupacionais, psicólogos e fisioterapeutas, que realizam a sua intervenção em escolas pertencentes a Agrupamentos de Escola dos conselhos do Porto, Gondomar e Maia.

No âmbito da sua atuação, uma das fonoaudiólogas da equipe (Lídia Fontes Pinto, autora deste capítulo) desenvolveu um projeto de promoção de competências de consciência fonológica na Escola Básica da Corujeira, pertencente ao Agrupamento de Escolas do Cerco do Porto. Esta escola encontra-se inserida num contexto socioeconômico baixo, em que os alunos são pertencentes a famílias com um baixo nível de escolaridade, com um alto nível de insucesso escolar em turmas do 1.º e 2.º anos de escolaridade, principalmente por dificuldades no processo de aquisição da leitura e escrita.

Por este motivo, a pedido do corpo docente desta escola, foi realizada uma avaliação fonoaudiológica nas áreas da comunicação, linguagem/leitura e escrita a alunos com dificuldades pertencentes a um grupo formado por duas turmas do 2.º ano de escolaridade. Da avaliação realizada, concluiu-se que todos os alunos possuíam dificuldades na área da linguagem, especificamente em consciência fonológica. Sabendo que este componente é a base para a aprendizagem da leitura e da escrita, já que estudos recentes mostram que alunos com dificuldades de aprendizagem podem apresentar alterações em tarefas de consciência fonológica e no acesso ao léxico mental decorrentes de modificações em diferentes níveis do processamento da informação (CAPELLINI; LANZA, 2010).

Assim, com base na opinião de diferentes autores, pode-se concluir que as dificuldades específicas de Leitura e Escrita estão geralmente relacionadas com um défice de origem fonológica (DIAS, 2013). Desta forma, foi identificada a necessidade de intervenção específica nesta área.

Este projeto teve como público-alvo uma turma de 12 alunos pertencentes ao 2.º ano de escolaridade com dificuldades transversais na área da consciência fonológica. Assim, o objetivo foi trabalhar as competências da discriminação auditiva de pares mínimos de fonemas (tais como: f/v; s/z e ch/j), realizando em seguida a sua associação com a leitura e escrita. Paralelamente, foram trabalhadas as competências da identificação do fonema-alvo na palavra, segmentação silábica e associação de palavras que rimam.

Este projeto foi realizado durante o ano letivo de 2018/2019, sendo que o processo de avaliação decorreu durante o 1.º Período e o de intervenção entre o 2.º e 3.º Períodos do ano letivo referido. Foram realizadas sessões semanais com a duração de 1h em coadjuvação com uma docente pertencente ao Agrupamento de Escolas do Cerco do Porto.

Abaixo, segue a Tabela 1 com os objetivos (SMART) delineados para o projeto, assim como a taxa de sucesso verificada após cerca de 15 sessões realizadas no grupo supracitado.

Tabela 1 – Relação domínio, objetivos específicos e ações estratégicas de ensino

Domínio/Área	Objetivos específicos e % sucesso após abordagem	Ações estratégicas de ensino orientadas para o aluno
- Interação entre pares - Linguagem - Semântica - Morfossintaxe - Fonologia - Leitura e Escrita	Em dinâmicas de grupo, os alunos devem escrever palavras sem a ocorrência de trocas entre o par mínimo de grafemas (f/v), em 80% das palavras escritas, até ao final do ano letivo. 87% objetivos atingidos. Ao participarem de dinâmicas de grupo, os alunos devem escrever palavras sem a ocorrência de trocas entre o par mínimo de grafemas (s/z), em 80% das palavras escritas, até ao final do ano letivo. 81% objetivos atingidos. Em grupos, os alunos devem escrever palavras sem a ocorrência de trocas entre o par mínimo de grafemas (ch/j), em 60% das palavras escritas, até ao final do ano letivo. – 66% objetivos atingidos. Em dinâmicas de grupo, os alunos devem ler palavras sem a ocorrência de trocas entre o par mínimo de fonemas (f/v), em 80% das palavras lidas, até ao final do ano letivo. Meta final não calculada ainda. Na participação em dinâmicas de grupo, os alunos devem ler palavras sem a ocorrência de trocas entre o par mínimo de fonemas (s/z), em 80% das palavras lidas, até ao final do ano letivo. Meta final não calculada ainda. Participando de dinâmicas de grupo, os alunos devem ler palavras sem a ocorrência de trocas entre o par mínimo de grafemas (ch/j), em 60% das palavras lidas, até ao final do ano letivo. Meta final não calculada ainda. Os alunos devem escrever palavras contendo os grafemas ch/x sem a ocorrência de erros de cariz ortográfico, em 50% das palavras escritas, até ao final do ano letivo. 54% objetivos atingidos. Os alunos devem escrever palavras contendo os grafemas g/j sem a ocorrência de erros de cariz ortográfico, em 50% das palavras escritas, até ao final do ano letivo. 54% objetivos atingidos.	- Antecipação do tema ouvido, através da exploração do título da história. - Dupla leitura da história. - Realização de tarefas de consciência fonológica: discriminação auditiva, segmentação silábica, identificação 0da posição do fonema alvo na palavra, identificação de sílaba inicial, evocação silábica e fonémica, identificação e evocação de rimas. - Modelagem. - Pista Cinestésica. - Repetição. - Reforço Positivo. - *Feedback* corretivo. - Utilização de sistema de cores associado aos sons vozeado e não vozeado. - Associação do som alvo a um som significativo do ambiente. -*Responsive Naming*.

Fonte: Elaborado pelas autoras.

Como é possível observar na tabela acima, os objetivos definidos no início do projeto foram atingidos e ocorreu uma diminuição significativa no número de erros dados pelos alunos ao nível da escrita. Infelizmente e, por uma questão de falta de tempo, não foi possível observar a sua eficácia quanto ao nível da leitura.

Desta forma, uma intervenção realizada em grupo, em contexto escolar, revela-se positiva. Além disso, existe a possibilidade de ser efetuada a capacitação dos professores, tanto de Educação Especial, como titulares de turma, que depois ficam capacitados para dar continuidade ao trabalho realizado pelos Fonoaudiólogos, como é preconizado no DL 54/2018.

Considerações Finais

Para finalizar, é importante destacar que na consolidação do processo ensino e aprendizagem o papel do Fonoaudiólogo Escolar em Portugal tem se tornado cada vez mais ativo e de grande relevância técnica e prática no contexto escolar, seja no âmbito privado ou público. Nos estabelecimentos de ensino públicos, o Fonoaudiólogo está presente junto com outros técnicos de Saúde e Educação (terapeuta ocupacional, psicólogo, fisioterapeuta, entre outros) e visam promover a inclusão facilitando o acesso à comunicação ao desenvolver a linguagem verbal oral e escrita, juntamente com os professores de Educação Especial e os professores titulares de turma. De acordo com o DL 54/2018, este acompanhamento deve privilegiar o contexto de sala de aula e pode tanto serem realizadas atividades para toda a turma, como em contexto de pequeno grupo, como individualmente.

O apoio em contexto escolar público é realizado por equipes de técnicos pertencentes ou a Centros de Recursos para a Inclusão (CRI) ou técnicos colocados diretamente pelos agrupamentos de escola, através de concursos públicos. Os CRI têm estabelecidos parcerias/protocolos com agrupamentos de escola e são reconhecidos como um pilar essencial para a implementação do modelo de Educação Inclusiva preconizado no DL 54/2018, que abrange todos os alunos (CRPG, 2015).

No contexto privado, o Fonoaudiólogo poderá aplicar medidas de prevenção primária como orientação e rastreio, porém medidas de prevenção terciária que visem reduzir a duração e o impacto de determinada perturbação/distúrbio, também serão implementadas se o acordo com a escola permitir essa atuação. Desta forma, tendo em consideração as necessidades específicas de cada colégio privado, este determinará junto com o Fonoaudiólogo contratado a sua atuação e tempo de trabalho semanal.

Logo, as perspetivas de atuação do Fonoaudiólogo Escolar têm evoluído gradualmente nos últimos anos e refletem, na atualidade um futuro promissor. Isto porque o aumento da atuação deste profissional em nível nacional despertará sucessivamente mais estudos científicos que apontem para uma melhor prática baseada em evidências.

Referências

ASHA. American Speech-Language-Hearing Association. **Scope of Practice in Speech-Language Pathology [Scope of Practice]**. 2007. Disponível em: www.asha.org/policy. Acesso em: 28 mar. 2020.

ASHA. American Speech-Language-Hearing Association. **The Role of the SLP in schools – a presentation for teachers, administrators, parents and the community**. 2010. Disponível em: http://www.asha.org. Acesso em. 28 mar. 2020.

ASSOCIAÇÃO DO PORTO DE PARALISIA CEREBRAL (APPC). **Quem somos**. Lisboa, 2020. Disponível em: https://www.appc.pt/quemsomos.html. Acesso em: 17 mar. 2020.

ASSOCIAÇÃO PORTUGUESA DE TERAPEUTAS DA FALA (APTF). *Áreas de intervenção.* 2017. Disponível em: http://www.aptf.org/reas-de-interveno. Acesso em: 17 mar. 2020.

CAPELLINI, S. A; LANZA, S. C. Desempenho de escolares em consciência fonológica, nomeação rápida, leitura e escrita. **Pró-Fono Revista de Atualização Científica**, Barueri, v. 22,

n. 3, p. 239-244, jul./set. 2010. Disponível em: http://www.scielo.br/scielo.php?pid=S0104--56872010000300014&script=sci_arttext. Acesso em: 28 mar. 2020.

CENTRO DE REABILITAÇÃO PROFISSIONAL DE GAIA (CRPG). **Necessidades Especiais de Educação**: O Terapeuta da Fala em Contexto Escolar. Direção-Geral da Educação, 2015b.

COMITÉ PERMANENT DE LIAISON DES ORTHOPHONISTES-LOGÒPEDES DE L'UE (CPLOL). **Speech and Language Therapy**. 2013. Disponível em: http://www.cplol.eu/index.php?option=com_content&view=article&id=26&Itemid=344&lang=en. Acesso em: 05 abr. 2020.

DIAS, M. **O papel da consciência fonológica nas Dificuldades Específicas de Leitura e Escrita (DELE)**: na perspetiva dos docentes do 1.º CEB. Orientador: Cristina Saraiva Gonçalves. 2013. 128 f. Dissertação (Mestrado em Ciências da Educação na Especialidade em Domínio Cognitivo--Motor), Escola Superior de Educação João de Deus, Lisboa, 2013. Disponível em: https://comum.rcaap.pt/bitstream/10400.26/4083/1/MariaDias.pdf. Acesso em: 26 mar. 2020.

JORDAN, H.; CARVALHO DAS NEVES, J.; RODRIGUES, J. A. **O Controlo da gestão – ao serviço da estratégia e dos gestores**. 8. ed. Áreas Editora, Lisboa, 2008. Disponível em: https://www.oficinadepsicologia.com/objectivos-smart/. Acesso em: 25 mar. 2020.

LOPES, T. F. T. O **Terapeuta da Fala em contexto escolar**. Orientador: Cláudia Luísa. 2017. 253 f. Dissertação (Mestrado em Educação Especial) – Escola Superior de Educação e Comunicação, Universidade do Algarve, Portugal, 2017. Disponível em: https://sapientia.ualg.pt/bitstream/10400.1/10421/1/Tese%20TF%20Telma%20Filipa%20Lopes.pdf. Acesso em: 28 mar. 2020.

MILLS, M. J. **Inclusive Practices for Speech-Language Pathologists**. 2004. Disponível em: http://education.wm.edu/centers/ttac/documents/packets/inclusivepracticesforspeech.pdf. Acesso em: 28 mar. 2020.

NUNES, C.; MADUREIRA, I.Desenho Universal para a Aprendizagem: construindo práticas educativas inclusivas. **Da investigação às práticas**, Lisboa, v. 5, n. 2, p. 126-143, 2015.

PEREIRA, F. *et al.* **Para uma educação inclusiva**: Manual de apoio à prática. Ministério da Educação/Direção Geral da Educação. 2018. Disponível em: https://www.dge.mec.pt/sites/default/files/EEspecial/manual_de_apoio_a_pratica.pdf. Acesso em: 28 mar. 2020.

PORTUGAL. **Decreto Lei n.º 3, de 7 de janeiro de 2008**. Define os apoios especializados a prestar na educação pré-escolar e nos ensinos básico e secundário dos sectores público, particular e cooperativo. Diário da República n.º 4/2008 – I Série A. Ministério da Educação. Lisboa, 2008.

PORTUGAL. **Decreto Lei n.º 54, de 6 de julho de 2018**. Estabelece o regime jurídico da Educação Inclusiva. Diário da República n.º 129/2018 – I Série. Ministério da Educação. Lisboa, 2018. https://data.dre.pt/eli/dec-lei/54/2018/07/06/p/dre/pt/htm. Acesso em: 28 mar. 2020.

SOUSA, J. *et al.* **Avaliação das Políticas Públicas – Inclusão de Alunos com Necessidades Educativas Especiais**: O Caso dos Centros de Recursos para a Inclusão. Centro de Reabilitação Profissional de Gaia, 2014.

VIEGAS, M. **Perturbações do desenvolvimento da linguagem oral em crianças em risco**: representações e expetativas de uma equipa multidisciplinar. Orientador: Maria Helena Martins da Cruz Horta. 2017. 114 f. Dissertação (Mestrado em Educação Especial) – Escola Superior de Educação e Comunicação, Universidade do Algarve, Portugal, 2017.

SEÇÃO 5

As interfaces da Fonoaudiologia Educacional Brasileira com outras áreas

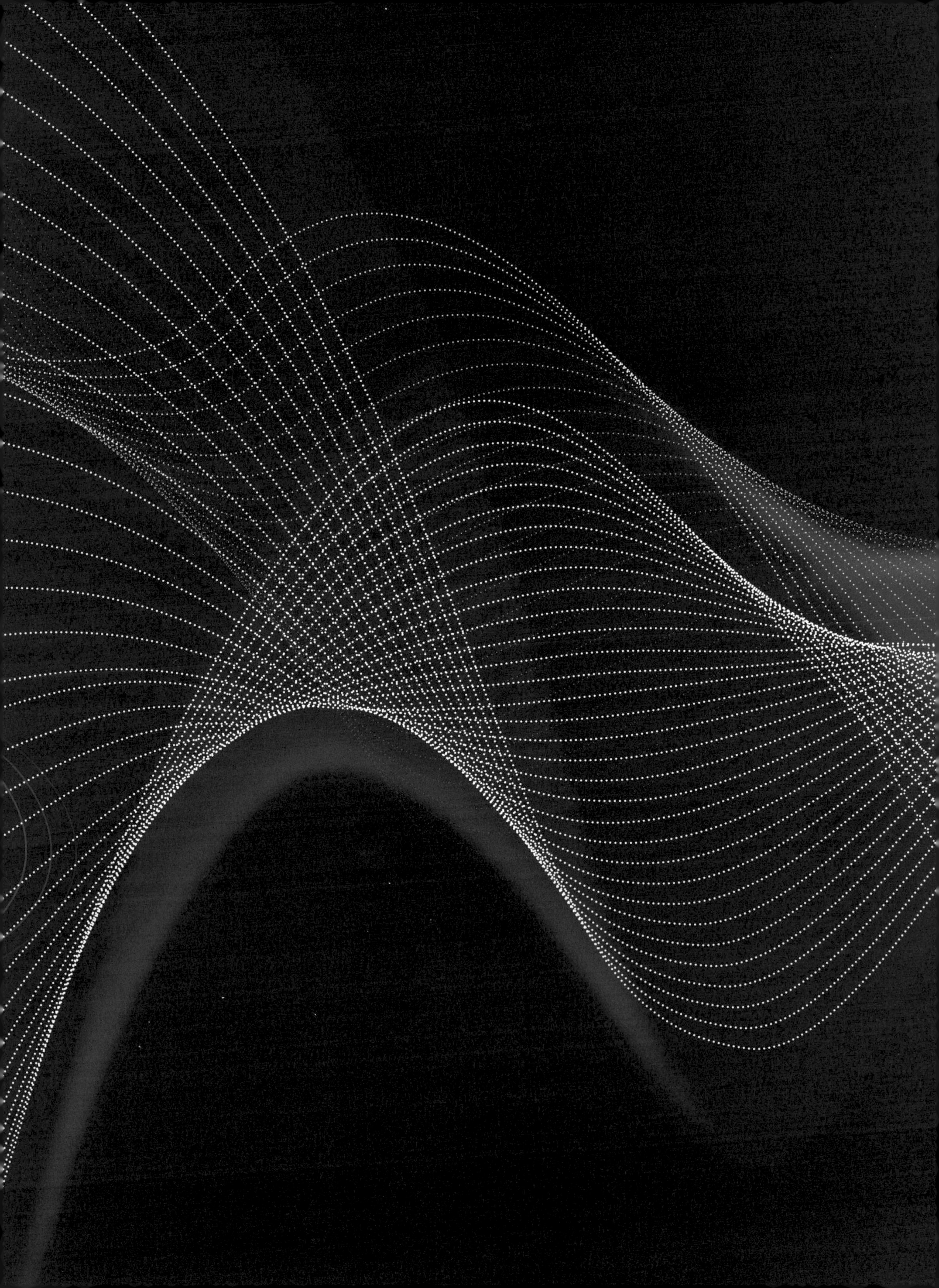

CAPÍTULO 30

Relação entre a linguagem e a audição para a promoção da aprendizagem

Liliane Desgualdo Pereira
Mariana Augusta Camasmie Peters
Bruna Sana Teixeira

Neste capítulo, será abordada a relação entre a audição e a linguagem para a promoção da aprendizagem. No Ensino Fundamental I e II, cujo período está associado ao neurodesenvolvimento da audição e da linguagem, deve-se estar atento para atrasos ou disfunções nas habilidades auditivas que são predominantemente o meio pelo qual a comunicação e o aprendizado da linguagem ocorrem.

Ao ler este capítulo, espera-se que o leitor seja capaz de:

- Obter um panorama geral sobre a avaliação do processamento auditivo no Ensino Fundamental I e II;
- Reconhecer as habilidades auditivas, como ocorre o desenvolvimento auditivo e sua relação com o processamento da linguagem e com as dificuldades escolares;
- Compreender as estratégias para aprimorar as habilidades auditivas e melhorar as habilidades fonológicas, bem como o desempenho escolar.

Parte 1 – Definição e avaliação do processamento auditivo para escolares do Ensino Fundamental I e II

A avaliação do processamento auditivo, por meio de testes comportamentais, é indicada para indivíduos com queixa de esforço para escutar, o que desencadeia uma limitação na comunicação. Algumas queixas como dificuldade de entender instruções verbais, dificuldade de entender na presença de ruído e dificuldades linguísticas presentes no escolar devem servir de alerta para o professor como alto risco de alteração nas habilidades do processamento auditivo central. A avaliação completa do processamento auditivo deve ser constituída por testes que avaliem o processamento binaural, processamento temporal e de baixa redundância (POLANSKI *et al.*, 2019).

O conhecimento sobre os processos auditivos e a sua avaliação podem contribuir na melhora da comunicação entre os indivíduos, principalmente em ambientes acusticamente ruidosos (PEREIRA, 2013). Com essa avaliação é possível verificar se está ocorrendo um atraso ou distúrbio do desenvolvimento da audição ou ainda um Distúrbio de Processamento Auditivo Central (DPAC).

Entende-se por Processamento Auditivo Central (PAC) a eficiência e a efetividade do sistema nervoso central em detectar um evento acústico e codificá-lo em um padrão de informação neural, que será transformado em uma imagem mental clara e precisa. Essa informação passará por processos de seleção, organização, classificação e armazenamento para propiciar assimilação e transformação de um conhecimento consciente (PEREIRA, 2009). Entre as habilidades auditivas que são essenciais para uma interpretação adequada do estímulo sonoro recebido por meio da audição, destacam-se a detecção, discriminação, localização sonora, processamento temporal e atenção seletiva (AMERICAN SPEECH-LANGUAGE-HEARING ASSOCIATION TASK FORCE ON CENTRAL AUDITORY PROCESSING CONSENSUS DEVELOPMENT, 1996).

Em ambiente escolar, o professor pode observar alguns comportamentos auditivos e identificá-los para triar se há ou não alguma desvantagem nesse sentido. Um método simples e efetivo é a aplicação de questionários que tem como objetivo indicar se o indivíduo é de risco ou não para apresentar alterações de PAC. Uma escala validada (CARVALHO *et al.*, 2019; NUNES; PEREIRA; CARVALHO, 2013) e bastante utilizada na prática clínica é a SAB (*Scale of Auditory Behaviors*). Respostas graduadas para itens como "dificuldade para escutar ou entender em ambiente ruidoso", "inconsistência de respostas para informações auditivas" e "pede para repetir as coisas", permitem mensurar se há risco para déficit de processamento auditivo e se há justificativa para avaliação formal. Demais questionários relacionados ao comportamento auditivo podem ser encontrados na revisão sistemática realizada por Volpatto *et al.* (2019).

Além dos questionários, o Fonoaudiólogo Educacional, ou até mesmo o professor, pode utilizar alguns testes auditivos que quando estiverem alterados auxiliarão no devido encaminhamento. Trata-se de um conjunto de três testes auditivos que configuram a triagem PAC ou avaliação simplificada do processamento auditivo (ASPA), sendo: Localização Sonora em Cinco Direções, Memória Sequencial Verbal e Memória Sequencial Não Verbal (PEREIRA; SCHOCHAT, 1997, 2011). Recomenda-se o uso da ASPA (ENGELMANN; FERREIRA, 2009) junto com questionário aplicado aos pais e professores.

No Teste de Localização Sonora em Cinco Direções (PEREIRA; SCHOCHAT, 1997, 2011), o indivíduo deve identificar de onde provém a fonte do estímulo sonoro com espectro acústico em frequências altas como, por exemplo, o objeto sonoro guizo/sino, apresentado em campo livre em cinco direções: em cima, em frente, atrás, à esquerda e à direita em relação à cabeça. Dessas cinco direções, espera-se que haja uma identificação precisa da fonte sonora à direita, à esquerda, e pelo menos em duas das demais posições. A habilidade de Localização Sonora resulta da percepção de diferenças na intensidade e no tempo interaural e da codificação da direção de um som no espaço, habilidades necessárias no processamento binaural.

O Teste de Memória Sequencial Verbal (TMSV) compreende a apresentação de quatro sílabas, sendo elas "pa", "ta", "ca" e "fa", em três sequências distintas e espera-se que as crianças maiores de seis anos de idade sejam capazes de repetir verbalmente, ao menos, duas das sequências apresentadas (PEREIRA; SCHOCHAT, 1997). Por sua vez, no Teste de Memória Sequencial Não Verbal (TMSNV), são apresentadas três sequências distintas de quatro instrumentos (guizo, sino, coco e agogô) para o indivíduo, que deverá apontar corretamente, ao menos, duas das sequências apresentadas. Dentre as três tentativas, o escolar deverá identificar corretamente pelo menos duas das sequências apresentadas (CORONA *et al.*, 2005; PEREIRA; SCHOCHAT, 1997). Essas habilidades compõem as medidas do processamento temporal.

Quando ocorre um teste alterado na ASPA, recomenda-se encaminhar para o Fonoaudiólogo para uma avaliação completa das habilidades do PAC. Nessa avaliação, outros testes são utilizados para mensurar as habilidades do PAC em ambiente clínico e acusticamente controlado (AUDITEC, 2015; PEREIRA; SCHOCHAT, 2011) que incluem: processamento temporal - Ordenação e Resolução Temporal; processamento de fala distorcida ou competitiva, mecanismo denominado de Atenção Seletiva - Fechamento Auditivo e Figura Fundo; processamento binaural por meio dos testes de escuta dicótica – Figura Fundo.

Parte 2 – Desenvolvimento das habilidades auditivas e sua relação com o processamento de fala e de linguagem

2.1 Desenvolvimento auditivo

Compreender a hierarquia do desenvolvimento auditivo é o primeiro passo para encaminhamentos, avaliações e intervenções mais assertivas. Um detalhamento do desenvolvimento das habilidades auditivas, que se manifesta diferentemente em cada faixa etária, brevemente descrito no Quadro 1, pode ser encontrada nas publicações de Pereira, Navas e Santos (2004) e Pereira (2009).

Quadro 1 – Idade aproximada do desenvolvimento das habilidades auditivas

	6m	2a	3a	4a	6a	7a	8a	9a	10a	12a
Localização Sonora	Lateraliza - direita e esquerda									
		Localiza acima da cabeça								
				Localiza som à frente e atrás						
Ordenação Temporal			Identifica 3 sons verbais e não verbais em sequência							
							Aponta e imita 4 sons em sequência			
									Imita, aponta e nomeia 3 tons puros de diferentes durações ou frequências	
										Ordena 3 sons breves com intervalos de tempo padronizados
Fechamento Auditivo				Identifica palavras com distorção						
Figura-Fundo				Identifica e separa frases em escuta monótica e dicótica						
					Realiza integração binaural.					
						Bom desempenho em escuta monótica; Mesmo desempenho que adultos em separação binaural não-verbal				
							Vantagem da orelha direita para sílabas em tarefas dicóticas de separação binaural (dominância hemisférica esquerda para sons linguísticos)			
							Identificação de palavras à orelha esquerda em tarefa dicótica de integração binaural é semelhante à dos adultos; Simetria entre as orelhas			
									Direciona a atenção para a orelha solicitada, tanto para sílabas quanto para palavras	
										Desempenho semelhante aos adultos em tarefas de escuta dicótica (integração e separação binaural)

Fonte: Adaptado de Pereira, Navas e Santos (2004) e Pereira (2009).

Legenda: m = meses; a = anos

2.2 Interface entre habilidades auditivas e linguagem

O processamento auditivo central está relacionado com a capacidade do indivíduo para analisar e interpretar os eventos acústicos recebidos pelo sistema auditivo, os quais estão intrinsecamente relacionados com o desenvolvimento da linguagem e da aprendizagem (NUNES; PEREIRA, 2012). Déficits no processamento auditivo podem resultar em alterações na representação neural dos sons da fala e podem interferir tanto na percepção, quanto na sua produção (MCARTHUR; BISHOP, 2004). Consequentemente, alterações de fala e linguagem oral impactam diretamente no processo de aquisição da linguagem escrita (FRANÇA *et al.*, 2004).

Dentre as habilidades auditivas, a alteração do processamento temporal foi referida na literatura especializada como o déficit mais significante em crianças com dificuldades de fala e linguagem (CUMMING; WILSON; GOSWAMI, 2015). A percepção de eventos acústicos transitórios é fundamental para o desenvolvimento fonológico, visto que a representação dos fonemas exige que o indivíduo reconheça diferenças acústicas extremamente sutis, em um curto período. Um exemplo que pode estar diretamente relacionado ao processamento temporal é a percepção do tempo de início de sonorização (*voice onset time* – VOT), fundamental para a discriminação entre uma plosiva surda e uma sonora (PHILLIPS *et al.*, 1997). Além disso, existe evidência da relação entre as habilidades de processamento temporal e o desenvolvimento fonológico (ATTONI; QUINTAS; MOTA, 2010) e da consciência fonológica (QUINTAS *et al.*, 2010). Além do processamento temporal, a atenção seletiva também foi encontrada como um dos mecanismos deficitários em crianças com Transtorno Fonológico (QUINTAS *et al.*, 2010) e com Transtorno do Desenvolvimento da Linguagem (STEVENS *et al.*, 2008).

As experiências auditivas, especialmente de escolares, geralmente acontecem com um estímulo competitivo, tanto no ambiente externo a sala de aula, quanto interno. Pesquisas já evidenciaram que o nível de ruído dentro da sala de aula pode chegar a 77 dB(A) (BRAGA, 2017), sendo que o indicado para conforto acústico varia entre 35-45 dB(A) (DREOSSI; MOMENSOHN-SANTOS, 2005). O ruído limita o acesso a pistas redundantes e dificulta a formação de representações sonoras consistentes. A habilidade de discriminar a fala na presença de ruído, por exemplo, foi considerada um marcador biológico para predizer habilidades de linguagem oral e escrita de pré-escolares (WHITE-SCHWOCH *et al.*, 2015). Embora haja evidência científica constatando as alterações do processamento auditivo nos transtornos de linguagem, Murphy e Schochat (2013) demonstraram, em estudo de revisão sistemática, que alguns aspectos desta relação ainda são controversos e bastante debatidos na literatura. É possível que parte desta controvérsia se deva ao fato de crianças com alterações de linguagem formarem um grupo heterogêneo, com manifestações diferentes.

Apesar da controvérsia na literatura, na prática clínica notamos que os casos de linguagem se beneficiam muito de treino auditivo, desde que bem encaminhados. Cada caso deve ser analisado individualmente e, se identificada a real dificuldade, o treino deve ser realizado com foco nas questões específicas daquele indivíduo.

2.3 Multifatoriedade das dificuldades escolares

A dificuldade de aprendizagem não se refere a um único distúrbio, mas a uma variedade de sintomas que pode afetar diferentes áreas relacionadas com o desempenho acadêmico e pode alterar as possibilidades da criança de aprender. Rezende, Lemos e Medeiros (2016), em estudo com crianças de sete a 12 anos de idade, observaram que crianças com mau desempenho escolar apresentaram alterações dos aspectos temporais auditivos e que esses têm associação a diferentes fatores como processo maturacional, autopercepção de saúde e histórico escolar. As alterações no processamento binaural requerem cuidado especial dada a sua ligação com as alterações na comunicação podendo afetar a aquisição de sons bem como no aprendizado das regras da língua.

Entender como o cérebro lida com informações percebidas por duas orelhas ao mesmo tempo e assim identificar o local de origem de um som, por exemplo, nos mostra a importância do processamento binaural, que deve estar sincronizado e possibilitar que informações relevantes não sejam descartadas (PEREIRA, 2014). O termo ambliaudia vem sendo utilizado para caracterizar um conjunto de irregularidades do sistema auditivo central (fisiológicas e/ou comportamentais) de dificuldades no processamento binaural, com assimetria funcional entre as vias auditivas direita e esquerda (LAMMINEN; HOULIHAN, 2015; WHITTON; POLLEY, 2011). A ambliaudia pode resultar em dificuldades de compreensão de fala, dificuldades de leitura e escrita, dificuldades no processamento da informação e desatenção, mas pode ser abordada através de tarefas de escuta dicótica que fortaleçam a orelha não dominante, além de alguns pequenos ajustes no ambiente escolar. Crianças que tiveram privação sensorial por perda auditiva temporária **são particularmente de risco para desenvolver alteração no processamento binaural ou ambliaudia na avaliação do processamento** auditivo.

Parte 3 – Estratégias para aprimorar habilidades auditivas e melhorar as habilidades fonológicas e o desempenho escolar

3.1 Efeito do treinamento auditivo

Bamiou, Campbell e Sirimanna (2006) demonstraram o impacto do Transtorno de Processamento Auditivo nas situações de escuta, comunicação e aprendizagem e, como estratégias de intervenção, destacaram: modificações ambientais, estratégias de melhora do sinal sonoro e adaptação/amplificação da fala do interlocutor. Além disso, destacaram o treinamento auditivo formal, com uso de jogos computadorizados para melhorar o reconhecimento fonológico e desempenho escolar, e o treinamento auditivo informal como forma de intervenção de baixo-custo. Melo *et al.* (2015) também demonstraram a eficácia do uso de *softwares* no treinamento auditivo em crianças.

Nosso grupo de pesquisa, entre 2016 e 2018, teve interesse em estudar se a combinação do treinamento das habilidades auditivas à terapia de fala e linguagem contribuiria para a melhora do perfil de habilidades de processamento auditivo central de crianças com transtornos do desenvolvimento da fala e da linguagem. Portanto, queríamos saber se ao dividirmos a sessão de terapia fonoaudiológica de 40 minutos em dois momentos de 20 minutos, um com estratégias da terapia de linguagem convencional e outro com treinamento auditivo, traria benefícios às crianças de cinco a sete anos de idade. E assim, com apenas 3 horas e 20 minutos de treinamento auditivo, divididos em 10 sessões, foi possível perceber melhora do processamento temporal e da atenção seletiva, com melhor evolução desta última na habilidade de fechamento auditivo, nas crianças participantes do estudo. Além disso, a atenção seletiva parece ter se relacionado mais com a fonologia, enquanto o processamento temporal parece ter se relacionado mais com a consciência fonológica. Ademais, para algumas crianças, pareceu existir uma melhora mais acentuada na fonologia e na consciência fonológica quando o treinamento do processamento auditivo é incluído na terapia fonoaudiológica, mesmo por um curto período (PETERS, 2018; TEIXEIRA, 2018).

A efetividade do treinamento auditivo nas crianças com alterações de linguagem é bastante discutida na literatura (MURPHY; SCHOCHAT, 2013). Parece ser de comum acordo que o treinamento auditivo nesta população promove melhora em medidas eletrofisiológicas (YLINEN; KUJALA, 2015) e melhora nos testes comportamentais do PAC (VILELA *et al.*, 2012). Resultados diferentes começam a aparecer quando se estuda a influência da melhora do PAC em habilidades fonológicas e de linguagem. A maioria dos estudos de intervenção sugere que o treinamento auditivo, mesmo de forma isolada, é eficaz na melhora de habilidades de consciência fonológica (MURPHY; SCHOCHAT, 2011), com poucas exceções (LOEB *et al.*, 2009). Em alguns estudos, a compreensão oral também se mostrou significativamente melhor com o treinamento auditivo (HEIM *et al.*, 2013), mas em geral, o que é mais referido na literatura é que a melhora no processamento auditivo não chega a generalizar para níveis mais complexos de linguagem como a compreensão e a expressão (FEY *et al.*, 2011; MCARTHUR *et al.*, 2008).

Apesar disso, um planejamento terapêutico fonoaudiológico específico para as habilidades auditivas alteradas de cada indivíduo permite que os estímulos sejam mais individualizados e, assim, possibilitem uma intervenção com melhores resultados. Por exemplo, podemos utilizar estímulos auditivos com os fonemas-alvo ou vocábulos do campo semântico utilizados na terapia de fala/linguagem, reforçando as habilidades trabalhadas. Dessa forma, conseguimos incluir o trabalho auditivo na prática clínica de forma mais eficaz e contextualizada.

É importante ressaltar que o treinamento auditivo não tem como objetivo resolver as questões de linguagem da criança, mas sim funcionar como um gatilho para que tanto a terapia de linguagem, quanto seu aproveitamento escolar, sejam mais efetivos.

3.2 Estratégias para treinar habilidades auditivas e melhorar o desempenho escolar

A neuroplasticidade é a base do treinamento auditivo e acontece à medida que mais conexões são feitas entre os neurônios, com a mielinização das vias correspondentes (BORGES, 2017). Assim, por ser dependente de experienciação, entendemos que a estimulação auditiva é importante, inclusive num primeiro momento no ambiente escolar, independentemente da possibilidade ou comprovação de alteração de processamento auditivo.

O ideal, tanto para o processamento auditivo, como para outras habilidades de linguagem, seria que na escola ocorresse uma estimulação geral e que essa estimulação eliminasse as dificuldades de algumas crianças, restando assim apenas a minoria dos escolares com transtornos específicos, que então seriam encaminhados para terapia individual.

Para um treinamento auditivo eficaz, devemos ter o controle dos estímulos e obedecer à hierarquia de atividades conforme o esperado para cada faixa etária e neuromaturação. Além disso, a mudança de uma atividade para outra precisa ser progressiva, sem apresentar um grau de dificuldade muito leve ou de realização extremamente desafiadora. Quando possível, é importante mensurar se as crianças estão acertando mais de 70% dos estímulos apresentados numa dada tarefa para, então, poder avançar para outra com maior grau de dificuldade (WEIHING; CHERMAK; MUSIEK, 2015).

Faz-se importante, também, antes de qualquer procedimento, verificar se as crianças dominam os conceitos que serão utilizados (ex:"curto" e "longo") e verificar com algum treino prévio se de fato as crianças compreenderam as instruções. A seguir, descreveremos algumas sugestões para estimulação auditiva em ambientes sem controle acústico.

Para Treino de Discriminação Auditiva Não Verbal, sugere-se o uso de instrumentos musicais (tambor, guizo, sino, coco, agogô, castanhola, ganzá etc.) e tons puros de diferentes intensidades, durações ou frequências, além de fonemas isolados. Pode-se solicitar que seja indicado se os dois estímulos ouvidos foram iguais ou diferentes, por exemplo, ao jogar bolas iguais (mesma cor) ou diferentes (cores diferentes) numa cesta; andar em um tabuleiro com bonecos iguais ou diferentes. Com as mesmas sugestões de propostas lúdicas, para treino de discriminação auditiva verbal, pode-se usar pares mínimos, com distinção que varie de três traços até um traço distintivo entre os fonemas das palavras (PETERS, 2018; TEIXEIRA, 2018).

Em relação ao Treino de Processamento Temporal Não Verbal, com o uso de instrumentos musicais e tons puros variando quanto a duração, intensidade ou frequência, pode-se solicitar a ordenação dos estímulos apresentados com aumento gradativo da quantidade de estímulos a serem sequencializados, ao apontar os instrumentos na ordem que ouviu ou organizar cartelas com desenhos que simbolizem os tons puros apresentados. Quanto à resolução temporal, é possível solicitar que as crianças façam a contagem do número de apitos - tons puros (PETERS, 2018; TEIXEIRA, 2018). *Softwares* como *Goffitunes* (GOFFI-GOMEZ, 2016), *Pedro na Casa Mal Assombrada* (SANTOS *et al.*, 2006) e aplicativos como *Treinamento de Sequência Auditiva* (FILGUEIRAS, 2017), também são bastante motivadores e estimulam essa habilidade.

Quanto ao Treino de Processamento Temporal Verbal, apresentam-se sílabas para serem ordenadas, com aumento gradativo da quantidade de estímulos a serem sequencializados (PETERS, 2018; TEIXEIRA, 2018). Para o treino de atenção seletiva, faz-se importante a utilização de computadores e *softwares,* quando possível. Sugerimos a utilização de estímulos do material "Exercícios para o desenvolvimento de Habilidades do Processamento Auditivo" (SCHETTINI; ROCHA; ALMEIDA, 2011) e adaptar as tarefas para que a criança possa indicar a figura que corresponde à frase, palavra ou som não verbal apresentado ou então repetir os estímulos apresentados como se fossem uma "senha secreta" (PETERS, 2018; TEIXEIRA, 2018). Também recomendamos outros materiais como *Duo Training* (SANCHEZ; ALVAREZ, 2012) e o *site Afinando o Cérebro* (PROBRAIN SOLUÇÕES NEUROTECNOLÓGICAS PARA SAÚDE E EDUCAÇÃO LTDA, 2017).

Além dos materiais já existentes, é possível personalizar a estimulação com vocábulos de sua escolha por meio de programas de edição de áudio como *Audacity* (AUDACITY, 2020).

Alguns programas foram propostos na literatura no intuito de trabalhar o processamento auditivo de forma mais global, ideal para o trabalho em escolas. É o caso do programa proposto por Gonçalves, Vieira e Pereira (2018) que utilizou atividades de processamento auditivo, visuo-espaciais e motoras inseridas no contexto escolar. Ela verificou que após treinamento auditivo e motor, ocorreu melhora significativa das habilidades do processamento auditivo demonstradas pela Avaliação Simplificada do Processamento Auditivo Central e na *Scale of Auditory Behaviors* (VIACELLI *et al.*, 2018).

Por fim, destacamos a importância do uso da música para o treinamento de processamento auditivo. A experiência musical promove o aprimoramento de habilidades auditivas e metalinguísticas de crianças, demonstradas por melhor desempenho em testes de memória sequencial não-verbal com quatro sons e tarefas de reconhecimento de rimas, síntese fonêmica e exclusão fonêmica (ESCALDA; LEMOS; FRANÇA, 2011).

Em uma revisão sistemática, realizada por Murphy e Schochat (2013), foram investigados os efeitos de diferentes abordagens de treinamento temporal auditivo em habilidades de linguagem e das abordagens encontradas, os estudos com uso de *software* e os com treinamento musical tiveram maiores evidências de efeito.

3.2.1 Sensibilização no ambiente escolar

Ajustes na sala de aula, quando possível, podem ser de grande ajuda para crianças com dificuldades de processamento auditivo. É preferível que conteúdos auditivos sejam dados pelo professor voltado de frente para os alunos, instruções dadas em um ou dois passos de cada vez e com algum apoio visual como reforçador. Após uma orientação, é importante dar um tempo adicional para o aluno processar a informação recebida.

Além disso, é importante posicionar o aluno distante de fontes de ruído como ar condicionado, ventilador, porta e janelas e deixá-lo mais próximo da lousa. O cuidado em minimizar ruídos em sala de aula precisa ser constante. Por fim, é interessante combinar com o aluno algum sinal discreto e individual que ele possa utilizar para comunicar ao professor alguma frustração ou necessidade de auxílio (LAMMINEN; HOULIHAN, 2015).

Considerações Finais

O treinamento auditivo é um gatilho na intervenção em pessoas com distúrbio do processamento auditivo e, assim, as relações entre o desenvolvimento auditivo e o processamento linguístico precisam ser conhecidas e estudadas para uma intervenção fonoaudiológica efetiva em escolares. Destacamos que a motivação na realização das tarefas influencia muito o desempenho dos indivíduos. Assim, o ambiente de comunicação precisa ser inspirador e o vínculo entre as crianças, seus pais e os profissionais da educação, precisa ser fortalecido para um melhor aproveitamento e desempenho dos alunos.

Referências

AMERICAN SPEECH-LANGUAGE-HEARING ASSOCIATION TASK FORCE ON CENTRAL AUDITORY PROCESSING CONSENSUS DEVELOPMENT. Central auditory processing: current status of research and implications for critical practice. **American Journal of Audiology**, v. 5, n. 2, p. 41–52, 1996. DOI: https://doi.org/10.1044/1059-0889.0502.41. Disponível em: https://pubs.asha.org/doi/10.1044/1059-0889.0502.41. Acesso em: 10 out. 2020.

ATTONI, T. M.; QUINTAS, V. G.; MOTA, H. B. Evaluation of auditory processing and phonemic discrimination in children with normal and disordered phonological development.

Brazilian Journal of Otorhinolaryngology, v. 76, n. 6, p. 762–768, 2010. DOI: 10.1590/s1808-86942010000600015. Acesso em: 18 out. 2020.

AUDACITY. **Audacity**, 2020. Disponível em: https://www.audacityteam.org/. Acesso em: 18 out. 2020.

AUDITEC, I. **Random Gap Detection Test – Standard & Expanded.** Saint Louis, 2015. Disponível em: https://auditec.com/2015/09/28/random-gap-detection-test-expanded/. Acesso em: 10 out. 2020.

BAMIOU, Doris-Eva; CAMPBELL, Nicci; SIRIMANNA, Tony. Management of auditory processing disorders. **Audiological Medicine**, v. 4, n. 1, p. 46–56, 2006. DOI: 10.1080/16513860600630498. Disponível em: https://www.researchgate.net/publication/232078471_Management_of_auditory_processing_disorders. Acesso em: 10 out. 2020.

BORGES, L. R. **Avaliação do sistema nervoso auditivo central em crianças com histórico de otite média**. Orientador: Jorge Rizzato. 2017. 119 f. 1 v. Tese (Doutorado em Ciências) – Faculdade de Ciências Médicas, Universidade Estadual de Campinas, Campinas, 2017.

BRAGA, M. S. F. **Exposição ao ruído nas salas de aula em escolas do Ensino Básico da cidade de São Paulo e sua influência em tarefas de leitura**: um estudo preliminar. Orientador: Maria Regina Alves Cardoso. 2016. 63 f. 1 v. Dissertação (Mestrado) – Curso de Higiene e Segurança nas Organizações, Escola Superior de Tecnologia da Saúde do Porto, Instituto Politécnico do Porto, Porto, 2016.

CARVALHO, N. G. de; UBIALI, T.; AMARAL, M. I. R. do; COLELLA-SANTOS, M. F. Procedures for central auditory processing screening in schoolchildren. **Brazilian Journal of Otorhinolaryngology**, v. 85, n. 3, p. 319–328, 2019. DOI: 10.1016/j.bjorl.2018.02.004. Acesso em: 10 out. 2020.

CORONA, A. P.; PEREIRA, L. D.; FERRITE, S.; ROSSI, A. G. Sequential verbal memory for three and four syllables in school children. **Pró-fono : revista de atualização científica**, v. 17, n. 1, p. 27–36, 2005.

CUMMING, Ruth; WILSON, Angela; GOSWAMI, Usha. Basic auditory processing and sensitivity to prosodic structure in children with specific language impairments: a new look at a perceptual hypothesis. **Frontiers in Psychology**, v. 6, n. July, p. 1–16, 2015. DOI: 10.3389/fpsyg.2015.00972. Acesso em: 28 out. 2020.

DREOSSI, R. C. F.; MOMENSOHN-SANTOS, T. O Ruído e sua interferência sobre estudantes em uma sala de aula: revisão de literatura. **Pró-Fono Revista de Atualização Científica**, v. 17, n. 2, p. 251–258, 2005.

ENGELMANN, L.; FERREIRA, M. I. D. da C. Auditory processing evaluation in children with learning difficulties. **Rev Soc Bras Fonoaudiol.**, v. 14, n. 1, p. 69–74, 2009.

ESCALDA, J.; LEMOS, S. M. A.; FRANÇA, C. C. Auditory processing and phonological awareness skills of five-year-old children with and without musical experience. **Jornal da Sociedade Brasileira de Fonoaudiologia**, v. 23, n. 3, p. 258–263, 2011. DOI: 10.1590/S2179-64912011000300012.

FEY, M. E. *et al.* Auditory Processing Disorder and Auditory/Language Interventions: An Evidence-Based Systematic Review. **Language, Speech, and Hearing Services in Schools**, v. 42, n. 3, p. 246–264, 2011. DOI: https://doi.org/10.1044/0161-1461(2010/10-0013).

FILGUEIRAS, R. **Treinamento de Sequência Auditiva**, 2017. Disponível em: https://apps.apple.com/br/app/treinamento-de-sequ%C3%AAncia-auditiva/id658460552. Acesso em: 10 out. 2020.

FRANÇA, M. P. *et al.* Aquisição da linguagem oral: Relação e risco para a linguagem escrita. **Arquivos de Neuro-Psiquiatria**, v. 62, n. 2 B, p. 469–472, 2004. DOI: 10.1590/s0004-282x2004000300017.

GOFFI-GOMEZ, M. V. S. **Goffitunes – Treinamento das Habilidades Auditivas:** aspectos temporais do sinal acústico. Carapicuíba: Pró-Fono, 2016.

GONÇALVES, F. A.; VIEIRA, M. R.; PEREIRA, L. D. Effect of auditory-motor training on auditory processing of school children. **Einstein (Sao Paulo, Brazil)**, v. 16, n. 4, p. 1–11, 2018. DOI: 10.31744/einstein_journal/2018AO4359.

HEIM, S. *et al.* Early gamma oscillations during rapid auditory processing in children with a language-learning impairment: Changes in neural mass activity after training. **Neuropsychologia**, *[S. l.]*, v. 51, n. 5, p. 990–1001, 2013. DOI: 10.1016/j.neuropsychologia.2013.01.011.

LAMMINEN, R. J.; HOULIHAN, D. A Brief Overview of Amblyaudia. **Health**, v. 07, n. 08, p. 927–933, 2015. DOI: 10.4236/health.2015.78110.

LOEB, D. F. *et al.* The Effects of Fast ForWord Language on the Phonemic Awareness and Reading Skills of School-Age Children With Language Impairments and Poor Reading Skills. **American Journal of Speech-Language Pathology**, v. 18, n. 4, p. 376–387, 2009. DOI: https://doi.org/10.1044/1058-0360(2009/08-0067).

MCARTHUR, G. M.; BISHOP, D. V. M. Which people with specific language impairment have auditory processing deficits? **Cognitive Neuropsychology**, v. 21, n. 1, p. 79–94, 2004. DOI: 10.1080/02643290342000087.

MCARTHUR, G. M. *et al.* Auditory processing deficits in children with reading and language impairments: Can they (and should they) be treated? **Cognition**, v. 107, n. 3, p. 946–977, 2008. DOI: 10.1016/j.cognition.2007.12.005.

MELO, Â. de *et al.* O uso de software no treinamento auditivo em crianças: revisão teórica. **Revista CEFAC**, v. 17, n. 6, p. 2025–2032, 2015. DOI: 10.1590/1982-0216201517611715.

MURPHY, C. F. B.; SCHOCHAT, E. Effect of nonlinguistic auditory training on phonological and reading skills. **Folia Phoniatrica et Logopaedica**, v. 63, n. 3, p. 147–153, 2011. DOI: 10.1159/000316327.

MURPHY, C. F. B.; SCHOCHAT, E. Effects of different types of auditory temporal training on language skills: A systematic review. **Clinics**, v. 68, n. 10, p. 1364–1370, 2013. DOI: 10.6061/clinics/2013(10)12.

NUNES, C. L.; PEREIRA, L. D.; CARVALHO, G. S. de. Scale of Auditory Behaviors e testes auditivos comportamentais para avaliação do processamento auditivo em crianças falantes do português europeu. **CoDAS**, v. 25, n. 3, p. 209–215, 2013. DOI: 10.1590/s2317-17822013000300004.

NUNES, C.; PEREIRA, L. D. Contribuição da Avaliação de Processamento Auditivo no estudo do desempenho académico. *In:* COLÓQUIO DE PSICOLOGIA E EDUCAÇÃO, 12., 2012. Lisboa. **Actas do** [...]. Lisboa, 2012. p. 681–694.

PEREIRA, L. D.; SCHOCHAT, E. **Processamento Auditivo Central: manual de avaliação**. São Paulo: Lovise, 1997.

PEREIRA, L. D. Sistema Auditivo e Desenvolvimento das Habilidades Auditivas. *In*: FERNANDES, F. D. M.; MENDES, B. C. A.; NAVAS, A. L. P. G. P. (org.). **Tratado de Fonoaudiologia**. 2. ed. São Paulo: Roca, 2009. p. 3–8.

PEREIRA, L. D. Avaliação do processamento auditivo central. *In*: FILHO, O. L. (org.). **NOVO TRATADO DE FONOAUDIOLOGIA**. 3. ed. Barueri: Manole, 2013. p. 179–196.

PEREIRA, L. D. Interrelação Processamento auditivo e linguagem. *In*: MARQUESAN, I. Q.; SILVA, H. J. da; TOME, M. C. (org.). **Tratado das Especialidades em Fonoaudiologia**. 1. ed. São Paulo: Roca, 2014. p. 861–866.

PEREIRA, L. D.; NAVAS, A. L. G. P.; SANTOS, M. T. M. dos. Processamento Auditivo: Uma abordagem de associação entre a audição e a linguagem. *In*: SANTOS, M. T. M. dos; NAVAS, A. L. G. P. (org.). **Distúrbios de leitura e escrita Teoria e Prática**. 1. ed. Barueri: Manole, 2004. p. 75–95.

PEREIRA, L. D.; SCHOCHAT, E. **Testes Auditivos Comportamentais para Avaliação do Processamento Auditivo Central**. 1. ed. Carapicuíba: Pró-Fono, 2011.

PETERS, M. A. C. **Efeito do treinamento auditivo nas habilidades auditivas de crianças com transtorno do desenvolvimento da fala e da linguagem.** Orientador: Liliane Desgualdo Pereira. 2018. 118 f. 1 v. Dissertação (Mestrado) – Curso de Ciências, Programa de Pós-Graduação em Distúrbios da Comunicação Humana, Universidade Federal de São Paulo – Escola Paulista de Medicina, São Paulo, 2018.

PHILLIPS, D. P. *et al.* Detection of silent intervals between noises activating different perceptual channels: Some properties of "central" auditory gap detection. **The Journal of the Acoustical Society of America**, v. 101, n. 6, 1997. DOI: https://doi.org/10.1121/1.419376.

POLANSKI, J. F. *et al.* Testes de processamento auditivo central em adultos. *In*: PINNA, F. R.; BEZERRA, R. F. P.; ABRAHÃO, M.; NETO, S. S. C. (org.). **PRO-ORL Programa de atualização otorrinolaringologia:** Ciclo 13. Sistema de educação Continuada a Distância, v. 2. Porto Alegre: Artmed Panamericana, 2019. p. 11–29.

PROBRAIN SOLUÇÕES NEUROTECNOLÓGICAS PARA SAÚDE E EDUCAÇÃO LTDA. **Afinando o Cérebro**. 2017. Disponível em: https://www.afinandocerebro.com.br/. Acesso em: 2 nov. 2020.

QUINTAS, V. G. *et al.* Processamento auditivo e consciência fonológica em crianças com aquisição de fala normal e desviante. **Pró-Fono Revista de Atualização Científica**, *[S. l.]*, v. 22, n. 4, p. 497–502, 2010. DOI: 10.1590/S0104-56872010000400023.

REZENDE, B. A.; LEMOS, S. M. A.; MEDEIROS, A. M. de. Temporal auditory aspects in children with poor school performance and associated factors. **Codas**, *[S. l.]*, v. 28, n. 3, p. 226–233, 2016. DOI: 10.1590/2317-1782/20162015170.

SANCHEZ, M. L.; ALVAREZ, A. **Duotraining – Treinamento Binaural/Dicótico.** CTS Play, 2012. Disponível em: https://www.ctsinformatica.com.br/fonoaudiologia/audioproc-auditivo/duotraining-treinamento-binauraldicotico. Acesso em: 10 out. 2020.

SANTOS, R. M. **Pedro na casa mal-assombrada – Desenvolvendo as habilidades auditivas.** CTS Play, 2006. Disponível em: https://www.ctsinformatica.com.br/fonoaudiologia/audioproc-auditivo/pedro-na-casa-mal-assombrada-desenvolvendo-as-habilidades-auditivas. Acesso em: 10 out. 2020.

SCHETTINI, R. C.; ROCHA, T. C. de M.; ALMEIDA, Z. L. D. M. **Exercícios para o Desenvolvimento de Habilidades do Processamento Auditivo**. 3. ed. Ribeirão Preto: Book Toy, 2011.

STEVENS, C. *et al.* Neural mechanisms of selective auditory attention are enhanced by computerized training: Electrophysiological evidence from language-impaired and typically developing children. **Brain Research**, v. 1205, p. 55–69, 2008. DOI: 10.1016/j.brainres.2007.10.108.

TEIXEIRA, B. S. **Efeito do treinamento auditivo em habilidades fonológicas de crianças com transtorno do desenvolvimento da fala e da linguagem**. Orientador: Liliane Desgualdo Pereira. 2018. 118 f. 1 v. Dissertação (Mestrado) – Curso de Ciências, Programa de Pós-Graduação em Distúrbios da Comunicação Humana, Universidade Federal de São Paulo – Escola Paulista de Medicina, São Paulo, 2018.

VIACELLI, S. N. A. *et al.* Percepção dos pais sobre os efeitos do treinamento auditivo acusticamente controlado em crianças. **Distúrbios da Comunicação**, v. 30, n. 3, p. 542–550, 2018. DOI: 10.23925/2176-2724.2018v30i3p-542-550.

VILELA, N. *et al.* Processamento temporal de crianças com transtorno fonológico submetidas ao treino auditivo: estudo piloto. **Jornal da Sociedade Brasileira de Fonoaudiologia**, v. 24, n. 1, p. 42–48, 2012. DOI: 10.1590/s2179-64912012000100008.

VOLPATTO, F. L. *et al.* Questionnaires and checklists for central auditory processing screening used in Brazil: a systematic review. **Brazilian Journal of Otorhinolaryngology**, v. 85, n. 1, p. 99–110, 2019. DOI: 10.1016/j.bjorl.2018.05.003.

WEIHING, J.; CHERMAK, G. D.; MUSIEK, F. E. Auditory Training for Central Auditory Processing Disorder. **Seminars in Hearing**, v. 36, n. 4, p. 199–215, 2015. DOI: 10.1055/s-0035-1564458.

WHITE-SCHWOCH, T. *et al.* Auditory processing in noise: A preschool biomarker for literacy. **PLoS Biology**, v. 13, n. 7, p. 1–12, 2015. DOI: 10.1371/journal.pbio.1002196.

WHITTON, J. P.; POLLEY, D. B. Evaluating the perceptual and pathophysiological consequences of auditory deprivation in early postnatal life: A comparison of basic and clinical studies. **JARO - Journal of the Association for Research in Otolaryngology**, v. 12, n. 5, p. 535–546, 2011. DOI: 10.1007/s10162-011-0271-6.

YLINEN, S.; KUJALA, T. Neuroscience illuminating the influence of auditory or phonological intervention on language-related deficits. **Frontiers in Psychology**,v. 6, n. FEB, p. 1–14, 2015. DOI: 10.3389/fpsyg.2015.00137.

CAPÍTULO 31

Neurociência e Psicolinguística aplicadas à Fonoaudiologia Educacional para a alfabetização

Rita de Cássia Duarte Leite
Ângela Maria Vieira Pinheiro
Leonor Scliar-Cabral

Aprendizagem da leitura

Ler é, precisamente, transformar uma palavra impressa em sua pronúncia e em seu significado, ou seja, a capacidade de reconhecimento da palavra e seu acesso na memória (EHRI, 2005). Acrescentemos a essa definição, que a leitura não se restringe ao reconhecimento da palavra e seu acesso na memória, pois lhe segue a construção do sentido novo, dependente do cruzamento das informações textuais já colhidas com conhecimentos prévios acionados das várias memórias. Tal sentido novo se coordena ou subordina ao de outra(s) palavra(s) que constituem as frases nominais, verbais e prepositivas, das quais resultam os sentidos composicionais frasais respectivos, os quais, por seu turno, se articulam para o surgimento do sentido composicional de uma ou mais orações (microestruturas), a depender se o período (sentença) for simples ou composto. Articulam-se, então, os sentidos construídos dos vários períodos, chegando-se ao propósito final do ato de ler que é a compreensão textual.

A intervenção de modo sistemático e explícito é fundamental na aprendizagem da leitura; pois, diferentemente da linguagem oral, adquirida naturalmente, bastando a criança, sem comprometimos periféricos ou centrais maiores, estar exposta ao ambiente linguístico, a aprendizagem da língua escrita demanda ensino e diversas novas conexões neuronais que precisam ser estabelecidas (GOUGH; TUNMER, 1986; SIM-SIM, 2009; SCLIAR-CABRAL, 2013). No entanto, espera-se que as crianças, aos seis anos de idade, ao entrarem no Ensino Fundamental, tenham as habilidades linguísticas orais desenvolvidas, pois o aprendizado de leitura basear-se-á nelas.

Para muitos autores (por exemplo, LONIGAN, 2015), as habilidades de leitura podem ser divididas em dois grandes domínios: o reconhecimento da palavra impressa (competências relacionadas ao código escrito) e a compreensão (competências relacionadas ao significado), que vão ao encontro do modelo simples de leitura (VSL) de Gough; Tunmer (1986) pelo qual a compreensão leitora é o produto dos domínios cognitivos de decodificação e de compreensão linguística. Para os autores, *decodificar* é reconhecer com precisão (acurácia) e rapidez (velocidade) as palavras impressas, convertendo os grafemas em fonemas, chegando-se assim ao significado da palavra. Já a *compreensão linguística* (em inglês: *language comprehension*) é definida como a habilidade de extrair e construir o significado literal e inferencial do discurso oral, ou seja, a compreensão da linguagem oral. Destaca-se que qualquer déficit em um dos dois domínios – decodificação ou compreensão da linguagem oral – levará o leitor a apresentar limitações na recuperação do significado do texto.

O estudo de Kendeou, Savage e Brock (2009) mostra que a VSL é um modelo de leitura com implicação educacional direta, justamente por fornecer evidências científicas que orientam práticas pedagógicas baseadas na decodificação e na compreensão da linguagem oral durante o processo de alfabetização. Porém, o professor deve entender claramente o que cada um desses domínios representa para integrá-los ao currículo escolar e ensinar adequadamente o aluno a decodificar e a fortalecer sua compreensão oral e, nos casos de privação ambiental, estimular o desenvolvimento dessa habilidade. Esse estudo, bem como outros (LONIGAN; BURGESS; JASON, 2000; PRESSLEY *et al.*, 2009), determina a importância da compreensão da linguagem oral no processo de compreensão da leitura. Nesse sentido, o professor deve entender que o processo de alfabetização demanda práticas pedagógicas que vão além da decodificação, pois devem incluir, também, atividades de reforçamento, estímulo e aprimoramento da compreensão da linguagem oral.

Apesar da VSL ser uma teoria de base para a explicação da leitura, deve-se considerar algumas questões, vistos os apontamentos da psicolinguística e da neurociência para a aprendizagem da leitura. Os autores da VSL negligenciam a complexidade da compreensão textual escrita decorrente da ruptura espaço-temporal na relação comunicativa redator-leitor e enfatizam apenas a importância da compreensão da linguagem oral no processo de compreensão da leitura. Os modelos acima mencionados também pecam pelo reducionismo da dicotomia decodificação/compreensão linguística no processamento da leitura, esquecendo-se da especificidade do primeiro passo:

> [...] **o reconhecimento de quais, quantos e como se combinam os traços invariantes que constituem cada letra.** A neurociência da leitura já comprovou experimentalmente que os neurônios da leitura, situados na área occipital-temporal ventral esquerda **não foram programados** para reconhecer as diferenças de direção de tais traços como, por exemplo, a diferença entre **b/d**; isto precisa ser sistematicamente ensinado e é o primeiro **componente essencial**: a criança não cai de paraquedas no desenvolvimento da consciência fonêmica, sem passar pelo reconhecimento dos grafemas, os quais, no português brasileiro escrito, são realizados por uma ou duas letras, as quais precisam ser reconhecidas, conforme já mencionei acima. O português escrito adota o alfabeto latino, assim como o inglês, o francês ou o italiano. O **reconhecimento de quais, quantos e como se combinam os traços invariantes que constituem cada letra** independe da língua falada, dos valores dos grafemas ou da consciência fonêmica, mas é um passo necessário para se chegar ao **grafema**, esse, sim, totalmente vinculado à consciência fonêmica, pois o grafema representa na escrita o fonema. Assim, na palavra **barra,** temos 5 letras **(b, a, r, r, a)**, 4 grafemas **(b, a, rr, a)** e 4 fonemas **(/b/, /a/, /R/, /a/)** (SCLIAR-CABRAL, 2019, p. 279, grifo nosso).

Este capítulo debruçar-se-á sobre um dos domínios da VSL, a decodificação, domínio que possibilita à criança compreender o princípio alfabético subjacente ao sistema da língua escrita. Sem deixar de considerar que para muitos autores, a automatização do processo de conversão grafema-fonema é apenas um passo, apesar de necessário, para o processamento da leitura, tendo como objetivo final a compreensão e a interpretação textual.

Fases de desenvolvimento da leitura

Pinheiro e Scliar-Cabral (2017) apresentam as fases de desenvolvimento da leitura de acordo com as teorias clássicas (SEYMOUR; MAcGREGOR, 1984; FRITH, 1985; EHRI, 2005), porém no que se refere à fase ortográfica, há um diferencial. As autoras pontuam aspectos do desenvolvimento da leitura específicos para as línguas com ortografias transparentes como o português brasileiro (Quadro 1).

Quadro 1 – Fases do desenvolvimento da leitura e suas principais características

Fases do desenvolvimento da leitura	Características
Fase logográfica	• Típica de crianças iniciantes na pré-escola. • A leitura é realizada pelo reconhecimento de pistas visuais destacadas na palavra ou na imagem junto a ela, por exemplo: • Na imagem desse achocolatado, a palavra "Toddy" tem a letra "t" maior que as demais e existe um sombreado em volta da palavra. 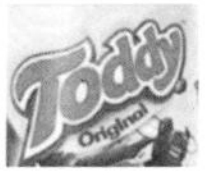 • Na imagem dessa rede de sanduíches, a letra "m" é a pista visual para a palavra a ser reconhecida. 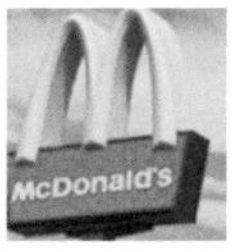 • As palavras são tratadas como desenhos ou fotos e não como uma sequência de letras, apesar de o aprendiz já identificar letras iniciais ou destacadas na palavra.
Fase alfabética	• Presente em crianças no final da pré-escola e início do 1.º ano do Ensino Fundamental, devido ao início da aprendizagem dos grafemas com associação aos seus fonemas. • Dois pré-requisitos são necessários para atingir a fase alfabética plena: a consciência de que as palavras podem ser divididas em unidades menores (fonemas) – consciência fonêmica[19] e a compreensão do princípio alfabético, que diz respeito ao entendimento da correspondência grafemas-fonemas. O aprendiz deve segmentar a palavra nos grafemas que a compõem – <v> <e> <l> <a>, converter cada grafema no seu fonema correspondente – /v/ /Ɛ/ /l/ /a/, e, por último, realizar a fusão dos fonemas para ler a palavra "vela. • A decodificação fonológica garantirá uma leitura mais precisa, facilitando a leitura de palavras de baixa ou alta frequência e palavras desconhecidas.

[19] "Consciência fonológica: conhecimento consciente que se tem sobre os fonemas, sobre as estruturas silábicas, sobre onde começam e terminam os vocábulos tônicos e átonos e sobre os padrões frasais de entoação. A consciência fonêmica é aprendida de forma sistemática com a alfabetização" (Scliar-Cabral, 2019)

Fases do desenvolvimento da leitura	Características
Fase ortográfica (conforme PINHEIRO E SCLIAR-CABRAL, 2017)	• Tende a ser utilizada por alunos inseridos no 3.º ano do Ensino Fundamental, quando encerram o então considerado Ciclo de Alfabetização. • Nas ortografias regulares (transparentes), o leitor hábil, por meio da decodificação de um pequeno número de grafemas, evoca rapidamente a representação fonológica da palavra, que é utilizada para o acesso de seu significado na memória semântica. • O acesso a essa memória, nas ortografias regulares, via representação ortográfica das palavras ocorre apenas para resolver ambiguidades e irregularidades da palavra escrita. • Nas ortografias opacas, ao contrário, essa última forma de acesso à significação das palavras (representação ortográfica) não sofre tais limitações e é a predominante, conforme as teorias clássicas do desenvolvimento da leitura e a neurociência (PAULESU et al, 2000). • Enquanto as representações fonológicas são registradas no léxico fonológico (dicionário mental que contém a base das palavras faladas, que aprendemos ao longo de nossas vidas), as representações ortográficas das palavras são registradas no léxico ortográfico (dicionário mental que contém a base das grafias, para todas as palavras que o leitor conhece).

Fonte: Elaborado pelas autoras com base na publicação de Pinheiro e Scliar-Cabral (2017).

Apropriação do sistema alfabético

Sem negligenciar que, simultaneamente, ao aprender o princípio alfabético de uma dada língua escrita, o aprendiz deve dominar quais, quantos e como se combinam os traços invariantes que diferenciam uma letra de outra, o Quadro 2 apresenta as três condições imprescindíveis para a aprendizagem da leitura no sistema alfabético de escrita (FLETCHER, *et al.*, 2009; MORAIS, 2014; MORAIS; LEITE; KOLINSKY, 2013; SCHUNEMANN, 2015; PINHEIRO; SCLIAR-CABRAL, 2017).

Quadro 2 – Condições para a aprendizagem da leitura no sistema alfabético de escrita.

Sistema alfabético de escrita: condição para a aprendizagem da leitura	Características
Compreender o princípio alfabético da língua	• Entender que as palavras escritas são formadas por grafemas, os quais representam os fonemas; • Aprender a segmentar a palavra escrita nos seus grafemas constituintes, associando-os ao respectivo fonema; • Estratégias explícitas no processo de alfabetização.
Aprender a decodificar os grafemas	• Estabelecer correspondência grafema-fonema, considerando os valores dos grafemas dependentes ou independentes do contexto grafêmico.
Construção do léxico fonológico e do léxico ortográfico dos radicais primários irregulares	• O léxico fonológico, formado no processo de desenvolvimento da linguagem oral, dará acesso às palavras na memória de longo prazo; • Aciona a significação básica no respectivo campo da memória semântica; • Formar as representações dos radicais primários irregulares escritos, para que sejam arquivados na memória de longo prazo, o que propiciará o reconhecimento automático das palavras deles derivadas.

Fonte: Elaborado pelas autoras com base na publicação de Fletcher, *et al.* (2009); Morais, (2014); Morais; Leite; Kolinsky (2013); Schunemann (2015); Pinheiro; Scliar-Cabral (2017).

Diante do conhecimento das fases do desenvolvimento da leitura e das condições para a aprendizagem da leitura no sistema alfabético de escrita, pode-se pensar em estratégias de leitura que estejam adequadas para o nível de leitura em o que o aprendiz se encontra.

Aprendizagem da leitura: avanços da Neurociência e da Psicolinguística

Acima discorremos um pouco sobre a Psicolinguística, destacando a necessidade de se compreender o princípio alfabético da Língua Portuguesa e de como inseri-lo, explicitamente e sistematicamente, no processo de alfabetização, o que levará o aluno entender a relação entre grafema-fonema e a estrutura sonora das palavras. Quanto à Neurociência, entendemos a sua importância, pois ela apresenta os conhecimentos sobre o funcionamento do cérebro para a aprendizagem das habilidades de leitura, como, por exemplo, o conceito de reciclagem neuronal, que proporciona a reorientação dos neurônios para novas aprendizagens (DEHAENE, 2012). Estas descobertas indicam a direção para o ensino/aprendizagem da leitura e afetam as metodologias empregadas atualmente nas escolas.

Estudos, como os de Dehaene (2013), apontam que durante a leitura, os sinais luminosos são processados na área de entrada visual primária, na região occipital e, em seguida, na região occipitotemporal ventral esquerda,[20] local em que as palavras impressas são reconhecidas. Destaca-se que, até o processo de alfabetização, as imagens visuais são processadas simetricamente, independentemente do ângulo da visão, sem que a direção dos traços para esquerda ou para direita, para cima ou para baixo seja diferenciada, já que os neurônios da visão têm a função de reconhecer formas, objetos e faces, simetrizando a informação. Assim, durante a aprendizagem da leitura, os neurônios da visão precisam aprender uma nova função, o reconhecimento dos traços invariantes das letras, fenômeno que Dehaene chama de reciclagem neuronal.

O reconhecimento dos traços invariantes das letras diz respeito à identificação de uma letra seja a posição que ela ocupa na palavra (uva/rua/cru), o tamanho e o tipo da fonte (A/a, m/M, f/F/f) ou a percepção de diferenças sutis das letras em espelho (b/d, p/b, p/q). Após o reconhecimento dos traços invariantes das letras, o aprendiz deve reconhecer o grafema, atribuindo-lhe valor (fonema), o reconhecimento prossegue, agora para a(s) sílaba(s) e continua até chegar ao reconhecimento da palavra (DEHAENE, 2012, 2013).

Resultados de estudos de Dehaene (2012) reforçam a reciclagem neuronal: i) a fase chamada de espelhamento das letras e números no início da alfabetização é transitória e se dá por causa da simetrização dos traços invariantes dos objetos pelos neurônios da visão, sendo que o aluno irá processar as letras e os números como processa os demais objetos e imagens, porém, esse evento ocorrerá até o momento em que o aluno aprender a reconhecer as diferenças de direção dos traços invariantes da letras e que as distinções entre para a esquerda e direita, para cima e para baixo dos traços das letras espelhadas (por exemplo, b/d, p/q; b/p) determinam letras diferentes, cada uma delas realizando grafemas distintos, com implicações sobre mudanças de significado.

[20] "Caixa das letras" (DEHAENE, 2012).

A reciclagem neuronal que propicia o reconhecimento das pequenas diferenças entre os traços invariantes das letras, promovendo a primeira etapa da leitura, rumo à decodificação automatizada, constitui a maior contribuição da Neurociência aplicada à aprendizagem da leitura. Scliar-Cabral (2013) reforça que os métodos de alfabetização devem, portanto, incorporar tais avanços para se ensinar as crianças a assimetrizarem[21], ou seja, desenvolverem a capacidade de reconhecer os traços invariantes das letras, automatizando tal reconhecimento. Para isso, devem-se utilizar estratégias multissensoriais, como por exemplo, traçar a letra com o dedo (reciclagem neuronal) enquanto emite o som que realiza o fonema, representado pelo respectivo grafema (consciência fonêmica), dentro da palavra.

Dehaene (2012, 2013) destaca que duas vias podem ser tomadas após o reconhecimento da palavra escrita na "caixa das letras" (Quadro 3).

Quadro 3 – Vias de leitura e suas características

Vias de leitura	Características
Da palavra escrita aos fonemas	• Há a necessidade da consciência fonêmica; • Relação grafemas-fonemas para que, ao deparar-se com a palavra escrita, ela seja decomposta (p. ex., "lua" = /l/ /u/ /a/); • Assim, quando o leitor se deparar com palavras regulares (p. ex., fila, luva e outras), os grafemas serão associados aos seus respectivos fonemas e à forma fonológica da palavra, na região temporal (responsável pelo processamento do sinal acústico da fala).
Da palavra escrita ao significado	• ao ler palavras em que constam grafemas irregulares, sem valores previsíveis (p. ex., máximo, fixo, lixo e outras), o acesso é direto ao léxico fonológico para chegar ao seu significado, na memória semântica. • A palavra poderá ser decomposta em morfemas para facilitar seu reconhecimento.

Fonte: Quadro organizado pelas autoras com base na publicação de Dehaene (2012, 2013).

Nessa via da palavra escrita ao significado, Pinheiro e Scliar-Cabral (2017) complementam que quando a palavra não é conhecida, o contexto em que ela estiver inserida ajudará o leitor na busca de seu significado por meio de informações retiradas do texto, das palavras vizinhas, além de seu conhecimento prévio a respeito do assunto. Os métodos de alfabetização precisam, então, levar a criança a entender que, na leitura, a cada grafema (alguns dependentes do contexto grafêmico, outros não) vão corresponder valores ou fonemas distintos, embora usando vocabulário adaptado ao seu nível. Para Scliar-Cabral (2008) e Pinheiro (2011), o português brasileiro tem transparência ortográfica na leitura, o que trará repercussão na aprendizagem da leitura, pois a decodificação com acurácia poderá ser alcançada mais rapidamente do que nas línguas opacas, dado reforçado por Dehaene (2013), o qual aponta que uma criança que está sendo alfabetizada na língua escrita alemã ou italiana aprenderá a ler em um ano, pois são línguas escritas transparentes, já as crianças alfabetizadas na língua escrita francesa, em um ano ainda

[21] Assimetrização é um termo utilizado pela autora do SSA, Scliar-Cabral em 2012, para designar a estratégia que levará a criança a reconhecer as diferenças de direção dos traços invariantes das letras (Scliar-Cabral, 2012).

cometerão 22% de erros e na língua inglesa, cometerão 67% na decodificação, pois ambas são línguas de ortografia opaca.

O fechamento da arquitetura cerebral da leitura se completa no acesso à pronúncia e à articulação das palavras com o reconhecimento dos traços fonéticos e dos fonemas na região temporal e dos esquemas fonoarticulatórios na região frontal (DEHAENE, 2012).

Essas evidências das redes neuronais da leitura puderam ser constatadas em um estudo experimental com três grupos distintos: dez analfabetos (nunca tinham frequentado escola), 22 ex-analfabetos (foram alfabetizados na idade adulta) e 31 sujeitos adultos alfabetizados na infância. As medidas da atividade cerebral foram realizadas através de imagem por ressonância magnética funcional. Verificou-se que, mesmo que a alfabetização tivesse ocorrido na infância ou na fase adulta, a aprendizagem da leitura trouxe mudanças cerebrais. Primeiramente, na região occipitotemporal ventral esquerda, na qual ocorreu o aumento de respostas na "caixa das letras" (reconhecimento visual das palavras) e o decréscimo do reconhecimento de rostos e imagens, que foi reorganizado no hemisfério direito. Em segundo lugar, nas áreas onde se processa a linguagem oral, pois todas as áreas foram ativadas por frases escritas. Ocorreu maior ativação na área fonológica (região temporal), levando a uma ativação *top-down* da ortografia para entradas da fala (representação fonológica da palavra escrita), nas áreas dos gestos motores e fonoarticulatórios (região frontal) e nas áreas de significado (região parietal) (DEHAENE *et al.*, 2010).

Scliar-Cabral (2010, 2013), com base nos achados na Neurociência, em especial em Dehaene (2012), expõe as três principais evidências científicas que têm implicações para a alfabetização (Figura 2).

Figura 2 – Principais evidências científicas da Neurociência para alfabetização

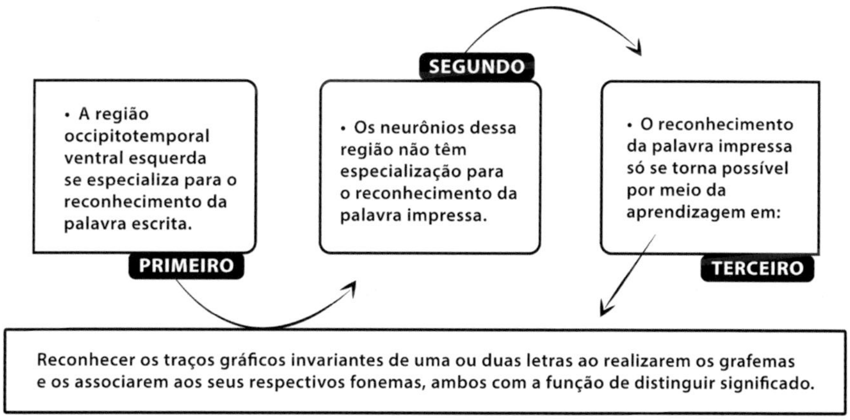

Fonte: Figura organizada pelas autoras com base na publicação de Scliar-Cabral (2010, 2013).

Scliar-Cabral (2013), agora com base na Psicolinguística, aponta as principais dificuldades que o aprendiz deverá vencer durante a alfabetização. Como o sistema de escrita do português brasileiro é alfabético, para que ocorra o processo de associação entre o grafema e o seu respectivo fonema, o sujeito deverá desmembrar a sílaba. Surge então, a primeira dificuldade com a qual o alfabetizando terá que lidar, pois, até se alfabetizar, ele percebe a cadeia da fala como um contínuo, sem pausas entre as palavras e nem percebem contrastes entre os sons que compõem a sílaba, pois percebem-na como indecomponível. Os músculos do aparelho fonador recebem comandos por unidades silábicas do cérebro, portanto, os gestos articulatórios, por causa da coarticulação, também estarão presentes na sua articulação.

Para exemplificar, ao pensarmos em emitir a primeira sílaba da palavra "bicicleta", podemos observar que nossos lábios se distendem, antes de produzi-la. Agora, se pensarmos a primeira sílaba da palavra "bolo", nossos lábios irão se projetar arredondados, antes de sua produção. O que aconteceu foi que, apesar de as duas palavras começarem com o fonema /b/, durante a programação motora da articulação dele, a vogal seguinte interfere, no fenômeno de coarticulação antecipada, no caso, na realização dos fonemas /i/ ou /o/, respectivamente. Esse processo de realização do fonema interdependente da coarticulação dificultará a percepção de que a sílaba se compõe de dois fonemas, além do fato de as consoantes oclusivas não poderem ser nem percebidas, nem produzidas isoladamente, o que interferirá no desmembramento da sílaba.

Considerando a dificuldade do alfabetizando em desmembrar a sílaba, vale lembrar que o domínio da consciência fonêmica o ajudará a vencer a dificuldade em segmentar a sílaba, porém o desenvolvimento dessa competência dependerá do domínio gradativo do sistema alfabético da língua. Outra consideração a se fazer é a de que os fonemas oclusivos não podem ser produzidos isoladamente, conforme já mencionado, portanto, não poderão ser extraídos das sílabas das quais fizerem parte nas palavras.

A autora assinala três fatores que aumentam a dificuldade do aprendiz na alfabetização: i) os vocábulos átonos vêm "grudados" no vocábulo seguinte; ii) os vocábulos átonos não têm contrapartida referencial concreta, pois são morfemas com significação puramente gramatical e, iii) o sândi ou juntura fechada externa. Os vocábulos átonos são aqueles sem acento de intensidade na cadeia da fala, geralmente são monossílabos e pertencem às classes gramaticais como os artigos, a maioria dos pronomes, das preposições e das conjunções. Desta forma, os vocábulos átonos tendem a se apoiar nos substantivos, verbos, adjetivos e advérbios, os quais possuem uma sílaba com acento de intensidade mais forte. O fato de o vocábulo átono não se referir a um referencial concreto e ter uma significação puramente gramatical leva o alfabetizando a ter dificuldade em percebê-lo separado das palavras com acento de intensidade. O sândi ou juntura fechada externa acontece quando um vocábulo átono termina por uma consoante e o próximo começa por uma vogal (por + isto = po.ris.to), ou quando o fonema final do vocábulo átono for igual ao fonema inicial do vocábulo seguinte (como em os + sonhos = o.sso.nhos), ou quando o vocábulo átono termina pela vogal átona /a/ e o seguinte inicia por vogal átona (para + estudar = pa.ris.tu.dar): as fronteiras entre as palavras se tornam opacas. Portanto, tanto a percepção dos vocábulos átonos como o sândi ou juntura fechada externa deverão ser trabalhados na alfabetização.

Por último, destaca-se a dificuldade do alfabetizando em reconhecer os traços que diferenciam as letras, desde os traços mais básicos como as retas e as curvas (p. ex., posição da reta em E ou V, temos retas verticais, horizontais e inclinadas, ou o tamanho da reta em F, H ou L, as retas horizontais tendem a ser maiores do que as retas verticais). Existe também a dificuldade em lidar com as diferenças numéricas como entre E/F, pois a única diferença é o fato do E ter um traço horizontal a mais do que o F. Outra dificuldade é perceber a direção para a direita ou a esquerda, ou para cima e para baixo, o que leva ao espelhamento e é a maior dificuldade no reconhecimento das letras, como em b/d, p/q, n/u, d/q, b/p, M/W (SCLIAR-CABRAL, 2013). Por isso, a importância de estratégias multissensorias para o reconhecimento dos traços invariantes das letras. Dehaene (2011) indica os princípios para o ensino da leitura (Quadro 4).

Quadro 4 – Princípios para o ensino da leitura e estratégias para desenvolvê-los

PRINCÍPIOS	COMO FAZER
Ensino explícito do código alfabético	Correspondência grafema-fonema; Ensinar como as letras ou os grafemas podem se combinar no sistema de escrita: como a letra <l> em "lata", "alto" ou fazendo parte do dígrafo <lh> em "alho". A mobilidade das letras pode ser estimulada por meio do alfabeto móvel; As correspondências espaço-temporais: leitura/escrita da esquerda para a direita, a discriminação das letras em espelho como o b/d, p/q.
Progressão racional dos grafemas e das sílabas	De acordo com Scliar-Cabral (2018), os grafemas devem ser ensinados um por um, seguindo uma complexidade crescente: i) simplicidade dos traços das letras; ii) o grafema poder representar um fonema cuja produção possa ser articulada isoladamente, quando isso não for possível, como as consoantes oclusivas /p, b, t, d, k. g/, elas devem ser introduzidas em sílabas, começando pelo T e t, dada a dificuldade em espelhamento do **b** e **d**, **p** e **b**, os grafemas <k> e <g> têm seus valores determinados pelo contexto grafêmico, portanto são ensinados mais tarde; ii) considerar a relação biunívoca grafema-fonema, um grafema representa sempre o mesmo fonema e um fonema é representado sempre pelo mesmo grafema, por exemplo o <v> → /v/; diferentemente do <s>, que pode ter valores como /s/ em *sapo*, e como /z/ em *casa*; iii) evitar que o fonema representado pelo grafema apresente variantes determinadas pelo contexto fonético como em /d/ e /t/ antes de /i/, que são produzidos como /t⊠i/ e /d⊠i/, ou como é o caso do fonema /R/ que sofre variações sociolinguísticas.
Progressão racional dos grafemas e das sílabas	As sílabas devem ser introduzidas partindo daquelas mais simples para as mais complexas (sílabas com estrutura consoante-vogal devem ser introduzidas antes das estruturas silábicas consoante-vogal-consoante): consoante-vogal e vogal-consoante antes de consoante-vogal-consoante e consoante-consoante-vogal, por exemplo.
Aprendiz ativo na aprendizagem da leitura e da escrita	A exploração ativa das letras, por meio de estratégias sensoriais, facilita o aprendizado da leitura; Utilizar recursos como a composição de palavras com fichas móveis.
Transferência do conhecimento explícito para o implícito	No aprendizado inicial da leitura, o aprendiz irá reter as correspondências grafemas-fonemas sob regras explícitas, aplicando seu conhecimento por meio da mediação fonológica; Seguindo o ensino, a decodificação ficará cada vez mais automática, com base nos seus conhecimentos implícitos.
Determinar racionalmente os exemplos e os exercícios a serem dados ao aprendiz	Para facilitar o aprendizado das regras do princípio alfabético da língua, devem-se escolher cuidadosamente as palavras que serão apresentadas para a leitura; Priorizar palavras em que a correspondência grafema-fonema já tenha sido ensinada; Sistematizar o uso das regras com tarefas.
Aprendiz engajado ativamente com atenção e prazer no processo de aprendizagem	O aprendiz deve estar ativo e atento ao seu processo de aprendizagem. Suas respostas, certas ou erradas, devem receber retorno o mais breve possível; Levar o aprendiz a ter atenção orientada em direção ao esperado, seja na leitura ou na escrita; Não deixar de recompensar os esforços do aprendiz em sua progressão.
Adaptar as atividades ao nível de aprendizagem da criança	Deve-se estar atento à fase de desenvolvimento da leitura em que o aprendiz se encontra a fim de selecionar tarefas que o farão avançar em suas estratégias de leitura; Pode-se trabalhar por grupos de crianças de acordo com o nível de leitura em que se encontram.

Fonte: Elaborado pelas autoras com base na publicação de Dehaene (2011).

Para finalizar, reforça-se que na aprendizagem da leitura há uma relação entre o sistema visual, com a especialização dos neurônios da visão, e o sistema já existente para a linguagem verbal oral. Assim, ler consiste em estabelecer uma ponte entre a visão (representação visual das palavras escritas) e a linguagem verbal oral que utiliza os fonemas, o léxico fonológico, a sintaxe e a memória semântica da língua que a criança adquiriu.

Referências

DEHAENE, S. *et al.* How learning to read changes the cortical networks for vision and language. **Science**, v. 330, n. 6009, p. 1359-1364, 2010. Disponível em: https://sciencesciencemagorg.ez27.periodicos.capes.gov.br/content/sci/330/6009/1359.full.pdf. Acesso em: 23 set. 2018.

DEHAENE, S. **Apprendre à lire**: des sciences cognitives à la salle de classe. Paris: Odile Jacob, 2011.

DEHAENE, S. **Os Neurônios da Leitura**: como a ciência explica a nossa capacidade de ler. Tradução de Leonor Scliar Cabral. Porto Alegre: Penso, 2012.

DEHAENE, S. A aprendizagem da leitura modifica as redes corticais da visão e da linguagem verbal. **Letras de Hoje**, v. 48, n. 1, p. 148-152, 2013. Disponível em: http://revistaseletronicas.pucrs.br/scientiamedica/ojs/index.php/fale/article/viewFile/12113/8892. Acesso em: 10 nov. 2018.

EHRI, L. C. Learning to Read Words: Theory, Findings, and Issues. **Scientific Studies of Reading**, v. 9, n. 2, p.167-188, 2005. Disponível em: https://mimtsstac.org/sites/default/files/Documents/Presentations/AnitaArcherWorkshops/January2014/LearningtoReadWords.pdf. Acesso em: 10 nov. 2018.

FLETCHER, J. M. *et al.* **Transtornos de aprendizagem**: da identificação à intervenção. Porto Alegre: Artmed Editora. 2009.

FRITH, U. Beneath the surface of developmental dyslexia. *In*: PATTERSON, K., MARSHALL, J.; COLTHEART, M. (ed.), **Surface Dyslexia, Neuropsychological and Cognitive Studies of Phonological Reading**. London: Erlbaum, 1985. p. 301-330.

GOUGH, P. B.; TUNMER, W. E. Decoding, Reading, and Reading Disability. **Remedial and Special Education**, v. 7, n. 1, p. 6-10, 1986. Disponível em: http://citeseerx.ist.psu.edu/viewdoc/download?doi=10.1.1.905.7606&rep=rep1&type=pdf. Acesso em: 02 fev. 2017.

KENDEOU, P.; SAVAGE, R.; BROEK, P. V. D. Revisiting the simple view of reading. **British Journal of Educational Psychology**, v. 79, n. 2, p. 353-370. 2009. Disponível em: https://onlinelibrary wiley.ez27.periodicos.capes.gov.br/doi/full/10.1348/978185408X369020. Acesso em: 10 nov. 2018.

LONIGAN, C. J. Literacy Development. *In*: LERNER, R. M.; LIBEN, L. S.; MULLER, U. **Handbook of child psychology and developmental science**, Cognitive Processes. New York: Wiley, 2015. p. 763-798.

LONIGAN, C. J.; BURGESS, S. R.; ANTHONY, J. L. Development of emergent literacy and early reading skills in preschool children: Evidence from a latent-variable longitudinal study. **Developmental Psychology**, v. 36, n. 5, p. 596-613, 2000. Disponível em: https://www.researchgate.net/publication/12344851_Development_of_Emergent_Literacy_and_Early_Reading_Skills_in_Preschool_Children_Evidence_From_a_Latent-Variable_Longitudinal_Study. Acesso em: 02 jan. 2015.

MORAIS, J. **Alfabetizar para a democracia**. Porto Alegre: Penso, 2014.

MORAIS, J., LEITE, I.; KOLINSKY, R. Entre a pré-leitura e a leitura hábil: condições e patamares da aprendizagem. *In:* MALUF, M. R.; CARDOSO-MARTINS, C. **Alfabetização no século XXI.** Porto Alegre: Editora Penso, 2013. p. 17-47.

PAULESU, E. *et al.* A cultural effect on brain function. **Nat. Neurosci.**, v. 3, n. 1, p. 91-96, jan. 2000. Disponível em: https://www.nature.com/articles/nn0100_91. Acesso em: 02 jan. 2015.

PINHEIRO, A. M. V. Transparência ortográfica e o efeito de retroalimentação fonológico grafêmica: implicações para a construção de provas de reconhecimento de palavras. *In*: ALVES, L. M., CAPELLINI, S. MOUSINHO, R. **Dislexia**: Novos temas, novas perspectivas. Rio de Janeiro: Editora Wak, 2011. p.131-151.

PINHEIRO, A. M. V.; SCLIAR-CABRAL, L. Aprendizagem e desenvolvimento da leitura. *In:* PINHEIRO, A. M. V.; SCLIAR-CABRAL, L. **Dislexia**: Causas e Consequências. Belo Horizonte: Editora UFMG, 2017. p. 31-49.

PRESSLEY, M. *et al.* A Study of Effective First-Grade Literacy Instruction. **Scientific Studies of Reading**, v. 5, n.1, p. 35-58, 2009. Disponível em: https://www.tandfonline.com/doi/abs/10.1207/S1532799XSSR0501_2. Acesso em: 02 jan. 2015.

SCHUNEMANN, C. E. **A Relação entre Consciência Fonêmica e Fluência da Leitura**. Orientador: Augusto Buchweitz. 2015. 162 f. Dissertação (Mestrado em Linguística) – Faculdade de Letras da Pontifícia, Universidade Católica do Rio Grande do Sul, Rio Grande do Sul, 2015.

SCLIAR-CABRAL, L. Processamento bottom-up na leitura. **Veredas on-line**, p. 24-33, 2008. Disponível em: http://www.ufjf.br/revistaveredas/files/2009/12/artigo02.pdf. Acesso em: 20 mar. 2014.

SCLIAR-CABRAL, L. Evidências a favor da reciclagem neuronal para a alfabetização. **Letras Hoje**, v. 45, n. 3, p. 43-47, 2010. Disponível em: http://revistaseletronicas.pucrs.br/ojs/index.php/fale/article/viewFile/8119/5808. Acesso em: 09 mar. 2017.

SCLIAR-CABRAL, L. **Sistema Scliar de Alfabetização**: Fundamentos. Florianópolis: Editora Lili, 2013.

SCLIAR-CABRAL, L. Políticas públicas de alfabetização. **Ilha do Desterro**, v. 72, n. 3, p. 271-290, 2019. Disponível em: https://www.scielo.br/scielo.php?pid=S2175-80262019000300271&script=sci_arttext. Acesso em: 03 fev. 2020.

SEYMOUR, P. H. K.; MAcGREGOR, C. J. Developmental dyslexia: A cognitive experimental analysis of phonological, morphemic and visual impairments. **Cognitive Neuropsychology**, v. 1, p. 43-82, 1984. Disponível em: https://www.tandfonline.com/doi/abs/10.1080/02643298408252016. Acesso em: 02 jan. 2015.

SIM-SIM, L. **O Ensino da Leitura**: A Decifração Direção Geral de Inovação e de Desenvolvimento Curricular. Lisboa: Ministério da Educação, 2009. Disponível em: http://www.dge.mec.pt/sites/default/files/Basico/Documentos/ensino_leitura_decifracao.pdf. Acesso em: 05 dez. 2018.

CAPÍTULO 32

Fonoaudiologia Educacional e a formação de professores

Adriana de Souza Batista Kida
Andrea Bustos Ibarra
Cintia Montenegro

Documentos norteadores da atuação da Fonoaudiologia Educacional destacam a importância da interlocução entre a Fonoaudiologia e a Educação. A realidade educacional brasileira, os programas e políticas públicas, o princípio democrático da "Educação para Todos" que favorece o processo de inclusão, bem como o entendimento de que os processos voltados à promoção de saúde estão atrelados à qualidade de ensino são pontos comuns de atenção e de atuação de ambas as áreas, o que reforça a importância e a potencialidade da cooperação entre estas (CONSELHO FEDERAL DE FONOAUDIOLOGIA, 2015).

A atuação educacional da Fonoaudiologia visa contribuir para o pleno desenvolvimento e saúde da comunicação, essenciais por favorecerem diretamente o processo educativo da comunidade escolar. Para tanto, conhecimentos específicos relacionados à apropriação da leitura e da escrita, da linguagem (em suas diferentes formas de expressão), voz e audição devem estar a serviço de toda a Equipe Escolar favorecendo a adoção de boas práticas de Atenção Primária à Saúde e orientando, a partir de um conhecimento integrado entre as áreas, as práticas educacionais adotadas em sala de aula.

Dentre as inúmeras ações da Fonoaudiologia Educacional, estão as práticas diretamente relacionadas à atuação em sala de aula, como o suporte às atividades em sala regular e no Atendimento Educacional Especializado (AEE), de acordo com as diretrizes específicas vigentes do Ministério da Educação; a otimização do processo de alfabetização e letramento destacando as inter-relações dos processos de linguagem, audição, fala, leitura e escrita, bem como a realização de orientações para adoção de atividades de promoção da comunicação oral e escrita a serem desenvolvidas pelos educadores. Muitas dessas práticas envolvem a atuação em equipes técnicas escolares, nas quais o Fonoaudiólogo colabora diretamente na construção do planejamento educacional ou por meio da proposição de atividades de formação continuada para a equipe escolar, sempre orientadas pelo objetivo de potencializar a díade ensino-aprendizagem (CONSELHO FEDERAL DE FONOAUDIOLOGIA, 2010).

Nesse eixo de atuação, as práticas exigem do Fonoaudiólogo um olhar específico, que deve respeitar e basear-se no conhecimento das políticas públicas de educação vigentes, na análise da realidade da comunidade escolar a qual se destina sua ação, na compreensão da estrutura escolar em que estão lotados e no amplo respeito ao saber do professor. Para além desses requisitos, é preciso destacar que esse trabalho ganha um caráter de promoção e prevenção da saúde da comunicação humana, prática que distancia o fazer do Fonoaudiólogo Educacional daquele realizado na atuação clínica.

Para que exerça bem esse papel, portanto, cabe relembrar a complementaridade entre Fonoaudiologia e Educação. Sob o ponto de vista da formação, o Fonoaudiólogo parte com seus conhecimentos sobre o desenvolvimento percepto-sensório-motor, linguístico e cognitivo e sua relação intrínseca com o aprender. A facilidade para identificação de fatores de risco para o desenvolvimento neuropsicomotor e da linguagem, o conhecimento quanto às formas de estimulação do aluno visando desenvolver suas habilidades ao máximo de seu potencial e, por fim, a compreensão sobre o modo como processam as informações e constroem conhecimento são exemplos de princípios que podem ser de muita utilidade para o fazer pedagógico.

Entretanto, esse saber aplicado à prática escolar só pode ser plenamente alcançado através de um intenso trabalho conjunto. Trabalho este que deve ser construído a partir do respeito ao saber do professor, na escuta ativa de suas descrições sobre os entraves que encontram em seu fazer e da observação de suas crenças sobre educação, fator importante para compreender como esses docentes guiam diretamente suas ações educacionais. Esses são alguns dos fatores que discutiremos a seguir: De que forma os saberes sobre os processos de ensino-aprendizagem mediados pelas habilidades linguísticas e cognitivas podem auxiliar a prática do Fonoaudiólogo escolar junto aos professores? Será que sabemos o suficiente sobre o auxílio necessário aos escolares durante os processos de ensino-aprendizagem a partir do prisma das evidências científicas? Quais desafios teremos de enfrentar, enquanto membros de equipes técnicas escolares, quando falamos em inovar e potencializar os processos de prática docente a partir do prisma da mudança da atuação em sala de aula?

Esses pontos serão aqui discutidos sob o ponto de vista das ações para a promoção das habilidades de leitura, como forma de ilustrar aspectos que devem ser relevantes e os entraves presentes na relação entre Fonoaudiologia Educacional e a formação de professores no contexto da formação continuada.

A formação de leitores e dos formadores de leitores: desenvolvimento da compreensão dos escolares e o papel de auxílio dos professores

Sabe-se que a formação do leitor é um processo de longo prazo. Um leitor competente precisa dominar essa tarefa considerada de alta complexidade. Sabemos que a leitura exige uma ação coordenada de inúmeros processos mentais de nível básico e superior. Além disso, também sabemos do grande desafio enfrentado pelo leitor aprendiz: iniciar esse percurso de aprendizado da leitura sem que muitos dos processos e habilidades linguísticas e cognitivas envolvidas nas competências de decodificação e compreensão leitora estejam completamente maduros, ou seja, enquanto ainda seguem seu ritmo próprio de aquisição e desenvolvimento do aprendizado. Esses aspectos tornam a formação leitora um enorme desafio.

O mapa do desenvolvimento da leitura, amplamente estudado a partir da perspectiva da *Simple View of Reading* (GOUGH; TUNMER, 1986), indica que a compreensão de leitura é explicada pelo domínio da compreensão oral e da decodificação, cujas relações se alteram ao longo da escolaridade (CATTS *et al.*, 2005; OAKHILL; CAIN, 2007; HOGAN *et al.*, 2014). Assim, entre o 2.º, 4.º e 8.º ano do Ensino Fundamental, os leitores põem em jogo cada vez mais as habilidades gerais de compreensão oral e reduzem progressivamente os efeitos da leitura de palavras sobre construção da compreensão leitora.

Para além desse processo, precisamos compreender que os próprios subcomponentes implicados na compreensão leitora seguem em desenvolvimento. A compreensão oral, por exemplo, segue seu curso de desenvolvimento a partir da própria experiência leitora. A linguagem oral, capacidade amplamente exigida no período pré-escolar, desenvolve a compreensão para lidar com uma baixa densidade sintática e alta redundância exigidas pela oralidade. Entretanto, o texto escrito exige do leitor maior capacidade para lidar com uma alta densidade sintática, maior dificuldade lexical e baixa redundância, o que exige a continuidade da maturação do conhecimento linguístico dos escolares (CATTS; KAHMI, 2005). Habilidades, como a competência retórica, estão em formação até os 12 a 13 anos de idade (SÁNCHEZ *et al.*, 2017).

Esses exemplos ilustram um aspecto importante: o leitor inicia o aprendizado da leitura sem que esteja totalmente preparado, do ponto de vista do desenvolvimento de habilidades, para realizar essa tarefa de modo autônomo. Além disso, o próprio curso da escolaridade exigirá que, enquanto desenvolve a compreensão leitora, o leitor já utilize a leitura como instrumento para construção do próprio aprendizado acadêmico (SÁNCHEZ *et al.*, 2010).

Por isso, a atuação dos professores deve considerar três aspectos centrais:

1) Os diferentes ritmos de desenvolvimento dos leitores em formação influenciarão a heterogeneidade no desempenho da compreensão leitora;
2) Frente ao de desenvolvimento das habilidades envolvidas na leitura, há necessidade de acompanhamento constante e deliberado por parte daqueles que intervêm nas experiências de treinamento desses leitores infantis. A aquisição dessas habilidades requer o próprio exercício de ler (CAIN; OAKHILL, 2011; PERFETTI; STAFURA, 2017; STANOVICH, 1993) e precisa que o leitor complete essa experiência com algum grau de sucesso (GRAESSER, 2007; SÁNCHEZ *et al.*, 2010);
3) Há necessidade de que apoios inicialmente oferecidos pelos professores passem a conduzir os leitores a experiências cada vez mais autônomas de regulação e de gerenciamento de seu próprio entendimento.

Em resumo, os processos cognitivos da leitura são condicionados pelas diferentes habilidades em jogo, com diferentes níveis de desenvolvimento, de acordo com a idade dos leitores em estudo. É um desafio, portanto, intervir no processo de acesso à leitura para sustentar os processos de alta demanda, essenciais para a leitura e a aprendizagem, especialmente na sala de aula e em idades muito jovens.

Investigações científicas mostram que os leitores principiantes (2.º ano) não possuem a automaticidade necessária para a leitura. A decodificação é responsável 0,76 da variância da compreensão leitora enquanto a compreensão oral representa 0,45 dessa variação (KIM, 2017). Logo, podemos destacar que no início da aprendizagem da leitura os recursos cognitivos e linguísticos estão todos voltados para o processamento de informações implicadas na decodificação, resultando em danos à compreensão do texto (SNYDER; DOWNEY, 1991; ZOCCOLOTTI *et al.*, 2016) que se mostra ainda superficial e fragmentada, fato que pode gerar baixa motivação leitora (CAIN; OAKHILL, 2011).

Nesse período da formação leitora das crianças, portanto, é preciso *ajudar* os leitores na execução dos processos de compreensão. *Ajudar a entender* é um processo de longo prazo, realizado por meio de práticas de leitura orientada ou conjunta nas quais um especialista orienta um iniciante na tarefa de ler e interpretar um texto. Nessa prática, professor e alunos têm um papel delimitado e o objetivo é garantir que o aluno atinja com sucesso a experiência de compreender o texto, construindo um modelo eficiente de como ler (SÁNCHEZ *et al.*, 2008). Além disso, essa forma de intervenção ensina a entender enquanto garante o acesso à informação transmitida pelos textos e, portanto, algo é aprendido com eles. É uma vantagem que atende também a necessidade de utilizar a leitura para aprender.

Todavia, cabe dizer que ajudar a entender efetivamente é algo mais sofisticado e complexo do que o que os professores implantam espontaneamente. Implica promover e facilitar, através de uma regulação externa, a transferência da regulação estabelecendo metas e induzindo os escolares a exercitar os processos de compreensão de modo sistemático (MILLER; ROLLNICK, 1991).

Evidências mostram que estratégias de planejamento de leitura bem estruturadas podem modificar a atitude dos escolares frente à leitura, facilitando a tarefa e promovendo a compreensão (SÁNCHEZ *et al.*, 2012).

Dentre as estratégias estão as ajudas verbais destinadas a: 1. Justificar a leitura, ativando conhecimentos prévios sobre o tema do texto e ajudando o leitor a detectar o problema abordado no texto que lerá; 2. Declarar o tema, auxiliando na circunscrição ao eixo conceitual do texto; 3. Ativar a meta, que busca declarar explicitamente o objetivo da leitura auxiliando o leitor na busca efetiva da compreensão sobre os aspectos essenciais do texto; 4. Estimular a desejabilidade e viabilidade como forma de motivar o leitor, engajando-o à leitura de modo ativo, gerando confiança na possibilidade de executá-la com sucesso; 5. Instruir quanto ao modo de atuar, ajudando o escolar na procura das melhores informações e no reconhecimento intuitivo da estrutura textual; 6. Ajudar a relembrar o objetivo de leitura estabelecido. Essas estratégias encontram amparo em evidências científicas que comprovam o favorecimento da atenção para informações relevantes (MC CRUDDEN *et al.*, 2005; MC CRUDDEN; SCHRAW, 2007), gerando recontos maiores do texto lido (MC CRUDDEN *et al.*, 2010), o favorecimento da compreensão de textos narrativos (CAIN; OAKHILL, 1999; SANDERS *et al.*, 1992; MILLIS; JUST, 1994) e expositivos (BUSTOS, 2009), moderação da atitude do leitor levando-o a um papel ativo (VAN DEN BROEK; HELDER, 2017), e por fim, aumento da motivação (RYAN; DECI, 2000; ECCLES; WIGFIELD, 2002).

Ainda que essas evidências estejam presentes na literatura, a forma de atuação do professor em sala de aula no momento de realização das ajudas a escolares iniciantes ainda não está tão clara. Se escolares em início do aprendizado da leitura têm seus esforços direcionados à tarefa de decodificar, bastaria que o professor oferecesse a ajuda de regulação da leitura para que esses escolares alcançassem melhores níveis de compreensão? Seria possível dispensar parte dessa atenção dada a processos básicos para o processamento de informações de alta ordem? Será que práticas complementares, como a leitura oral compartilhada, seriam essenciais para que a ajuda oferecida se mostre efetiva?

Para isso, Bustos *et al.* (2019a) investigaram o efeito da ajuda de planificação de leitura em três condições experimentais: (i) Grupo de escolares que realizaram leitura autônoma (n=100), (ii) Grupo de escolares que contaram apenas com a ajuda de planejamento oral (n=90); (iii) Grupo de escolares que contaram com a ajuda de planejamento oral e leitura oral coletiva do texto (n=90) de leitores em formação cursando o 3.º ano do Ensino Fundamental. O efeito dessas ajudas foi investigado para a compreensão de textos narrativos e expositivos.

Os resultados do estudo dos efeitos das ajudas sobre a compreensão de textos narrativos mostraram que os grupos experimentais não diferiram em termos de desempenho do grupo controle (F (2,7) = 1.431, p=0,305, n2=0,304). No entanto, pesquisas comparativas em grupo, realizadas com testes *post-hoc*, mostraram que o grupo que contou com ajuda de planejamento e leitura oral de textos respondeu melhor às questões abertas sobre o texto que os alunos que leram autonomamente. O estudo também indicou que as variáveis que predisseram o desempenho em compreensão de textos narrativos foram o tempo de leitura de palavras (β=-0,015, p=0,002★) e de pseudopalavras (β=0,008, p=0,041★), bem como a compreensão oral (β=0,085, p=0,012★).

Os achados de pesquisa permitem concluir que as crianças, diante de textos de estrutura mais conhecida (narrativa) e de temática familiar, têm favorecido seu entendimento autônomo do texto lido. Entretanto, o peso da decodificação (ainda em desenvolvimento devido à idade e a restrita experiência de leitura) não chega a interferir enormemente na compreensão leitora, ainda que a leitura compartilhada permita um apoio extra para o acesso à estrutura superficial do texto sem erros. Esse seria um provável efeito da liberação de recursos cognitivos para o uso de atividades de alta ordem cognitiva como a memória operacional e compreensão oral.

Os resultados do estudo dos efeitos das ajudas sobre a compreensão de textos expositivos mostraram que os grupos diferiram quanto ao desempenho em compreensão leitora (F (2,7)=6,081, p=0,030, n2=0,639), sendo que os testes *post-hoc* indicaram que ambas as estratégias de ajuda promoveram a compreensão quando comparados ao desempenho dos escolares do grupo controle (GE ajuda de planificação: 3,69 (2,39), GC: 3,24 (2,26); β=0,631, p=0,018★; GE ajuda de planificação e de leitura oral: 4,78 (2,53), β=1,785, p < 0,001★).

Ademais, segundo o estudo, o texto expositivo é extremamente demandante do ponto de vista cognitivo. As variáveis que predisseram o desempenho em compreensão de textos expositivos foram o acerto na leitura de palavras (β=-0,167, p=0,041★), tempo de leitura de palavras (β= - 0,030, p=0,002★), tempo de leitura de pseudopalavras (β=0,020, p=0,024★), raven (β=0,078, p=0,003★), vocabulário-WISC (β=0,068, p=0,002★) e compreensão oral (β=0,412, p< 0,001★).

Como aplicação direta das evidências obtidas na prática educacional, supõe-se que a leitura oral conjunta com ajuda regulatória de planificação seria a melhor estratégia a ser adotada ao início da instrução leitora, seja para textos narrativos ou expositivos.

Textos cognitivamente mais demandantes, cujo conteúdo tenha um papel de instrução acadêmica pelos alunos, necessariamente se beneficiam da ajuda conjugada para a decodificação (através da leitura oral conjunta) e para a compreensão leitora (ajudas de planificação). Isso garantiria o acesso ao sentido pleno do texto favorecendo o aprendizado do conteúdo pelo escolar.

Por sua vez, sabemos que é preciso transferir progressivamente o gerenciamento da compreensão leitora para o próprio aluno, a fim de que desenvolva autonomia na realização da leitura. Sob esse prisma, o experimento sugere que textos narrativos seriam os ideais para essa função, mantendo-se inicialmente a ajuda de planejamento oral da leitura na presença de leitura autônoma. Assim, o modelo de como atuar ativamente em prol da compreensão plena do texto vai se estruturando através de uma dinâmica eficiente e de sucesso, característica fundamental para o surgimento da proficiência leitora.

Esse panorama de evidências a respeito da atuação nos processos de ensino-aprendizagem da leitura são exemplos de como a ciência pode e deve colaborar com informações de qualidade capazes de modificar e potencializar as ações pedagógicas. É dever do Fonoaudiólogo Educacional utilizá-las como fundamento para a formação de professores, amparando-os na escolha das estratégias mais eficientes para o ensino mediado pela linguagem (seja ela oral ou escrita). Entretanto, será que basta formar professores a partir de boas informações científicas, tornando-os conscientes sobre os processos implicados no aprendizado infantil?

Investigações sobre a prática pedagógica em sala de aula em países de língua hispânica mostram que as ações formativas em leitura estão muito longe dos modelos de eficiência indicados pela ciência (BUSTOS *et al.*, 2017; ITURRA, 2015; SÁNCHEZ *et al.*, 2010). Entender os motivos pelos quais essa prática se estabelece e os desafios que encontramos quando se deseja renovar as práticas pedagógicas são essenciais para discussão da formação docente.

Desafios na formação docente: como auxiliar a mudança na prática com a leitura em sala de aula

Toda mudança implica dar espaço a um esforço consciente que exige uma análise de ação. Exige flexibilidade para adicionar, enriquecer ou modificar totalmente algo que já é realizado de modo automático. Sabe-se que quando essa mudança tem como motivação uma percepção ou conhecimento externos, pode-se esbarrar em algo ainda mais difícil: convicções. Mudar ou abandonar uma prática feita há anos, e sobre a qual se está profundamente convencido, exige muito mais esforço do que acionar velhos registros. Envolve revisar, discutir, contrastar, demonstrar e compartilhar objetivos. Mudar uma prática é aprender profundamente (BUSTOS, 2020).

Modificações sugeridas a partir de assessorias ou programas de capacitação devem estar conscientes desse processo e precisariam apoiar-se em amplas pesquisas de observação de práticas de ensino. Há inúmeras evidências de estudos no exterior que apontam que a forma como os professores costumam atuar está distante da práticas indicadas para introdução de experiências de leitura favoráveis ao desempenho da compreensão dos alunos (BUSTOS *et al.*, 2017; ITURRA, 2015; SÁNCHEZ *et al.*, 2010). Em outras palavras, diante desse conhecimento compartilhado pelos pesquisadores, o consenso também é muito amplo em relação à má implementação de ações formativas ideais nas salas de aula (SÁNCHEZ, 2016). Andreassen e Bråten (2011) mostram a presença escassa do uso de estratégias de compreensão do ensino em salas de aula norueguesas, apesar de incluídas no currículo nacional. Mesma avaliação é encontrada na Bélgica (DE CORTE, 2000; DE CORTE;VERSCHAFFEL;VAN DE VEN, 2001) e EUA, (PRESSLEY *et al.*, 2006).

A investigação das práticas de mais de 50 classes com professores chilenos buscou observar como as aulas eram organizadas e como leitura era distribuída com o objetivo de aprender o conteúdo (BUSTOS *et al.*, 2018); sobre o que o professor fala ao ler, quem é responsável pela tarefa de entender e como eles a realizam (BUSTOS *et al.*, 2017). Concluiu-se que muitas atividades de leitura são realizadas em sala de aula, nas quais os professores procuram boas maneiras de relacionar o novo (texto) com o que é conhecido pelas crianças e oferecem oportunidades para retrabalhar os erros. Entretanto, há práticas desencorajadoras. Depois de ouvir e fazer perguntas para disparar inferências, geralmente os professores invadem o discurso e concluem a elaboração. O mesmo ocorre quanto a erros repetidos de compreensão. Isso revela sua tendência de manter o controle, dizendo o que precisa ser feito, ao invés de dar espaço para a transferência do controle para o leitor em formação (ROGOF, 1993; BUSTOS *et al.*, 2019b). Mais importante é dizer que esses comportamentos estão presentes em diferentes níveis educacionais (3.º, 4.º, 5.º e 7.º), níveis de experiência (professores iniciantes ou especialistas) e diferentes redes (escolas municipais e subsidiadas). Mas, o que sustenta esse comportamento de professores vindos de níveis de experiência e contextos educacionais tão distintos?

Há um outro componente interessante a se considerar ainda: psicólogos que atuaram como assessores educacionais buscaram implementação uma modalidade de tutoria para professores a fim de melhorar a prática com crianças com dificuldades de aprendizagem. O estudo mostrou que, mesmo após o período de treinamento, as práticas pedagógicas foram novamente simplificadas com o passar do tempo. Ou seja, nem mesmo a formação teórica, bem como um período delimitado de tutoria têm força suficiente para modificar a prática docente (CIGA *et al.*, 2015).

A chave desse comportamento está no fato de que um profissional é moldado por diversas experiências. Parte deles advém do conhecimento teórico e que progressivamente se converte em "mapas de ação implícitos" (*scripts*) que constituem em formas implícitas de agir com a realidade, criando hábitos. Segundo BUSTOS (2020), "isso é uma parte essencial de seu conhecimento profissional que permanece no mundo dos implícitos". Descrever, portanto, os conhecimentos e concepções dos professores é um passo essencial para aprofundarmos no desafio que enfrentaremos. Bustos, Montenegro e Tellechea (2020) realizaram um estudo sobre crenças de professores em formação e em exercício da profissão sobre o valor dos processos regulatórios durante a realização de leituras conjuntas para aprender, com objetivo de aplicar posteriormente uma pesquisa instrucional. Os resultados afastaram-se de maneira relevante da teoria em relação às noções de necessidade de ajuda para entender e o valor da regulação de um professor com crianças de 8 anos. Essas evidências mostram dois pontos relevantes: 1) o desafio enfrentado por aqueles que desejam empreender inovação no entendimento e 2) que não o conhecer implica em embarcar em ações de longo prazo sem rumo.

Considerações Finais

Neste sentido, a formação de professores por meio de assessoria ou mesmos programas de capacitação docente devem considerar a complexidade desses aspectos. Se é necessário inovar, sempre adotando como paradigmas as melhores evidências científicas, é preciso saber que a mudança é algo difícil, que exige não apenas a expansão de conhecimento e a proposição de diferentes ideias ou práticas. Mudanças profundas devem nascer de um necessário processo construtivo de aprendizagem em que o professor deve participar de forma ativa e motivada, capaz de ativar a consciência sobre as práticas, sempre apoiada por processos de tutoria voltados a resolução de problemas e revisão de práticas através de um autoconhecimento de suas ações pedagógicas. Assim, assessores educacionais como os Fonoaudiólogos, devem ter consciência, portanto, de que se desejam agir como facilitadores na promoção de mudanças na prática de sala de aula devemos estar preparados para criar um processo de aprendizado prolongado no tempo, que deve requerer prática deliberada (definição de tarefas, objetivos, execução e monitoramento para definir novos objetivos) que mobilize compromisso do aprendiz (SÁNCHEZ; GARCÍA, 2015).

Nosso desafio, no Brasil, é ainda maior. É sabido que evidências sobre o papel dos substratos linguísticos e cognitivos implicados na leitura são amplamente conhecidos e pesquisados mundial e nacionalmente, oferecendo bons subsídios para a prática orientada. Entretanto, nosso desconhecimento sobre a realidade da prática docente é um entrave importante. As experiências internacionais mostraram de forma contundente que não bastam conhecimentos e boa vontade. É preciso descobrir as concepções que definem a prática com a leitura, o nível de conhecimento docente sobre diferentes práticas, a consciência que têm sobre suas ações formativas orientadas para a construção do leitor iniciante e, portanto, as necessidades de mudança na prática docente. Esse é um passo que os estudos nacionais devem seguir para subsidiar a construção de uma ação formativa orientada e com verdadeiro potencial de mudança.

Referências

ANDREASSEN, R.; BRÅTEN, I. Implementation and effects of explicit reading comprehension instruction in fifth-grade classrooms. **Learning and Instruction**, v. 21, n. 4, p. 520-537, 2011.

BUSTOS, A. **La competencia retórica y el aprendizaje de la Lengua Escrita.¿Se puede hablar de una competencia específica**. 2009. Tese (Doutorado) – Programa de Pós-Graduação em Psicologia da Educação, Universidad de Salamanca, Salamanca, 2009.

BUSTOS, A. *et al.* Leer para aprender: Cómo interactúan los profesores con sus alumnos en la educación primaria. **Ocnos: Revista de estudios sobre lectura**, v. 16, n. 1, p. 89-106, 2017.

BUSTOS, A. *et al.* Creando contextos de comprensión: Rol que adquieren los estudiantes en las instancias de lectura en la sala de clases. **Revista Educación Universidad de Costa Rica**, v. 42, n. 2, 2018.

BUSTOS, A. *et al.* ¿Cuánto beneficia la regulación oral durante la lectura? Un estudio experimental en 3.º educación de primaria. *In:* CONGRESO LATINOAMERICANO PARA EL DESARROLLO DE LA LECTURA Y ESCRITURA: "LEER Y ESCRIBIR PARA CONTRIBUIR AL MEJORAMIENTO DE LA CALIDAD Y EQUIDAD DE LA EDUCACIÓN EN AMÉRICA LATINA, 15., 2019, Lima. **Anais** [...]. Lima: CONLES, 2019a.

BUSTOS-IBARRA, A. V. *et al.* En las salas de primaria. Cómo se lee para aprender. **Revista ESPACIOS**, v. 40, n. 41, 2019b.

BUSTOS-IBARRA, A. V. **Horizontes y Propuestas para transformar el Sistema Educativo Chileno**. Santiago: Biblioteca del Congreso Nacional, 2020. Disponível em: https://www.bcn.cl/publicaciones/ediciones-bcn/detalle_libro?id=10221.1/78612.

BUSTOS-IBARRA, A. V; MONTENEGRO, C.; TELLECHEA, E. C. Cuando disfrazarse de oso no basta: creencias de estudiantes de Magisterio en Educación Primaria sobre el uso del conocimiento previo en una clase de lectura. *In:* MEDIAVILLA, A. D.; FRESNEDA, R. G. (coord.). **Lectura y dificultades lectoras en el siglo XXI**. Octaedro, 2020. p. 667-686.

CAIN, C.; OAKHILL, J. Reading comprehension difficulties: Correlates, causes and consequences. *In:* CAIN, C.; OAKHILL, J. (ed.). **Children's comprehension problems in oral and written**. Guildford Press, 2007. p. 41-76.

CAIN, K.; OAKHILL, J. Matthew effects in young readers: Reading comprehension and reading experience aid vocabulary development. **Journal of learning disabilities**, v. 44, n. 5, p. 431-443, 2011.

CAIN, K.; OAKHILL, J. V. Inference making ability and its relation to comprehension failure in young children. **Reading and writing**, v. 11, n. 5-6, p. 489-503, 1999.

CATTS, H. W. *et al.* Are specific language impairment and dyslexia distinct disorders? **Journal of Speech, Language, and Hearing Research**, 2005.

CATTS, H. W.; KAMHI, A. G. (ed.). **The connections between language and reading disabilities**. Psychology Press, 2005.

CIGA, E. *et al.* Self-regulated learning and professional development: How to help student teachers encourage pupils to use a self-regulated goal-setting process. *In:* TILLEMA, H.; VAN DER WESTHUIZEN, G. J.; SMITH, K. (ed.). **Mentoring for learning**. Brill Sense, 2015. p. 257-282.

CONSELHO FEDERAL DE FONOAUDIOLOGIA. **Contribuições do Fonoaudiólogo Educacional para seu município e sua escola**. Brasília: CFFa, 2015.

CONSELHO FEDERAL DE FONOAUDIOLOGIA. **Resolução CFFa n.º 387**. Dispõe sobre as atribuições e competências do profissional especialista em Fonoaudiologia Educacional reconhecido pelo Conselho Federal de Fonoaudiologia, alterar a redação do artigo 1o da Resolução CFFa no 382/2010, e dá outras providências. Brasília: CFFa, 2010.

DE CORTE, E. Marrying theory building and the improvement of school practice: A permanent challenge for instructional psychology. **Learning and instruction**, v. 10, n. 3, p. 249-266, 2000.

DE CORTE, E.; VERSCHAFFEL, L.; VAN DE VEN, A. Improving text comprehension strategies in upper primary school children: A design experiment. **British Journal of Educational Psychology**, v. 71, n. 4, p. 531-559, 2001.

ECCLES, J. S.; WIGFIELD, A. Motivational beliefs, values, and goals. **Annual review of psychology**, v. 53, n. 1, p. 109-132, 2002.

GOUGH, P. B.; TUNMER, W. E. Decoding, reading, and reading disability. **Remedial and special education**, v. 7, n. 1, p. 6-10, 1986.

GRAESSER, A. C. An introduction to strategic reading comprehension. **Reading comprehension strategies: Theories, interventions, and technologies**, v. 2579, p. 3-26, 2007.

HOGAN, T. P.; ADLOF, S. M.; ALONZO, C. N. On the importance of listening comprehension. **International journal of speech-language pathology**, v. 16, n. 3, p. 199-207, 2014.

HERRERA, C. I. La organización de la enseñanza de la lectura en las aulas chilenas. Diferencias entre profesores calificados como básicos o como competentes. **Universitas Psychologica**, v. 14, n. 2, p. 535-547, 2015.

KIM, Y. S. G. Why the simple view of reading is not simplistic: Unpacking component skills of reading using a direct and indirect effect model of reading (DIER). **Scientific Studies of Reading**, v. 21, n. 4, p. 310-333, 2017.

MCCRUDDEN, M. T.; SCHRAW, G.; KAMBE, G. The Effect of Relevance Instructions on Reading Time and Learning. **Journal of Educational Psychology**, v. 97, n. 1, p. 88, 2005.

MCCRUDDEN, M. T.; SCHRAW, G. Relevance and goal-focusing in text processing. **Educational psychology review**, v. 19, n. 2, p. 113-139, 2007.

MCCRUDDEN, M. T.; MAGLIANO, J. P.; SCHRAW, G. Exploring how relevance instructions affect personal reading intentions, reading goals and text processing: A mixed methods study. **Contemporary Educational Psychology**, v. 35, n. 4, p. 229-241, 2010.

MILLER, W. R.; ROLLNICK, S. **La entrevista motivacional**. Barcelona: Paidós, 1999.

MILLIS, Keith K.; JUST, Marcel Adam. The influence of connectives on sentence comprehension. **Journal of Memory and Language**, v. 33, n. 1, p. 128-147, 1994.

PERFETTI, C.; STAFURA, J. Word knowledge in a theory of reading comprehension. **Scientific studies of Reading**, v. 18, n. 1, p. 22-37, 2014.

PRESSLEY, M.; GRAHAM, S.; HARRIS, K. The state of educational intervention research as viewed through the lens of literacy intervention. **British Journal of Educational Psychology**, v. 76, n. 1, p. 1-19, 2006.

RYAN, R. M.; DECI, E. L. Self-determination theory and the facilitation of intrinsic motivation, social development, and well-being. **American psychologist**, v. 55, n. 1, p. 68, 2000.

ROGOFF, B. **Aprendices del pensamiento: el desarrollo cognitivo en el contexto social**. Paidos ibérica, 1993.

SÁNCHEZ, E. *et al*. Qué, cómo y quién: tres dimensiones para analizar la práctica educative. **Cultura y Educación**, v. 20, n. 1, p. 95-118, 2008.

SÁNCHEZ, E.; GARCÍA, R.; ROSALES, J. **La lectura en el aula**: Qué se hace, qué se debe hacer y qué se puede hacer. Barcelona: Grao, 2010.

SÁNCHEZ, E., CIGA, E., GARCÍA, E., RUEDA, M.I. La intervención en las dificultades de aprendizaje de la lectura: qué necesitan "aprender" quienes se encargan de desarrollarla. **Madrid: AELFA**, p. 152-161, 2012.

SÁNCHEZ, E. Aspiraciones y conocimientos: ¿Cómo explicar que la innovación educativa resulte decepcionante? El caso de la comprensión lectora. **Revista Álabe**, v. 13, p. 1-22, 2016.

SÁNCHEZ, E.; GARCÍA, J. R.; BUSTOS, A. Does rhetorical competence moderate the effect of rhetorical devices on the comprehension of expository texts beyond general comprehension skills? **Reading and Writing**, v. 30, n. 3, p. 439-462, 2017.

SANDERS, T. J. M; SPOOREN, W. P. M.; NOORDMAN, L. G. M. Toward a taxonomy of coherence relations. **Discourse processes**, v. 15, n. 1, p. 1-35, 1992.

SNYDER, L. S.; DOWNEY, D. M. The language-reading relationship in normal and reading--disabled children. **Journal of Speech, Language, and Hearing Research**, v. 34, n. 1, p. 129-140, 1991.

STANOVICH, K. E. The construct validity of discrepancy definitions of reading disability. **Better understanding learning disabilities: New views from research and their implications for education and public policies**, p. 273-307, 1993.

VAN DEN BROEK, P.; HELDER, A. Cognitive processes in discourse comprehension: Passive processes, reader-initiated processes, and evolving mental representations. **Discourse Processes**, v. 54, n. 5-6, p. 360-372, 2017.

ZOCCOLOTTI, P.; DE JONG, P. F.; SPINELLI, D. Understanding developmental dyslexia: linking perceptual and cognitive deficits to reading processes. **Frontiers in human neuroscience**, v. 10, p. 140, 2016.

CAPÍTULO 33

Interface da Fonoaudiologia Educacional com a Neuropsicologia Escolar

Rochele Paz Fonseca
Beatriz Jacques Rocco
Deborah Amaral de Azambuja
Natalie Pereira

Introdução

O presente capítulo abordará a interdisciplinaridade entre a Saúde e a Educação no estudo das relações entre cognição e aprendizagem – a interface entre a Fonoaudiologia Educacional e a Neuropsicologia Escolar. Sugere-se para uma revisão, ler Decker (2008), Fonseca (2019), Fonseca, Miranda e Seabra (2020).

A aprendizagem é um processo muito complexo, associado geralmente à vida e à trajetória escolar, período este em que a aprendizagem acadêmica mais se concentra e se destaca na formação básica do ser humano. Ela ocorre em cada dia das nossas vidas e em diferentes nichos, com multifacetadas aprendizagens sociais e acadêmicas, até o último dia do envelhecimento. Tanto a Fonoaudiologia Educacional quanto a Neuropsicologia escolar procuram debruçar-se sobre a aprendizagem com ações de avaliação e de intervenção.

O que é Neuropsicologia? O que é Neuropsicologia Escolar?

A Neuropsicologia é uma disciplina que se ocupa tradicionalmente das relações cérebro/funções cognitivas, ou seja, das funções cognitivas e de suas bases biológicas. Esta é uma área interdisciplinar das neurociências, tanto de conhecimento como de atuação, que integra conhecimentos, instrumentos, métodos e modelos teóricos de campos relacionados à saúde, comunicação e educação (HAASE *et al.*, 2012). Já a Neuropsicologia Escolar trabalha com a abordagem neuropsicológica sobre as questões envolvidas no processo de aprendizagem de crianças e adolescentes com dificuldades escolares. A cognição, principalmente no que tange às suas conexões entre o processo de aprendizagem e à saúde comunicativa, alvo do trabalho fonoaudiológico, é estudada por diferentes áreas da Saúde e da Educação. Para uma revisão, consultar Ziegler (2016) e Brandão *et al.* (2016).

A Neuropsicologia nasceu com o estudo da afasiologia, na segunda metade do século XIX, da linguagem com parte de suas habilidades de expressão perdidas após lesão cerebral, inaugurando o método anátomo-clínico e o localizacionismo hoje substituído pelo conexionismo. No Brasil, as fonoaudiólogas Maria Alice de Mattos Pimenta Parente e Letícia Lessa Mansur contribuíram de modo ímpar para o nascimento e a consolidação da Neuropsicologia nacional. A interdisciplinaridade mostra-se, assim, como uma marca indiscutível e fundamental nas aplicabilidades da neuropsicologia, seja no campo da pesquisa, ensino, prevenção, avaliação, diagnóstico, habilitação e reabilitação, em atendimentos clínicos, hospitalares e/ou educacionais (HAASE *et al.*, 2012; BRANDÃO *et al.*, 2016).

Em 2004, o Conselho Federal de Psicologia (CFP) foi o primeiro a reconhecer a especialidade da neuropsicologia para o psicólogo, seguindo tradições internacionais, também no âmbito escolar. No ano de 2015, através da Resolução n.º 466, de 22 de janeiro, o Conselho Federal de Fonoaudiologia (CFFa) instituiu e reconheceu a Especialização do Fonoaudiólogo em Neuropsicologia.

O que é Fonoaudiologia Escolar?

A Fonoaudiologia Educacional é uma área de especialização da Fonoaudiologia voltada ao estudo e atuação para a promoção da Educação, em todos os níveis e modalidade de ensino. Ela auxilia na potencialização das práticas pedagógicas visando aperfeiçoar o processo de ensino e aprendizagem, com o manejo de situações que sinalizam dificuldades no desenvolvimento da aquisição da leitura, escrita, linguagem oral, voz e audição. Examina aspectos de leitura, escrita e matemática assim como todas as demais funções cognitivas a essas relacionadas. Atua em consonância com as escolas tanto em classes regulares como em classes especiais, cabendo ao profissional Fonoaudiólogo, dentro das escolas regulares, desenvolver ações que favoreçam e otimizem o processo de ensino e aprendizagem por meio de assessoria, orientações, triagens, programas específicos e ações em parceria com os educadores, sendo vedado ao profissional, realizar atendimento clínico/terapêutico dentro das instituições. Em contrapartida, dentro das escolas de Educação Especial, além das ações de promoção da saúde e prevenção de alterações relacionadas à audição, linguagem, motricidade orofacial e voz, o atendimento clínico poderá ocorrer quando necessário, desde que não interfira no horário das atividades escolares (RAMOS; ALVES, 2008).

O Fonoaudiólogo especialista em Neuropsicologia Escolar trabalha com a interface entre a comunicação humana, a cognição e sua relação com o funcionamento cerebral e atua na prevenção, avaliação, diagnóstico e no tratamento dos distúrbios da comunicação (BRANDÃO *et al.*, 2016).

Neuropsicologia Escolar e Fonoaudiologia Educacional: parceria e ponte de mão dupla mais do que necessárias!

Nas últimas décadas, a Neuropsicologia expandiu sua área de atuação ao se basear cada vez mais na capacidade adaptativa do sistema nervoso central (neuroplasticidade). Da mesma forma, a compreensão dessa capacidade de reorganização das células neurais e de recrutamento de áreas adjacentes em casos de lesão cerebral, habilidades cognitivas e/ou motoras deficitárias é de extrema importância quando aplicada no âmbito da educação, em um contexto de desenvolvimento da aprendizagem (AZAMBUJA; MENDONÇA, 2014). Ainda segundo os mesmos autores, educadores podem habilitar ou reabilitar indivíduos com transtornos de aprendizagem, de comportamento, déficits intelectuais ou com múltiplas deficiências à luz do conhecimento das correlações cérebro-função-aprendizado. Isto porque o processo de aprendizado do cérebro humano envolve funções cognitivas como a atenção, percepção, memória, linguagem, habilidades motoras e funções executivas.

Estas habilidades cognitivas, das quais leitura, escrita e matemática fazem parte, são alimentadas até os 6-7 anos pela atenção, funções executivas, componentes de linguagem oral, praxias, entre outras. Após a aquisição e consolidação do ler, escrever e calcular, estas passam a retroalimentar os demais domínios cognitivos, requisitando um enorme circuito de redes neurais, que ao interagirem com o meio, podem modificar nosso desempenho na realização de tarefas e se reestruturar para que novos aprendizados sejam estabelecidos e gravados. As habilidades desenvolvidas neste período são fundamentais para o desenvolvimento de habilidades complexas no futuro, como as funções executivas superiores, que envolvem a capacidade de raciocínio, resolução de problemas e planejamento. Malloy-Diniz (2008) descreve as funções executivas (FE) como as habilidades que, quando integradas, capacitam o indivíduo a tomar decisões, avaliar e adequar seus comportamentos e estratégias, buscando a resolução de problemas.

Lamônica *et al.* (2018) e Salgado *et al.* (2006) apresentam estudos de casos que ilustram a parceria e a complementaridade da avaliação fonoaudiológica e neuropsicológica no contexto de demandas de mapeamento da aprendizagem, parceria esta que tem sido cada vez mais encontrada na literatura.

Avaliação neuropsicológica no contexto da aprendizagem e das demandas escolares

A avaliação neuropsicológica envolve a utilização de entrevistas e questionários (anamnese), escalas, observação em contexto clínico e em situações funcionais ou ecológicas, tarefas experimentais e a utilização de instrumentos formais para a investigação das funções neurocognitivas. Pode-se, desta forma, fazer uso tanto da exploração flexível (tarefas, provas ou testes específicos selecionados para cada caso) quanto da exploração sistemática (triagens, baterias breves e extensas, aplicadas na íntegra) segundo Fonseca (2019).

Para tanto, é necessário compreender a relação entre habilidades cognitivas, comportamentos e demandas ambientais (pessoas, regras sociais, barreiras físicas, rotinas, interesses, compromissos), pois muitos alunos apresentam dificuldades para aprender, apesar de apresentarem integridade orgânica. Nestes casos, a Neuropsicologia Escolar ou Neuropsicologia Clínica da Aprendizagem pode detectar dificuldades psicomotoras, de atenção, de memórias, de compreensão, problemas de comportamento ou desinteresse, aspectos que poderiam passar despercebidos numa avaliação escolar tradicional (WILSON; SWANSON, 2001).

A relevância da abordagem neuropsicológica da aprendizagem está na avaliação por domínios, ou seja, da relação da leitura, da escrita e da matemática com todos os sistemas, com os subtipos e componentes das atenções, percepções, memórias, linguagem (oral/comunicação) e com todos os componentes que envolvem as funções executivas. No que concerne aos instrumentos padronizados ou testes neuropsicológicos, há aqueles restritos ao psicólogo e outros abertos a profissionais da área da Neuropsicologia. A importância destes testes neuropsicológicos reside, principalmente, na prevenção e detecção precoce de quadros do neurodesenvolvimento/aprendizado, pois indicam o ritmo e a qualidade do processo e permitindo um mapeamento qualitativo e quantitativo dos domínios cognitivos e dos sistemas funcionais (PAULA *et al.*, 2006).

No Quadro1, abaixo, é apresentada uma lista de possibilidades de tarefas e testes neuropsicológicos que podem contribuir primária ou secundariamente para a avaliação de demandas da aprendizagem, juntamente com os domínios e subdomínios cognitivos examinados, com os dados que nortearam o processo de normatização das ferramentas clínicas e a aplicabilidade de cada recurso para o mapeamento da aprendizagem. De todos os procedimentos e domínios cognitivos a serem examinados, é essencial que atenção concentrada e atenção dividida, memória episódica, memória de trabalho e funções executivas sejam mapeadas para um raciocínio clínico-educacional sobre o contínuo de desenvolvimento, processo e desfechos de aprendizagem acadêmica. Contudo, a análise qualitativa por meio de observação clínica é um alicerce soberano e fundamental para a interpretação quantitativa de escores e subescores.

Quadro 1 – Tarefas e testes neuropsicológicos abertos para Fonoaudiólogos avaliarem à luz da Neuropsicologia Escolar

Autores	Nome da Obra	Tarefas	Domínios Cognitivos	Dados Normativos por Fatores	Mapeamento da Aprendizagem
Alessandra Seabra e Natália M. Dias	Avaliação Neuropsicológica Cognitiva Volume 1 – Atenção e Funções Executivas	1 - Teste de Atenção por Cancelamento 2 - Teste de Trilhas: Partes A e B. 3 - Testes de Trilhas para Pré-Escolares. 4 - Testes da Torre de Londres.	1 - Atenção Seletiva. 2 - Funções Executivas: Atenção visual e Flexibilidade Cognitiva. 3 - Funções Executivas: Atenção Visual e Flexibilidade Cognitiva. 4 - Capacidades de Planejamento.	1 - De 5 a 14 anos – Escolas Públicas Municipais -SP 2 e 3 - De 6 a 14 anos - Escolas Públicas Municipais –SP. 4 - De 11 a 14 anos - Escolas Públicas Municipal-SP De 19 a 32 anos - Faculdade Particular -SP	1 - Auxilia na Manutenção de Foco Atencional, no Controle Inibitório e Motricidade Fina. 2 - Domínio do alfabeto e numérico, atenção e controle do traçado. 3 - Domínios do Alfabeto e Numérico, Atenção e Controle do Traçado. 4 - Resoluções de Problema, Controle Motor e Foco Atencional.
Alessandra Seabra e Natália M. Dias	Volume 2 – Linguagem Oral	1 - Teste de Discriminação Fonoaudiológica 2 - Teste Infantil de Nomeação. 3 - Teste de Repetição de Palavras e Pseudopalavras. 4 - Prova de Consciência Fonoaudiológica por Produção Oral. 5 - Prova de Consciência Fonoaudiológica por Escolha de Figuras.	1 - Habilidade de Discriminação Fonêmica. 2 - Habilidade Linguística de Nomeação. 3 - Memória Fonológica de Curto Prazo. 4 - Consciência Fonêmica e Habilidade de Manipular os Sons da Fala. 5 - Consciência Fonêmica e Habilidade de Manipular os Sons da Fala.	1 - De 3 a 6 anos - Escola Pública Municipal -SP. 2 - De 3 a 14 anos-Escola Pública Municipal -SP. 3 - De 3 a 14 anos - Escola Pública Municipal -SP. 4 - De 3 a 14 anos-Escola Pública Municipal – SP. 5 - De 6 a 10 anos – Escolas Particulares – SP.	1 - Atenção Auditiva e Visual, Consciência Fonológica, Vocabulário. 2 - Vocabulário, Fala, Atenção Visual. 3 - Atenção e Processamento Auditivo, Vocabulário. 4 - Fala, Atenção e Processamento Auditivo. 5 - Atenção e Processamento Auditivo e Vocabulário.

Autores	Nome da Obra	Tarefas	Domínios Cognitivos	Dados Normativos por Fatores	Mapeamento da Aprendizagem
Alessandra Seabra e Natália M.Dias	Volume 3 (Leitura, Escrita e Aritmética)	1 - Teste Contrastivo de Compreensão Auditiva e de Leitura. 2 - Prova de Escrita sob Ditado – Versão Reduzida. 3 - Prova de Aritmética.	1- Compreensão da linguagem escrita e compreensão linguística. 2 - Habilidade de escrita. 3 - Raciocínio lógico, velocidade de processamento, competência aritmética, resolução de problemas.	1 - De 6 a 11 anos- Escolas Públicas Municipais – SP. 2 - De 6 a 11 anos - Escolas Públicas Municipais – SP. 3 - De 6 a 11 anos - Escolas Públicas Municipais – SP.	1 - Compreensão auditiva, de leitura silenciosa, de vocabulário e da fala. 2 - Preensão do lápis, motricidade fina, atenção e processamento auditivo. 3 - Escrita algébrica e por extenso; reconhecimento numérico; cálculo de operações e organização espacial.
Alessandra Seabra e Natália M. Dias	Volume 4 – Memória de Trabalho	1 - Tarefa Span de Blocos - Corsi (TSB-C). 2 - Tarefa Span de Dígitos (TSD).	1 - Memória de curto prazo e memória de trabalho visuoespacial. 2 - Memória auditiva de curto prazo e de Trabalho Auditivo.	1 e 2 - De 4 a 10 anos - Escolas Pública e Privada – SP.	1 - Atenção Visual, Conhecimento Numérico, Memória de Trabalho. 2 – Memória de trabalho, atenção e processamento auditivo.
Fonseca, Salles e Parente	Instrumento de Avaliação Neuropsicológica Breve - NEUPSILIN (2009)	1 – Memória prospectiva. 2 - Orientação têmporo-espacial. 3- Atenção (contagem inversa e repetição de sequência de dígitos). 4- Percepção (reconhecimen-to de faces, verificação de igualdades e diferenças de linhas, heminegligência visual,). 5- Memória de trabalho. 6- Memória verbal. 7- Memória semântica de longo prazo. 8- Habilidades aritméticas. 9- Linguagem oral. 9- Praxias 10- Funções executivas (19 resoluções de problemas e fluência verbal).	As tarefas examinam oito domínios cognitivos com seus subdomínios: -orientação (temporal e espacial alopsíquica), -atenção (auditiva sustentada, focalizada, e executiva), -percepção visuoespacial, - memórias de trabalho, - linguagem oral e linguagem escrita, -habilidades práxicas (ideomotoras, reflexivas e construtivas), -habilidades matemáticas (aritméticas simples) - funções executivas (resolução de problemas verbais simples e fluência verbal).	Por idade – grupos etários: adolescentes de sétima série (oitavo ano), oitava série (nono ano), 1º, 2º e 3º anos do Ensino Médio; adultos – 19 a 39; 40 a 59; 60 a 75 e 76 a 90 anos. Por escolaridade – adolescentes (tipo de escola: particular e pública) Adultos - 4 grupos educacionais (1 a 4, 5 a 8 e 9 ou mais anos de estudo formais, descontando repetências).	Contribui com um mapeamento breve de sete domínios cognitivos além da própria linguagem oral, leitura e escrita, possibilitando identificação de sinais quantitativos e qualitativos de dificuldades de orientação, de atenção auditiva, de percepção visuoespacial, mnemônicas, aritméticas, práxicas e disfunção executiva. Traça um perfil cognitivo geral e específico breve para adolescentes, adultos e idosos mais jovens e longevos em diferentes contextos de aprendizagem.

Autores	Nome da Obra	Tarefas	Domínios Cognitivos	Dados Normativos por Fatores	Mapeamento da Aprendizagem
Salles, Fonseca, Parente, Cruz-Rodrigues, Mello, Barbosa e Miranda (2016)	Instrumento de Avaliação Neuropsicológica Breve para crianças – NEUPSILIN-Inf (2017)	1-Orientação. 2- Atenções (atenção visual– repetição de sequência de dígitos). 3- Percepções (percepção de emoções em faces e percepção visual). 4- Memórias (Memória de trabalho – repetição de sequência de dígitos na ordem indireta, Span de pseudopalavras, memória de trabalho viso espacial; memória episódico-semântica verbal; memória semântica; memória episódico-semântica visuoverbal). 5 – Linguagem oral – nomeação, consciência fonológica, compreensão oral, processamento inferencial; escrita – leitura em voz alta, compreensão escrita, escrita de palavras e pseudopalavras, escrita espontânea, escrita copiada. 6 – Habilidades visuoconstruti-vas (cópia de figuras). 7 – Habilidades aritméticas (contagem de palitos, cálculos matemáticos). 8 – Funções executivas (fluência verbal e Go-no-Go).	Examina os mesmos domínios da versão adolescentes, adultos e idosos, com mais ênfase em linguagem oral – consciência fonológica.	Por idade (6, 7, 8, 9, 10, 11 e 12 anos), por tipo de escola (pública e privada) e por estado (RS e SP).	Permite um mapeamento breve de sete domínios cognitivos, além dos próprios componentes de linguagem oral, leitura e escrita. Traça um perfil cognitivo geral e específico breve para crianças em idade escolar.
Fonseca, Prando e Zimmermann (2016)	Coleção Tarefas para Avaliação Neuropsicológica vol. 1 (conhecido como "livro verde" da trilogia de tarefas) Avaliação de linguagem e funções executivas em crianças (2016)	1- Tarefas de fluência verbal livre, fonêmica e semântica. 2- Teste *Hay-ling* infantil. 3- Geração aleatória de números (GAN). 4- Discurso narrativo oral infantil (DNOI). 5- Discurso narrativo escrito infantil (DNEI).	Funções executivas: iniciação, planejamento, controle inibitório e flexibilidade cognitiva verbal; memória de trabalho. Linguagem oral: nível lexical, sintático e discursivo narrativo.	Por ano de idade (6, 7, 8, 9, 10, 11 e 12 anos) e tipo de escola (pública e privada).	Possibilita um perfil de funcionamento e de desempenho executivo e de linguagem oral, em relação com leitura.

Autores	Nome da Obra	Tarefas	Domínios Cognitivos	Dados Normativos por Fatores	Mapeamento da Aprendizagem
Stein, Giacomoni e Fonseca (2019)	Teste de Desempenho Escolar – 2ª. Edição – TDE II (2019)	1- Subteste Escrita. 2- Subteste Aritmética. 3- Subteste Leitura.	Habilidades básicas de aprendizagem – escrita e leitura de palavras reais, e conteúdos aritméticos do 1.º ao 9.º anos do Ensino Fundamental.	Individuais Por ano escolar (1.º, 2.º, 3.º, 4.º, 5.º, 6.º, 7.º, 8.º e 9.º anos do Ensino Fundamental) Por tipo de escola: (pública e privada) Coletivas Por ano escolar (4.º, 5.º, 6.º, 7.º, 8.º e 9.º anos do EF) e tipo de escola (pública e privada, incluindo amostras de RS, SP e RO)	Oferece um perfil direto de desempenho de escrita, aritmética e leitura, tendo por base na seleção dos estímulos e na interpretação oferecida pressupostos teórico-metodológicos da Neuropsicologia cognitiva, clínica, e do desenvolvimento escolar.

Fonte: Adaptado de Seabra e Dias (2012).

Outras tarefas e testes, direcionados para crianças, adolescentes e pré-escolares, com potencial uso para avaliações psicológicas e neuropsicológicas das queixas de aprendizagem, são revisados nos livros de Neuropsicologia, sendo algumas delas com uso não restrito a psicólogos. Recomenda-se consultar Gonçalves, Serafini e Fonseca (2019) para uma revisão de testes da avaliação psicológica e neuropsicológica para a aprendizagem em contextos de vulnerabilidade social da educação pública.

Destaca-se que a avaliação fonoaudiológica educacional e a avaliação neuropsicológica podem ser efetuadas preventivamente como acompanhamento periódico do desenvolvimento cognitivo e de aprendizagem escolar. Ainda podem e tendem a ser feitas mediante suspeitas de dificuldades desenvolvimentais linguístico-comunicativas, cognitivas e/ou socioemocionais, como nos Transtornos do Neurodesenvolvimento (deficiências intelectuais, TDAH, transtorno do espectro do autismo – TEA, transtornos específicos de aprendizagem, transtorno do desenvolvimento da linguagem – TDL, transtorno do desenvolvimento da coordenação – TDC) entre outros.

Intervenção neuropsicológica precoce-preventiva e remediativa para demandas escolares

O planejamento da intervenção neuropsicológica deve ser pautado pelos resultados obtidos na avaliação neuropsicológica de cada caso, considerando-se sempre, os déficits cognitivos encontrados e as áreas preservadas. O trabalho deve ser realizado por profissionais da saúde em conjunto com familiares, instituição educacional e membros da comunidade escolar como orientadores, professores titulares e auxiliares, monitores e professores das especializadas.

Há três principais tipos de intervenção neuropsicológica escolar (FONSECA, 2019):

- Precoce-preventiva – quando a estimulação das funções executivas, da atenção e de domínios relacionados pró-aprendizagem ocorre antes ou durante a janela ótima de desenvolvimento das habilidades-alvo;

- Habilitação neuropsicológica – quando já há atraso de aquisição e/ou de consolidação de desenvolvimento de uma ou mais habilidades cognitivas (exemplo, crianças de 4.º ano que não desenvolveram flexibilidade cognitiva suficiente para a multidocência);
- Reabilitação neuropsicológica que envolve reabilitar, remediar ou readaptar processos cognitivos e comportamentais que foram comprometidos por lesão cerebral ou um episódio psiquiátrico (depressivo psicótico ou maníaco, com sequelas cognitivas).

Outro aspecto fundamental a ser observado na intervenção neuropsicológica é a inter-relação da linguagem com as funções executivas, uma vez que é indiscutível a importância da intervenção neuropsicológica na promoção das habilidades comunicativas e linguísticas. Ela auxilia o Fonoaudiólogo a compreender os processos neurobiológicos subjacentes ao funcionamento cerebral de todos os aspectos cognitivos envolvidos no desempenho da linguagem.

Autores têm enfatizado a importância de promover a estimulação das funções cognitivas, especialmente da linguagem e das funções executivas, dada a sua relação com a prontidão escolar e sua relevância para a realização acadêmica ao longo dos anos. Com esse objetivo muitos programas e materiais de intervenção nessas áreas têm sido lançados, como apresentados no Quadro 2.

Quadro 2 – Material para intervenção neuropsicológica de habilidades cognitivas, linguísticas e comunicativas

Autores	Nome da Obra	Objetivo	Domínio Cognitivo	Público Alvo e Faixa Etária	Promoção da aprendizagem
Caroline O. Cardoso e Rochele P. Fonseca	PENcE (2016)	Promover a estimulação Neuropsicológica da Cognição-Ênfase nas Funções Executivas.	Funções Executivas – Desenvolvimento de Estratégias Cognitivas e Metacognitivas (planejamento, controle inibitório, funções executivas e memória de trabalho).	Crianças em idade escolar, principalmente do Ensino Fundamental I.	Regulação de comportamento, emoções e pensamentos; desenvolvimento de estratégias de planejamento e autorregulação, com evidências de validade e de melhora da leitura e da matemática (CARDOSO *et al.*, 2019).
Caroline O. Cardoso e Rochele P. Fonseca	RePENcE (2020)	Estimular a habilidade de regulação emocional.	Funções executivas e de regulação emocional (funções executivas quentes: autorregulação, automonitoramento, processamento socioemocional e teoria da mente).	Crianças em idade escolar, principalmente do Ensino Fundamental.	Aprendizagem ou aperfeiçoamento da habilidade de nomear e reconhecer as emoções em si e no outro.
Janice R. Pureza e Rochele P. Fonseca	CENA (2016)	Capacitar educadores para estimulação das funções executivas e sua aplicação no âmbito escolar.	Funções executivas (planejamento, controle inibitório, funções executivas e memória de trabalho).	Professores e educadores, mas também para clínicos formarem professores e gestores educacionais.	Interface entre Neurocognição e Educação.
Natália M. Dias e Alessandra G. Seabra	Piafex – Programa de Intervenção em Autorregulação e Funções Executivas (2011).	Estimular o desenvolvi-mento das habilidades de: organização, planejamento, inibição de impulsos, atenção, memória de trabalho, metacognição e regulação emocional.	Funções executivas, atenção, memória de trabalho e metacognição.	Crianças de 5 anos (Educação Infantil) e 6 anos de idade (1.ª série).	Melhora da adaptação e rendimento escolar, a prontidão para alfabetização, o desempenho em leitura e matemática.

Autores	Nome da Obra	Objetivo	Domínio Cognitivo	Público Alvo e Faixa Etária	Promoção da aprendizagem
Fernanda Papaterra Limongi	Manual Papaterra – 10 Volumes (2015)	Treinamento de memória, atenção, criatividade, compreensão, expressão e raciocínio lógico.	Memória, atenção, linguagem (aspectos fonológico, semântico, sintático e pragmático).	Para pessoas de 8 a 100 anos.	Auxílio do desenvolvimento de linguagem escrita, a leitura, categorização semântica, vocabulário, criatividade e compreensão.
Simaia Sampaio	Atividades Corretivas de Leitura e Escrita - Guia Prático para disléxicos e pré-escolares - (2012). Vol. 1	Auxiliar trabalho terapêutico com crianças disléxicas e pessoas com dificuldades de aprendizagem da leitura e escrita.	Atenção, memória de trabalho, linguagem, linguagem oral e escrita, leitura.	Para crianças de 6 a 12 anos do Ensino Fundamental I e II.	Auxilia a desenvolver a leitura e escrita, compreensão textual e elaboração de linguagem.
Simaia Sampaio	Atividades Corretivas, Leitura e Escrita, Grafia e Ortografia – (2015). Vol. 2	Desenvolver a escrita com ortografia correta e a leitura.	Atenção visual, memória de trabalho, linguagem escrita e leitura.	Para crianças de 6 a 10 anos do Ensino Fundamental I.	Auxílio ao desenvolvimento do traçado da escrita, a ortografia correta e a leitura.
Simaia Sampaio	Atividades Corretivas de Compreensão Leitora, Produção Textual e Escrita - Vol. 3 (2016).	Desenvolver a leitura, a compreensão leitora e a produção textual.	Atenção, memória de trabalho, processamento auditivo, leitura e linguagem escrita.	Para crianças de 6 a 12 anos do Ensino Fundamental I e II.	Auxílio ao desenvolvimento da leitura e da compreensão da leitura e na elaboração escrita.
Simaia Sampaio	Atividades Neuropsi--cológicas de Intervenção e Reabilita--ção. Vol. 4 (2018)	(Re) habilitar e intervir nas funções cognitivas de atenção, memória, raciocínio lógico, planejamento, linguagem, coordenação visuomotora, orientação espacial e temporal e cálculo.	Atenção, memória visual e auditiva, memória de trabalho, raciocínio lógico, linguagem, planejamento, coordenação visuomotora e orientação espacial e temporal.	Para crianças de 6 a 14 anos do Ensino Fundamental I e II.	Trabalho de memória operacional, visual e auditiva, a linguagem escrita e a leitura, elaboração escrita, atenção, coordenação visuomotora e raciocínio lógico e cálculo.
Andrea C. Machado, Suzelei F. Bello e Elaine C. dos Santos	Guia de Atividades Práticas para o Ensino das Habilidades de Consciência Fonológica (2015).	Trabalho com a consciência fonológica e orientações didáticas pedagógicas para o trabalho de consciência fonológica.	Atenção e discriminação auditiva, memória auditiva, processamento auditivo e compreensão de linguagem.	Para crianças de 6 a 10 anos do Ensino Fundamental I.	Treino de consciência fonológica, reconhecer, manipular, suprir, combinar e segmentar sílabas, leitura, segmentação de palavras nas frases.

Fonte: Adaptado de Cardoso e Fonseca (2016, 2020), Pureza e Fonseca (2016), Seabra e Dias (2013), Limongi (1999), Sampaio (2013, 2015a, 2015b, 2015c) e Machado (2016).

O processo de aprendizagem dentro do ambiente escolar está intrinsecamente ligado ao desenvolvimento da linguagem e suas habilidades relacionadas e é um processo contínuo que depende da maturação e capacidade cerebral. Prestar atenção, analisar, compreender, adquirir e produzir informações são habilidades que dependem essencialmente das nossas funções mentais superiores como a atenção, a memória, a percepção, a linguagem e a psicomotricidade (DAVIDSON, 2006).

Tanto a avaliação neuropsicológica como a intervenção neurocognitiva deve ser considerada desde os quadros de dificuldades referentes aos transtornos de aprendizagem, como dificuldades desenvolvimentais primárias (de leitura e/ou de escrita, e/ou de matemática), assim como em alterações de aprendizagem secundárias a quadros neurológicos (como epilepsia, acidente vascular cerebral, traumatismo cranioencefálico, tumores cerebrais e sistêmicos, como doenças autoimunes, diabetes, obesidade, HIV e câncer). Em outros quadros do neurodesenvolvimento (como TEA, TDAH, deficiência intelectual, entre outros) ou psicopatologias (como depressão e ansiedade), a avaliação neuropsicológica é fundamental e deve ser analisada minuciosamente com o intuito de prover melhor diagnóstico e tratamento, dando uma melhor base para intervenção neurocognitiva.

No que tange mais especificamente às crianças com demandas de inclusão e/ou de adaptações escolares, para fins de ilustração da interface das ações da Fonoaudiologia Educacional e da Neuropsicologia Escolar, sugere-se:

a) Adaptar o currículo junto à escola para a aprendizagem de crianças que apresentem quadros diagnósticos de prejuízos neurodesenvolvimentais;

b) Prover conhecimentos aos atores da escola para que possam potencializar as áreas comunicativas, visando melhorar as habilidades de linguagem expressiva e receptiva do indivíduo em seu contexto social (TERBAND; HOFMAN; REFFELTRATH, 2018);

c) Auxiliar a escola em como estimular a linguagem oral, leitura (decodificação, conhecimento fonético, reconhecimento de palavras, compreensão), escrita (soletração e expressão escrita) e matemática (LEARNING DESABILITES IN CANADA, 2016);

d) Inserir o trabalho de estimulação da consciência fonológica e a relação fonema/grafema de maneira natural e orgânica;

e) Estimular habilidades de processamento auditivo, tais como habilidades de decodificação, de velocidade da leitura, dos aspectos linguísticos da prosódia, da fluência e do léxico mental;

f) Auxiliar professores a identificar e estimular alterações comuns como as visuomotora, de memória operacional, de atenção, de memória declarativa e de funções executivas;

g) Desenvolver atividades que estimulem memória operacional, processamento fonológico e as habilidades visuoespaciais (HAASE *et al.*, 2012);

h) Estimular habilidades cognitivas que envolvam domínios verbais, especialmente do processamento fonológico (SIMMONS; SINGLETON, 2008);

i) Incentivar o uso de habilidade práxicas, em especial aquelas envolvidas na escrita, habilidade perceptomora complexa que envolva habilidades de coordenação visuomotora, integração motora bilateral, percepção visual, planejamento motor, habilidades cognitivas (atenção e memória), linguagem e sensibilidade tátil sinestésica;

j) Propiciar momentos de trocas em que os alunos necessitem expressar as ideias de maneira verbal e escrita;

k) Promover o uso do vocabulário (atividades de memória semântica);

l) Estimular atividades de consciência fonológica, sintática, pragmática, morfológica, com a análise e síntese das palavras realizando trocas ortográficas visuais e auditivas, omissões e acréscimo de letras;

m) Desenvolver atividades de vida diária inseridas dentro e fora do contexto escolar (exercícios que favoreçam a plasticidade neuronal, estimulando a interação social e treinos funcionais que desenvolvam suas competências executivas e sua comunicação).

Considerações Finais

A Fonoaudiologia Educacional e a Neuropsicologia Escolar têm um grande domínio em comum: a linguagem oral e a linguagem escrita (leitura e escrita). Entretanto, sabe-se que, na prática, o Fonoaudiólogo estuda a linguagem oral e escrita de modo muito mais profundo e detalhada como alvo de ação. Esta corresponde, então, em geral, a uma das grandes falhas ou limitações da formação do neuropsicólogo, principalmente quando este vem da área de graduação em Psicologia. Em contrapartida, o Fonoaudiólogo tem pouco acesso, durante a sua formação, à Neuropsicologia dos demais domínios cognitivos, principalmente com maior profundidade sobre memórias, atenções e funções executivas na sua relação com a saúde comunicativa. Sendo assim, estas áreas se complementam de modo muito sincronizado.

O Fonoaudiólogo Educacional trabalha, principalmente, com os aspectos da comunicação, buscando desenvolver a linguagem receptiva e expressiva, instruindo professores na utilização de instrumentos de comunicação alternativa como recurso para a evolução da fala e da linguagem, aprimorando a competência social e promovendo a melhora do desempenho cognitivo. O Neuropsicólogo Escolar procura relacionar inteligência, personalidade, desenvolvimento socioemocional, atenções, percepções, memórias, praxias, habilidades matemáticas, funções executivas às atividades artificialmente aprendidas que inclusive reciclam e remodelam áreas cerebrais como a área de representação visual das letras, da leitura e escrita.

A exposição das crianças a estes estímulos iniciais ocorre durante o processo de alfabetização e se dá por auxílio da plasticidade cerebral que faz com que elas consigam, através da estimulação do processo de aprendizagem, sair do entorno considerado concreto, como as representações simbólicas, e acabem por aprimorar o reconhecimento de letras e números, até que se perceba o desenrolar dos processos de leitura.

Os autores Dehaene-Lambertz, Monzalvo e Dehaene (2018) salientam ser perceptível à velocidade com que a aquisição da leitura em crianças surge por volta dos seis anos o que colabora com estudos que apontam a plasticidade do córtex visual como grande influenciadora para essa conquista. Logo, o manejo do processo de alfabetização decorre da estimulação dada a ela, assim como o período formal de desenvolvimento, que auxilia no conhecimento prévio das letras, e posteriormente, sua exposição a elas até que os processos de leitura tornam-se concretizados. Ressalta-se que a cognição numérica ainda é negligenciada e pouco dominada na avaliação e na intervenção por ambas as áreas.

Por fim, o profissional Fonoaudiólogo Escolar e Clínico pode beneficiar-se do laudo de avaliação neuropsicológica sempre que suspeitar de dificuldades secundárias de linguagem e da saúde comunicativa; suspeitar de dificuldades primárias cognitivas e ou emocionais e sempre que precisar integrar planejamentos terapêuticos clínicos e ou educacionais entre linguagem e outras funções cognitivas pró-aprendizagem mais eficiente.

Assim, até onde podemos chegar com esta interface? No futuro, esperamos que as crianças devam ser avaliadas periodicamente por ambas as áreas, desde a Educação Infantil rumo a um preparo da prontidão escolar no contexto de brincadeiras livres, às brincadeiras guiadas e a maior sistematização de estratégias de ensino-aprendizagem. Um dos principais alvos desta prontidão escolar é a consciência fonológica e subcomponentes da linguagem oral, assim como as funções executivas.

Referências

AZAMBUJA, D.; MENDONÇA, L. I. Z. Neuropsicologia no Brasil. *In:* FUENTES, D. *et al* (org.). **Neuropsicologia - teoria e prática**. 2. ed. Porto Alegre: Artmed, 2014. p. 408-426.

BRANDÃO, L. *et al.* **Neuropsicologia como especialidade na Fonoaudiologia**: consenso de Fonoaudiólogos brasileiros. São Paulo: Distúrbios Comunicação, 2016. v. 2.

DECKER, L. S. School Neuropsychology Consultation in Neurodevelopmental Disorders. Georgia: **Psychology in the Schools**, v. 45, n. 9, p. 799-811, 2008.

DEHAENE-LAMBERTZ, G.; MONZALVO, K.; DEHAENE, S. **The emergence of the visual word form**: Longitudinal evolution of category-specific ventral visual areas during reading acquisition. Paris: NeuroSpin Center University, 2018.

DAVIDSON, C. M. *et al.* Development of cognitive control and executive functions from 4 to 13 years: Evidence from manipulations of memory, inhibition, and task switching. **Neuropsychologia**, v. 44, n. 11, p. 2037-2078, 2006. Disponível em: https://doi.org/10.1016/j.neuropsychologia.2006.02.006. Acesso em: 25 mar. 2020.

FONSECA, R. P. *et al.* **Neuropsicologia da linguagem**: Bases para a avaliação e reabilitação. São Paulo: Vetor, 2019.

FONSECA, R. P.; MIRANDA, M. C.; SEABRA, A. G. **Neuropsicologia escolar**. São Paulo: Pearson, 2020.

HAASE, G. V. *et al.* Neuropsicologia como ciência interdisciplinar: consenso da comunidade brasileira de pesquisadores/clínicos em Neuropsicologia. **Revista de Neuropsicologia Latinoamericana**, v. 4, n. 4, p. 1-8, 2012 ISSN 2075-9479 versão *online*. Disponível em: http://pepsic.bvsalud.org/pdf/rnl/v4n4/v4n4a01.pdf. Acesso em: 19 mar. 2020.

LAMÔNICA, *et al.* Síndrome de Klinefelter: avaliação fonoaudiológica e neuropsicológica. **Revista CEFAC**, São Paulo, v. 20, n. 5, p. 665-671, 2018. Disponível em: https://www.scielo.br/j/rcefac/a/5VQg3GBkkkc4vbngny3Lr6s/?lang=pt&format=pdf. Acesso em: 19 mar. 2020.

LEARNING DISABILITIES IN CANADA. **Revista Learning Disabilities: A Contemporary Journal**, v. 14, n. 1, p. 53-62, 2016.

MALLOY-DINIZ, L. F. *et al.* Funções Executivas. *In:* FUENTES, D. *et al.* (org.). **Neuropsicologia**: Teoria e Prática. Porto Alegre: Artmed, 2008. v. 11. p. 187-226.

PAULA, G. R. *et al.* Neuropsicologia da aprendizagem. **Revista Psicopedagogia**, v. 23, n. 72, p. 224-231, 2006. Disponível em: https://cdn.publisher.gn1.link/revistapsicopedagogia.com.br/pdf/v23n72a06.pdf. Acesso em: 03 abr. 2020.

RAMOS, A. S.; ALVES, L. M. A Fonoaudiologia na relação entre escolas regulares de Ensino Fundamental e escolas de Educação Especial no processo de inclusão. **Revista Brasileira de Educação Especial**, Marília, v. 14, n. 2, p. 235-250, 2008. Disponível em: https://www.scielo.br/j/rbee/a/yMjqYSx9kK5mf9Zcqq85Ygv/?format=pdf&lang=pt. Acesso em: 19 mar. 2020.

SALGADO, C. A. *et al.* Avaliação fonoaudiológica e neuropsicológica na dislexia do desenvolvimento do tipo mista: relato de caso. **Salusvita**, Bauru, v. 25, n. 1, p. 91-103, 2006. Disponível em: https://secure.unisagrado.edu.br/static/biblioteca/salusvita/salusvita_v25_n1_2006_art_07.pdf. Acesso em: 19 mar. 2020.

SIMMONS, F.R.; SINGLETON, C. Do weak phonological representations impact on arithmetic development? A review of research into arithmetic and dyslexia. **Dyslexia**, v. 14, n. 2, p. 77-94, 2008. Disponível em: http://doi.org/10.1002/dys.341. Acesso em: 19 mar. 2020.

TERBAND, H.; COPPENS-HOFMAN, M.; REFFELTRATH, M. *et al.* Effectiveness of speech therapy in adults with intellectual disabilities. **Journal of Applied Research in Intellectual Disabilities**, v. 31, n. 2, p. 236-248, 2018. Disponível em: http://doi.org/10.1111/jar.12384. Acesso em: 19 mar. 2020.

WILSON, K. M.; SWANSON, H. L. As deficiências em matemática são causadas por um déficit de memória de trabalho em geral ou em um domínio específico? **Journal of Learning Disabilities**, v. 34, n. 3, p. 237-48, 2001. Disponível em: http://doi.org/10.1177/002221940103400304. Acesso em: 19 mar. 2020.

ZIEGLER, R. S. Principles and practice of a neuropsychological approach to conducting independent educational evaluations. **Journal of Pediatric Neuropsychology**, v. 2, p. 70-77, 2016. Disponível em: http://doi.org/10.1007/s40817-016-0012-1. Acesso em: 19 mar. 2020.

CAPÍTULO 34

Interfaces entre a Fonoaudiologia Educacional e a Psicopedagogia – o cérebro em questão

Telma Pantano

Introdução

A educação, por si só, engloba processos de aprendizagem bastante complexos e, por envolver primordialmente grupos, envolve a necessidade de uma estrutura bem definida e organizada. O processo educacional traz para o Fonoaudiólogo uma série de possibilidades de intervenção e atuação conforme as definições do Conselho Federal de Fonoaudiologia (2018). Em parceria com a educação, o Fonoaudiólogo contribui com os seus conhecimentos específicos relacionados à aquisição da leitura e escrita, linguagem oral, voz e audição que são fundamentais tanto na organização quanto na estruturação do sistema de ensino e de atividades pedagógicas tanto em condições normais quanto em condições de inclusão.

O processo de aprendizagem numa realidade educacional envolve uma série de outras habilidades que precisam ser integradas ao trabalho do Fonoaudiólogo e a Psicopedagogia vem ao encontro com o suporte e o conhecimento necessários para essa interface entre a Educação e a Fonoaudiologia.

A Psicopedagogia, por sua vez, é definida pela Associação Brasileira de Psicopedagogia como um campo de conhecimento e ação interdisciplinar em Educação e Saúde (ABPP, 2019). Ao contrário da Fonoaudiologia que contribui com conhecimentos de áreas relacionadas a linguagem, leitura e escrita, voz e audição, a Psicopedagogia não se preocupa com um processo específico de aquisição do conhecimento, mas sim com o processo de aquisição em si de forma ampla e considerando o sujeito, a família, escola, sociedade e os contextos em que os mesmos se dão (ABPP, 2019).

Desta forma, a compreensão de como um sujeito aprende torna-se a base do conhecimento do Psicopedagogo independentemente do que está sendo aprendido. Existem muitas vertentes teóricas que podem ser consideradas no processo de ensino e aprendizagem de um sujeito e a Psicopedagogia utiliza-se dessa diversidade para compor o seu campo de conhecimento.

Neste capítulo, a interface entre a Fonoaudiologia Educacional e a Psicopedagogia será enfocada através de conceitos que envolvem a vertente teórica dos estudos neurocientíficos, ou seja, o funcionamento cerebral e suas relações com a aprendizagem bem como a atuação profissional de cada área a partir dos conceitos envolvidos no funcionamento cerebral.

Desenvolvimento

Ao considerar-se o processo de aprendizagem numa perspectiva de processamento cerebral, precisamos compreender os conceitos e as estruturas envolvidas nesses preceitos teóricos. As Neurociências trouxeram, nos últimos anos, uma perspectiva bastante inovadora que possibilita conhecer áreas cerebrais que são ativadas durante a realização de determinadas funções e o funcionamento cerebral associado a essas áreas (com estudos como aqueles referentes aos estudos de magnetoencefalografia cerebral).

Os métodos não invasivos, como a ressonância magnética (MRI), ressonância magnética funcional (fMRI), magnetoencefalografia (MEG), potencial relacionado a eventos (ERPs) e a espectroscopia de infravermelho próximo (NIRS), apresentam vantagens e desvantagens nos resultados limitando algumas formas de análise e ampliando o reconhecimento e a construção de informações em outros segmentos (KOVELMAN *et al.*, 2015) (Tabela 1).

Tabela 1 – Vantagens e desvantagens das formas de investigação cerebral não invasivas

Método de investigação	Vantagens	Desvantagens
Potencial relacionado a eventos (ERPs)	Boa observação temporal e sequencial dos eventos	Baixa resolução espacial
Magnetoencefalografia (MEG)	Boa resolução espacial	Baixa resolução temporal e sequencial
Ressonância magnética (MRI)	Adequada observação anatômica	Pode ser utilizado conjuntamente com outras técnicas
Ressonância magnética funcional (fMRI)	Adequada observação temporal	Dificuldade de uso em crianças
Espectroscopia de infravermelho próximo (NIRS)	Adequada observação espacial	Baixa resolução temporal e facilidade de uso conjuntamente com outras técnicas

Fonte: Elaborado pela autora.

Os estudos neurocientíficos não têm a intenção de formar uma nova área de conhecimento e, principalmente, formar uma teoria única com relação ao funcionamento cerebral. Esses estudos vêm, através de pesquisas com comprovação científica clara e precisa, reafirmar muitos dos conceitos envolvidos até então na compreensão do funcionamento do ser humano principalmente com relação à atuação prática de estimulação e intervenção.

É notório que a aprendizagem envolve, então, um vasto campo de conhecimento associado aos processamentos cognitivo e emocional assim como ao funcionamento cerebral associado a esses funcionamentos. A cognição pode ser relacionada como a representação mental dos elementos do mundo externo em suas diferentes abordagens: sensorial e elaborações simbólicas mais altas que envolvem planejamento, elementos simbólicos (linguagem), organização temporal e sequencial entre outras funções.

Nesta perspectiva, a cognição se entrelaça de forma bastante harmônica com a emoção uma vez não existe dissociação entre essas representações mentais. A aprendizagem envolve então essas redes neuronais associadas às representações do mundo externo e interno. A primeira pergunta que norteou essas pesquisas em neurociências foi a questão: "Quando que as crianças começam a aprender?".

Os trabalhos que procuram explorar e conhecer de forma bastante precisa esse funcionamento não deixam de surpreender os pesquisadores. Bebês recém-nascidos com poucas horas de vida já apresentam alguns recursos cerebrais que permitem interligar e associar os estímulos do ambiente trazendo conforto cognitivo e emocional a eles.

Esses recursos compartilham entre os pesquisadores a certeza de que as crianças já nascem prontas para aprender, ou seja, interagir com o mundo e representá-lo gradualmente em seu mundo interno permitindo assim construir conceitos e símbolos a respeito do mundo que o cerca. A partir dos estudos mais atuais, pudemos observar que o cérebro ainda intrauterino, e principalmente após o nascimento (desde as primeiras horas), não é uma "tábula rasa" pronta a ser definida e moldada pelo ambiente ou mesmo que o cérebro estaria "inativo" como se acreditava até algum tempo atrás. Baseados nesses conceitos errôneos, surgiram ideias como as de que o bebê ao nascer precisava se manter em locais com pouca iluminação e estimulações auditivas, visuais, olfativas ou mesmo táteis para ir se "adaptando ao ambiente" (PANTANO; ZORZI, 2009).

Hoje, sabe-se que o cérebro dos bebês recebe uma gama imensa de estimulações ainda intra-útero e que, a partir desses estímulos, os bebês já desenvolvem conceitos físicos e biológicos chegando a desenvolver uma série de conceitos que não eram reconhecidos. O período da gestação mantém o bebê imerso em uma série estímulos que ativam e significam o cérebro de bebês e suas conexões neuronais. Por exemplo, por estar imersos em um meio líquido esses bebês têm respostas sensoriais a cada movimento provocado (mesmo que aleatoriamente) pelo seu cérebro.

Tal fato não é novidade no conhecimento do desenvolvimento. Maria Montessori e Piaget, por exemplo, já haviam observado isso em bebês. Esses autores citam com bastante propriedade a importância e a facilidade que os bebês significam as informações sensoriais e motoras nos primeiros anos de vida.

Outros conceitos também envolvem o estabelecimento de memórias que envolvem relações simples como de causa e efeito (objetos que entram e saem no campo visual), quantidade (comprovadamente até quatro elementos) e com relação ao reconhecimento e distinção ode sons da língua em que estão inseridos frente a sons ambientais ou de outras línguas. Esses elementos já são conhecidos pelos bebês e muitas vezes acabam sendo reconhecidos pelos mesmos após o nascimento trazendo assim, conforto emocional (límbico) que facilita e propicia estruturação de novas redes neuronais de forma mais estruturada e segura.

Para o conforto emocional, os bebês precisam da manutenção dos estímulos como luz e sombra, estimulações auditivas e sensoriais dos momentos intra-útero devem ser mantidas para o reforço, reconhecimento e a intensificação dos registros de memórias sensoriais. No entanto, devem ser respeitados parâmetros como frequência vigília sono e de intensidade dos estímulos apresentados, uma vez que o bebê recebe esses estímulos com intensidade reduzida. A manutenção desses estímulos após o nascimento comprovadamente traz ao bebê satisfação e conforto.

Desta forma, desde as primeiras horas de vida, observam-se a respostas dos bebês a estímulos ambientais. A partir da observação de parâmetros como mudanças nos padrões de sucção não nutritiva (controle do parâmetro de sucção dos bebês que se modificam quando estão mais ou menos atento), processos relacionados à habituação (reconhecimento e, posteriormente a ausência de resposta com a continuidade de um estímulo que se torna cansativo) e a expectativa visual (reconhecimento). Cabe aqui uma consideração a respeito do reconhecimento. Podemos reconhecer um objeto ou uma informação sensorial a partir do momento que o processamento cerebral indica se esse objeto ou informação é novo ou que se já faz parte do repertório do sujeito.

Com exceção dos processos de sensação e percepção visuais, que ainda estão imaturos, os outros canais sensoriais já estão em pleno funcionamento durante o período gestacional levando a ativações cerebrais importantes para o estabelecimento de conexões cerebrais estáveis.

Podemos, então, conceber o cérebro dos bebês como ávidos a receber estímulos ambientais e processá-los desde que sejam respeitadas questões de ordem de apresentação, quantidade, velocidade e principalmente ritmo. Bebês muito precocemente são capazes de construir uma percepção multissensorial dos estímulos ambientais antes mesmo deles agirem de forma ativa no ambiente (STRERI, 2013).

Sabe-se, por exemplo, que os bebês têm preferência (melhor qualidade de respostas) na esfera auditiva a sons da fala humana do que a ruídos do ambiente (DECASPER; FIFER, 1980; MEHLER; FOX, 1985; MOON; COOPER; FIFER *et al.*, 1993; FLÓ *et al.*, 2019). A audição é uma função sensorial bastante significativa ao ambiente com 35 semanas de gestação os biomecanismos cocleares e o reconhecimento seletivo de frequências já se encontram prontos (GRANIER-DEFERRE *et al.*, 2011), isso permite que os bebês com horas de vida possam reconhecer diferenças entre frequências e tonalidades, da mesma forma que pode diferenciar vozes masculinas ou femininas assim como a prosódia da fala (LECANUET *et al.*, 1993). Ainda na esfera auditiva, elementos de memória já são observados com 1 hora de vida com a preferência pela voz da mãe frente a outras vozes (DECASPER; FIFER, 1980).

Essas informações auditivas não são as únicas a serem desenvolvidas ao nascimento. Os bebês, desde as primeiras horas de vida, apresentam noções intuitivas de quantidade, de pequenas quantidades (ANTEL *et al.*, 1983) e preferências sensoriais relacionados, por exemplo, a formas arredondadas, objetos simétricos e em movimento (KLAUS; KLAUS, 2001) que permitem o reconhecimento e a preferência por faces humanas (GOREN; SARTY; WU, 1975), discriminar padrões espaciais curvos e retilínios (SLATER, 2002) assim como reconhecimento de parâmetros de forma, tamanho e constância de objetos (GRANRUD, 1987).

Esses elementos sensoriais reconhecidos e experenciados pelos bebês ainda no útero, ao contrário de simples memórias, acabam por possibilitar e facilitar a aprendizagem propriamente dita, ou seja, as memórias já se organizam em redes neuronais (aprendizagem) desde muito cedo permitindo a integração dessas funções e representações mentais associadas a essas representações. Um exemplo já observado por pais e cuidadores, mas registrado por Weitheimer desde 1962, refere-se a movimentações oculares na direção de sons em bebês com 10 minutos de vida representando a integração entre as modalidades auditivas e visuais.

Da mesma forma, são descritas interações entre os componentes voláteis relacionados ao sabor que também são detectados pelo sistema olfativo uma vez que muitos líquidos e/ou alimentos não possuem barreira placentária e, portanto, o consumo desses alimentos pela mãe provoca estimulações diretas relativas às funções olfativas e gustativas. Dessa forma, ao nascimento, bebês já reconhecem através do cheiro e/ou sabor estímulos familiares e não familiares (SCHAAL; MARLIER; SOUSSIGNAN, 1998).

Ademais, bebês de horas de vida podem associar imagens a sons desde que apresentados de forma síncrona (SLATER; BROWN; BADENOCH, 1997) ou mesmo associar arranjos visuoespaciais com sequências de sons (IZARD *et al.*, 2009) e objetos que estejam segurando nas mãos (cubos ou esferas) com formas apresentadas visualmente (BRUNO *et al.*, 2010).

Assim, a experiência e a estimulação reforçam as sinapses já estabelecidas e as integram deixando de ser simples memórias e construindo processos de aprendizagem, ou seja, "A aprendizagem modifica a estrutura física do cérebro" (PANTANO; ZORZI, 2009, grifo nosso) favorecendo, assim, a estabilização e a formação de novas sinapses.

Cognição e emoção

O cérebro do bebê desenvolve-se em resposta aos componentes genéticos (providenciam as bases biológicas para o desenvolvimento) e ambientais (reconstrução simbólica dos mundos externo e interno). Dessa forma, durante toda a gestação e após o nascimento, o cérebro do bebê recebe e processa estímulos ambientais (ainda que reduzidos ou distorcidos). Essas informações são processadas e reforçam as sinapses que já foram estabelecidas a partir do período gestacional, uma vez que o cérebro dos bebês, ao nascerem, conta com uma superprodução de sinapses que serão seletivamente perdidas. Essa estabilidade no reencontro de memórias produz, sem sombra de dúvida, a estabilidade emocional necessária para prosseguir a mais conexões cerebrais em uma espiral crescente de aquisições.

Portanto, temos nos primeiros anos de vida a necessidade de estimulações ambientais coerentes e conjuntas com a maturação cerebral e os resultados dessas interações parecem exercer um papel fundamental para o desenvolvimento ao longo da vida. Sabe-se que o cérebro humano desenvolve-se mais rapidamente entre o nascimento e os primeiros anos de vida do que em qualquer outro período do desenvolvimento humano.

Como fornecer estímulos adequados ao desenvolvimento e à maturação cortical que acontecem de forma tão predominante nos primeiros anos de vida? O cérebro de pré-escolares estrutura-se fundamentalmente através da consistência ambiental e emocional. É essencial para o cérebro de uma criança que ela seja exposta a rotinas e limites intra e interpessoais. Estudos comprovam que ambientes caóticos, desordenados e altamente estressantes fornecem influências altamente negativas para o desenvolvimento e maturação cortical.

Para o cérebro de uma criança pequena, a rotina e a continência emocional e cognitiva fornecem as bases fundamentais para a seleção de sinapses e para a organização cerebral necessária ao longo de sua vida dificultando a inserção social, educacional e familiar posteriores (GARNER *et al.*, 2012)

Programas de estimulação devem se basear no nível de desenvolvimento atual da criança e providenciar oportunidades para a exploração lúdica e motora da criança em situações individuais e em grupo visando a aquisição de conceitos e a integração de aprendizagens através da exploração motora, sensorial, social e emocional.

Em suma, os anos pré-escolares estão situados em um período fundamental para o desenvolvimento cerebral e no fornecimento de estímulos adequados para a aquisição de habilidades fundamentais ao longo da vida nos aspectos sociais, educacionais e familiares. Dentre os aspectos fundamentais para o desenvolvimento nos primeiros anos de vida, indiscutivelmente, a linguagem e as habilidades relacionadas às Funções Executivas merecem enfoque. Um ambiente estimulante deve fornecer a possibilidade de a criança estruturar relacionamentos positivos tanto com relação às relações horizontais quanto as verticais, rotinas e consistências regulares, chance de atividades repetitivas que visem a formação e aquisição de conceitos, aprendizagens através de estímulos sensoriais e motores, exposição a linguagens ricas, variadas e interativas e novas possibilidades de aquisição de conhecimento e aprendizagens.

Evidências indicam (EDIE; SCHMID, 2007) que programas educacionais efetivos e bem planejados têm impacto positivo no desenvolvimento infantil assim como no sucesso da vida educacional de crianças, além de se caracterizarem como um retorno certo e efetivo de investimento econômico e social. Programas escolares que visam a pré-escola acabam por se tornar benéficos e trazem retornos para a sociedade além da continuidade educacional do indivíduo e resultados permanentes a longo prazo.

Ao pensarmos em processamentos cerebrais, deparamo-nos com funções que garantem a sobrevivência e a capacidade de compreensão e interação com o mundo. A partir disso, a Neurociência Cognitiva investiga a relação do sistema nervoso com o comportamento e cognição. Entretanto, o aparato físico/orgânico nos dá a capacidade de desenvolver e/ou potencializar o aparato comportamental e a Neuropsicologia surge como a ciência que dá conta e atua com a Neuroanatomia, Neurofisiologia, Neuroquímica. Parte-se do pressuposto de que todo comportamento é resultante de uma função neural, da mente e esta, por sua vez, é um conjunto de operações realizadas pelo sistema nervoso.

Ou seja, o aprendizado exige um funcionamento mental complexo à medida em que não se trata apenas de receber, mas sim de manipular os *inputs* gerando, por fim, os novos conhecimentos. Torna-se evidente a importância da inter-relação entre processos cognitivos e emocionais como organização, do planejamento, da atenção, da memória e do processamento límbico (emoções) para que esse funcionamento mental tão complexo ocorra.

Na visão cognitiva, "a aprendizagem é um processamento resultante de processos cognitivos que envolvem sensação, percepção, atenção e memórias" (ASSENCIO-FERREIRA; PANTANO, 2009, p. 23). A partir disto, o desenvolvimento das capacidades de autorregulação garantiriam o desenvolvimento das competências cognitivas, emocionais, acadêmicas e sociais e permitiriam a criança agir independentemente e organizando o próprio comportamento. Desta forma, seria a partir deste desenvolvimento que estaria pronto o arcabouço orgânico para os novos aprendizados formais ou informais. O conceito de autorregulação estaria relacionado ao estabelecimento de metas emocionais e cognitivas ligadas às expectativas do sujeito que, por fim, estabeleceria estratégias para alcançá-las e criar, desta forma, solo fértil para que a aprendizagem ocorra (FRISON; SIMÃO, 2011).

Reportando-nos às "competências de autorregulação", Zimmerman (2008) as define como os processos autodirecionados e crenças pessoais que permitem ao aluno transformar competências mentais em competências de desempenho acadêmico, estando relacionadas com a implicação do aluno no processo de aprendizagem em termos cognitivos, motivacionais e comportamentais. A autorregulação surge, portanto, como uma competência intermediária entre as capacidades e a manifestação dessas capacidades em desempenho acadêmico.

Corso *et al.* (2016) descrevem estudos que relacionam o bom ou mal desenvolvimento das Funções Executivas com os quadros de bom ou mal desempenho escolar. Sendo o aprendizado um processo que requer uma organização de recursos atencionais no sentido de promover autonomia para organização de objetivos, de planejamento e de controle/autorregulação, avaliaram questões relativas à compreensão leitora e memória e ficou claro que as funções executivas precisam estar bem estabelecidas para que haja um desempenho eficiente.

De acordo com Lezak (1995), as Funções Executivas capacitam a comportamentos adequados ao contexto com autonomia. Essas funções orientam e gerenciam funções cognitivas, comportamentais e emocionais e se desenvolvem ao longo da infância e adolescência.

Essas funções incluem um conjunto de habilidades que nos ajudam a concluir e estabelecer metas ativando de forma efetiva processos como as memórias, automonitoramento, e controle de interferência externas (STUSS; LEVINE, 2002). Também são considerados como Funções Executivas a atenção voluntária e o estabelecimento de estratégias e/ou metas assim como as etapas para atingir esses objetivos (STUSS; BENSON, 1986).

São essas funções que nos permitem estabelecer uma aprendizagem saudável e estável com conexões neuronais fortalecidas. As experiências da primeira infância acabam por estabelecer memórias cognitivas e emocionais que permitem estabelecer pelas Funções Executivas comportamentos adaptativos e adequados aos objetivos ambientais e pessoais. Assim, os primeiros anos de vida fornecem as bases para que as memórias possam produzir estruturas para a regulação do comportamento não só motor, mas também cognitivo e emocional.

Estas habilidades estão diretamente relacionadas à utilização e a planificação de ações conscientes que permitem estabelecer recursos cada vez mais efetivos para a aprendizagem escolar e de convívio social permitindo o sucesso acadêmico a tomada de decisão e a resolução de problemas diários nas mais diferentes perspectivas.

Desenvolvimento das Funções Executivas e relações com a aprendizagem

As Funções Executivas envolvem uma relação direta com a aprendizagem principalmente no contexto educacional atual. Cada vez mais, estamos em busca de crianças autônomas e que saibam empregar o conhecimento de forma ampla considerando os impactos do seu comportamento e pensamento frente às condições ambientais e sociais em que vivemos. Frente a essa realidade, as funções que organizam e estruturas a cognição e a emoção têm sido cada vez mais o objeto e estudo e investigação.

O conteúdo escolar deve dar espaço a habilidades ecológicas em que esse conteúdo é demonstrado e, utilizado, de forma prática e coerente. Ou seja, as memórias devem dar espaço a redes neuronais amplas e que considerem, sobretudo o ambiente e as emoções (aprendizagens).

Crianças que tenham memórias, modelos e Funções Executivas bem utilizadas e aplicadas podem dispor desses conhecimentos para melhorar o seu desempenho e as suas funções nos ambientes educacionais de forma mais efetiva (LYONS; ZELAZO, 2011; ZIMMERMAN, 2008). Dessa forma, a maturação de áreas pré-frontais do cérebro entre os 5 e os 7 anos possibilitam o início das ações dessas funções. Nesta fase de crescimento e maturidade biológica, as habilidades de funções cognitivas são fundamentais para aquisição de conhecimentos e para um processamento mais eficiente. Posteriormente, entre os 10 e 12 anos, começamos com a maturação das vias límbico frontais permitindo a adequação das funções cognitivas aos conteúdos emocionais e ambientais de forma mais integrada.

Sendo as Funções Executivas habilidades que nos permitem estabelecer significado e coerência aos nossos pensamentos, emoções e ações essas funções se desenvolvidas e maturadas corretamente permitem que o indivíduo consiga estabelecer-se em todos os aspectos de sua vida social, afetiva e cognitiva.

Com relação ao desempenho escolar, as Funções Executivas estão entre os aspectos mais complexos da cognição e tais habilidades possibilitam o controle do comportamento que são requeridas e necessárias em ações novas e não rotineiras. Pesquisas como as de Alloway *et al.* (2005), Blair e Razza (2007) e Bull *et al.* (2008) demonstram que as Funções Executivas em crianças são importante preditores de adaptação escolar, social e laboral assim como bons desfechos relacionados às habilidades acadêmicas. Allan *et al.* (2014) conduziram uma meta-análise indicando que as quanto melhores as Funções Executivas em crianças pequenas melhores os resultados em habilidades de leitura e matemática e finalização do curso educacional.

As habilidades de leitura, escrita e, em especial, o cálculo matemático requerem diferentes Funções Executivas como planejamento mental, flexibilidade, capacidade de uso de estratégias, inibição de estímulos, automonitoramento, atenção voluntária e memória operacional.

Relações importantes também são observadas com relação à aquisição da leitura, aquisição da matemática e a atenção voluntária (RAVER *et al.*, 2011). Estudos (ASCHCRAFT; KRAUSE, 2007; BEILOCK; CARR, 2005) também têm sido realizados relacionando a Matemática de forma mais específica com os processos específicos de atenção, resolução de problemas e controle emocional (em especial, o estresse). Esses trabalhos demonstram uma estreita relação entre o estresse e as habilidades matemáticas estreitando ainda mais as relações entre emoção às Funções Executivas e às habilidades escolares.

No caso das habilidades de leitura e escrita, a memória operacional e a atenção voluntária exercem um papel fundamental (ALLOWAY; ALLOWAY, 2010; KARBACH; STROBACH; SCHUBERT, 2014; LOOSLI *et al.*, 2012) em especial pela estreita relação estabelecida inicialmente entre essas funções cognitivas e o desenvolvimento da linguagem oral.

Os processos de autorregulação também possuem uma estreita relação com a aprendizagem acadêmica uma vez que se torna necessária a consciência das estratégias para estudo e aprendizagem e a utilização dos mesmos em diversos contextos e situações. Holt e Willard-Holt (2000) considera como habilidades necessárias para um bom rendimento escolar a consciência dos seus próprios processos mentais e do seu próprio grau de compreensão, uma vez que a autorregulação e o automonitoramento decorrentes desse processo permitem que o aluno saiba reconhecer as falhas e os sucessos no contexto da aprendizagem.

A maioria das tarefas escolares exige, de fato, a coordenação e a integração coerente das múltiplas Funções Executivas. Não é de se estranhar, portanto, que muitas crianças e jovens com dificuldades escolares apresentem problemas de sobrecarga de informação, de produtividade, de eficácia e de precisão no monitoramento dos seus desempenhos escolares (FONSECA *et al.*, 2006).

Os efeitos da autorregulação na vida acadêmica têm demonstrado uma relação muito mais estreita entre essa função executiva com a Matemática do que com a leitura e a escrita (DIGNATH; BUETTNER; LANGFELDT, 2008).

A relação entre a aprendizagem e o funcionamento cognitivo e emocional torna-se cada vez mais evidente e tem sido observada em inúmeras pesquisas que envolvem a aprendizagem normal e as suas alterações. Em patologias neuropsiquiátricas, como Transtorno do Espectro Autístico, Transtorno de Conduta, Transtornos Ansiosos, Transtornos de Humor e Transtorno do Déficit de Atenção e Hiperatividade, essas funções estão diretamente afetadas resultando em aquisições e desenvolvimento atípico dessas habilidades no contexto educacional.

Considerações Finais

As diversas formas de apresentação das alterações levam novamente à construção da ideia de que a aprendizagem é resultante de um leque cada vez maior de componentes ambientais, sociais, emocionais e cognitivos que, processados pelo cérebro, resultam em respostas comportamentais cada vez mais diversas. Essas diferentes formas de apresentação justificam as diversas linhas teóricas e os diversos campos de conhecimento nos quais a Psicopedagogia se baseia para compreender e significar o sujeito da aprendizagem. A diversidade é a chave do conhecimento e o cérebro pode nos ajudar a compreendê-la se visto sob uma perspectiva multidisciplinar que permita a integração de conhecimentos.

Referências

ASSOCIAÇÃO BRASILEIRA DE PSICOPEDAGOGIA. ABPP. **A Formação em Psicopedagogia**. (2019). Disponível em: https://abpp.com.br/informativo-abpp-agosto2019.pdf. Acesso em: 20 mar. 2020.

ALLAN, N.P. *et al.* Relations Between Inhibitory Control and the Development of Academic Skills in Preschool and Kindergarten: A Meta-Analysis. **Developmental Psychology**, v. 50, n. 10, p. 2368-2379, 2014.

ALLOWAY, T. P.; ALLOWAY, R. G. Investigating the Predictive Roles of Working Memory and IQ in Academic Attainment. **Journal of Experimental Child Psychology**, v. 106, p. 20-29, 2010.

ALLOWAY, T. P. *et al.* Working Memory and Other Cognitive Skills as Predictors of Progress Towards Early Learning Goals At School Entry. **British Journal of Developmental Psychology**, v. 23, p. 417-426, 2005.

ANTELL, S. E.; KEATING, D. P. Perception of numerical invariance in neonates. **Child Dev.**, v. 54, p. 695-701, 1983.

ASHCRAFT, M. H.; KRAUSE, J. A. Working Memory, Math Performance, and Math Anxiety. **Psychonomic Bulletin and Review**, v. 14, n. 2, p. 243-248, 2007.

ASSENCIO-FERREIRA, V.; PANTANO, T. Neurociência Aplicada à Aprendizagem. Pulso Editorial, 2009.

BEILOCK, S. L.; CARR, T. H. When High-Powered People Fail Working Memory and "Choking Under Pressure" in Math. **Psychological Science**, v. 16, n. 2, p. 101-105, 2005.

BLAIR, C.; RAZZA, R. P. Relating Effortful Control, Executive Function, and False Belief Understanding to Emerging Math and Literacy Ability in Kindergarten. **Child Development**, v. 78, n. 2, p. 647-680, 2007. DOI 10.1111/j.1467-8624.2007.01019.

BRAGA, A. P. S. M. Avaliação das funções cognitivas na criança, no adolescente e no adulto. *In:* PANTANO, T.; ZORZI, J. L. **Neurociências aplicadas à aprendizagem**. São José dos Campos: Pulso editorial, 2009. p. 157-168.

BRUNO, M.; MANDELBAUM, E. Lockels answer to Molyneux's thought experiment. **Hist. Phil. Q.**, v. 27, n. 2, p. 165–180, 2010.

BULL, R.; ESPY, K. A.; WIEBE, S. A. Short-Term Memory, Working Memory, and Executive Functioning in Preschoolers: Longitudinal Predictors of Mathematical Achievement at Age 7 Years. **Developmental Neuropsychology**, v. 33, n. 3, p. 205-228, 2008.

CONSELHO FEDERAL DE FONOAUDIOLOGIA. 2018. **Cartilha Fonoaudiologia na Educação.** Disponível em: https://www.fonoaudiologia.org.br/cffa/wp-content/uploads/2013/07/documentofonoaudiologianaeducacao.pdf. Acesso em: 20 mar. 2020.

CORSO, H. V. *et al.* Modeling the relation-ship among reading comprehension, intelligence, socioeconomic status and neuropsycho-logical functions-the mediating role of executive functions. **Psychology & Neuroscience**, v. 1, p. 32-45, 2016.

CORSO, H. V. *et al.* Metacognição e Funções Executivas: relações entre os conceitos e implicações para a aprendizagem. **Psicologia: Teoria e Pesquisa**, v. 29, n. 1, p. 21-29, 2013.

DECASPER, A. J.; FIFER, W.P. Of human bonding: Newborns preference for their mothers' voice. **Science**, v. 208, p. 1174–1176, 1980.

DIGNATH, C.; BUETTNER, G.; LANGFELDT, H. P. How can Primary School Students Learn SelfRegulated Learning Strategies Most Effectively?: A Meta-Analysis on Self-Regulation Training Programmes. **Educational Research Review**, v. 3, n. 2, p. 101-129, 2008.

EDIE, D; SCHMID, D. Brain Development and Early Learning: Research on Brain Development. Wisconsin Council on Children and Families. **Quality Matters**, v. 1, Winter 2007.

FLÓ, A. *et al.* Newborns are sensitive to multiple cues for Word segmentation in continous speech. **Dev Sci.**, v. 22, n. 4, jul. 2019. DOI: 10.111/desc.12802.

FONSECA, L. C. *et al.* Eletroencefalograma quantitativo em crianças com dificuldades de aprendizagem: análises de frequências. **Arquivos de Neuro-Psiquiatria**, São Paulo, v. 64, n. 2b, jun. 2006.

FONSECA, V. Papel das funções cognitivas, conativas e executivas na aprendizagem: uma abordagem neuropsicopedagógica. **Rev Psicopedag**, São Paulo, n. 31, n. 96, p. 236-253, 2014.

FRISON, L. M. B.; SIMÃO, A. M. da V. Abordagem (auto) biográfica - narrativas de formação e de autorregulação da aprendizagem reveladas em portifólios reflexivos. **Educação**, v. 34, n. 2, p. 198-206, 2011.

GARNER, A. R. *et al.* Generation of a synthetic memory trace. **Science**, v. 335, n. 6075, p. 1513-1516, mar. 2012. DOI: 10.1126/science.1214985.

GOREN, C.C.; SARTY, M.; WU, P.Y.K. Visual Following and Pattern Discrimination of Face--like Stimuli by Newborn Infants. **Pediatrics.**, v. 56, n. 4, p. 544–549, 1975.

GRANIER-DEFERRE, C. *et al.* A Melodic contour repeatedly experienced by human near-term fetuses elicits a profound cardiac reaction one month after birth. **PLoS One**, v. 6, n. 2, e17304, 2011.

GRANRUD, C. E. Size constancy in newborn human infants. **Invest. Ophth.Vis. Sci.**, v. 28, n. 5, 1987.

HOLT, D. G.; WILLARD-HOLT, C. Let's get real: students solving authentic corporate problems. **Phi delta kappan**, v. 82, n. 3, p. 243-246, nov. 2000.

IZARD, V. *et al.* Newborn infants perceive abstract numbers. **PNAS.**, v. 106, n. 25, p. 10382–10385, june 2009.

KARBACH, J.; STROBACH, T.; SCHUBERT, T. Adaptive Working-Memory Training Benefits Reading, but not Mathematics in Middle Childhood. Child Neuropsychology, v.21, n. 3, p. 285-301, 2014.

KLAUS, M. H.; KLAUS, P.H. **Seu surpreendente recém-nascido**. Porto Alegre: ArtMed, 2001.

KOVELMAN, I. *et al.* "One glove does not fit all" in bilingual reading acquisition: using the age of first bilingual language exposure to understand optimal contexts for reading success. **Cogent Educ.**, v. 2, n. 1, 2015.

LECANUET, J. P. *et al.* Prenatal discrimination of a male and a female voice uttering the same sentence. **Early Dev. Parenting.**, v. 2, p. 217-228, 1993. DOI: 10.1002/edp.2430020405.

LEZAK, M. **Neuropsychological Assessment**. New York: Oxford University Press, 1995.

LOOSLI, S. V. *et al.* Working Memory Training Improves Reading Processes in Typically Developing Children. **Child Neuropsycholy**, v. 18, n. 1, p. 62-78, 2012.

LYONS, K. E.; ZELAZO, P. D. Monitoring, Metacognition, and Executive Function: Elucidating the Role of Self-Reflection in the Development of Self-Regulation. **Advances in Child Development and Behavior**, v. 40, p. 379-412, 2011.

MEHLER, J.; FOX, R. **Neonate cognition: Beyond the Blooming Buzzing Confusion**. London, UK: Lawrence Erlbaum Assoc Inc., 1985.

MOON, C.; COOPER, R. P.; FIFER, W. P. Two-day-olds prefer their native language. **Infant Behav. Dev.**, v. 16, n. 4, p. 495-500, 1993. DOI: 10.1016/0163-6383(93)80007-U.

PANTANO, T.; ZORZI, J. L. (org.). **Neurociência Aplicada a Aprendizagem**. São José dos Campos: Pulso Editorial, 2009.

RAVER, C. C. *et al.* CSRP's Impact on Low-Income Preschoolers' Preacademic Skills: Self--Regulation as a Mediating Mechanism. **Child Development**, v. 82, n. 1, p. 362-378, 2011.

SCHAAL, B.; MARLIER, L.; SOUSSIGNAN, R. Olfactory function in the human fetus: Evidence from selective neonatal responsiveness to the odor of amniotic fluid. **Behav. Neurosci.**, v. 112, p. 1438–1449, 1998. DOI: 10.1037/0735-7044.112.6.1438.

SLATER, A. Visual perception in the newborn infant: Issues and debates. **Intellectica**, v. 34, p. 57-76, 2002.

SLATER, A.; BROWN, E.; BADENOCH, M. Intermodal perception at birth: Newborn infants' memory for arbitrary auditory–visual pairings. **Early Dev. Parenting.**, v. 6, p. 99-104, 1997. DOI: 10.1002/(SICI)1099-0917(199709/12)6:3/4.

STRERI, A.; COULON, M.; GUELLAÏ, B. The foundations of social cognition: Studies on face/voice integration in newborn infants. **International Journal of Behavioral Development**, v. 37, n. 2, p. 79-83, 2013.

STUSS, D. T.; BENSON, D. F. **The frontal lobes**. New York: Raven Press, 1986.

STUSS, D. T.; LEVINE, B. Adult clinical neuropsychology: Lessons from studies of the frontal lobes. **Annual Review of Psychology**, v. 53, p. 401-433, 2002.

WERTHEIMER, M. Psychomotor coordination of auditory and visual space at birth. **Science**, v. 134, n. 3491, 1961.

ZIMMERMAN, B. J. Investigating self-regulation and motivation: historical backgroud, methodological developments and future prospects. **American Educational Research Journal**, v. 45, n. 1, p. 166-183, 2008.

Os autores

Organizadores

Simone Aparecida Capellini

Fonoaudióloga. Professora Titular – FFC/UNESP – Marília-SP. Docente do Departamento de Fonoaudiologia e dos Programas de Pós-Graduação em Educação e em Fonoaudiologia da Faculdade de Filosofia e Ciências – FFC/UNESP – Marília-SP. Membro do *Collegio dei Docenti del Corso di Dottorato in Formazione, Patrimonio Culturale e Territori presso l'Università di Macerata, Macerata, Itália*. Coordenadora do Laboratório de Investigação dos Desvios da Aprendizagem (LIDA) do Departamento de Fonoaudiologia – FFC/UNESP – Marília-SP. Coordenadora do Departamento de Fonoaudiologia Educacional da Sociedade Brasileira de Fonoaudiologia (SBFa), Gestões 2017-2019 e 2020-2022.

Giseli Donadon Germano

Fonoaudióloga. Docente do Departamento de Educação e Desenvolvimento Humano (DEPEDH) – FFC – UNESP – Marília e do Programas de Pós-Graduação em Fonoaudiologia da Faculdade de Filosofia e Ciências – FFC/UNESP – Marília-SP. Membro do grupo de pesquisa "Linguagem, Aprendizagem e Escolaridade" (CNPq). Pesquisadora colaboradora do Laboratório de Investigação dos Desvios da Aprendizagem (LIDA) do Departamento de Fonoaudiologia – FFC/UNESP – Marília-SP.

Jaime Luiz Zorzi

Fonoaudiólogo. Doutor em Educação. Pós-Doutorando no Programa de Pós-Graduação em Educação da UNESP/Marília e Diretor do CEFAC Saúde e Educação. Autor de publicações nas áreas da linguagem e da aprendizagem. Autor do método de alfabetização "As letras falam". Também desenvolveu uma proposta de ensino para a superação dos erros ortográficos, denominada "Descomplicando a Escrita: atividades práticas para muitas idades e todas as dificuldades". Publicou um conjunto de jogos destinados à estimulação da linguagem oral e das chamadas funções executivas, assim como uma proposta para aplicação ao nível do Ensino Infantil, a partir dos 5 anos de idade: "Pensando em imagens, sons, palavras e letras: atividades para desenvolver competências para o aprendizado da linguagem escrita."

Bianca Arruda Manchester de Queiroga

Fonoaudióloga pela Universidade Católica de Pernambuco (1991). Mestra em Psicologia Cognitiva pela Universidade Federal de Pernambuco - UFPE (1996). Doutora em Psicologia Cognitiva pela UFPE (2003) e Pós-doutora em Fonoaudiologia pela Universidade Estadual Paulista Júlio Mesquita Filho – UNESP/ Marília (2020). Especialista em Linguagem e Fonoaudiologia Educacional pelo Conselho Federal de Fonoaudiologia. Professora Associada IV, docente do curso de Graduação em Fonoaudiologia e do Programa de Pós- Graduação em Saúde da Comunicação Humana da UFPE.

Colaboradores

Ana Cristina Guarinello

Fonoaudióloga. Pós-doutora pela University College of London, Centro de Pesquisas de Surdez, Cognição e Linguagem. Doutora em Estudos Linguísticos pela UFPR e Mestra em Educação pela University of Bristol (UK). Docente dos cursos de Graduação em Fonoaudiologia e do Programa de Pós-Graduação em Distúrbios da Comunicação da UTP. Está comprometida com a produção de conhecimentos e de práticas capazes de contribuir com a promoção da linguagem oral e escrita nos contextos da Saúde e Educação.

Adriana de Souza Batista Kida

Fonoaudióloga formada pela Faculdade de Odontologia de Bauru – Universidade de São Paulo (USP). Mestra em Educação Especial pela Universidade Federal de São Carlos (UFSCAR).

Doutora em Ciências: Distúrbios da Comunicação Humana pela Escola Paulista de Medicina – Universidade Federal de São Paulo (UNIFESP). Doutorado com Estágio no Exterior na *Universidad de Salamanca (*USAL) - *Departamiento de Psicología Evolutiva e de la Educación.* Pós-doutora pelo Conselho Nacional de Desenvolvimento Científico e Tecnológico, desenvolvido no Laboratório de Investigação dos Distúrbios de Aprendizagem (LIDA) da Universidade Estadual Paulista (UNESP - Marília) Fonoaudióloga com atuação clínica nas áreas de linguagem infantil e aprendizagem. Professora dos cursos de aprimoramento e especialização em linguagem e aprendizagem do CEFAC.

Adriana Di Donato

Fonoaudióloga (UNICAP-1989). Doutora em Linguística (UFPB-2009/2012). Especialista em Fonoaudiologia Educacional e em Linguagem (SBFa). Atuação na Educação Básica pública por quase 25 anos. Coordenadora Geral do Núcleo de Acessibilidade (UFPE-2014-2017). Pesquisadora sobre a aquisição e desenvolvimento da Libras e sobre o Português como L2 para surdos.

Adriana Marques de Oliveira

Fonoaudióloga (Universidade Estadual Paulista "Júlio de Mesquita Filho" - UNESP) - Faculdade de Filosofia e Ciências - FFC/Marília(SP). Especialista em Linguagem pela Universidade Estadual Paulista "Júlio de Mesquita Filho" UNESP/FFC/Marília(SP). Mestra e Doutora em Educação pela Universidade Estadual Paulista "Júlio de Mesquita Filho"

UNESP/FFC/Marília(SP). Especialista em Linguagem e em Fonoaudiologia Educacional pelo Conselho Federal de Fonoaudiologia - CRFa. Pós-doutorado no Departamento de Fonoaudiologia da UNESP/FFC/Marília(SP) - CNPq. Membro do grupo de pesquisa do CNPq "Linguagem, Aprendizagem e Escolaridade" e do Laboratório de Investigação dos Desvios da Aprendizagem (LIDA) do Departamento de Fonoaudiologia da UNESP/FFC/Marília(SP). Fonoaudióloga Clínica na Clínica Única Integrada - São Paulo(SP).

Alexandra Beatriz Portes de Cerqueira-César

Fonoaudióloga (CRFa 2 - 19676). Mestra em Distúrbios da Comunicação Humana. Doutoranda em Educação (UNESP/MARILIA-SP). Bolsista CAPES. Pesquisadora do Laboratório de Investigação dos Desvios de Aprendizagem (LIDA). Membro do Grupo de Pesquisa do CNPq "Linguagem, Aprendizagem, Escolaridade".

Aline Olin Goulart Darde

Licenciada em Educação Especial pela UFSM. Bacharel em Fonoaudiologia pela UFSC. Mestra e Doutoranda em Linguística pelo Programa de Pós-graduação em Linguística da UFSC. Docente de Educação Especial do Colégio de Aplicação da UFSC. Pesquisadora do GELCE/UFSC- Grupo de Estudos em Linguagem, Cultura e Educação.

Ana Augusta de Andrade Cordeiro

Graduação pela Universidade Católica de Pernambuco-UNICAP (1988). Mestra e Doutora em Psicologia Cognitiva pela Universidade Federal de Pernambuco-UFPE (1992 e 2005). Professora de Graduação do curso de Fonoaudiologia da UFPE e da Pós-graduação de Saúde da Comunicação Humana-UFPE. Pesquisadora sobre aquisição e desenvolvimento da linguagem oral e escrita de crianças surdas e ouvintes.

Ana Luiza Navas

Fonoaudióloga (Universidade Federal de São Paulo). Mestra e Doutora em Psicologia (University of Connecticut). Pós-doutora em Linguística (Unicamp). Professora Titular do Curso de Fonoaudiologia da Faculdade de Ciências Médicas da Santa Casa de São Paulo. Membro do Conselho Científico da Associação Brasileira de Déficit de Atenção (ABDA). Membro do Conselho Superior da Fundação José Luiz Egydio Setubal (FJLES). Membro do Conselho Deliberativo do Instituto ABCD. Pesquisadora Associada da Rede Nacional de Ciência para Educação. Editora Chefe da Revista CoDAS (2015-presente).

Ana Paula Berberian

Fonoaudióloga. Pós-doutora pelo Programa de Letras da UFPR; Doutora em História e Mestra em Distúrbios da Comunicação pela PUCSP. Docente dos cursos de Graduação em Fonoaudiologia e do Programa de Pós-Graduação em Distúrbios da Comunicação da UTP. Desenvolve atividades de pesquisa, ensino e extensão comprometidas com a promoção do letramento, dos processos de ensino-aprendizagem e da acessibilidade na Educação Básica, no Ensino Médio e Superior.

Ana Paula de Oliveira Santana

Fonoaudióloga pela UNIFOR. Mestra e Doutora em Linguística pela UNICAMP. Pós-Doutora em História Cultural pela *Université de Versalhes Saint Quentin en Yvelines*. Docente do Curso de Fonoaudiologia, da Pós-Graduação em Linguística e da Pós-Graduação em Fonoaudiologia da UFSC. Líder do GELCE/UFSC- Grupo de Estudos em Linguagem, Cultura e Educação.

Andrea Bustos Ibarra

Profesora de Educación Básica. Doctora en Comprensión del Texto y del Discurso, procesos cognitivos y aplicaciones instruccionales (USAL- 2005-2009).

Actualmente es Editora Jefe de la Revista Perspectiva Educacional, Formación de Profesores (PUCV), Directora del Núcleo LAP : Lenguaje, Aprendizaje y Práctica pedagógicas, PUCV, Chile e Investigadora responsable FONDECYT (1181751 /2018-2021): Formación de Lectores y Formadores de Lectores: necesidades de comprensión de niños y cómo pueden ayudar los profesores.

Andrea Oliveira Batista

Fonoaudióloga. Mestra em Educação pela Faculdade de Filosofia e Ciências – FFC/UNESP, Marília - SP. Doutoranda em Fonoaudiologia pela Faculdade de Filosofia e Ciências – FFC/ UNESP, Marília - SP. Especialista em Fonoaudiologia Educacional pelo Conselho Federal de Fonoaudiologia – CFFa. Especialização em Psicopedagogia pela Universidade Filadélfia – UniFil, Londrina - PR. Membro do Laboratório de Investigação dos Desvios da Aprendizagem do Departamento de Fonoaudiologia e do Grupo de Pesquisa do CNPq "Linguagem, Aprendizagem, Escolaridade" da Faculdade de Filosofia e Ciências da Universidade Estadual Paulista, ambos da FFC/UNESP, Marília - SP. Fundadora do CERH – Centro de Estudos e Reabilitação Humana, Londrina - PR. Fonoaudióloga clínica e consultora fonoaudiológica nos seguintes temas: linguagem; aprendizagem, aquisição, desenvolvimento e transtornos da leitura e da escrita; alfabetização e habilidades metalinguísticas.

Ângela M. V. Pinheiro

Psicóloga pela PUC-MG. Mestra em Psicologia Educacional (Universidade de Glasgow, Escócia). Doutora em Psicologia Cognitiva (Universidade de Dundee/Escócia). Pós-doutora pela Universidade de Educação de Ludwigsburg/Alemanha. É professora titular aposentada do Departamento de Psicologia da Universidade Federal de Minas Gerais (UFMG). Atua na área de processos cognitivos básicos, com foco na linguagem escrita e na elaboração de medidas de avaliação das habilidades de leitura e de escrita para crianças. É fundadora e coordenadora do *site* DislexiaBrasil. Nessa capacidade tem se especializado na elaboração de: 1. curso on-line de formação de professores da Educação Básica sobre a aprendizagem e desenvolvimento da leitura e da escrita e sobre dislexia; e 2. instrumentos de avaliação de conhecimento e atitudes de pais e professores sobre o Transtornos Específicos de Aprendizagem. Foi consultora e membro do corpo editorial da *Dyslexia and Literacy International* no período de 2014 a 2020.

Angélica Galindo Carneiro Rosal

Fonoaudióloga pela Universidade Federal de Pernambuco – UFPE (2011). Mestra em Saúde da Comunicação Humana pela UFPE (2014). Doutora em Saúde da Criança e do Adolescente pela UFPE (2018). Especialista em Linguagem e Fonoaudiologia Educacional pelo Conselho Federal de Fonoaudiologia. Professora do curso de Graduação em Fonoaudiologia do Centro Universitário São Miguel – UNISÃOMIGUEL. Professora do Programa de Pós-Graduação em Linguagem no âmbito Clínico e Educacional pela Faculdade

IDE, Recife-PE e do Programa de Pós-Graduação em Linguagem pela Faculdade Novo Horizonte, Natal–RN.

Beatriz Jacques Rocco

Formada em Letras português/francês pela PUCRS. Fonoaudióloga pela ULBRA Canoas/RS. Colaboradora no Grupo de Neuropsicologia Clínica Experimental e Escolar -GNCE PUCRS - sob a coordenação da Prof.ª Dr.ª Rochele Paz Fonseca. Especializanda em Neuropsicologia com ênfase em Neuropsicologia Escolar.

Bianca dos Santos

Fonoaudióloga (CRFa 2 - 19636). Neuropsicopedagoga. Mestra em Distúrbios da Comunicação Humana. Doutora em Educação (UNESP/MARILIA-SP). Bolsista CAPES. Pesquisadora do Laboratório de Investigação dos Desvios de Aprendizagem (LIDA). Membro do Grupo de Pesquisa do CNPq "Linguagem, Aprendizagem, Escolaridade".

Bruna Sana Teixeira

Fonoaudióloga. Mestra em Distúrbios da Comunicação Humana pela Escola Paulista de Medicina da Universidade Federal de São Paulo. Especialista em Fala e Linguagem. Especialista em Neurociência Aplicada à Educação pela Faculdade de Ciências Médicas da Santa Casa de São Paulo. Atua como Fonoaudióloga Clínica nas áreas de Linguagem oral/escrita e Processamento Auditivo Central.

Carolina Rizzotto Schirmer

Fonoaudióloga (IMEC-1999). Mestra em Medicina e Ciências da Saúde (PUCRS-2004). Doutora em Educação (UERJ-2012). Professora Adjunta da Faculdade de Educação da UERJ. Integrante do Grupo de Pesquisa Linguagem e Comunicação Alternativa. Coordenadora do Laboratório de Tecnologia e Comunicação Alternativa. Membro da Sociedade Internacional em Comunicação Alternativa - ISAAC.

Cátia Crivelenti de Figueiredo Walter

Fonouadióloga formada pela USC-Bauru (1984). Mestra (2000) e Doutora (2006) em Educação Especial pela UFSCar. Pós-doutorada em Educação pela UERJ (2008). Professora Associada do Departamento de Educação Inclusiva e Continuada (DEIC) e do Programa de Pós- Graduação em Educação (PROPED) da Faculdade de Educação da Universidade do Estado do Rio de Janeiro (UERJ). Foi professora visitante na University of Central Florida (UCF-EUA) no ano de 2019. Bolsista Prociência (UERJ). Cientista do Nosso Estado (CNE-FAPERJ) e membro da ABPEE, SBFa, ABENEPi, ISAAC e ABPC.

Cintia Montenegro

Professora licenciada em Educação e em Educação Especial pela *Pontificia Universidad Católica de Valparaíso*, Chile. Mestra em Desenvolvimento Cognitivo pela Universidad Diego Portales, Chile. Avaliadora Certificada de LPAD pelo *Centro de Desarrollo Cognitivo de la Universidad Diego Portales- Centro Internacional para el Desarrollo del Potencial de Aprendizaje* (ICELP). Equipe técnica do estudo de Análise da prática docente para alfabetização do projeto "*Dimensionando el reto de los profesores: Análisis de las prácticas docentes de lectura colectiva en aulas de 3o, 5o y 7o básico (2013- 2015)*" do Fundo Nacional de Ciência e Tecnologia

(FONDECYT- Conicyt, Chile). Co-pesquisadora do Estudo "Formação de Leitores e de Instrutores em Leitura: necessidade da compreensão por crianças e como os professores podem ajudá-los." (2018-2021) do Fundo Nacional de Ciência e Tecnologia (FONDECYT-Conicyt, Chile). Experiência docente e Chefe de Unidade Técnico Pedagógica em escolas do Chile. Coordenadora da Unidade de Apoio Estudantil da *Universidad Mayor*, Chile.

Claudia Regina Mosca Giroto

Fonoaudióloga pela Faculdade de Filosofia e Ciências FFC) - Unesp - Campus de Marília. Mestra e Doutora em Educação pela Faculdade de Filosofia e Ciências FFC) - Unesp - Campus de Marília. Docente do Departamento de Educação e Desenvolvimento Humano, do Curso de Pedagogia e do Programa de Pós-Graduação em Educação da Faculdade de Filosofia e Ciências - Unesp - Campus de Marília. Diretora da Faculdade de Filosofia e Ciências - Unesp - Campus de Marília.

Clara Regina Brandão de Avila

Fonoaudióloga. Professora Associada, Livre-docente do Departamento de Fonoaudiologia da Escola Paulista de Medicina/Universidade Federal de São Paulo. Coordenadora do Núcleo de Ensino, Assistência e Pesquisa em Escrita e Leitura (NEAPEL-EPM/UNIFESP).

Cláudia da Silva

Fonoaudióloga. Docente do Departamento de Formação Específica em Fonoaudiologia (FEF) da Universidade Federal Fluminense-UFF/Nova Friburgo-RJ. Mestra e Doutora em Educação pela Programa de Pós-graduação em Educação da Universidade Estadual Paulista – UNESP/Marília-SP. Especialista pelo Conselho Federal de Fonoaudiologia em Linguagem e Fonoaudiologia Educacional.

Cristiane Lima Nunes

Doutora em Saúde Infantil - Universidade do Minho /Portugal. Mestra em Fonoaudiologia - Universidade Veiga de Almeida /Brasil. Especialista em Voz CEV / Brasil. Graduação em Fonoaudiologia - Universidade Federal do Rio de Janeiro / Brasil. Diretora da Clínica da Arte de Comunicar e Docente em Portugal do Método AIPAC.

Debora Deliberato

Fonoaudióloga (UNIFESP/EPM, 1985). Mestra em Linguística e Semiótica (USP/SP,1993). Doutora em Ciências Biomédicas (UNICAMP, 2000). Pós-doutorada em Educação (UERJ, 2013). Livre-docente na área da Comunicação Alternativa (UNESP, 2010). Docente do Programa de Pós- Graduação em Educação da UNESP/Marília. Tem experiência na área de Fonoaudiologia, com ênfase na Educação, atuando principalmente nos seguintes temas: Comunicação Suplementar e Alternativa, Educação Especial, Formação de Profissionais da Saúde e da Educação. Pesquisadora CNPq.

Deborah Amaral de Azambuja

Fonoaudióloga. Mestra em Distúrbios da Comunicação – PUCSP. Especialista em Neuropsicologia pelo Conselho Federal De Fonoaudiologia - CFF[a]. Sócia fundadora da Sociedade Brasileira de Neuropsicologia (SBNp). Presidente da SBNp gestão 2017- 2019. Membro do Conselho Deliberativo da Diretoria da SBNp gestão 2019-2021 e Membro do Conselho

Consultivo da SBNp. Fonoaudióloga Clínica atuante na área de Neuropsicologia há 38 anos. Sócia fundadora do Centro de (Re) Habilitação Cognitiva. Professora do curso de Especialização em Neuropsicologia do Instituto de Psiquiatria do Hospital das Clínicas – IPQ. Professora do curso de Especialização em Neuropsicologia da *Sapiens* Instituto de Psicologia e do Instituto Paranaense de Terapia Cognitiva (IPTC). Professora do curso de Especialização em Neuropsicologia da Universidade Potiguar de Natal (UnP).

Esther Simonato

Fonoaudióloga. Mestranda do Programa de Pós-Graduação em Distúrbios da Comunicação Humana - Fonoaudiologia da Universidade Federal de São Paulo. Bolsista CAPES. Pesquisadora do Núcleo de Ensino, Assistência, e Pesquisa em Escrita e Leitura (NEAPEL--EPM/UNIFESP)

Francisco Madeiro

Doutor em Engenharia Elétrica pela Universidade Federal da Paraíba. Professor Associado da Universidade de Pernambuco (UPE). Professor Adjunto II da Universidade Católica de Pernambuco (UNICAP). Suas atividades de pesquisa incluem Processamento Digital de Sinais, Inteligência Computacional, Sistemas de Comunicação e Tecnologias da Informação e da Comunicação Aplicadas às Ciências da Linguagem. Bolsista de Produtividade em Pesquisa (PQ) do Conselho Nacional de Desenvolvimento Científico e Tecnológico (CNPq). Obteve Livre-Docência pela UPE em 2014.

Gladis dos Santos

Fonoaudióloga. Pós-graduada em Psicomotricidade, pelo Instituto Brasileiro de Medicina de Reabilitação. Doutora em Psicologia pela Universidade Federal do Rio de Janeiro (UFRJ). Professora Adjunta do Departamento de Fonoaudiologia da Faculdade de Medicina/UFRJ. Supervisora do Ambulatório de Aquisição e Desenvolvimento da Linguagem, Instituto de Neurologia Deolindo Couto/UFRJ.

Graziela Zanoni de Andrade

Mestra em Educação, com ênfase em Supervisão Pedagógica, pela FMH/Universidade Técnica de Lisboa. Especialista em Voz, Fonoaudiologia Educacional e Fonoaudiologia Neurofuncional pelo CFFa. Especializada em Alfabetização pelo CEPEMG/UEMG. Graduada pelo Centro Universitário Metodista Izabela Hendrix. Membro da Comissão de Ensino da SBFa.

Josiane Bernart Da Silva Ferla

Enfermeira. Doutoranda em Distúrbios da Comunicação e Mestra em Educação pela Universidade Tuiuti do Paraná. Docente no Curso Técnico em Enfermagem do Instituto Federal do Paraná - IFPR/Curitiba. Está comprometida com conhecimentos e práticas capazes de contribuir para o cuidado em Saúde, a prática profissional em Enfermagem e as relações interpessoais.

Kathryn Marie Pacheco Harrison

Fonoaudióloga pela Pontifícia Universidade Católica de São Paulo. Mestra em Fonoaudiologia pela Pontifícia Universidade Católica de São Paulo. Doutora em Linguística Aplicada e Estudos da Linguagem pela Pontifícia Universidade Católica de São Paulo. Atualmente, é fonoaudióloga da Pontifícia Universidade Católica de São Paulo e trabalha na Clínica de Audição, Voz e Linguagem "Prof. Dr. Mauro Spinelli da Derdic" /PUC-SP, no Serviço de Atendimento Bilíngue.

Leonor Scliar-Cabral

Doutora em Linguística (USP). Professora Emerita e titular (apos.) (UFSC). Pós-doutora Univ. Montréal. Fundou ISAPL: 1982, Presidente: 1991, reeleita, Sócia Honorária também da ALFAL; presidente ABRALIN: 1997-1999. 1.ª Coordenadora GT Psicolinguística ANPOLL, reeleita. Conselho Editorial: *International Journal of Psycholinguistics*, Cadernos de Estudos Linguísticos, Letras de Hoje (fundou), Revista da ABRALIN e Revista Alfa. Últimos livros: Princípios do sistema alfabético do português do Brasil e Guia Prático de alfabetização (SP: Contexto, 2003), O sol caía no Guaíba (PA: Prym, 2006). Com Caldas-Coulthard, Desvendando discursos (Florianópolis: EDUFSC, 2008); Sagração do Alfabeto (SP: Scortecci, 2009, finalista Poesia, Jabuti); Ed. Lili, Florianópolis: Sistema Scliar de Alfabetização Fundamentos (2013), Aventuras de Vivi (2014), José (2016, Prêmio Elisabete Anderle, literatura, FCC, 2015), Sistema Scliar de Alfabetização Roteiros para o professor: Módulo 1, v 1 (2018), Aventuras de Vivi no mundo da Escrita (2020), Sistema Scliar de Alfabetização Caderno de Atividades Módulo 1 Ensino Fundamental (2020). Alimenta o Banco Mundial de dados de aquisição da linguagem CHILDES com dados do PB.

Letícia Corrêa Celeste

Fonoaudióloga formada pela Universidade Federal de Minas Gerais (UFMG). Mestre e Doutora em Estudos Linguísticos pela Universidade Federal de Minas Gerais (UFMG), Estágio doutoral no Laboratoire Parole et Langage (Université Aix-en-Provence - França). Pós-doutora pela Université Paris Diderôt. Professora adjunto do Curso de Graduação em Fonoaudiologia e do Programa de Pós-Graduação em Ciências da Reabilitação da Universidade de Brasília (UnB). Pesquisadora na área da comunicação humana e seus distúrbios, desordens de fluência e aprimoramento da performance comunicativa. Líder do Grupo de Pesquisa do CNPq "Comunicação Humana e Cognição".

Lídia Fontes Pinto

Licenciada em Terapia da Fala pela Escola Superior de Saúde do Instituto Politécnico do Porto em outubro de 2010. Experiência com crianças e jovens em idade pré-escolar e escolar, em contexto escolar nos Conselhos do Porto e Gondomar, em Portugal. Formação comprovada em perturbações específicas da aprendizagem.

Lidiane Tavares Pereira Batista

Fonoaudióloga, graduada pela UNIFOR(2003); Mestra em Educação (UNIR-2021). Especialista em Fonoaudiologia Educacional pelo CFFa (6940/18); Especialista em Linguagem (UNIFOR-2004). Docente de Pós-Graduação nas áreas de Fonoaudiologia e Neurociências. Coordenadora técnico- científica da Fonoaudiocenter Saúde e Educação; Pesquisadora do Grupo de pesquisa PRAXIS/CNPq (UNIR/RO); Atuação clínica especializada em Transtornos de Aprendizagem.

Liliane Desgualdo Pereira

Fonoaudióloga. Mestra, Doutora e Livre Docência pela Escola Paulista de Medicina da Universidade Federal de São Paulo. Especialista em Audiologia. Atua como pesquisadora em Diagnóstico e Reabilitação de Distúrbios do Processamento Auditivo Central. Pesquisadora do CNPq, nível 1C.

Luciana Cidrim

Fonoaudióloga. Mestra e Doutora em Ciências da Linguagem pela Universidade Católica de Pernambuco (UNICAP). Atualmente, realiza estágio Pós-Doutoral junto ao Programa de Ciências da Linguagem da UNICAP. Tem formação em Dislexia pela Associação Brasileira de Dislexia (ABD). Especialista em Fonoaudiologia Educacional pelo Conselho Federal de Fonoaudiologia (CFFa). Membro da Sociedade Brasileira de Fonoaudiologia desde 1995. Participa de projetos de desenvolvimento de aplicativos destinados a escolares com transtornos de aprendizagem, em especial, dislexia.

Luciana Lessa Rodrigues

Fonoaudióloga formada pela Unesp/Marília. Mestra e Doutora em Linguística pelo IEL/UNICAMP. Atualmente, Luciana é *Senior Lecturer*, Diretora dos Estudos de Graduação, e Diretora do Minor em Distúrbios da Comunicação no Departamento de Comunicação da *Georgia State University*, localizada na cidade de Atlanta (GA). Responsável pelas disciplinas de Fonética, Introdução à Fonoaudiologia, Ciências da Fala, Aquisição de Linguagem, dentre outras. Seus interesses de pesquisa incluem Aquisição Fonológica e Desvios Fonológicos, Fonética Experimental e Aquisição de Fala e Linguagem Bilíngue.

Luciana Mendonça Alves

Fonoaudióloga. Especialista em Linguagem e Fonoaudiologia Educacional pelo Conselho Federal de Fonoaudiologia. Doutora e Mestra em Linguística pela Universidade Federal de Minas Gerais (UFMG). Pós-Doutora em Linguística pelo *Laboratoire Parole et Langage* (LPL) - *Aix-Marseille Université* – França. Professora Adjunta do Departamento de Fonoaudiologia e do Programa de Pós-Graduação em Ciências Fonoaudiológicas da Faculdade de Medicina da UFMG.

Maíra Anelli Martins

Fonoaudióloga pela Universidade Estadual Paulista "Júlio de Mesquita Filho"; UNESP - Marília-SP. Doutora em Educação pela Universidade Estadual Paulista "Júlio de Mesquita Filho"; UNESP - Marília-SP. Especialista em Fonoaudiologia Educacional - CFFa. Membro do Grupo de Pesquisa do CNPq "Linguagem, Aprendizagem e Escolaridade" e do Laboratório de Investigação dos Desvios da Aprendizagem – LIDA (FFC/UNESP).

Makeliny Nogueira

Pedagoga com Licenciatura em Filosofia pela Universidade Federal de Ouro Preto (UFOP). Mestra e Doutora em Psicologia da Educação pela Pontifícia Universidade Católica de São Paulo (PUC-SP). Especialista em Psicopedagogia pela Universidade Católica do Salvador (UCSAL); Especialista em Deficiência Mental e suas diversas abordagens pela Escola Bahiana de Medicina e Saúde Pública; Especialista em Educação e Desenvolvimento Humano pela

Universidade Federal da Bahia (UFBA). Autora da Editora Intersaberes desde de 2008. Atualmente, cursando MBA em Gestão Educacional pela Universidade de São Paulo (USP).

Maria Cecilia Bonini Trenche

Professora Titular do Departamento de Teorias e Métodos da Fonoaudiologia e Fisioterapia, Curso de Fonoaudiologia da Pontifícia Universidade Católica de São Paulo (PUC-SP). Doutora pelo Programa de Pós-graduação: História e Filosofia da Educação da PUC-SP.

Maria Cecilia de Moura

Fonoaudióloga Clínica. Professora do Curso de Fonoaudiologia da PUC-SP. Coordenadora do Comitê de Língua de Sinais e Bilinguismo para Surdos da SBFa. Trabalha com Língua de Sinais há muito tempo e continua em busca de formas de atuação que contemplem de forma abrangente as necessidades do Surdo no âmbito da Fonoaudiologia.

Maria Nobre Sampaio

Fonoaudióloga (Unesp). Mestra e Doutora em Educação (Unesp). Pós Doutorada Junior pelo CNPq e também Especialista em Linguagem e em Fonoaudiologia Educacional (CFFa). Docente Voluntária do Departamento de Fonoaudiologia da UFES e Fonoaudióloga Clínica da "Desenvolver - Centro de desenvolvimento cognitivo" (Vitória/ES).

Mariana Augusta Camasmie Peters

Fonoaudióloga. Mestra em Distúrbios da Comunicação Humana pela Escola Paulista de Medicina da Universidade Federal de São Paulo. Aprimoramento Profissional em Fonoaudiologia pelo Hospital do Servidor Público Estadual de São Paulo. Atua como Analista de Fiscalização e Inspetoria do CRFa. 2.ª Região/SP. Experiência clínica nas áreas de linguagem oral/escrita e processamento auditivo central.

Marilia Piazzi Seno

Fonoaudióloga (CRFa 2-9535.). Pedagoga e Psicopedagoga. Doutora em Educação e Mestra em Fonoaudiologia pela Universidade Estadual Paulista -UNESP de Marilia/SP. Especialista em Fonoaudiologia Educacional pelo Conselho Federal de Fonoaudiologia-CRFa. Professora do *Child - Behavior Institute CBI of Miami*. Coordenadora Técnica do Centro de Reabilitação Infantil Especializado-CRIE da Unimed de Marília/SP. Pesquisadora, escritora e palestrante. Atuação clínica e educacional.

Monique Herrera Cardoso

Fonoaudióloga pela Universidade Estadual Paulista (UNESP). Mestra em Fonoaudiologia. Doutora em Educação, ambos pela UNESP. Atualmente, é preceptora e professora do Centro Universitário das Faculdades Metropolitanas Unidas (FMU) e membro do grupo de pesquisa do CNPq "Linguagem, Aprendizagem, Escolaridade". Tem experiência na área de Fonoaudiologia, com ênfase em educação e linguagem.

Natália Fusco

Fonoaudióloga e Mestra em Distúrbios da Comunicação Humana (UNESP). Integrante do Laboratório de Investigação dos Distúrbios da Aprendizagem-LIDA (2007-2013). Trabalhou na Apae- Bauru como fonoaudióloga responsável pela Equipe de Avaliação Psicoeducacional (2012-2014). Mora em Londres, no Reino Unido desde ,2015 e atua nas áreas de atendimento fonoaudiológico e como professora de Ensino Infantil.

Natalie Pereira

Fonoaudióloga pela Universidade Federal de Ciências da Saúde de Porto Alegre (UFCSPA). Mestra em Psicologia com ênfase em Cognição Humana pela Pontifícia Universidade Católica do Rio Grande do Sul (PUCRS). Doutora em Psicologia com ênfase em Cognição Humana da Pontifícia Universidade Católica do Rio Grande do Sul (PUCRS). Com atuação clínica especialmente focada em avaliação e reabilitação fonoaudiológica, sob a perspectiva e abordagem neuropsicológica.

Renata Mousinho

Fonoaudióloga. Doutora e Mestra em Linguística, Universidade Federal do Rio de Janeiro (UFRJ). Pós-doutora em Psicologia, UFRJ. Especializada em Psicomotricidade, ISRP-Paris. Especializada em Educação Inclusiva, UGF. Professora Titular da Graduação em Fonoaudiologia da Faculdade de Medicina, Universidade Federal do Rio de Janeiro. Coordenadora do Projeto ELO: escrita, leitura e oralidade.

Rebeka Fabri Bonfim Moura

Fonoaudióloga. Mestranda do Programa de Fonoaudiologia da Faculdade de Filosofia e Ciências da Universidade Estadual Paulista "Júlio de Mesquita Filho". Membro do Grupo de Pesquisa Linguagem, Aprendizagem, Escolaridade do CNPq.

Rita de Cássia Duarte Leite

Fonoaudióloga pela Pontifícia Universidade Católica de Goiás – PUC/GO. Mestra em Ciências da Saúde pela Faculdade de Medicina da Universidade Federal de Minas Gerais (UFMG). Doutora em Psicologia pela Faculdade de Filosofia e Ciências Humanas da Universidade Federal de Minas Gerais (UFMG). Fonoaudióloga com atuação clínica nas áreas de linguagem e aprendizagem. Fonoaudióloga educacional com enfoque no processo de alfabetização e transtornos de aprendizagem. Coordenadora científica e professora do curso de especialização em linguagem com ênfase no desenvolvimento infantil da FonoAprimorar, parceria com a FACSET/MG. Professora do curso de especialização em linguagem com enfoque nos distúrbios de linguagem, aprendizagem e na atuação em âmbito educacional do CEFAC/FAMOSP.

Rochele Paz Fonseca

Psicóloga e fonoaudióloga. Pós-Doutora em Ciências Biomédicas (Université de Montréal). Professora titular do Curso de Psicologia e do Programa de Pós-Graduação em Psicologia (Cognição Humana), Coordenadora do Grupo Neuropsicologia Clínico-Experimental e Escolar (GNCE) da PUCRS. Presidente da Sociedade Brasileira de Neuropsicologia – SBNp (2019-2021). Membro da Coordenação (2021-2024) e do Conselho Técnico-Científico da Rede Nacional de Ciência para a Educação (Rede CpE – 2017-2021). Membro do *Science Committee da International Neuropsychological Society – INS* (2019-2022).

Rosana Mendes Ribeiro

Fonoaudióloga Educacional. Pós-graduada em Neuroeducação e Psicopedagogia.. Doutoranda em Ciências da Educação. integra a equipe do GI3TES-Lab. de Investigação Europeia Multid. Diretora. do Núcleo Aprende. Professora nos cursos de aprimoramento e pós-graduação em Neurociência do CEFAC em SP, PE, RJ e Goiânia. Precursora do projeto "CRA-Classificação para Reenquadramento de Aprendizagem", com assessoria em avaliativas adaptadas dos ensinos Fundamental e Médio, rede pública e privada de SP. Reconhecida pela "Metodologia CDRA" pela SEE/SP. Autora do Protocolo CRA - Classificação para Reenquadramento de Aprendizagem, dos Manuais de Modelos de Avaliativas Adaptadas dos ensinos Fundamental e Médio (2015) e do FALABETIZANDO, auxílio Alfabetização (2020). Beneficiária da Campanha CHI LDREN'S WALK-ROCHE FARMA-2020. Vencedora do 12.º PRÊMIO MÁRIO COVAS 2016/2017-SEE/SP, juntamente a DER Centro-Oeste/SP e do Prêmio Prof. Dr. Fernando Capovilla- Exceleência Metodológica/ Laboratórios de Pesquisa - BRAIN CONNECTION 2019/2020.

Sandra Regina Leite de Campos

Professora Adjunta de Universidade Federal de São Paulo- Unifesp-EFLCH/Gru. Coordenadora da Coordenadoria Técnica de Acessibilidade e Inclusão - CTAI da Pró-Reitoria de Assuntos Estudantis - PRAE- Unifesp. Coordenadora da Coordenadoria de Apoio Pedagógico e Atividades Complementares - CAPAC da Pró Reitoria de Assuntos Estudantis - PRAE – Unifesp.

Sonia Maria Chaves Haracemiv

Mestra em Educação e Ciências pela UFSC. Doutora em História e Filosofia da Educação pela PUC-SP. Pós-Doutorado em Avaliação e Currículo na UNIRIO. Professora da UFPR, do Setor de Educação do Programa de Pós-Graduação em Educação, Linha Cognição, Aprendizagem e Desenvolvimento Humano. Programa de Pós-Graduação em Educação - Mestrado Profissional. Linha Formação da Docência e Fundamentos da Prática Educativa. Pesquisadora do Grupo de Estudos Pesquisa de Cognição, Aprendizagem e Desenvolvimento Humano - Coordenadora do Projeto de Pesquisa Vozes do Cárcere - Paz e não violência em busca de um novo modelo de gestão penal. Pesquisadora do Grupo de Estudos Pesquisa de Avaliação e Currículo – UNIRIO. Pesquisadora Cnpq no Projeto Fundamentos e Autores Recorrentes do Campo da Educação de Jovens e Adultos no Brasil: a construção de um glossário eletrônico. Coordenadora do Eixo EJA e Tecnologias do EPEJA. Membro da Comissão Permanente para Elaboração, Implementação e Implantação da Política Estadual de Atenção às Mulheres Privadas de Liberdade e Egressas do Sistema Penal do Paraná - PEAME. Pesquisadora da Rede Internacional Luso-Brasileira de Pesquisa Colaborativa em Educação de Jovens, Adultos e de Pessoas Idosas – BRASILUEJA, Brasil, Portugal, Espanha e México. Vice-coordenadora do Observatório Social Saúde em Instituições Prisionais e Justiça Criminal.

Stacey Wallen

Ph.D., é Fonoaudióloga certificada pela ASHA (CCC-SLP) e atualmente atua como Diretora de Implementação de Projetos (*Director of Field Implementation*) no *Rollins Center for Language and Literacy,* na Atlanta Speech School. Ela tem mais de 20 anos de experiência na

Fonoaudiologia e é especializada nas áreas de distúrbios de fala e linguagem infantil, sociolinguística, e orientações a pais/responsáveis. No campo acadêmico, Stacey foi Professora Associada no Departamento de Distúrbios da Comunicação na Georgia State University (em Atlanta, GA) até 2021, ela era responsável por supervisões clínicas e por disciplinas relacionadas à prática clínica, desenvolvimento de linguagem, e distúrbios da fluência, além de coordenar programas de extensão em parceria com organizações de Atlanta e região, como o abrigo *Atlanta Children's Shelte*r, o projeto *Global Village Project*, o programa *Refugee Family Literacy,* dentre outras. Seus interesses de pesquisa incluem desenvolvimento e distúrbios de linguagem em populações linguística e culturalmente diversas (tais como aquisição de segunda língua e variações dialetais) e fonética acústica.

Stella Maris Cortez Bacha

Fonoaudióloga, CRFa 5-0057. Mestra e Doutora em Educação;
Especialista pelo CFFa em Fonoaudiologia Educacional, Linguagem, Motricidade Orofacial e Fonoaudiologia Neurofuncional. Atuação clínica e educacional em Campo Grande/MS.

Taís Ciboto

Fonoaudióloga pela Universidade Federal de São Paulo (UNIFESP). Pós-Graduação em Psicopedagogia. Mestra em Educação pela Universidade de São Paulo (USP). Especialista em Fonoaudiologia Educacional pelo Conselho Federal de Fonoaudiologia (CFFa). Professora Contratada do curso de Fonoaudiologia da Faculdade de Medicina da Universidade de São Paulo (FMUSP). Membro da equipe de especialistas em aprendizagem do Instituto ABCD.

Thaís Contiero Chiaramonte

Fonoaudióloga. Mestra em Distúrbios da Comunicação Humana e Doutoranda em Educação pela FFC/UNESP. Pesquisadora do Laboratório de Investigação dos Desvios da Aprendizagem (LIDA - FFC/UNESP). Membro do Grupo de Pesquisa do CNPq "Linguagem, Aprendizagem, Escolaridade".
Neuropsicopedagoga. Fonoaudióloga Educacional da Secretaria Municipal de Educação de Araçatuba-SP.

Telma Pantano

Fonoaudióloga e Psicopedagoga do Serviço de Psiquiatria Infantil do Hospital das Clínicas da Faculdade de Medicina da USP (FMUSP). Coordenadora da Equipe Multidisciplinar do Hospital dia Infantil do Instituto de Psiquiatria da FMUSP. Especialista em Linguagem. Mestra e Doutora em Ciências pela FMUSP. Master em Neurociências pela Universidade de Barcelona – Espanha. Pós- doutora em Psiquiatria pela FMUSP.

Tonchy Vrsalovic

Fonoaudiólogo, Magister en Educación Inclusiva, postítulo en Gestión Inclusiva, Necesidades Educativas Especiales y Diseño Universal de Aprendizaje (DUA) del Center for Applied Special Technology (CAST) EEUU y Fellow Group Chile, y nivel II DUA del "Learning Designed-CAST" en EEUU. Académico en la Universidad de Valparaíso en la escuela de fonoaudiología en pregrado y postgrado. 12 años experiencia en ámbitos clínicos y educativos, conferencista en capacitaciones vinculadas al Aprendizaje, Comunicación, Alfabetización e Inclusión Educativa en Chile.

Vânia Pavão da Silveira

Fonoaudióloga. Mestra em Psicologia e Práticas Socio-Culturais pela UERJ. Professora Assistente do Curso de Fonoaudiologia do Departamento de Fonoaudiologia da Faculdade de Medicina da UFRJ. Membro da Diretoria da Associação Nacional de Dislexia – AND.

Vera Lúcia Orlandi Cunha

Fonoaudióloga. Mestra, Doutora e Pós-doutora em Educação pela Unesp/ Marília, SP. Especialista em Fonoaudiologia Educacional e em Motricidade Orofacial pelo Conselho Federal de Fonoaudiologia. Pesquisadora e docente do Laboratório de Investigação dos Desvios da Aprendizagem-LIDA, do Departamento de Fonoaudiologia da Unesp/ Marília, SP. Atuação clínica nas áreas de linguagem e aprendizagem.

Construindo ideias
e conectando mentes

Este livro foi composto com tipografia Bembo Std
e impresso em papel Couche Fosco 90g.
na Formato Artes Gráficas em outubro de 2022.